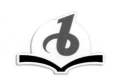

人体损伤医学影像学与司法鉴定

郭满珍 编著

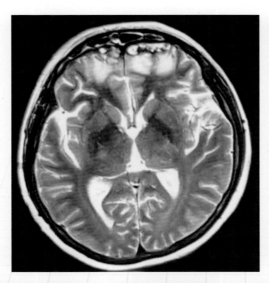
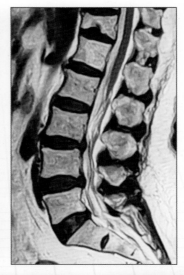
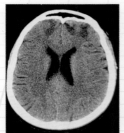
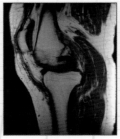
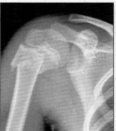
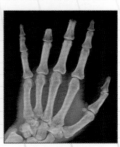

郑州大学出版社

图书在版编目(CIP)数据

人体损伤医学影像学与司法鉴定 / 郭满珍编著. — 郑州：郑州大学出版社，2022.4(2024.3 重印)

ISBN 978-7-5645-8303-3

Ⅰ.①人…　Ⅱ.①郭…　Ⅲ.①损伤-影象诊断②损伤-法医学鉴定　Ⅳ.①R445②D919.4

中国版本图书馆 CIP 数据核字(2021)第 225774 号

人体损伤医学影像学与司法鉴定
RENTI SUNSHANG YIXUE YINGXIANGXUE YU SIFA JIANDING

特邀策划	郭建文		责任校对	张　楠
策划编辑	苗　萱		封面设计	王　微
助理策划	张　楠		版式设计	胡晓晨
责任编辑	薛　晗		责任监制	李瑞卿

出版发行	郑州大学出版社		地　址	郑州市大学路 40 号(450052)
出版人	孙保营		网　址	http://www.zzup.cn
经　销	全国新华书店		发行电话	0371-66966070
印　刷	河南瑞之光印刷股份有限公司			
开　本	850 mm×1 168 mm　1 / 16		彩　页	2
印　张	22.75		字　数	667 千字
版　次	2022 年 4 月第 1 版		印　次	2024 年 3 月第 3 次印刷

书　号	ISBN 978-7-5645-8303-3		定　价	198.00 元

作者简介

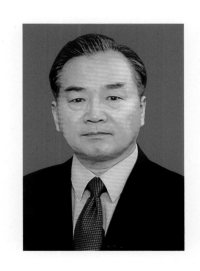

郭满珍，原中国人民解放军第一医院放射科主任、副主任医师，原甘肃省医学会放射分会第三、四届理事。现任甘肃省司法鉴定协会理事、老科学技术工作者协会司法鉴定分会会长、中国行为法学会司法鉴定与法医影像学专业授课老师。从医59年，从事医学影像学工作54年，从事人体损伤司法鉴定工作16年。现为国家司法鉴定人，直接或参与人体损伤司法鉴定案例10 000余例，其中重新鉴定3 000余例，损伤与损害后果因果关系1 000余例，医疗损害纠纷案例600余例，解决了许多久鉴不定的疑难案例。擅长对人体损伤与损害后果的影像征象的认定及影像征象适用司法鉴定条款的判定，以及严谨把握医疗过错，医疗损害后果的认定。

序

　　法医临床学鉴定，又称活体损伤鉴定，它涉及人们日常生活的方方面面，在刑事、民事，甚至是行政诉讼案件中能够为司法审判提供科学可靠的鉴定意见，它是目前法医类司法鉴定中业务量最大、最为活跃的一项鉴定类别。在法医临床学的检验鉴定中，常常需要采用医学影像检查加以辅助诊断并确证损伤情况，以及相关并发症、后遗症，甚至判断其功能障碍的损伤病理基础，而影像学检查结果往往又是法医临床学鉴定的重要依据。掌握扎实的医学影像学理论基础与诊断技能，是确保法医临床学鉴定意见客观、科学的前提，也是维护广大人民群众合法权益，促进司法公正，构建和谐社会的重要保证。

　　目前，医学影像学相关的教科书以及各类参考书籍繁多，但这些书籍往往更偏向于理论和临床影像诊断，与司法鉴定中关注的影像学问题存在一定差异，在司法鉴定实际工作中往往缺乏具体的应用指导。《人体损伤医学影像学与司法鉴定》的出版，期待会将医学影像学的基础理论知识与司法鉴定中关注的焦点问题进行了有机结合与解读。该书不仅将医学影像学的相关理论、技术、各种人体损伤的影像诊断方法进行了全面系统的介绍，而且按照法医临床司法鉴定标准中的条款门类进行全书划分编排，对标准条款中涉及损伤的影像学表现、影像学征象的认定以及影像学征象是否达到标准条款中的相应规定等方面作了较为详细的介绍。

　　本书内容丰富、条理清晰、理论与司法鉴定实际联系紧密，对法医临床司法鉴定中涉及人体损伤影像学标准的解读有极大的参考价值，特别是对刚刚从事法医临床司法鉴定工作的同仁们，相信会有很大的帮助。此外，本书通过影像学角度对人体损伤中大量的疑难复杂问题进行了鉴定分析，展示了作者深厚的影像学理论功底和丰富的实践经验。本书的出版对进一步提高法医临床司法鉴定同仁的影像学诊断能力和鉴定分析能力也能够起到非常积极的作用，是一本法医临床司法鉴定实践中实用价值颇高的参考书籍。

　　郭满珍副主任医师长期从事医学影像诊断工作，并长期工作于司法鉴定工作的一线，直接或参与人体损伤司法鉴定案件达上万例，其经验丰富，成绩显著。《人体损伤医学影像学与司法鉴定》便是郭满珍副主任医师长期一线工作与研究的重要成果与心得。承蒙作者盛情邀请，撰写序言，甚感荣幸，有幸拜读此书，受益颇多。希望本书的出版能对我国法医临床学的发展和从事法医临床司法鉴定的同仁们有所帮助，特此推荐。

邓振华

2021 年 11 月于成都

前　言

　　人体损伤程度鉴定关系到刑事案件中罪与非罪的问题,人体伤残程度鉴定关系到民事审判当中的劳动纠纷、侵权纠纷、民事赔偿问题。因此在实施人体损伤司法鉴定时必须要有确凿的证据。人体损伤程度、人体损伤致残程度的司法鉴定意见是为法庭审判提供的证据之一,经法庭举证、质证后被认可的司法鉴定意见是重要的裁判依据。

　　司法鉴定意见的形成是法医临床检验过程的结果;是法医临床鉴定人通过病史调查、体格检查、影像学以及其他特殊辅助检查以了解和评估被鉴定人的身体状况,并对被鉴定人是否存在特定的身体损害进行检查和验证。上述检查过程所涉及的内容只有影像学资料是人体损伤司法鉴定中重要的客观证据,尤其是在疑难案例的司法鉴定中,它是破解难题的一把金钥匙。目前实施的三个司法鉴定标准文本中86%以上条目的评定基准之一是影像资料,尤其是在颅脑、脊髓、脊柱、骨盆及四肢骨与关节损伤的司法鉴定100%需要影像学资料。笔者经过15年10 000余例司法鉴定案例的实践,深感影像学资料在司法鉴定实践中的重要证据作用,也是人体损伤司法鉴定客观性、科学性的重要体现,因此促使笔者撰写《人体损伤医学影像学与司法鉴定》一书,以便法医、司法鉴定人等在司法鉴定的过程中能够运用影像学资料为人体损伤程度、伤残等级鉴定做出科学的、客观的、实事求是的鉴定意见发挥重要作用。

　　人体损伤司法鉴定的实施过程,本质上就是对人体损伤以及损伤所造成的损害后果认定证据的检验过程。经过法医临床检验,可认定外伤史,认定本次外伤对人体造成了损伤和损害后果,但是这些是主观证据,比如颅脑、脊柱、四肢骨与关节、胸、腹、盆腔脏器的损伤就需要委托方提供被鉴定人的影像学检查资料,经过对影像学资料的检验后被认定的损伤和损害后果的影像学征象,才是形成司法鉴定意见的客观证据。

　　本书共九篇。第一篇为基础篇,介绍了与人体损伤有关的司法鉴定基础知识、法医影像学知识,以及在司法鉴定实施过程中在医学影像学资料应用中经常遇到的问题、司法鉴定中如何实施法医影像学检验及与法医影像学相关的规范、适用指南中的相关原则等问题,可以方便读者在实施司法鉴定时能够充分发挥法医影像学的证据作用。第二至八篇按照三个司法鉴定文本中司法鉴定条款的门类划分顺序进行编排。其中对颅脑的解剖结构及功能区、听器的解剖结构及功能,颅脑与脊髓的损伤、脊柱损伤、骨盆损伤、四肢骨与关节损伤等门类的司法鉴定实践中影像学表现、影像学征象的认定,鉴定条款中对认定的影像学征象的判定基准的要求是否符合等做了较为详细的介绍。本书的编写始终围绕三个适用司法鉴定标准文本的内容,以及《人体损伤程度评定标准》《人体损伤致残程度分级》指南的要求为依据,以目前国内最权威的相关的临床医学、影像学著作的内容为准进行编写,其中在有些部分加入了个人的认知。在司法鉴定实施过程中,如何进行法医临床检验、法医临床影像学检验、司法鉴定的原则、鉴定要求等均贯穿于各相应的门类、解剖部位或器官的损伤及损伤性疾病的鉴定过程中。第九篇对医学影像学在人体损伤因果关系及在医疗损害纠纷司法鉴定中的作用做了介绍。

　　本书在写作过程中,得到了甘肃省科学技术协会、甘肃省司法鉴定协会、兰州市司法鉴定协会、兰州市科学技术协会、兰州市司法局、甘肃省老年科学技术工作者协会、兰州市民间组织管理局、甘肃省仁龙司法鉴定中心、甘肃三维司法鉴定所等司法鉴定界同仁的大力支持和帮助,在此表示衷心感谢。

　　由于时间仓促、作者水平有限,书中不妥之处在所难免,恳请广大读者提出宝贵意见和建议,以便修改和完善。

郭满珍

2021 年 9 月

目 录

第九篇　人体损伤因果关系及医疗损害的司法鉴定

第一篇
基础篇

　　为方便读者在实施司法鉴定时能够充分发挥医学影像学的证据作用，与人体损伤有关的司法鉴定基础知识、医学影像学知识，以及在司法鉴定实施过程中与医学影像学相关的规范、影像资料应用中的问题、与司法鉴定相关原则等问题在基础篇中予以叙述。

第一章　人体损伤司法鉴定简介

随着我国法制建设日臻完善,公民法制意识不断加强,越来越多的公民使用法律保护自己的合法权益,因此,当人体受到伤害或公民的健康权受到侵害后要求进行司法鉴定的案件越来越多,而且涉及鉴定的范围越来越广。因广大公民对司法鉴定重要性的认识不断提高,也意识到"打官司就是打证据,打证据就要做司法鉴定",而由司法鉴定机构出具的司法鉴定意见书是法定证据的一种,因此寻求以司法鉴定的方法保护自身合法权益的人越来越多。司法鉴定是具有国家司法鉴定人资质的司法鉴定人运用科学技术和专业知识进行鉴别和判断后所做出的鉴定意见,因其具有科学属性,对其他证据起到互相印证、补充和强化的作用,可以帮助法官认定案件事实,厘清证据关系,明确责任归属,从而达到正确适用法律,公正、公平裁判的目的。

一、司法鉴定简述

根据我国法律,司法鉴定是指在诉讼活动中,鉴定人运用科学技术或者专业知识,对诉讼涉及的专门性问题进行鉴别和判断并提供鉴定意见的活动。司法鉴定的主体是司法鉴定人;司法鉴定人,是指取得司法鉴定人职业资格和执业证书,在司法鉴定机构中执业,运用专门知识和技能对诉讼、仲裁等活动中涉及的专门性技术问题进行科学鉴别和判定的专业技术人员。司法鉴定实行鉴定人负责制度,鉴定人应当依法独立、客观、公正地进行鉴定,并对自己做出的鉴定意见负责。司法鉴定人不属于司法工作人员,而是一种特殊的诉讼参与人,其工作任务和工作性质是为了解决刑事、民事、行政诉讼中涉及的专门性问题,比如在人体损害及损害后果的司法鉴定,就需要具有法医临床司法鉴定资质的司法鉴定人,对人体损伤程度、致残程度运用科学技术或者专门知识进行鉴别和判断,并提供鉴定意见。司法鉴定的客体(鉴定对象),是诉讼中的专门性问题。在诉讼过程中,需要通过诉讼活动加以证明的事实,即待证事实。待证事实分为一般性事实和专门性事实。由审判人员依据其一般常识和法律知识直接进行判断的为一般性事实;专门性事实是指具有专门知识与技术内容,需要借助其他有关科学知识、技能、经验、训练等才能认知的事实。由对专门性事实认知、判断而衍生出来的问题,在法律上就称为"专门性问题"。最常见的如死亡原因、损伤程度、伤残等级、伤病关系、因果关系等问题,仅依靠一般常识无法得到解答,需要运用专门知识和技术才能分析判断。在诉讼中遇到这类专门性问题的,一般为从事侦查的警官、起诉的检察官和案件审理的法官等,一方面不一定都具有相关的专业知识和资质,另一方面根据有关法律规定,在诉讼中应该遵守侦鉴分离、诉鉴分离和审鉴分离的原则,这时就需要指派聘请具有专门知识的人,运用专门知识和技能分析、判断有关材料所能证明的事实,并针对所要解决的问题提供结论性意见。2017年10月4日中共中央办公厅、国务院办公厅正式印发《关于健全统一司法鉴定管理体制的实施意见》,明确司法鉴定制度是解决诉讼涉及的专门性问题,帮助司法机关查明案件事实的司法保障制度。司法鉴定应当遵循客观、公正、科学的原则。鉴定人和鉴定机构应当遵守法律、法规,遵守职业道德和职业纪律,尊重科学,遵守技术操作规范,按《司法鉴定程序通则》的规定和要求实施司法鉴定。

二、鉴定意见

鉴定意见是指具备资格的鉴定人对民事案件中出现的专门性问题,通过鉴别和判断后做出的书面意见,如医学鉴定等。由于鉴定意见是运用专门知识做出的鉴别和判断,所以,在案件审理过程中,鉴定意见作为一项法定证据,具有很高的科学性和较强的证明力,而且实际上也直接或间接地影响着法官对其他证据的判断,往往成为审查和鉴别其他证据的重要手段。

三、司法鉴定准则

根据《全国人民代表大会常务委员会关于司法鉴定管理问题的决定》,于2015年12月24日司法部部务会议修订通过,并于2016年5月1日起施行的《司法鉴定程序通则》(中华人民共和国司法部令:第132号。以下简称《通则》)是司法鉴定机构和司法鉴定人进行司法鉴定活动、保障司法鉴定质量、保障诉讼活动顺利进行的基本准则。《通则》第二条规定:司法鉴定是指在诉讼活动中鉴定人运用科学技术或者专门知识对诉讼涉及的专门性问题进行鉴别和判断并提供鉴定意见的活动;司法鉴定机构和司法鉴定人进行司法鉴定活动,应当遵守法律、法规、规章,遵守职业道德和执业纪律,尊重科学,尊重技术操作规范;司法鉴定实行鉴定人负责制度。司法鉴定人应当依法独立、客观、公正地进行鉴定,并对自己做出的鉴定意见负责。司法鉴定人不得违反规定会见诉讼当事人及其委托人。司法鉴定人实施鉴定时,应当依以下顺序遵守和采用该专业领域的技术标准、技术规范和技术方法:①国家标准;②行业标准和技术规范;③该专业领域多数专家认可的技术方法。鉴定过程中,涉及复杂、疑难、特殊技术问题的,可以向本机构以外的相关专业领域的专家进行咨询,但最终的鉴定意见应当由本机构的司法鉴定人出具。专家提供咨询意见,应当签名并存入鉴定档案。经人民法院依法通知,司法鉴定人应当出庭作证,回答与鉴定事项有关的问题。

四、出庭作证

《全国人民代表大会常务委员会关于司法鉴定管理问题的决定》第十一条规定:在诉讼中当事人对鉴定意见有异议的,经人民法院依法通知鉴定人,应当出庭作证。《司法鉴定程序通则》第四十三条规定:经人民法院依法通知司法鉴定人应当出庭作证,回答与鉴定事项有关的问题。目前司法鉴定人出庭作证正在逐渐常态化。

五、伤残概念

伤残包括损伤当时的状态和损伤后医疗期满所留下的残疾后遗症。由于各行各业评定伤残等级的目的不同,因此部分行业制定了不同门类的伤残评定标准。本书中的伤残是指因各类伤害事故损伤所致的人体残疾,包括精神的、生理功能的和解剖结构的异常及其导致的生活、工作和社会活动能力的不同程度丧失。各类事故造成的人体损伤经过治疗和康复后,损伤比较轻或者轻微的可以完全恢复到创伤之前的功能状态,损伤严重的可以遗留轻重程度不等的组织、器官的功能障碍,致使受害人的生活、工作和社会活动能力的不同程度障碍或者丧失。只有那些遗留组织、器官的功能障碍达到一定严重程度,符合鉴定标准条款要素要求的才能构成伤情程度或伤残等级。本书中伤情程度或伤残等级的评定主要依据目前国家适用的《劳动能力鉴定职工工伤与职业病致残等级》(以下简称为《工标》)(GB/T 16180—2014),以及最高人民法院、最高人民检察院、公安部、国家安全部、司法部分别于2014年1月1日起和2017年1月1日起施行的《人体损伤程度评定标准》(以下简称《损标》)、《人体损伤致残程度分级》(以下简称《分级》)三个鉴定标准中鉴定条款的要求为准进行撰写。

六、司法鉴定原则

（一）依法鉴定原则

《通则》第十一条规定:司法鉴定机构应当统一受理办案机关的司法鉴定委托。根据我国现行的法律规定,刑事案件的法医学鉴定按诉讼进程分别由公安、检察、法院决定鉴定。民事和行政诉讼案件由法院决定鉴定。其他机关无权决定司法鉴定。对于司法鉴定的专门性问题进行司法鉴定时,必须依法定职权决定鉴定,或者根据当事人、辩护人的请求,由案件受理机关决定。该《通则》规定,委托人委托鉴定的,应当向司法鉴定机构提供真实、完整、充分的鉴定材料,并对鉴定材料的真实性、合法性负责。对属于本机构司法鉴定业务范围,鉴定用途合法,提供的鉴定材料能够满足鉴定需要的,应当受理。对于鉴定材料不完整、不充分、不能满足鉴定需要的,司法鉴定机构可以要求委托人补充;经补充后能够满足鉴定需求的应当受理。具有下列情形之一的鉴定委托,司法鉴定机构不得受理:

（1）委托鉴定事项超出本机构司法鉴定业务范围的。

（2）发现鉴定材料不真实、不完整、不充分或者取得方式不合法的。

（3）鉴定用途不合法或者违背社会公德的。

（4）鉴定要求不符合司法鉴定职业规则或者相关鉴定技术规范的。

（5）鉴定要求超出本机构技术条件或者鉴定能力的。

（6）委托人就同一鉴定事项同时委托其他司法鉴定机构进行鉴定的。

（7）其他不符合法律、法规、规章规定的情形。

司法鉴定机构受理鉴定委托后,应当指定本机构具有该鉴定事项执业资格的司法鉴定人进行鉴定;委托人有特殊要求的,经双方协商一致也可以从本机构中选择符合条件的司法鉴定人进行鉴定;司法鉴定人本人或者其近亲属与诉讼当事人、鉴定事项涉及的案件有利害关系,可能影响其独立、客观、公正进行鉴定的,应当回避。

在鉴定实践中,如对职工工伤鉴定,企事业单位为了有个明确的赔偿标准,仅作一般的医学鉴定或检验报告或咨询意见。

（二）科学鉴定原则

司法鉴定是科学技术检验结果的判定。对检验结果进行综合分析,特别是用排除法进行筛评。而综合分析必须要在检验所见的基础上,如果无检验所见,只是用推理法推导出来的想当然的"结果",或其结论超越事实能证明的限度,都是不科学的。判定司法鉴定专门性问题一定要根据检验所见,经过综合分析,把分散的、孤立的征象归纳联系起来,找出内在联系,继而从有内在联系的征象解决需要解决的问题。鉴定的科学原则应是根据检验结果,结合外伤史、临床资料,以及辅助检查结果,进行综合分析,科学判断。

（三）独立性原则

司法鉴定实行鉴定人负责制度。司法鉴定人应当依法独立、客观、公正地进行鉴定,并对自己做出的鉴定意见负责。司法鉴定人不得违反规定会见诉讼当事人及其委托的人。鉴定人在不受任何干扰的情况下,独立表达意见,根据检材(鉴定对象)检验的结果,做出科学的判断,是为独立鉴定。主要体现如下方面。

1. 鉴定人有不可替代性　司法鉴定是专门性问题的鉴定,必须指聘有相应知识的人进行鉴定,不能以其他人替代,这是因为鉴定本身就是科学技术的高层次、高特异性的实践,没有专门知识及技术的人是无法进行这种实践的。而这种实践的理解和解释只有直接进行实践的人才能胜任。

2. 鉴定结论是鉴定人的意志表现　司法鉴定对专门性问题的鉴定,必须通过技术检验。鉴定人根据检验结果,结合其他情况,经分析判断形成概念,得出结论。任何结论都是鉴定人大脑对客观的反映,而这个"结论"是鉴定人通过检验而认识的。没有这个实践认识的人就没有这种结论。所以,鉴定结论是鉴定人负责制,其他任何人不能也不该负责。因此,行政领导不能干扰鉴定人的鉴定。

3.鉴定人的鉴定活动不受机关职能部门的约束　公、检、法机关的专职法医、国家司法鉴定人以及其他有法医学专门知识的人或医学工作者,一旦被指聘为某个案件的法医鉴定人或国家司法鉴定人,他们就必须在法律允许的范围内行使独立鉴定的权利,不受任何干扰,不考虑本机关职能和利益,只忠于法律、忠于事实、忠于科学、忠于鉴定人的职责。

4.鉴定的时限原则　在司法诉讼过程中,有关的法律规定了诉讼时限,要求鉴定人必须在规定的时间内完成鉴定工作。《司法鉴定程序通则》第二十八条规定:司法鉴定机构应当自司法鉴定委托书生效之日起30个工作日内完成鉴定。鉴定事项涉及复杂、疑难、特殊技术问题或者鉴定过程需要较长时间的,经本机构负责人批准,完成鉴定的时限可以延长,延长时限一般不得超过30个工作日。鉴定时限延长的,应当及时告知委托人。司法鉴定机构与委托人对鉴定时限另有约定的,从其约定。在鉴定过程中补充或者重新提取鉴定材料所需的时间,不计入鉴定时限。

（四）实事求是原则

受理鉴定时,作为鉴定人要了解鉴定要求(委托鉴定事项),如果发现委托鉴定的事实不清,或非鉴定人专业所长,或鉴定机构不具备检验条件时,应说明理由拒绝受理。以严肃、科学态度进行检验。鉴定人受理委托后,应及时履行义务,开展鉴定活动。首先要全面了解鉴定要求及检材状态,然后针对检材的特殊性,以严肃的科学态度,认真地制定检验方法及步骤、细致地进行全面检验,切不能以点带面、以表代里,更不能未经检验,就凭经验做出有什么或没有什么的检验结果。分析检验结果应符合科学原理。检验的任何结果(科学的结论)都是客观事实某一个侧面的反映,对检验结果的含义做科学分析,得出概念或抽象的结论,才能满足鉴定的要求。分析时要根据科学原理,恰如其分地阐明其意义及各个征象的内部联系。切不能超越科学规律,做跳跃式的推理。

七、致残程度鉴定原则

（一）以损伤后果与结局为鉴定依据的原则

致残程度等级的鉴定,应以损伤的最终后果与结局作为鉴定依据,具体体现在:

(1)损伤后应经过及时的、符合临床一般医疗原则的治疗。

(2)经临床治疗与必要的康复,症状已经消失或者稳定,体征达到相对稳定。

(3)经鉴定人评估,伤情难以继续恢复,符合鉴定时机的要求。

以损伤的最终后果与结局作为鉴定依据,并非否定原发性损伤及其并发症在鉴定中的重要性。相反,鉴定人应充分评估原发性损伤及其并发症的严重程度,全面分析、综合评定其与最终后果或结局的关联性,避免混淆如自身既往伤病、医疗因素、医疗配合因素等对最终后果或结局的影响,客观鉴定致残程度等级。

（二）客观评价、科学分析的原则

在进行致残程度等级的鉴定时,应当坚持客观、科学的鉴定原则,具体要求:

(1)对可能致残的损伤后果或者结局,应当尽可能以客观的方法进行检验、评价,避免完全依赖被鉴定人的主观陈述,减少鉴定人主观判断对鉴定意见的影响。

(2)分析损伤与最终后果或结局的因果关系,应注意以鉴定人的专业理论知识、专门技能方法进行判断,避免陷入并不属于鉴定范围的、完全可以通过普通人的生活经验与常识加以分析判断的问题。

（3）无论采用专业理论知识或专门技术方法进行鉴定，获得鉴定意见的过程应符合科学的方法论，具有严密的逻辑性，避免主观臆断。

（三）实事求是的原则

在进行致残程度等级的鉴定时，应当坚持实事求是的鉴定原则，具体要求：

（1）应以损伤的最终后果或者结局作为鉴定依据，凡与损伤并无关联的症状、体征，均不得据以鉴定致残程度等级。

（2）应严格按照标准的致残程度分级条款进行鉴定，不得随意曲解条款规定，在确实遇有分级条款以外的残情时，应严格按照附录 A "致残程度等级划分依据"的规定，比照最相似等级的具体分级条款，本着合理、平衡、相当的原则，提出鉴定意见。

（3）在遇到损伤与最终后果或者结局的因果关系不能完全明确（如既无法充分肯定，也无法完全排除）的情况时，在鉴定意见书中应如实加以反映。

（四）"一伤一残"与"多伤多残"的原则

本标准（指《人体损伤致残程度分级》，以下文中均以《分级》相称）在总则中规定了"受伤人员符合两处以上致残程度等级者，鉴定意见中应该分别写明各处的致残程度等级"，明确了本标准的重要原则，即只要达到标准致残程度分级条款的规定，存在一处损伤致残的即应评定一处残疾，存在多处损伤致残的则应鉴定多处残疾。简言之，不同的残疾后果均应分别鉴定残级。至于应当如何确定究竟是否属于不同的残疾后果，还是应该根据标准致残程度分级条款确定。例如颅脑损伤致残程度等级具体条款中对肢体瘫痪、失语、精神障碍等分别做出了残级规定，这是因为上述残情与相应中枢功能区的损害分别相关，不能混同。若某位被鉴定人因颅脑创伤导致上述多种后遗症，则应当分别鉴定残级。

第二章　法医影像学

第一节　法医影像学概述

一、医学影像学

医学影像学(medical imaging)是阐明利用影像表现的特点在临床医学上进行诊断工作的一门临床科学。影像诊断学是一门年轻的临床学科,自 X 射线被伦琴发现已来,至今已在临床医学中应用 126 年之久,在医学上被用于人体检查、疾病诊断,从而形成了临床诊断的新学科,并奠定了影像医学的基础。影像诊断学的基础是影像学检查。影像学检查是一种特殊的检查方法,它借助于不同的成像手段,使人体内器官和结构以影像的形式显示出来,并且可以在不同的载体上被记录并保存,它被称为影像资料,因而可以了解人体解剖与生理功能的变化,以达到诊断疾病的目的。影像学检查又是一种特殊的视诊,可以看到人体内部的解剖结构,如脑、脊髓、心、肺、肝、胆、胰、脾、胃肠道、泌尿、生殖器官和全身骨与关节等及其部分生理功能,是观察活体器官和组织形态及功能最好的方法,具有特殊的诊断效果。

二、法医影像学

法医影像学(forensic imaging)是将临床医学影像学理论与影像检查技术应用于法医学研究与鉴定领域后,融合发展起来的一门新兴交叉学科。法医影像学是从 1895 年伦琴发现 X 射线不久后,X 射线片便作为证据服务于法庭审判,同年就被应用于法庭调查,确定人体内是否有子弹,从而使法医影像学成为影像学技术应用于法医证据的开端。随着影像诊断技术的发展和进步,特别是近 30 年来,超声、CT、MRI 相继出现,以及影像后处理软件的开发与应用,开创了影像学二维、三维客观检查的新局面,不但提高了临床疾病诊断的准确性,也显著地扩大了法医影像学应用的范围,比如用于解决个体识别、虚拟解剖、骨龄推断、活体创伤诊断和违禁品检验等方面发挥了重要作用,为刑事侦查和民事或刑事案件审判提供了重要的客观证据。从目前适用的三个司法鉴定标准文本鉴定条款的基准可以看出,86% 以上的条款需要影像资料作为判定基准,尤其是在颅脑、脊髓、骨与关节损伤的司法鉴定中 100% 需要影像资料作为判定基准,其鉴定意见才能成立,以此彰显了影像学资料的重要证据作用。

三、法医影像学与临床影像诊断学的区别

法医影像学与临床影像诊断学同源于影像学检查技术及经过影像学检查技术所获取的影像学资料,但是两者存在着较多差别。

(1)服务对象不同:临床影像学的服务对象为临床医学,其目的是用于临床诊断,为疾病的诊

断、治疗方案和手术方案的制定提供依据,同时观察治疗效果,评价手术是否达到相应治疗要求或判断疾病的预后或损伤所致损害后果。而法医影像学服务的对象是司法,其目的是确定死因、寻找致死因素、查证与尸体相关证据;在人体损伤司法鉴定中进行损伤、损害后果的影像征象的认定,对于适用司法鉴定条款的判定。

(2)影像资料对于临床医学来说是逐步形成的,诊断过程中存在着诸多不确定性,但是对于司法鉴定,影像资料本身是客观资料,属于物证,是人体损伤、损害后果、诊疗过程真实、客观的记录。

(3)对于临床诊断过程中形成的临床影像学报告属于一种主观病历,反映的是对患者疾病的主观认识,属于言辞证据;法医影像学报告,是法医学家或临床影像学专家(司法鉴定人或具有专门知识的专家辅助人),对影像资料的图像信息经过分析做出诊断后的一种专家意见,可以作为鉴定意见的根据,若鉴定意见经法庭调查属实,才可作为定案的根据,在法庭上采纳鉴定意见,是法庭查证判断的最终结果。

第二节　法医影像学技术

用于法医影像检查的技术与医学影像检查的技术及设备同源,其区别是检查的目的不同,服务的对象不同,前者是为司法服务,目的是确定死因,寻找致死因素,以及活体损伤及损伤导致的损害后果的诊断;后者是为医疗服务,目的是诊断疾病。由于上述原因,以下将医学影像检查技术作以简述。

一、X射线成像技术

X射线成像用于临床疾病诊断已有120余年历史,至今依然是医学影像学检查的重要组成部分,其所具有的重要作用未完全被现代成像技术所取代。

(一)X射线成像的基本原理

X射线之所以能够使人体组织结构成像,基于以下两方面原因的相互作用。

(1)X射线的穿透性、荧光效应和感光效应。

(2)人体各部的组织结构之间存在着固有的密度与厚度的差异。因此,当X射线穿过人体密度和厚度不同的组织时,会发生不同程度的吸收,结果到达荧屏或胶片或射线检测装置的X射线量就会出现差异,这种差异在荧屏或胶片上就会形成黑白度的对比影像。在组织结构发生病理改变时,固有密度和厚度也随之改变,当这种改变达到一定程度时,即可使X射线图像上的正常黑白灰度对比发生变化,这就是应用X射线检查疾病的基本原理。

(二)X射线图像特点

(1)图像上的黑白灰度反映的是组织结构的密度;图像上的黑影、灰影和白影,在诊断描述时分别称之为低密度、中等密度和高密度。

(2)X射线图像是组织结构影像的叠加图像,这种叠加影像可使某些病变较难或不能显示。

(三)X射线诊断原则

观察所检查部位内的器官和组织在X射线片上所显示的影像,研究其解剖和生理状态,判断是正常还是异常。如发现异常,则对异常进行全面分析,再综合所见,进而推测它的性质,然后结合临床资料进行诊断。X射线诊断原则同样适用于人体损伤、损害后果司法鉴定的影像学资料法医临床影像检验。

（四）X射线检查技术在法医学的应用

1. 同一性认定　是指在司法活动中，有具备专门知识、经验和技术的人，通过对客体特征的对比分析，对其客体做出是否同一的判断，通过特征识别不断排除相似客体，最终认定同一的过程。①为了解决民事、刑事纠纷案件中被质疑影像资料的真实性问题及纠纷中伤者提交的影像学资料是否是伤者本人所拍摄，进而确保伤者实际损伤与影像学资料记载的损伤相符合。X射线摄片检查可满足人体大部分解剖部位的同一认定问题。②X射线摄片检查，对尸源身份的确认，经对比死者生前与死后拍摄的影像资料，对确定尸源的身份有重要帮助。

2. 活体损伤X射线摄片　是法医影像检查最常用的方法，在骨与关节创伤检查中最常用，尤其是在四肢骨与关节创伤的X射线检查中，只要摄片位置恰当，摄片参数适中、后处理过程得当，绝大多数骨折、关节脱位等可以达到法医影像学诊断的目的（图1-2-1）。对胸部创伤所致的血气胸，腹部损伤所致的空腔脏器穿孔，可行胸腹部透视、进行动态观察等。

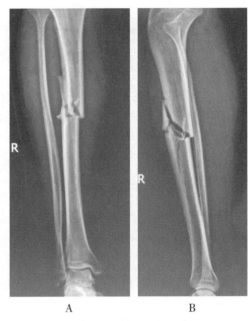

图1-2-1　右胫腓骨正侧位X射线摄长（A、B）

左胫骨中段粉碎性骨折X射线片，清晰显示骨折的部位、性质和程度，周围软组织形态、密度。根据检验后认定的影像征象，可判断成伤机制，损害后果，可做出相应的伤残等级或损伤程度的鉴定。四肢骨折X射线摄片通常应包括肢体一侧关节。本图片所见胫骨中段斜行、粉碎性骨折，依照《损标》5.9.3.e)四肢长骨粉碎性骨折或者两处以上骨折之规定，评为轻伤一级。

二、计算机断层成像

（一）CT发展概况

计算机断层成像（computed tomography, CT）是由英国工程师Hounsfied设计并于1971年应用于临床的一种现代医学成像技术。CT的应用，明显提高了病变的检出率和诊断的准确率，显著扩大了医学影像诊断的应用领域，从而极大地促进了医学影像诊断学的应用。目前已从原来的单排CT发展到螺旋CT、电子束CT、多排螺旋CT，直至发展到PET/CT与图像融合。因PET技术可以分析组织生物化学即器官的功能,血流和代谢变化图像的影像技术,而 CT 具有较高的空间分辨率,能够清晰显示人体解剖结构,提供严格的解剖位置信息,将二者图像融合在一起,会得到很好的互补。今后 PET/CT 将进一步提高检测灵敏度,提高 PET/CT 图像融合的精度。

（二）CT 成像的基本原理

计算机断层成像（CT）是利用 X 射线束对人体层面进行扫描取得信息后再经计算机处理,从而获得重建图像。广义上 CT 成像也属于 X 射线数字化成像。CT 成像包括以下 3 个连续过程。

1. 获取扫描层面的数字化信息　用高准直的 X 射线束,环绕人体一定厚度的横断层面进行扫描,由探测器接受透过该层面的 X 射线,并转换为数字信息。

2. 获取扫描层面各个体素的 X 射线吸收系数　将扫描层面分为若干体积相同的立方体或长方体,称之为体素;输入计算机前的数字信息为各个扫描方向上这些体素 X 射线吸收系数的叠加量;经计算机处理,运用不同算法将其分开,即可获取该扫描层面各个体素的 X 射线吸收系数,并依原有的位置排列为数字矩阵。

3. 获取 CT 灰阶图像　将扫描层面的数字矩阵,依其数值的高低赋予不同的灰阶,进而转换为黑白不同灰度的方形图像单元,称之为像素,即可重建为 CT 灰阶图像。

（三）CT 成像特点

一是对人体具有一定厚度的横断层面进行成像;二是通过数字化转换进行成像。传统 X 射线图像上的黑白灰度,即密度概念同样适用于 CT 图像的诊断描述。当病变导致 CT 图像上组织结构密度发生改变时,也称为密度增高或密度降低,还可描述为高密度、低密度或混杂密度病灶。

（四）CT 成像性能及主要优势

1. 密度分辨率高　此是 CT 成像的突出优点,相当于 X 射线成像的 10～20 倍。因此能够清晰显示密度差别小的软组织结构和器官（例如脑、纵隔、腹、盆部器官,且能敏感地发现病灶并显示其特征,如脑出血）,这是 X 射线成像所不能比拟的。

2. 可行密度量化分析　CT 是数字化成像图像上的影像（包括病变影像）,除用高密度、中密度和低密度形容外,还可用量化指标 CT 值来表示。人体各种组织结构及其病变的 CT 值范围为 -1 000～+1 000 HU。为了使图像上感兴趣的组织结构达到最佳的观察效果,需根据 CT 值范围,选用不同的窗设置,其中包括窗位和窗宽。

3. 组织影像结构无重叠　CT 图像通常为断层图像,且常规为横断层图像,组织结构与病变的影像彼此无重叠,明显提高了病变的检出率（图 1-2-2）。

4. 可靠的多种图像后处理　CT 是数字化成像,能够运用计算机软件对成像数据进行多种后处理,其中包括二维、三维显示技术以及其他多种分析技术。如此,进一步拓展了 CT 的应用领域,提高了 CT 的诊断价值。

（五）CT 图像特点

（1）图像上的黑白灰度反映的是组织结构密度。这一点与 X 射线图像特点相同。

（2）常规为多幅横断层图像。图像上组织结构影像无重叠,解剖关系明确,层次清晰（图 1-2-2）。

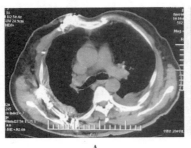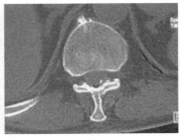

A   B

A. 胸部 CT 轴位片:片内所含组织结构,层次分明,病变显示清晰,如双侧胸腔积液及胸膜增厚,左侧肋骨骨折,右侧肋骨内固定术后等。B. 胸椎 CT 轴位片:清晰显示椎体附件及周围软组织结构。

图 1-2-2　CT 轴位图像

(3)图像上黑白灰度对比度受窗技术影响,同一扫描层面,运用不同技术的窗技术,可获得不同灰度对比的图像(图 1-2-3)。

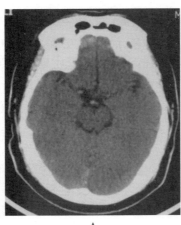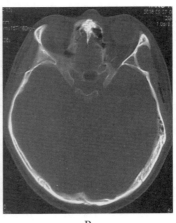

A   B

A. 左图:软组织窗轴位片,清晰显示出脑组织解剖结构。B. 骨窗位轴位片,清晰显示出颅面骨的解剖结构及损伤征象。

图 1-2-3　头颅 CT 轴位图像

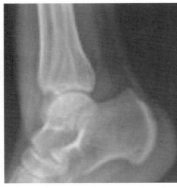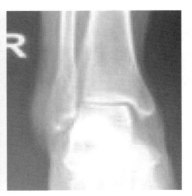

A   B

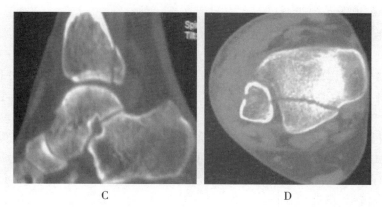

A、B 为踝关节正侧位片,无明确骨折线可见;C、D 为踝关节矢状位 CT
片和胫骨下端 CT 轴位片,清晰显示后踝骨折。

图 1-2-4　踝关节 X 射线片与 CT 片相比较

(4)增强检查改变了组织结构的密度。图像上,组织结构的密度可因碘含量不同而发生不同改变(图 1-2-5)。

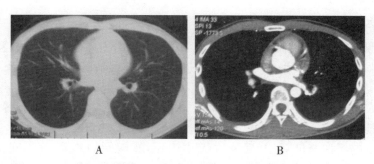

A 为肺窗片;B 为纵隔窗增强 CT,清晰显示出纵隔内结构。

图 1-2-5　胸部轴位 CT 平扫与 CTA

(5)图像后处理技术改变了常规横断层的显示模式(图 1-2-6)。

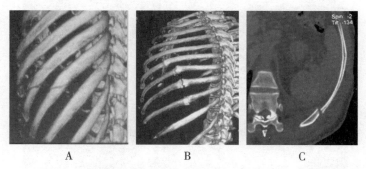

A、B 为二维重建图像,肋骨骨折显示更为清楚。C 为肋骨 CPR(肋骨曲面重组)技术显示单个肋骨全貌。

图 1-2-6　CT 技术在肋骨骨折中的应用

（六）CT 检查在法医学的应用

CT 检查与其他影像学手段相比其主要优点是对各种检查部位不存在盲区，影像的空间分辨率较高，影像指标客观，可重复性好。CT 增强检查大大减少了对患者的风险，通过三维重建可以显示直径 2～3 mm 的血管，可以取代大部分以诊断为目的的血管造影检查。在颅脑外伤的诊断中 CT 也具有重要地位，它不仅能及时发现血肿、出血，而且对颅骨骨折的诊断也高于其他方法。在颅面部及颈部疾病的诊断中，螺旋 CT 扫描及三维重建对于颅底及颌面部复杂骨折的诊断直观而准确。针对中耳和内耳的高分辨扫描及三维重建对于诊断听小骨病变和内耳畸形有很大帮助。对于胸部外伤，CT 检查能够提供最大的帮助，可用最短的时间获得最准确的诊断。CT 在运动系统的应用主要是复杂外伤的诊断，这些外伤包括脊柱、腕、足部外伤、颅脑外伤和多发复合外伤等。

CT 检查有诸多优点，因此他在活体影像资料的同一认定中发挥着重要作用。尤其是在虚拟解剖中的应用，MSCT 和 MRI 现代影像学技术的高分辨率成像技术的发展，以其独有的优势逐渐应用于法医学尸体检验中，通过对尸体进行全身原位检验，从影像学的改变来探讨人体组织器官的形态学变化，完成对受检者死亡原因、死亡方式、组织器官疾病或损伤、成伤机制的法医学推断，为非正常死亡案件的侦查和审判提供医学证据。

三、磁共振成像

（一）MRI 成像基本原理

（1）磁共振成像（magnetic resonance imaging，MRI）是利用主磁场内人体中氢原子核即氢质子（H），在特定射频脉冲作用下产生磁共振现象所进行的一种崭新医学成像技术。与 CT 相同，MRI 的应用也极大地促进了医学影像诊断学的发展。

（2）对于反映人体组织结构 T1 值和 T2 值的 MR 信号，经采集、编码、计算等一系列复杂处理，即可重建 MRI 灰阶图像。

（3）MRI 图像上的黑白灰度对比，反映的是组织间弛豫时间的差异，而不同于 X 射线、CT 或超声图像上灰度概念。MRI 检查有两种基本成像：一种是主要反映组织间 T1 值的差异，称为 T1 加权成像（T1WI）；另一种是主要反映组织间 T2 值的差异，称为 T2 加权成像（T2WI）。人体内各组织及其病变均有相对恒定的 T1 值和 T2 值。MRI 检查就是通过图像上反映 T1 值和 T2 值的黑白度及其改变，来检查出病变并进行诊断的（图 1-2-7）。

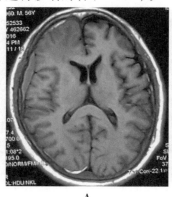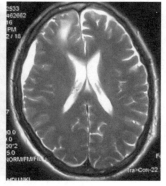

A   B

A. T1 加权像（T1WI）；B. T2 加权像（T2WI）。其中白影称为高信号，灰影称为中等信号，黑影称为低信号或无信号。图中可见右颞硬膜下积液，双额、左颞硬膜下少许积液，右额脑软化，T1WI 为稍低信号，T2WI 为高信号。

图 1-2-7　脑挫裂伤（MRI）

（4）MRI 图像上的黑白灰度称为信号强度。其中白影称为高信号，灰影称为中等信号，黑影称为低信号或无信号。T1WI 图像上，高信号代表 T1 弛豫时间短的组织，称为短 T1 高信号或短 T1 信号，例如脂肪组织；低信号代表 T1 弛豫时间长的组织，常称为长 T1 低信号或长 T1 信号，例如脑脊液。T2WI 图像上，高信号代表 T2 弛豫时间长的组织，常称为长 T2 高信号或长 T2 信号，例如尿液；低信号代表 T2 弛豫时间短的组织，常称为短 T2 低信号或短 T2 信号，例如骨皮质（表 1-2-1）。

表 1-2-1　几种正常组织在 T1WI 和 T2WI 图像上信号强度与影像灰度

项目		脑白质	脑灰质	脑积液和水	韧带	肌肉	脂肪	骨皮质	骨骼
T1WI	信号强度	较高	中等	低	低	中等	高	低	高
	影像灰度	灰白	灰	黑	黑	灰	白	黑	白
T2WI	信号强度	中等	较高	高	低	中等	较高	低	中等
	影像灰度	灰	白灰	白	黑	灰	白灰	黑	灰

（二）MRI 成像的主要优势

1. 组织分辨力高　此为 MRI 的突出优点。MRI 为多参数，多序列成像，有常规自旋回波（SE）序列 T1WI 和快速自旋回波（SF，TSE）序列 T2WI 检查；还可根据需要进行其他序列和技术检查，例如反转恢复（IR）序列、梯度回波（GRE）序列，同反相位技术和磁敏感加权成像（SW1）等检查。不同病变内的组织在这些成像序列和检查技术上，有不同的信号强度，据此可以进行区分，从而有助于病变或损伤的检出及诊断和鉴别诊断。

2. 直接进行水成像　利用 T2WI 序列检查，不用任何对比剂，就能够整体显示含有液体的器官和间隙，效果类似 X 射线造影检查，此即 MR 水成像。包括 MR 胆胰管成像（MRCP）（图 1-2-8）、MR 尿路成像（MRU）和 MR 脊髓成像（MRM）。

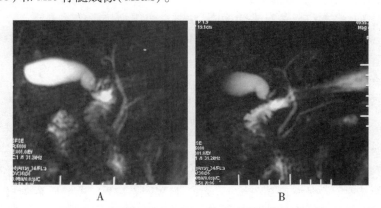

清晰显示出了胆囊、肝内胆管、肝总管、胆总管及胰腺管，胆总管与胰腺管交汇处进入十二指肠，为胰胆管疾病或损伤的诊断提供了基础影像图像（A、B）。

图 1-2-8　MR 胆胰管成像

3. 直接进行血管成像　利用液体流动效应，不用对比剂，采用时间飞跃（TOF）或相位对比（PC）法，即能整体显示血管，类似 X 射线血管造影效果，此即 MR 血管成像（MRA）。

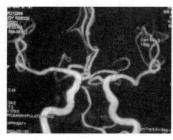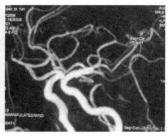

A   B

利用液体流动效应,不用对比剂显示血管和血流信号特征的一种技术,已成为 MRI 常规检查技术之一。上图为颅脑冠状位、矢状位 MRA(A、B),有利于观察大脑血管的形态、位置等解剖关系。图像特点:整体显示血管结构,呈高信号表现,周围结构则显示不清。

图 1-2-9 MR 血管成像

4. 在活体分析组织和病变代谢物的生化成分 ^{1}H 在不同生化成分中有不同的共振频率,据此能够检测活体组织和病变内代谢物的生化成分及其含量,此即 ^{1}H 磁共振波谱(MRS)检查。

5. 能够进行功能磁共振(fMRI)检查 fMRI 检查包括:①扩散加权成像(DW1)和扩散张量成像(DT1),其中 DW1 能够反映组织和病变内水分子扩散运动及其受限程度,而 DT1 则能反映水分子扩散运动的各向异性,据此可以进行脑白质纤维束成像。②灌注加权成像(PW1),可通过灌注参数反映组织和病变的血流灌注状态。③脑功能定位成像,是利用血氧水平依赖(BOLD)原理,进行脑功能活动区的定位和定量。

(三)MRI 图像特点

(1)图像上的黑白灰度即信号强度,反映的是组织结构的弛豫时间。

(2)通常为多序列、多方位成像且常为横断层图像,组织结构影像无重叠。

(3)图像上组织结构的信号强度与成像序列和技术相关,例如脑脊液在 T1WI 图像上呈低信号,在 T2WI 图像上则呈高信号。

(4)图像上的黑白灰度对比受窗设置影响。

(5)增强检查改变了 T1WI 或 T2WI 图像上组织结构的信号强度。

(6)MRI、MR 水成像、^{1}H-MRS 和 fMRI 图像改变了常规断层的显示模式。

(四)如何识别 MRI 图像

1. 识别普通平扫 MRI 图像 要同时具备以下两点:①常规为多序列、多方位且常为横断层图像,组织结构的影像清楚,无重叠。②图像上,无论 T1WI 或 T2WI,骨皮质皆为极低信号黑影,脂肪组织则高或较高信号白影(不同于 CT 图像上骨皮质呈高密度白影,脂肪组织低密度灰黑影);进一步区分 T1WI 与 T2WI 图像,可依脑脊液结构(脑室、脑沟及脊蛛网膜下腔)或膀胱内尿液的信号强度,这些富含水的液体在 T1WI 图像上呈低信号,而在 T2WI 图像上呈高信号。

2. 识别特殊平扫图像

(1)识别脂肪抑制 T1WI 和 T2WI 图像:具有识别普通平扫 T1WI 和 T2WI 的要点,唯脂肪组织呈低信号。

(2)识别同、反相信号 T1WI 图像:同相位图像与普通 T1WI 图像相似,而反相位图像的特点是软组织结构与周围脂肪组织边界处表现为线状低信号影。

(3)水抑制 T2WI 加权像:脑灰白质信号对比同普通 T2WI 图像,唯脑室、脑池和脑沟呈低信号表现。

（4）识别增强（Gd-DTPA）图像：具备识别 T1WI 图像要点，并显示一些解剖结构，例如鼻黏膜血管、肾实质等发生强化。

（5）识别 MRA 图相：整体显示血管结构，呈高信号表现，周围结构则显示不清。

（6）识别 MR 水成像图像：整体显示富含游离水的器官结构，例如胰胆管、尿路（肾盂、肾盏、输尿管和膀胱）等，均呈高信号表现，周围结构则显示不清。

（7）识别 ^{1}H-MRS 图相：^{1}H-MRS 检查通常获取的是谱线图，横坐标为共振峰的位置，纵坐标代表峰高。当 ^{1}H-MRS 的某一生化成分及浓度的空间分布信息与常规 MRI 图像叠加后，常用伪彩图显示并标有该生化成分的名称。

（8）识别 fMRI 图像：①DWI 和 DTI 图像为断层图像，组织清晰度较差，图像上通常扩散梯度敏感因子数值即 b 值。WB-DWI 图像类似核医学正电子发射体层显像（PET）的三维显像图像。DTI 图像可为颅脑横断层伪彩图像，不同颜色代表不同走向的白质纤维束；此外，还可直观显示单一白质纤维束，例如皮质脊髓束及其走向。②识别 PWI 图像：PWI 图像常规为横断伪彩图，图像上标有灌注参数的名称，不同颜色代表该灌注参数值的高低。③识别脑功能定位图像：其图像类似头颅平扫 T1WI 图像，不同的是脑功能活动区即激活区以伪彩来表示。

（五）MRI 检查在法医学的应用

MRI 检查的组织分辨力高，易于发现病变并显示特征，且能进行 ^{1}H-MRS 和多种功能成像检查。临床上主要用于：

（1）中枢神经系统、头颈部、乳腺、纵隔、心脏大血管、腹盆部、肌肉软组织及骨髓等疾病，并对 X 射线、CT 和超声检查发现而未能诊断的病变，例如乳腺肿块、肝肿块和肾上腺病变等，进行诊断与鉴别诊断。

（2）检出 X 射线、CT 和超声检查难以或不能发现的病变。例如脑内微小转移瘤，骨挫伤、关节软骨退变和韧带损伤等。此外 fMRI 和 ^{1}H-MRS 也常用于疾病的早期发现及诊断与鉴别诊断，例如应用 DWI 检出超急性期脑梗死，鉴别脑转移瘤与脑脓肿，应用 ^{1}H-MRS 诊断前列腺癌并与良性肿瘤相鉴别。

第三节　虚拟解剖

一、虚拟解剖简介

虚拟解剖又称虚拟世界，是指应用放射影像技术通过尸体影像学改变探究人体组织器官的形态学改变，并推断其死亡原因、死亡方式、死亡时间、成伤机制等有关问题的尸体检验方法和技术。

虚拟解剖技术是建立在法医学、病理生理学、现代影像学、计算机技术等多学科知识综合应用基础上而发展起来的一门新技术，其中放射影像学诊断技术的发展和成熟为虚拟解剖技术发展奠定了基础。虚拟解剖主要以尸体为主要研究对象，研究与法律有关的伤、死、死后变化规律。但与传统尸体解剖不同的是，虚拟解剖主要采用现代影像技术，如 X 射线、CT 成像、MRI 成像等，尤其是 CT 和 MRI 的高分辨成像及三维成像技术的发展，使影像诊断技术不再局限在法医临床活体损伤鉴定领域，而以其独有优势逐渐应用于法医学尸体检验中，通过对尸体进行全身原位检验，从影像学的改变来探讨人体组织器官的形态学变化，完成对受检者死亡原因、死亡方式、组织器官疾病和损伤、成伤机制的法医学推断,为非正常死亡案件的侦查和审判提供医学证据。由于该技术能在较短时间对尸体进行全身非侵入性扫描检查,对机体无创或微创的特点,故而有学者又将其称为非侵入性尸检、数字化尸体或无手术刀尸体解剖。在当代法医学中具有广阔的应用前景。

二、虚拟解剖的法医学应用

目前研究表明,虚拟解剖可以用于人体损伤的检查与鉴定、疾病诊断、死因分析、个体识别等。

(一)损伤鉴定

活体和尸体的 CT、MRI 成像特点虽有所差异,但对损伤诊断均具有很好的应用价值,二者联合应用有助于提高各类损伤诊断的特异性和灵敏度,尤其是对骨损伤、枪弹伤、颅脑损伤、交通事故损伤、高坠伤等法医学鉴定,具有独特的优势。MSCT 和 MRI 三维重组技术可以全身扫描,重组三维损伤形态,提供直观、立体、真实、客观的骨损伤、颅脑损伤等医学证据;锐器损伤也可通过影像学检查确定体表创特征、创道、深度、机体内部损伤特征等;有学者使用三维图像扫描仪可以清晰记录各类体表损伤特征;但对部分相对较轻的内脏器官(如肝、脾、心、肾等)损伤,有时尚缺乏令人满意的具有鉴定意义的成像结果(图 1-2-10、图 1-2-11)。

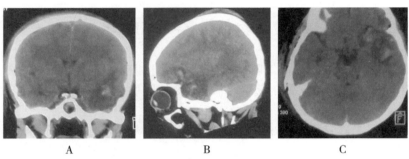

| A | B | C |

A. 头颅冠状位显示左颞底部脑挫裂伤;B. 矢状位显示脑挫裂伤位于大脑左侧额、颞底、颞窝部位;C. 轴位片,病灶位于左额、颞部位,脑挫裂伤水肿区有脑出血。3 个方位的头颅 CT 片,可以对脑组织损伤部位、范围、程度进行准确认定,从而达到对颅内脑损伤、损害后果,比如对脑损伤后功能障碍的司法鉴定提供损伤基础。

图 1-2-10　人体损伤法医影像学立体定位技术(1)

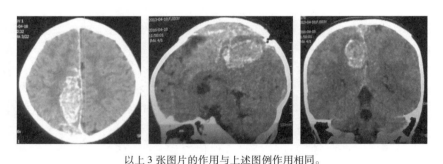

以上 3 张图片的作用与上述图例作用相同。

图 1-2-11　人体损伤法医影像学立体定位技术(2)

(二)死因鉴定

现代影像技术的发展使 MSCT、MRI 等已经成为很多损伤、疾病临床诊断的重要辅助手段,部分疾病和损伤均可通过虚拟解剖成像得以确诊,一些损伤如气胸、颅内压升高、器官破裂、颅脑损伤等具有特征性的影像学改变,采用 NSCT、MRI 进行死因分析,优于传统的尸体解剖。例如颅脑损伤的颅骨骨折、硬膜外血肿、硬膜下血肿、蛛网膜下腔出血、脑室内出血等,能够通过 MSCT 和 MRI 得以确定;内脏器官破裂引起的内出血征象如胸、腹腔积血也直接通过 MSCT 和 MRI 检查明确诊断,大量出血者可显示主动脉塌陷或直径减少,甚至静脉血管塌陷的征象。有学者将虚拟解剖应用到临床死亡案件中,通过对死者全身进行 MSCT 和 MRI 扫描明确其死亡的疾病和类型,并和尸体解剖结果进行印证,发现虚拟解剖和传统尸体解剖对某些疾病的诊断结果具有很高的一致性,且由于死后成像不受条件限制,可以获得一些生前尚未诊断的疾病影像学改变,对某些疾病的诊断价值优于临床。一些心血管疾病,如心肌梗死后的局部缺血坏死组织可通过 MRI 诊断出来,冠状动脉硬化可通过 MSCT、MRI,死后血管造影等予以确诊。MSCT 和 MRI 还可以揭示体内某些生活反映,如气体栓塞来鉴别生前伤和死后伤,活产及死胎可直接通过 MSCT 有无显示肺充气扩张的影像学改变进行鉴别,能够完成对某些案例的死因鉴定。

（三）医疗纠纷

明确死亡原因是解决医疗纠纷的重要环节,有学者建议将虚拟解剖应用于临床死亡原因调查,有利于医疗纠纷案件中死因诊断。对很多医疗纠纷死者家属而言,虚拟解剖更容易被家属所接受,可以作为医疗纠纷案件这种非法定强制解剖尸体的检验的可替代选择方法,有利于医疗纠纷的处理。在笔者长期医疗纠纷司法鉴定的实践中,经常遇到死因不明、医疗行为与死亡之间的因果关系无法确定的案例,有的案例经过多家、多次司法鉴定均无结果,经笔者检验被鉴定人入院后至死亡前的一系列影像学资料,均明确了死亡原因及院方的医疗过错责任,并且得到了院方、患方及审判法庭的认可。因此笔者认为对于没有影像学资料,并且死亡原因不明的案例,虚拟解剖对查明死因是重要的,容易被亲属接受的一种重要方法,同时也认为,应对被鉴定人死亡前一系列影像学资料,尤其是 CT 及 MRI 资料的足够重视,有时影像学资料很可能是认定死亡原因及死亡与外伤或医疗行为有无关联性的唯一证据。

案例:

[案情简介]死亡与医疗行为之间因果关系鉴定。

[诊疗过程]于某日凌晨 2 点,以突发性头痛伴颈部、胸背部疼痛急诊入院。经头颅 CT 检查(图 1-2-12A、B),未发现颅脑异常 CT 征象,收住心血管内科。经骨科会诊后考虑颈椎病,然后按颈椎病进行治疗,住院期间院方未对被鉴定人进行头颅 CT 复查、颅脑疾患的相关诊疗。于入院后 120 h,突发剧烈头痛,恶心呕吐,意识丧失,经急诊头颅 CT 检查显示,鞍上池有不均匀出血灶(图 1-2-12C),发病后 3 h 再次头颅 CT 检查,显示脑内血肿明显增大,出血量增多,两侧侧脑室及三脑室,充满血液,大脑纵裂、侧裂池积血(图 1-2-12D)。急行头颅 CTA 检查显示大脑前动脉左侧交通支有血管瘤,大小不足 1 cm(图 E、F)。经抢救无效,于 13:15 死亡(患病后 131 h)。

[影像学资料检验]图 1-2-12A、B 为入院时急诊头颅轴位 CT 检查显示,大脑前动脉交通支部位及脚间池已有出血影像征象,在住院后 120 h 后突发剧烈头痛、恶心呕吐、意识丧失后一系列影像资料的影像征象均证明:大脑前动脉左侧交通支脑动脉瘤突发破裂,最终抢救无效死亡。鉴定认为院方存在漏诊行为(图 A、B 已显示出大脑前动脉交通支处有约 0.7 cm 结节状密度增高影,脚间池有密度增高影)。由于漏诊,以致院方在发病住院后的 120 h 内院方未采取进一步诊疗等相应措施,导致 120 h 后前交通支动脉瘤突然破裂,经椎颅引流术引流出大量不凝血,证明在入院时至入院后 120 h 之间又有出血。以上事实证明被鉴定人死亡与医院的诊疗行为有因果关系。

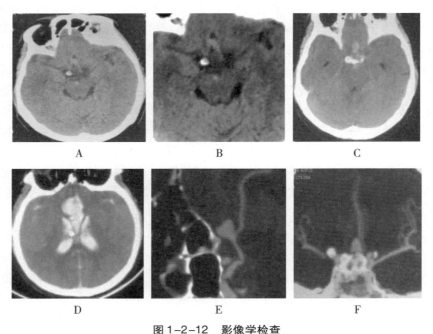

图 1-2-12　影像学检查

三、虚拟解剖的适用指征

（一）作为传统尸体解剖前的常规辅助检查

在一些有条件开展虚拟解剖的地方，虚拟解剖可作为传统尸体解剖的常规辅助检查手段和补充检查手段，从中可发现诸多常规尸体解剖不能发现的死后不同阶段的尸体现象，对死亡时间、死亡原因等有一定的帮助。

（二）特定案情下的替代尸体检查手段

（1）在某些具有特别宗教信仰、文化习俗的民族地区，尸体解剖被认为是对死者的侮辱，甚至是被禁止的，阻碍了对非正常死亡案件的法医学调查，虚拟解剖则更容易被死者家属和当地风俗接受，可以很好地解决法医学调查与个人信仰之间的矛盾，推动当地司法发展和维持社会稳定。

（2）严重腐败、严重烧毁、年代久远的尸体、组织病理学检查已失去意义，虚拟解剖对残留骨组织检查的独有优势，可以使其替代传统尸体解剖进行法医学尸体检查。

（3）对需要进行面部、脊柱、骨盆等非常规解剖部位的尸体检查，虚拟解剖是极为有效的替代检查方法。

（4）对非法律规定需要强制解剖的案件，虚拟解剖可以作为理想的替代尸体检查手段。

（5）目前家属不愿意进行尸体解剖是最主要的障碍，虚拟解剖方法更容易获得患者家属的理解和认同，对医学的发展有着积极的作用。

第三章　三个司法鉴定标准条款与影像学的关系

第一节　司法鉴定条款与影像学的关系

三个司法鉴定标准文本是指由最高人民法院、最高人民检察院、公安部、国家安全部、司法部（以下称两院三部）2013 年 8 月 30 日公告，2014 年 1 月 1 日起施行的《损标》和 2016 年 4 月 18 日公告，2017 年 1 月 1 日起施行的《分级》，以及中华人民共和国质量监督检验检疫总局，中国国家标准化管理委员会 2014 年 9 月 3 日发布，2015 年 1 月 1 日实施的《工标》（GB/T 16180—2014）。经对目前实用的三个司法鉴定标准条目中与影像学的相关性分析后所见，三个标准共有 1 373 个条款。其中必须要有影像资料作为证据进行科学鉴定的条款有 892 条，即占 64.3% 的司法鉴定条款必须要有影像资料作为直接证据进行评定，另有 182 条需要影像学提供损害后果应有的损伤基础，约占 22%。两者合计占 86% 以上，即 86% 以上的人体损伤程度、致残等级的司法鉴定条款需要影像学资料作为证据才能进行鉴定。而在颅脑、脊髓、脊柱与四肢骨与关节的司法鉴定条款 100% 需要影像学资料作为证据。笔者认为人体损伤司法鉴定条款将影像学资料作为鉴定的重要基准之一，是人体损伤司法鉴定科学性的体现，而影像学资料也为人体损伤司法鉴定提供了客观证据，并且可以作为质证、当庭举证的重要证据。只要在司法鉴定实践中能够对委托方提供的影像学资料中的损伤和损害后果的影像征象准确认定，对司法鉴定条款中对影像征象基准要求的判定，这样将使 86% 的司法鉴定条款在实施司法鉴定时有损伤基础的客观证据，对提高司法鉴定的准确性、提高司法鉴定的公信力、体现司法鉴定的科学性将有很大帮助。

第二节　医学影像学资料是司法鉴定条款判定基准之一

在三个司法鉴定标准文本中，其绝大多数鉴定条款的判定基准为：外伤史、临床症状和体征、影像学资料等。在三个基准中，只有影像学资料可以作为举证、质证的客观证据。只有经过法医临床影像学检验并被认定的影像征象才能作为司法鉴定意见的依据。在本节以颅脑、脊髓损伤为例叙述如下。

一、损伤程度鉴定

在《损标》5.1 颅脑、脊髓损伤的鉴定条款从重伤一级至轻微伤共计有 40 项条目，40 项条目中必须有影像学资料作为损伤程度鉴定要件者有 32 项，占 80%；需要影像资料协同确证或排除颅内损伤者有 8 项，占 20%。总体要求 100% 需要影像学资料作为证据，其鉴定意见才能成立。关于影像学资料在颅脑损伤伤情程度鉴定中的作用如下。

1. 颅脑损伤影像征象的认定。

2. 根据认定的影像学征象,判定适用标准条款。

(1)所选鉴定条款如仅有影像学征象的要求,即可按要求评定相应的损伤程度等级。比如《损标》5.1.3.c)颅骨凹陷性骨折或者粉碎性骨折。即只要认定为颅骨有凹陷或者粉碎性骨折,就可评定为轻伤一级。

(2)如果除了影像学判定基准之外,还附有其他鉴定基准的要求,则可根据附加的基准要求,选择相适用的标准条款。比如颅骨凹陷性或者粉碎性骨折,出现脑受压症状和体征,须手术治疗者,即可按5.1.2.e)的要求,评定为重伤二级。全身其他各部损伤伤情程度的鉴定亦如上所述,根据影像学征象,或者影像学征象加上其他附加内容,选择相适用的标准条款进行鉴定(图1-3-1 ~ 图1-3-3)。

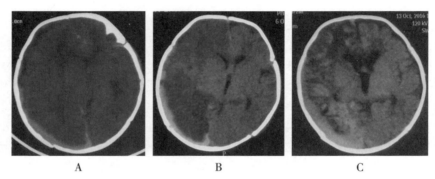

A. 伤后当天,骨缝分离,弥漫性脑水肿,脑组织密度普遍降低,右侧枕顶部硬膜下血肿,占位效应明显;B. 伤后第3天显示,右侧脑组织大面积脑梗死,占位效应有改善,硬膜下血肿无明显变化;C. 第10天,脑组织萎缩,右侧明显,右侧硬膜下血肿增多,出现脑积水征象。结合临床症状和体征或医疗终结后损害后果,可评定相应的损伤程度。

图1-3-1 7月龄男婴脑部CT

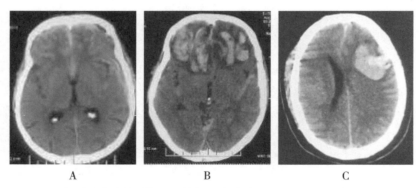

A、B片双侧额部脑挫裂伤,面积较大,脑水肿明显,脑组织内出血明显,脑组织内可见散在蛛网膜下腔出血,图B有轻微占位效应形成;C. 左侧额颞顶部脑挫裂伤,有较大不规则血肿形成,血肿周围有脑水肿带形成,可见弥漫性蛛网膜下腔出血,大脑纵裂前部向右移位。颅脑损伤影像学征象已经明确,结合住院病历,若有临床症状和体征,则可依据脑内血肿相应损伤程度司法鉴定条款的要求,比如《损标》5.1.2.g)脑挫裂伤,伴神经系统症状和体征,或5.1.2.h)颅内出血,伴脑受压症状和体征,均可鉴定为重伤二级。

图1-3-2 脑挫裂伤脑部CT

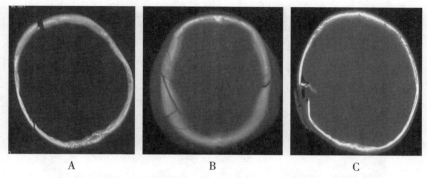

A. 于额部、颞枕部可见骨折线,额部有分离;B. 右顶骨粉碎性骨折,无明显错位,骨折线清晰锐利,顶枕部头皮软组织肿胀。C. 右颞稍后部颅骨可见粉碎性、凹陷性骨折,骨折碎片向颅内凹陷约 1.8 cm,骨折部及颅内可见积气,局部头皮软组织肿胀有破损;所见3 张颅骨 CT 片,其骨折影像学征象已明确,依据《损标》,A 片可按 5.1.4. d)颅骨骨折,评为轻伤二级;B 片可按 5.1.3. c)颅骨凹陷性或者粉碎性骨折,评定为轻伤一级。C 片结合手术所见有硬脑膜破裂,可按 5.1.2. b)开放性颅骨骨折伴硬脑膜破裂,评为重伤二级。

图 1-3-3 颅骨骨折 CT 图像

二、伤残等级司法鉴定

（一）《工标》

颅脑与脊髓损伤部分从一级伤残至十级伤残共 61 项条款,其中外周神经损伤者 18 项条款。本节仅叙述颅脑与脊髓损伤。在鉴定要求与司法鉴定实践中证明 100% 需要有影像学资料作为司法鉴定的证据。

（二）《分级》

颅脑脊髓及周围神经损伤,从一级伤残至十级伤残共计 74 项条款,此处仅叙述与颅脑、脊髓损伤有关的 60 项鉴定条款,此 60 项颅脑、脊髓损伤司法鉴定条款 100% 需要有影像学资料作为司法鉴定的证据。

案例 1:

[案情简介]女,46 岁。被鉴定人于 2020 年 5 月 29 日早晨 7 时许摔伤。2020 年 5 月 29 日住院病历记载,主诉:被摔伤后头痛、头晕、恶心、呕吐 1 h 遂来我院就诊,我科以"脑震荡"收住院。T 36.6 ℃,P 92 次/min,R 19 次/min,BP 125/70 mmHg,神志清楚,急性面容,自动体位。专科检查:枕部头皮挫伤肿胀压痛,表面青紫,四肢活动可,生理反射存在,病理反射未引出,余未见异常。当日头颅 CT 提示未见明显外伤性改变;30 日头颅 CT 显示右侧颞叶脑挫裂伤,顶部帽状腱膜下血肿,31 日 MRI 检查报告:右侧颞叶脑挫裂伤,顶部帽状腱膜下血肿。诊疗经过:入院后完善相关检查,予脱颅压、改善脑功能、活血止痛、营养神经等治疗。于 2020 年 7 月 3 日出院,共住院 35 d,出院诊断:右侧颞叶脑挫伤。2020 年 10 月活体检验,目前遗留有:记忆力减退,失眠,烦躁等不适。

[影像资料检验]图 1-3-4 中 A、B 为 2020 年 5 月 29 头颅 CT 片,左颞底脑挫裂伤,有血肿形成。血肿周围有脑水肿区。C、D 为 2020 年 9 月 21 日头颅 CT,显示颞底部有脑软化区。

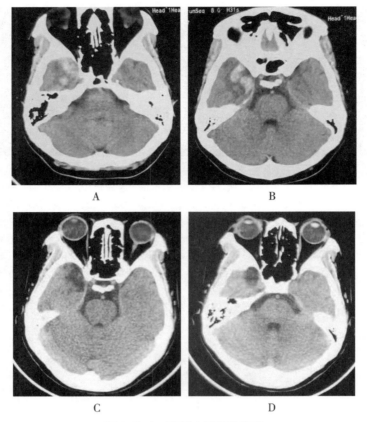

图 1-3-4　案例 1 影像学检查

[检验结果]①右颞底部脑挫裂伤;②右颞底部脑软化灶。

[鉴定意见]依据受伤史,头颅 CT 所见脑挫裂伤影像学征象及右颞底部脑软化灶,结合活体检验所见记忆力减退、失眠、烦躁不适等症状,依据《分级》5.10.1.2)颅脑损伤后遗脑软化灶形成,伴有神经系统症状或者体征之规定,评定为十级伤残。

案例 2:

[案情简介]男,52 岁。2019 年 11 月 7 日某医院神经外科重症科住院病历记载,于入院前 2 h 因骑电动车外出时发生车祸致头部受伤,伤后立即出现意识障碍,呕吐数次,呕吐物为胃内容物,左外耳道见血性液体流出,鼻无流血、流液,无小便失禁。伤后急查头颅 CT 示:左颞骨骨折,左侧颞部硬膜外血肿,右侧额颞叶脑挫伤并颅内血肿形成,蛛网膜下腔出血,右侧额部硬膜下血肿,顶部头皮血肿。双侧蝶窦炎症。体格检查:T 36.8℃,P 90 次/min,R 20 次/min,BP 160/80 mmHg,平车推入病房,神志不清,查体欠合作。GCS 评分 10 分,烦躁,双侧瞳孔等大、等圆,直径约 3.0 mm,对光反射迟钝。颈抗,脊柱四肢无畸形,双侧肱二、三头肌反射、膝腱反射、跟腱反射减弱,双侧髌阵挛阴性,踝阵挛阴性,双侧霍夫曼征阴性,双侧巴宾斯基征阴性。急诊在全麻下行脑内血肿清除术,术后给予对症治疗。于 2019 年 12 月 17 日出院,共住院 40 d,出院诊断:创伤性硬膜下血肿、广泛性脑挫裂伤、蛛网膜下腔出血、颅底骨折、颅内积气、左耳脑脊液漏、左侧颞部硬膜外血肿、左颞顶部头皮裂伤、高血压病、术后颅骨缺失、坠积性肺炎、双侧少量胸腔积液。

2019 年 12 月 16 日某医院诊断证明:入院头颅 CT 示右侧颞顶骨部分骨质缺如,幕上脑室系统扩张伴脑室周围间质性脑水肿。出院诊断:右侧颞顶骨颅骨缺损、脑积水。

2019 年 12 月 31 日某医院病历记载:患者意识清,偶有烦躁不安,少语,右利手,记忆力、理解力、定向力、判断力、计算力检查欠配合,双侧瞳孔等大、等圆,瞳孔直径约 3 mm,双侧瞳孔对光反射灵敏,眼球运动正常,四肢肌张力正常,四肢肌力 4 级,肢体浅感觉检查不配合,右侧肱二头肌腱反射、肱三头肌腱反射、桡骨膜反射、膝反射、跟腱反射(++),左侧侧肱二头肌腱反射、肱三头肌腱反射、桡骨膜反射、膝反射、跟腱反射(+++),双侧霍夫曼征未引出,右侧巴宾斯基征(-),左侧巴宾斯基征(+),未引出持续性踝阵挛。出院诊断:创伤性脑损伤、蛛网膜下腔出血、左侧颞骨骨折、高血压病(正常血压水平)、肺部感染、贫血(中度)、高脂血症、低蛋白血症、静脉血栓形成、颅骨修补术后。

2020 年 1 月 14 日某医院住院病历记载,主诉:脑外伤后致反应迟钝、行动迟缓 2 月余。现今患者及家属为求进一步康复治疗,遂又就诊我院,体格检查:神清,精神欠佳,反应迟钝,烦躁不安。扶入病房,查体欠合作。专科检查:左侧肢体活动迟缓,左侧上、下肢肌力为 4 级,肌张力基本正常,左侧肢体深感觉减弱,右侧巴宾斯基征阳性,神经系统生理反射存在,病理反射未引出。诊疗过程:患者入院后完善相关检查,明确诊断,给予舒筋活络、营养神经、改善循环等对症支持治疗,康复予以偏瘫肢体综合训练及关节松动训练。现患者病情好转,于 2020 年 2 月 10 日出院,共住院 27 d,出院诊断:脑外伤恢复期、高血压病 3 级(极高危)、腔隙性脑梗死、皮质下动脉硬化性脑病、脑萎缩、泌尿系统疾病。

[影像资料检验]图 1-3-5 中 A、B、C 为 2019 年 11 月 7 日头颅 CT 片:颅内多发性脑挫裂伤,累及双侧额叶、颞叶,右侧额上回、额中回和额下回、颞底、岛叶、海马、左侧颞叶、下丘脑、双侧杏仁核等,脑挫裂伤进展迅速,形成脑水肿,双侧硬膜下血肿及硬膜外血肿,蛛网膜下腔出血,环池闭塞,其余各脑室、脑池明显变窄,形成占位效应。图 E、F、G 为 2019 年 12 月 17 日头颅 CT 片:颅脑血肿清除术后形成右颞部大块颅骨缺损;大脑纵裂,下矢状窦旁硬膜下积液;形成脑积水并经内引流术后。上述脑组织损伤部位形成脑软化灶,右侧基底节区、左侧内囊后肢明显受累。脑积水明显。

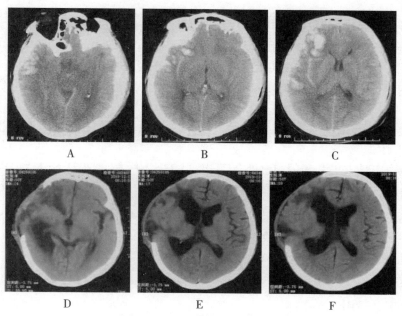

图 1-3-5 脑挫裂伤 CT 图像

[检验结果]脑组织多发性脑挫裂伤;脑内多发性脑软化症,脑积水。

[法医活体检验]2021 年 3 月 30 日,在我鉴定中心检查室对被鉴定人进行活体检查见:搀扶步入检查室,发育正常,营养中等,体位自动,双侧瞳孔等大、等圆,左枕后见 12 cm×1 cm 手术瘢痕,右

额颞部见马蹄形 24 cm×(1~2) cm 手术瘢痕,右侧巴宾斯基征弱阳性,腹部见 5 cm×1 cm 手术瘢痕,右上、下肢肌力Ⅳ级,左上肢肌力Ⅳ级。

[分析说明]被鉴定人于 2019 年 11 月 7 日 15:20 因交通事故致重度原发性脑损伤,急行头颅 CT 显示颅内原发性损伤范围广,既有广泛的脑挫裂伤血肿形成,又有硬膜外血肿、蛛网膜下腔出血及硬膜下血肿,致脑组织弥漫性脑水肿且脑占位效应进展较快。于伤后约 6 h 急行脑内血肿清除,术中见硬脑膜张力高,清除出硬膜外血肿及坏死脑组织并脑内血肿量约 95 mL,见右额颞叶脑皮质片状挫伤严重。住院期间多次记载(体格检查):表情淡漠,少语,被动体位,查体欠合作,记忆力、理解力、定向力、判断力、计算力检查不配合。右侧下肢肌力 4 级,左侧上、下肢肌力 4 级,左侧巴宾斯基征(+)。以上诊断结果,结合法医活体检验,法医影像学资料检验结果所见,鉴定人认为被鉴定人本次外伤所致颅脑原发性损伤严重,术中清除硬膜下血肿及坏死脑组织并脑内血肿量约 95 mL。本次颅脑外伤给脑组织造成了严重的原发性损伤及损害后果。因脑组织的原发性损伤导致的继发性脑水肿对脑组织又造成明显的损伤,且因继发性脑室系统扩张挤压导致脑室周围实质性脑水肿,又一次造成了脑组织的损伤。以致被鉴定人因本次交通事故致右侧上、下肢肌力 4 级,左上肢肌力 4 级。依据《人体损伤致残程度分级》5.6.1.颅脑、脊髓及周围神经损伤 5)三肢瘫(肌力 4 级以下)的规定,其伤残程度评定为六级伤残。被鉴定人因颅内血肿行开颅减压、血肿清除术后,依据《人体损伤致残程度分级》5.10.1.颅脑、脊髓及周围神经损伤 8)开颅术后之规定,其伤残程度评定为十级伤残。

第三节　相关规范性文件对医学影像学应用的具体规定

为了说明影像学资料在司法鉴定实践中的重要性以及影像学资料在司法鉴定中的规范性应用,以下从国家司法部发布的 5 个常用司法鉴定规范性文件中摘录出与医学影像学相关的以颅脑损伤为例的内容,用以说明从法规层面肯定了医学影像学在司法鉴定中的证据作用以及法医临床影像学检验在法医临床检验过程中的重要性和必要性。还规定了如何对影像学资料进行检验的要求。

一、《法医临床影像学检验实施规范》(SF/T 0112—2021)

本技术规范由中华人民共和国司法部 2021 年 11 月 17 日发布,2021 年 11 月 17 日实施。

(一)适用范围

本文件给出了法医临床影像学检验实施的通则,规定了常用损伤的影像学检验和结果认定及影像学资料同一认定的相关要求。本文件适用于法医临床影像学外部信息的审核与必要的影像学检验,以及涉及影像学检验的各类人体损伤法医临床鉴定。

(二)术语和定义

下列术语和定义适用于本文件。

1.影像学检验　利用影像学成像技术或装置进行医学诊断,辅助法医临床学鉴定的活动。

注:影像学检验主要指传统 X 射线检查技术(如透视、摄片、体层摄影和造影等)、计算机断层扫描(CT)与磁共振成像(MRI)等。目前常用多层螺旋 CT(MSCT)。

2.影像学资料　通过医学影像学检验所获取的图像资料。

注:包括打印图片形式(如胶片和打印纸等)与各种电子存储介质为载体的数字文件(如光盘、

U 盘和云介质等)。

3.影像学外部信息　鉴定机构委托本机构以外的其他机构进行影像学检验所获取的影像学资料,以及由委托人提供的可作为鉴定依据的影像学资料。

注:其他机构包括临床医疗机构和案件受理机构以外的其他司法鉴定机构等。

(三)通则

1.影像学检验的基本要求　法医临床影像学检验应满足法医临床检验和鉴定的实际需要,应根据损伤的部位、性质和程度等因素选择适当的检验时机和检验方法,包括成像方法、特殊体位、技术参数选择、对比剂增强及图像后处理等。

2.影像学资料的基本要求　法医临床影像学资料应具有较高的图像质量,确保具有足够的清晰程度,充分显示不同的组织和结构,包括正常组织与损伤(病变)组织差异的影像学特征。

3.影像学报告的基本要求　法医临床影像学报告通常也称为鉴定人的阅片所见,应包含影像学资料的客观信息(如数量、类型、摄片单位、摄片日期及片号等),描述损伤(病变)的部位、形态以及能够反映损伤(病变)性质、程度及归转等影像学变化特征,并给出法医临床影像学诊断或者诊断性提示(认定意见)。

4.影像学外部信息审核的基本原则　鉴定人对影像学外部信息进行有针对性的审核,应关注的内容包括影像学检验方法、检验时间、采用的主要技术参数、影像学图像质量是否满足鉴定要求以及所提供的影像学诊断和认定意见,还应关注的要点包括但不限于:①影像学资料与案情材料(包括所反映的或可能的损伤经过与致伤方式)的符合性;②影像学资料与临床病历资料(包括损伤后诊治经过)的符合性;③影像学资料的同一性;④影像学资料与法医体格检查及相关实验室辅助检查结果的符合性;⑤影像学资料与委托鉴定事项的相关性;⑥影像学资料对于委托鉴定事项的充分性;⑦被鉴定人个人信息(姓名、性别和年龄等),必要时通过病史询问,了解既往史、个人生活史、职业史及家族史等信息。

5.影像学复查

(1)实施影像学检验的情形　鉴定人在对鉴定材料、包括影像学外部信息及审核的基础上,认为存在但不限于以下情形的,应行影像学检验或者复查:①有必要进行影像学同一认定;②需观察近期影像学改变以对比并明确诊断,或者判断是否符合医疗终结标准,或者观察是否存在结构畸形等情形;③送鉴影像学资料不能完全满足鉴定要求,需采用其他影像学技术或方法。

(2)影像学复查的基本要求　影像学复查时基本要求如下:①应征得被鉴定人本人或者其近亲属、监护人、代理人或者鉴定委托人的同意(必要时签署知情同意书);②被鉴定人不配合导致鉴定难以继续实施的情形,可按司法部令第 132 号《司法鉴定程序通则》的规定酌情处置;③需要被鉴定人在鉴定机构以外的影像学实验室实施影像学检验的,应征得委托人同意。

6.影像学结果认定的基本要求　鉴定人在观察影像学外部信息,并实施影像学检验后,需作出结果认定时,要求如下:①应结合被鉴定人个人信息(性别、年龄,必要时包括既往史、个人生活史、职业史和家族史等),案情材料反映的(包括可能的)损伤经过与致伤方式,损伤后诊治经过等;②必要时应全面观察损伤后的影像学随访资料,通过连续对比明确诊断;③排除自身疾病及陈旧(外伤)改变或者病理改变的影响;④参考委托人作为外部信息提供的临床影像学报告,包括影像学描述和诊断意见;⑤当影像学意见不明确或存有争议时,应邀请相关医学影像学专家提供专业咨询,由鉴定人综合形成最终认定意见。

二、《法医临床检验规范》(RB/T 192—2015)

由中国国家认证认可监督委员会 2015 年 12 月 17 日发布,2016 年 7 月 1 日实施。本标准规定了法医临床检验的基本要求、检验内容和方法,适用于法医临床鉴定中的活体检验。

（一）法医临床检验

法医临床检验是法医临床鉴定人通过病史调查、体格检查、影像学以及其他特殊辅助检查以了解和评估被鉴定人的身体状况,并对被鉴定人是否存在特定的人体损害进行检查和验证,该检验规范明确规定了法医临床检验的内容,包括病史调查、体格检查、影像学以及其他特殊辅助检查。其中明确了经过影像学检查所获得的影像资料的属性为客观证据。

（二）检验要求

法医临床鉴定人应当独立、客观、公正地完成检验,并实时、真实、客观、准确、完整、清晰地记录检验结果。

（三）检验内容和方法

1. 颅骨骨折　通过影像学检查（X射线平片、CT扫描等）明确骨折的部位、性质、程度。
2. 脑损伤　通过影像学检查（CT扫描、MRI等）,明确是否存在颅内出血、弥散性轴索损伤、脑挫裂伤和脑干损伤等。
3. 弥散性轴索损伤　通过影像学检查（CT扫描、MRI等）,明确大脑皮质与髓质交界处、胼胝体、脑干、内囊区域或第三脑室周围有无出血灶,有无出现弥漫性脑肿胀、蛛网膜下腔出血等。
4. 脑挫裂伤　通过影像学检查（CT扫描、MRI等）,明确脑挫裂伤的部位、性质和程度。
5. 脑干损伤　通过影像学检查（CT扫描、MRI等）,明确脑干损伤的部位、性质和程度。
6. 植物生存状态　通过影像学检查（CT扫描、MRI等）,明确有无严重颅脑损伤。
7. 语言功能障碍　应通过影像学检查（CT扫描、MRI等）,明确脑损伤有无涉及语言中枢。
（注:全身各部损伤的具体检验方法请参照原文件）

三、《听力障碍法医学鉴定规范》（SF/Z JD0103001—2010）

国家司法部司法鉴定管理局2014年4月7日发布,4月7日生效。

（一）范围

本规范规定了听力障碍法医鉴定的基本原则、要求和方法。本规范适用于各类听力障碍损伤程度和残疾等级的司法鉴定,其他相关法律规定涉及听力障碍评定也可参照使用。

（二）听力障碍

听力障碍是由于损伤或疾病等各种原因致听觉系统解剖结构完整性遭受破坏或者功能障碍出现的听力损失或者丧失。

（三）总则

运用临床听力学、法医学的理论和技术、结合司法鉴定实践,全面分析,综合评定。

对于因损伤引起听力障碍的法医学鉴定,应以被鉴定人听觉系统原发性损伤,以及与原发性损伤有直接联系的并发症或后遗症为基础,结合听力障碍的程度,全面分析,综合评定。

了解案情中外力作用情况,在送检资料中确证有引起听力障碍的损伤或疾病等原因,询问听力障碍的临床症状和诊疗过程,详细全面地进行耳科检查和体格检查,并尽可能获取当前或损伤早期的听力资料。

对于听力测试结果显示异常的,应常规摄颞骨CT,必要时摄内耳或听神经MRI,了解内耳、中耳有无损伤、疾病或者畸形。

（四）不同类型听力障碍判定标准（仅摘选需要影像学资料作为证据者）

以损伤性听力障碍为例。

1. 中耳损伤性听力障碍

（1）确证的头部或耳部外伤史。

（2）有头部或耳部损伤的临床表现。

（3）颞骨 CT 检查提示中耳出血，或者颞骨骨折累及中耳，或者听小骨位置改变。

2. 内耳损伤性听力障碍

（1）确证的头部或耳部外伤史。

（2）有头部或耳部损伤的临床表现。

（3）颞骨 CT 检查提示有或无颅底骨折征象。

3. 蜗后损伤性听力障碍

（1）确证的颅脑损伤史。

（2）有颅脑损伤相关的临床表现。

（3）颅脑 CT、内耳 MRI 检查可以提示颅脑或听神经损伤的阳性征象。

4. 外伤继发感染后听力障碍

（1）耳部外伤后继发感染史。

（2）有中耳或内耳感染的临床表现。

（3）听力学检查提示传导性或混合性听力障碍。

（4）感染累及鼓室或乳突时颞骨 CT 检查有阳性表现。

四、《外伤性癫痫鉴定实施规范》(SF/Z JD0103007—2014)

2014 年 3 月 17 日国家司法部司法鉴定管理局发布并实施。

1. 范围　本技术规范规定了颅脑损伤后癫痫法医学鉴定的基本要求、内容、方法和诊断,认定原则。

本技术规范适用于法医临床检验鉴定中颅脑损伤后癫痫的法医学鉴定,其他需要进行颅脑损伤后癫痫鉴定的亦可参照执行。

2. 术语和定义　颅脑损伤后癫痫(post-traumatic epilepsy,PTE):颅脑损伤所引起的一种脑部疾病,其特点是持续存在能产生癫痫发作的脑部持久性改变,并出现相应的神经生物学、认知、心理学以及社会学等方面的后果。

3. 总则　以医学和法医学理论和技术为基础,结合法医临床检案的实际经验,为颅脑损伤后癫痫的法医学鉴定提供科学依据和统一标准。

4. 癫痫的诊断　辅助检查如下。

（1）脑电图(EEC)　由于癫痫发病的病理生理基础是大脑兴奋性的异常增高,而癫痫发作是大脑大最神经元共同异常放电所引起,EEC 反映大脑电活动,是诊断癫痫发作的最重要的手段。

（2）长程视频脑电图(VEEC)　是视频和脑电图相结合的一种脑电图监测形式,能在 24 h,甚至更长时间内对病人连续进行脑电图鉴定,对脑电活动和行为在一定范围内,一定时间内进行连续的观察和描记。5.3.4 电子计算机 X 射线体层扫描(CT)能够发现较为粗大的结构异常,但难以发现细微的结构异常。多在急性癫痫发作时或发现大脑有可疑的钙化和无法进行磁共振成像(MRI)检查的情况下应用。5.3.5 磁共振成像(MRI)MRI 有很高的空间分辨率,能发现一些细微的结构异常,对于病因诊断有很高的提示价值,特别是对于难治性癫痫的评估。特定成像技术对于发现特定的结构异常有效,如海马硬化的发现。

（3）单光子发射计算机断层扫描(SPECT)　是通过向体内注射能发射 γ 射线的放射性示踪药物后,检测体内 γ 射线的发射,来进行成像的技术,反映脑灌注的情况。癫痫源在发作间歇期 SPECT 为低灌注,发作期为高灌注。

（4）正电子发射断层扫描（PET）　正电子参与了大脑内大量的生理动态,通过标记示踪剂反映其在大脑中的分布。在癫痫源的定位中,目前临床常用的示踪剂为 ^{18}F 标记 2-脱氧葡萄糖（FDC）,观测局部脑代谢变化。理论上讲,发作间歇期癫痫源呈现低代谢,发作期呈现高代谢。

（5）正电子发射断层扫描（PET）　正电子参与了大脑内大量的生理动态,通过标记示踪剂反映其在大脑中的分布。在癫痫源的定位中,目前临床常用的示踪剂为 ^{18}F 标记 2-脱氧葡萄糖（FDC）,观测局部脑代谢变化。理论上讲,发作间歇期癫痫源呈现低代谢,发作期呈现高代谢。

（6）磁共振波谱（MRS）　癫痫源部位的组织具有生化物质的改变,利用存在于不同生化物质中相同的原子核在磁场下其共振频率也有差别的原理,以光谱的形式区分不同的生化物质并加以分析,能提供癫痫的脑生化代谢状态的信息,并有助于定位癫痫源。

（7）功能磁共振（MRI）　能在不应用示踪剂或增强剂的情况下无创性的描述大脑内神经元激活的区域,是血氧水平依赖技术,主要应用于脑功能区的定位。

5. 颅脑损伤后癫痫的诊断及分类

（1）符合癫痫的诊断标准脑电图（EEC）检查出现特异性癫痫发作波或 24 h 脑电监测出现特异性癫痫发作波。

（2）颅脑损伤的确认　①有明确的颅脑外伤史;②影像学检查有明确颅脑损伤的表现。

（3）颅脑损伤部位与癫痫源的关联性①癫痫发作类型与颅脑损伤部位癫痫发作表现一致;②癫痫发作源于颅脑损伤部位。

6. 颅脑损伤后癫痫的法医学鉴定。

附录 B:颅脑损伤后癫痫医学影像读片规范（摘录）

1. 提供医学影像学作为鉴定材料要求规范　被鉴定方应签字确认如实提供医学影像学材料,鉴定方一般只对提供材料所做结论负责,如被鉴定方要求对材料的真实性进行鉴定,应申请同一认定鉴定。一般情况下,被鉴定方应提供如下医学影像学鉴定材料。

（1）受伤当时的头部 CT,和（或）MRI,和（或）平片之胶片,和（或）纸质图片,和（或）电子载体及相应医疗机构的医学影像学诊断报告。

（2）受伤后病情变化过程（尤其是加重时期）的头部 CT 和（或）MRI,和（或）平片之胶片,和（或）纸质图片,和（或）电子载体及相应医疗机构的医学影像学诊断报告。

（3）病情稳定后或最近时期的头部 CT,和（或）MRI,和（或）平片之胶片,和（或）纸质图片,和（或）电子载体及相应医疗机构的医学影像学诊断报告。

（4）如被鉴定方提供的影像学资料不足以提供充分的鉴定证据,应重新进行或复查头部 CT 和（或）MRI 检查并提供检查图像资料与医学影像学诊断报告。

非本鉴定机构出具的医学影像学诊断报告直接作为证据的条件规范,非本鉴定机构出具的医学影像学读片报告直接作为鉴定材料应具备以下条件之一:①报告内容与经医院审核确认的原始手术记录或病理结果互为印证;②两位以上医师签名,其中一位医师具有材料可证明的具有医学影像学副主任医师以上职称且注册地为二级甲等或二级甲等以上医院且具有相应岗位上岗资格证明。

2. 鉴定机构医学影像诊断学鉴定人员资质规范　本鉴定机构医学影像诊断学鉴定人员应具有临床影像诊断学副主任医师或以上职称。

3. 医学影像学鉴定过程规范

（1）医学影像学鉴定材料的选择:①手术前影像资料选择已充分显示全部病变及其程度的头部 CT 和（或）MRI。②结果期影像学资料选择手术后病变稳定期或最近时期的头部 CT 和（或）MRI。

（2）医学影像鉴定过程规范:①记录所审读原始影像资料的检查日期、姓名与照片编号;②根据照片上标注的检查日期、姓名与照片编号及前后病变的变化规律从形式与内容上审核检查材料的真实性;③记录或审核头部原始影像资料所显示的病变,尤其与癫痫相关的颅内病变及其诊断;④对已审核病变的照片照相并存档。

五、《法医临床检验规范》(SF/T 0111—2021)

本技术规范由中华人民共和国司法部2021年11月17日发布,2021年11月17日实施。

（一）引言

SF/Z JD0103003—2011实施至今已10年许,法医临床研究和鉴定技术有了许多新的进步和发展,一系列新的行业标准和技术规范不断颁布实施,特别是最高人民法院、最高人民检察院、公安部、国家安全部、司法部发布的《人体损伤程度鉴定标准》和《人体损伤致残程度分级》,分别自2014年1月1日和2017年1月1日实施,各地法医临床司法鉴定人和关心法医临床司法鉴定的有关人员就SF/Z JD0103003—2011在实际操作中以及执行新的鉴定标准以来所遇到的问题,提出了诸多有益的修改建议,经充分征求全国同行的意见,对该文件进行全面的修订、完善,形成本文件。

（二）范围

本文件规定了法医临床体格检查及其相关辅助检验的通则、基本要求,检验时机以及各类损伤的检验要求。本文件适用于人体损伤程度、损伤致残等级及其他法医临床事项的检验和鉴定。

（三）通则

应遵循实事求是的原则,在对送检资料中已有病历及相关实验室检验、辅助检查结果进行全面、仔细审阅的基础上,对人体原发性损伤及由损伤引起的并发症或者后遗症进行规范的检验,关注阳性及关键的阴性症状和体征,同时做好客观、完整、清晰和准确的记录。

（四）基本要求

1. 检验人　对被检者的人身检验应由法医临床鉴定人进行,也可由法医临床鉴定人会同聘请的临床医学专家或鉴定技术助理实施,临床医学专家应是通过鉴定机构批准认可且具有高级专业技术职务的专科医师。

2. 检验器具　检验所用的计量器具应进行必要的检定或校准,并保证其在有效期内。

3. 隐私保护　检验女性身体隐私部位时,应有被检者家属或女性工作人员在场。

4. 固定证据　对被检者存在体表损伤、缺损、畸形或功能状况异常的情形,应拍摄能清晰显示损伤或功能状态的照片,必要时,应在受检部位附近放置唯一性标识和标尺。

5. 知情同意　检验被检者身体隐私部位时,应在获得其本人或监护人同意的前提下,方可拍摄照片。

6. 方法选择　查体、辅助检查和实验室检验项目,可根据具体鉴定事项和损伤部位,结合被检者的陈述,有重点、有选择地进行,但不应遗漏对鉴定意见可能造成影响的检验项目。

7. 拒绝检验的情形　遇有被检者不配合、拒绝或放弃检验,或者其所谓的异常表现与可以认定的损伤明显无关,或者该异常表现不能用医学知识解释的情形,经鉴定人告知不能满足鉴定事项的要求,或者无法通过检验做出明确的鉴定意见后,可酌情终止检验和鉴定。

8. 专家意见的应用　鉴定人对被检者进行检验,认为确有必要时,可根据鉴定需要邀请临床医学专家协助检验,但鉴定人应对作为鉴定依据的检验结果负责。

9. 检验时机　以原发性损伤为主要鉴定依据的情形宜在损伤伤情明确后及时检验。以损伤后果为主要鉴定依据的情形应在临床医疗终结后检验,一般待损伤3～6个月后。

（五）颅骨损伤

1. 颅盖损伤　检验颅盖部有无局部凹陷和缺损。有疑问时,应行切线位X射线摄片或者计算机断层扫描术,明确损伤的部位、类型和程度。若存在颅骨缺损,应明确其部位和范围。

2. 颅底骨折　根据发生部位可分为颅前窝骨折、颅中窝骨折和颅后窝骨折,检验要求如下。

(1)颅前窝骨折:检验额、面部是否有软组织损伤,眼睑及结膜下以及眶内软组织是否出现淤血斑("熊猫眼"征),是否伴有鼻出血或脑脊液鼻漏,是否合并嗅、视神经损伤所致嗅觉或视觉功能障碍,必要时行 CT 扫描了解有无眼眶及视神经管骨折。

(2)颅中窝骨折:检验颞部或耳后部是否有软组织损伤,是否伴有鼻出血、脑脊液鼻漏、脑脊液耳漏或脑脊液耳鼻漏,是否合并面、听神经损伤所致周围性面瘫或听力障碍。

(3)颅后窝骨折:检验耳后部及枕部是否有软组织损伤,是否出现耳后瘀斑或枕部肿胀及皮下瘀斑,是否合并后组脑神经损伤所致吞咽困难、发声嘶哑或伸舌偏斜等。

3. 面颅骨检验(7.5.2.1.眼眶骨折)　应观察并检验眼眶及眶周有无软组织瘀血、肿胀等损伤性改变,眶区有无压痛、有无触及骨质异常等体征,是否存在眼位不正、眼球运动等异常表现。应按照 SF/T 0112 的规定进行影像学检验。

4. 鼻骨骨折　观察并检验鼻外观有无畸形,有无局部软组织瘀血、肿胀等损伤性改变,有无鼻出血,鼻区有无压痛,有无触及骨质异常。应按照 SF/T 0112 的规定进行影像学检验。

5. 颧骨骨折　应观察并检验颧部有无软组织瘀血、肿胀等损伤性改变,局部有无压痛,有无触及骨质异常。应行颧骨 CT 扫描,必要时行图像重组加以明确。

6. 上颌骨骨折　应观察并检验颌面部有无软组织瘀血、肿胀等损伤性改变,局部有无压痛,有无触及骨质异常。必要时可行颌面部 CT 扫描及图像重组加以明确。应注意区分上颌骨额突骨折与鼻骨骨折。

7. 下颌骨骨折　应观察并检验颌面部有无软组织瘀血、肿胀等损伤性改变,局部有无压痛,有无触及骨质异常。必要时可行下颌骨 CT 扫描及图像重组加以明确。对有张口受限者,可行张口位和闭口位 CT 扫描或 MRI 检查,了解颞颌关节活动情况。

第四章 法医影像征象在人体损伤司法鉴定中的应用

法医影像学在人体损伤、损害后果的司法鉴定中的基本任务,就是按照《法医临床影像学检验实施规范》的要求对委托方提供的影像学资料进行检验,检验的目的是为司法鉴定意见提供依据,检验应达到以下要求:①对委托方提供的影像学资料进行检验后,应达到所认定的影像征象与损伤或损害后果相符合;②所认定的影像学征象应与委托要求的事项具有关联性;③判定所认定的影像学征象是否与相适用的司法鉴定条款基准中对影像学征象的要求相符合。

第一节 法医影像征象的证据作用

一、法医学影像征象能够为损伤程度提供证据

在人体损伤程度的司法鉴定中,绝大部分司法鉴定条款的判定基准离不开影像征象作为主要证据,用以证明损伤是否存在以及损伤的部位和程度。比如颅骨损伤伤情程度的鉴定在《损标》标准中是根据颅骨骨折及骨折的合并症进行鉴定的,举例如下:

5.1.2.b)开放性颅骨骨折伴硬脑膜破裂,重伤二级。该条款的基准要求有两点:开放性颅骨骨折;硬脑膜破裂。该两点要求,临床手术记录可以证实,影像学资料也可以证实。但是,两者的证明效力是有区别的,前者是主观证据,后者是客观证据(经按《法医临床影像检验实施规范》检验后)。主观证据可被手术记录人左右,而影像学资料是固定不变的,可以用于当庭举证、当庭质证。只要从影像学资料中认定存在颅骨骨折及硬脑膜破裂的影像征象,再结合头部有明确的受伤史,才能判定被鉴定人可以适用该条款被评定为重伤二级(图1-4-1)。

5.1.2.c)颅骨凹陷性或者粉碎性骨折,出现脑受压症状和体征,须手术治疗,重伤二级。对于该条款的认定,除需要满足从委托方提供的影像学资料中被认定的颅骨凹陷性骨折或者粉碎性骨折的影像征象外,还需要按《法医临床检验规范》的要求,对病历资料进行检验后被认定的脑受压的症状和体征并且须手术治疗的条款要求后,才可以使用该条款鉴定为重伤二级。即使用该条款时要满足条款中对颅骨骨折性质的要求;又要同时具备脑受压症状和体征;须手术治疗的鉴定基准要求。

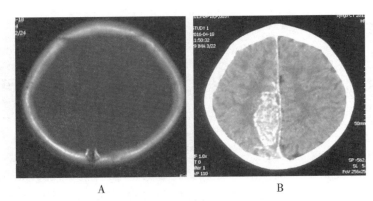

A 为骨窗轴位片,于枕部可见颅骨穿凿样骨折,碎骨块进入颅内;B 片显示大脑纵裂,矢状窦内,中线右侧脑组织内积血。依《损标》5.1.2.b)开放性颅骨骨折伴硬脑膜破裂,重伤二级。

图 1-4-1 3 岁女童,被从 19 楼坠落的螺丝刀通过枕顶部刺入颅内,形成右侧顶部脑内血肿

5.1.3.c)颅骨凹陷性或者粉碎性骨折,轻伤一级。该条款仅须经过对委托方提供的影像学资料按《法医临床影像检验实施规范》检验后认定存在颅骨凹陷性或者粉碎性骨折的影像征象,再结合有病历资料记载的外伤史,才可以判定该案例可以适用本条款鉴定为轻伤一级。

对于脑内出血的鉴定,比如5.1.2.g)脑挫(裂)伤,伴神经系统症状和体征,重伤二级。对于本条款的应用,首先要有明确的颅脑外伤史,其次要有脑挫裂伤的影像征象(CT 表现为低密度脑水肿区出现多发散在斑点状高密度出血灶,病变较广泛也可表现为脑室受压移位而具有占位效应),其三要伴有神经系统症状和体征,满足该三项要求,即可应用该条款鉴定为重伤二级(图1-4-2)。

5.1.2.h)颅内出血伴脑受压症状和体征,重伤二级。本条款的应用与以上5.1.2.g)相同(关于颅内出血,除有专用条款之外,凡颅内出血均属此范畴)(图1-4-2)。

5.1.3.e)脑挫(裂)伤;颅内出血;慢性颅内血肿;外伤性硬膜下积液;轻伤一级。本条条款的应用,在有确证的头部损伤史以后,经过对委托方提供的影像资料检验后,检验结果只要符合条款基准中所要求的影像征象,即可按本条款鉴定为轻伤一级。

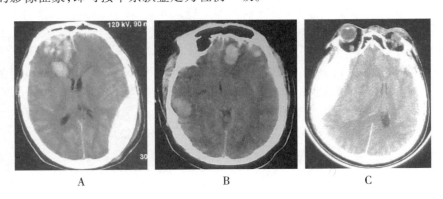

A   B   C

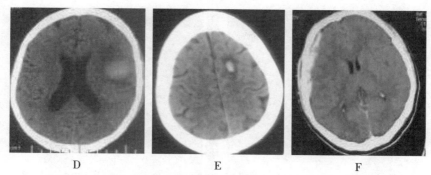

A.右额叶大面积脑挫裂伤,有较多斑片状血肿形成,左侧颞枕部较大硬膜外血肿,右额叶脑挫裂伤,挤压右侧侧脑室,致前角变窄、变形并向后移位,大脑镰前部向左移位,左枕部硬膜外血肿挤压左侧侧脑室后角,致左侧侧脑室后角变窄、变形,双侧脑沟蛛网膜下腔积血;B.弥漫性脑挫裂伤致脑组织结构不清并多发性血肿形成,并可见蛛网膜下腔出血,脑组织结构不清,脑室、脑池明显变窄,占位效应明显,左颞部头皮下软组织肿胀;C.右颞部较大硬膜外血肿并蛛网膜下腔出血,致脑沟脑裂消失,双侧侧脑室前角及右侧侧脑室后角消失并明显向左移位,占位效应明显;D.左侧颞顶部脑挫裂伤出血及局部脑水肿,双侧侧脑室扩大,左侧脑组织结构不清;E.左顶部脑组织内少许出血,血肿周围可见低密度水肿区;F.右侧额颞部硬膜下血肿,右侧脑组织结构略显不清,右颞部头皮软组织肿胀,其余无特殊异常。A~F共6张图所示,其影像学征象明确,以下需对受伤史、临床症状和体征进行法医临床检验和认定,以及法医学活体进行检验,然后将所有检验结果进行综合分析,最后依据委托要求选择相对应的条款做出相应的鉴定意见。

图1-4-2 头颅CT轴位片显示脑内血肿的各种表现

二、在部分难鉴的司法鉴定案例中影像学资料是重要客观证据

在司法鉴定实践中会遇到病历资料中记载的临床症状和体征比较严重,尤其是颅脑损伤的案例中,比如智能减退,经相关智力测试检查,其结果符合中度智能减退,依据这些检查结果,在《分级》标准中,符合5.6.1.1)中度智能减退,日常生活能力部分受限,但能部分代偿,部分日常生活需要帮助的规定,评定为六级伤残。再例如损伤后癫痫的司法鉴定,经脑电图检查,符合癫痫脑电图改变,结合临床症状和体征,按上述鉴定标准,5.6.1.2)外伤性癫痫(中度),评定为六级伤残。对于上述案例的鉴定结果,赔偿方或被告方对鉴定意见提出异议,然后进行重新鉴定。在此类重新鉴定的案件中,经对其影像资料进行法医临床影像学检验后发现脑组织无损伤征象,这种情况常见于智能减退的司法鉴定案例。在相关司法鉴定规范性文件中,对颅脑损伤后疾病的鉴定原则,要求鉴定人对委托人作为外部信息所提供的影像学资料,进行客观地分析和审核。审核的要点包括:①影像学资料与案情材料的吻合性;②影像学资料与其他临床病历资料的吻合性;③影像学资料与法医学检验结果的吻合性;④影像学资料对鉴定委托事项的相关性;⑤影像学资料对鉴定委托事项的充分性;因此在司法鉴定实施中应特别注重影像资料的证据作用,依影像资料为主导,再与其他证据互相印证达到司法鉴定的科学性、客观性与真实性(图1-4-3、图1-4-4)。

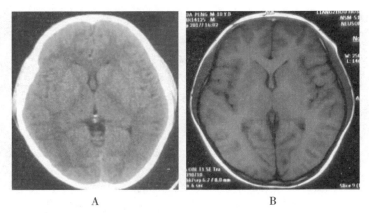

A．损伤后头颅 CT 片显示，头皮软组织无肿胀，颅骨无骨折，脑组织结构正常；B．为头部复查 CT、MRI 片显示，未发现脑组织损伤征象；因为损伤当时及以后复查的影像学资料均没有受伤或损伤后的影像学征象，通常会被认定为没有颅脑损伤的影像学基础，因此难以认定智能减退与外伤有关联性，本案例被以智能检测结果为依据，以轻度智能减退的规定评定为八级伤残证据不足。

图 1-4-3　该例经智力测试 IQ 60。被按《分级》标准 5.8.1.1）轻度智能减退，日常生活有关的活动能力重度受限，评定为八级伤残，缺少脑损伤的影像学依据

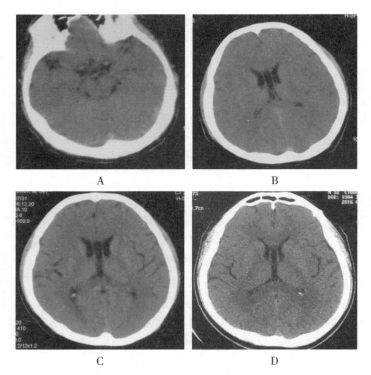

受伤后图 A、B（当天）至伤后 C（43 d）、图 D（156 d）内 3 次头颅 CT 片，均未发现头颅显示损伤或损害后果的影像学征象，因此认为是无影像学证据即无损伤基础的鉴定案例。同时也证明被鉴定人的癫痫与本次外伤无关联性。

图 1-4-4　该案依据《分级》标准 5.6.1.2）外伤性癫痫（中度）的规定，鉴定为六级伤残

三、医学影像学在伤残等级司法鉴定实践中可以纠正错鉴、误鉴

在重新鉴定的案例中因影像资料应用错误而出现的错鉴、误鉴较多。比如在颅脑损伤后智能减退、外伤后癫痫;骨骺损伤的有/无,干骺端损伤是否累及了骺板的鉴定常出现错鉴,甚至出现将成年人、中老年人的骨干骨折按骨骺损伤进行鉴定的案例也时有出现;关节内骨折的鉴定涉及到关节功能障碍,而在错鉴的案例中常有按关节功能障碍进行鉴定的案例;脊柱损伤的司法鉴定对于影像资料的依赖性很强,然而由于对影像资料的错误判阅或直接引用病历中的影像诊断报告意见,以致将 T_{12}、L_1 椎体前缘生理性变窄、脊椎骨的陈旧性骨折按骨折进行鉴定,其次是对椎体压缩程度的判断误差较大等是导致脊柱伤残等级或伤情程度鉴定中常出现的误鉴因素(图1-4-5);在听力损伤的司法鉴定中比较常见的是直接按相关听力学检查结果为依据进行损伤程度和伤残等级鉴定,忽视了 CT、MRI 检查在听力障碍司法鉴定中的客观证据作用。以上类型的误鉴案例在重新鉴定的案例中比较常见,此类错件案例一般经法医阅片之后比较容易纠正。

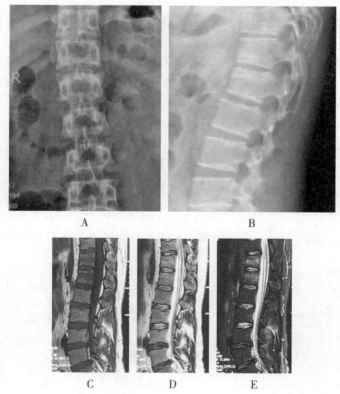

图 A、B 为受伤当时的腰椎正侧位片显示,T_{12}、L_1 椎体前缘较椎体后缘略显变窄,腰椎正位片显示椎体下缘形态失常,密度略高;正位片显示 T_{12} 椎体下 1/3 有条状致密带,L_1 椎体上 1/3 有条状致密带。图 C、D、E 片分别为 T1WI、T2WI、STIR 片,T1WI 显示 T_{12}、L_1 椎体间呈低信号,T2WI 可见稍高信号,STIR 呈高信号影。符合 T_{12}、L_1 椎体压缩性骨折。经对压缩程度测量后,T_{12}、L_1 椎体压缩程度均小于 1/3。

此例原鉴定按《分级》标准 5.1.6.1)二椎体压缩性骨折(压缩程度均达 1/3)之规定,鉴定为八级伤残。经作者按照《法医临床影像学检验实施规范》的要求检验后,认定 T_{12}、L_1 椎体压缩程度均未达 1/3,按《分级》标准 5.9.6.2)二椎体压缩性骨折之规定,评定为 9 级伤残。

图1-4-5 脊柱骨损伤影像征象的认定与判定

四、影像资料在损伤与损害后果因果关系鉴定中的证据作用

在被鉴定人头部受到外伤，经过正规诊疗后，原发性损伤已治愈或已医疗终结后，被鉴定人被诊断为感音神经性耳聋，依据《听力障碍法医学鉴定规范》(SF/Z JD0103001—2010)6.5.3 的规定，对于听力测试结果异常者，应常规摄颞骨 CT，必要时摄内耳或听神经 MRI，了解中耳、内耳有无损伤/疾病或畸形。该规范从司法鉴定检验技术层面明确规定了对于经听力测试后凡是结果异常者，必须要做影像学检查。比如某被鉴定人受伤后头颅影像学检查，诊断左额部有局部脑挫裂伤，后经复查未见遗留脑软化灶，其余各部脑组织未见损伤性影像学征象，经住院治疗半月后出院，然后再次住院被诊断为感音神经性耳聋，多次相关听力学检查，其听力损伤程度均达到 91 dB，经多次鉴定依据《分级》标准5.8.2.12)双耳听力障碍≥91 dB HL;鉴定为八级伤残。后经法院委托行鉴定人感应神经性耳聋与外伤因果关系鉴定。从第一次鉴定开始先后曾多次行颞骨薄层轴位、冠状位 CT 平扫，经法医临床影像学检验:颞骨岩部无骨折征象，颞骨乳突部、鼓室部亦无骨损伤及密度改变，听骨链关系正常，内耳部、内听道无异常征象(图 1-4-6)。在鉴定过程中，虽然经听力学检查所见听力障碍情况属实，但因多次影像学检查未发现听觉器官损伤的征象，听皮质中枢及听觉通路上的脑组织结构亦无损伤性征象，故鉴定为"被鉴定人听力障碍经影像学多次检查，未发现因外伤导致的听力障碍的影像学基础"，因此认为被鉴定人的重度感音神经性耳聋与本次外伤无因果关系。在其他各部位人体损伤的司法鉴定中，也常遇到损伤与损害后果之间是否存在因果关系的鉴定。实践证明在损伤与损害后果之间因果关系的司法鉴定中，影像学资料是判断损伤与损害后果之间是否存在因果关系的客观证据。

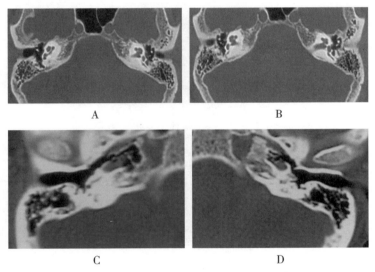

A   B

C   D

其中耳、内耳结构均正常，密度正常，听觉器官骨质结构正常，听小骨显示正常，未发现明确损伤影像学征象(A、B、C、D)。

图 1-4-6　颞骨岩部轴位薄层 CT 扫描

五、利用骨折愈合过程中的影像学表现推断受伤时间

在损伤程度与伤残等级的司法鉴定中，常遇到骨损伤的有无、骨损伤的时间或骨损伤与本次外伤的关联性的司法鉴定委托书。其中最常见者为肋骨骨折。对于此类委托要求，需要鉴定人依据影像学资料的形态学改变及骨折愈合的原理，判断骨折形成的时间。骨折愈合过程的影像学表现

分为：骨痂形成期、骨痂连接期、骨痂成熟期、骨痂塑型期。在学术界通常认为骨痂形成时间为 3 周左右，在儿童有时 1 周即可看到骨膜反应，9 d 即可见骨痂（图 1-4-7、图 1-4-8）。

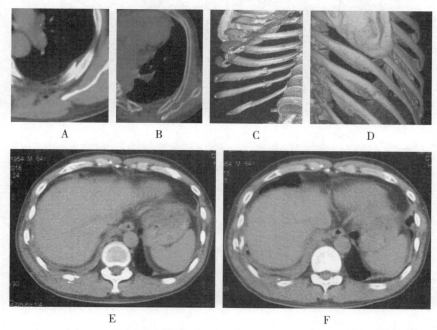

A、B 为骨折端锐利，周围软组织肿胀，有少量积液；图 C、D 片显示骨折线清晰锐利，骨折端周围有小碎骨片；E、F 为胸部轴位 CT 片显示骨折端周围有碎骨片并移位，软组织肿胀，有少量胸腔积液。影像学特点：骨折线清晰，断端骨质锐利，骨折周围软组织肿胀，周围胸腔有少量积液。

图 1-4-7　肋骨新鲜骨折

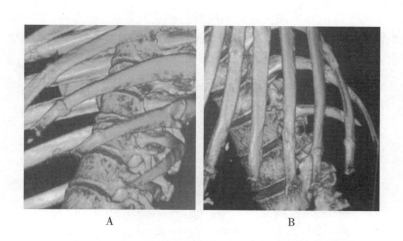

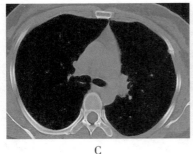
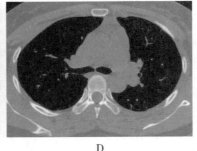

C   D

A、B 为伤后 2 个多月 CT 3D 片,显示骨折端粗大,大部分骨折线已不清楚。C 为伤后 21 d 胸部 CT 轴位片,显示断端骨质密度增高,已有骨痂生长;D 为伤后 30 d 胸部 CT 轴位片,骨折线已不清楚,断端骨质显示较为致密。影像学特点:断端不锐利,有骨痂生长,骨折线消失,增生骨痂呈致密结节状,骨折周围软组织结构正常。

图 1-4-8　肋骨陈旧性骨折

六、利用影像学征象、受伤部位识别损伤后疾病

在损伤医疗终结期满后,被鉴定人会出现一些与损伤有关联的损伤后疾病。此类司法鉴定在脑损伤者伤残等级或因果关系的鉴定中最多见。对于此类鉴定在中国国家认证、认可监督管理委员会发布的《法医临床检验规范》(2016 年 7 月 1 日实施),其中 3.5 法医临床检查项目中规定:法医临床鉴定人通过病史调查、体格检查、影像学以及其他辅助检查,并对被鉴定人是否存在特定的人体损害进行检查和验证。其检查内容和方法,比如在 5.1 颅脑损伤的检验内容中,均将颅脑影像学检查(CT、MRI)列为首位或必要项目之列。在 5.1.8 语言功能障碍检验规定中要求,应通过影像学检查(CT 扫描、MRI 等),明确脑损伤有无涉及语言中枢等。如外伤性失语,颞上回后部(42 区)、额下回后部(44 区)、主侧半球内囊等部位应有明确的脑损伤及损伤后的脑软化灶等。若这些功能区,甚至于整个脑组织都无原发性损伤征象以及损伤后遗留的脑软化灶,在鉴定结论中若得出外伤性完全性失语的鉴定意见就缺乏影像学证据,缺乏影像学证据的鉴定意见就难以成立(图 1-4-9)。

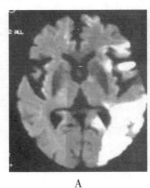
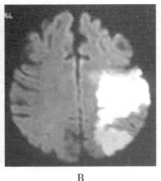

A   B

左侧侧裂池周围及内囊区高信号,左侧颞枕部及顶部大面积高信号,普遍性脑萎缩,以额、颞部为明显(A、B)。

图 1-4-9　外伤性失语 DWI 片

七、人体损伤司法鉴定中的同一认定

在司法鉴定的实施中,会出现双方当事人的某方对影像资料提出是否为同一个体的质疑或认为是假证据(即影像片是别人的)。为了体现司法鉴定的客观性和公正性,可行:①在双方当事人或相关机构人员在场的情况下进行影像学检查,然后以大家公认的被鉴定人的影像片为样本,对其他影像片进行比对后,认定所提供的影像资料属于同一个体的同一性认定意见。②在司法鉴定过程中,司法鉴定人对影像资料的同一认定是法医临床影像学检验的必然程序,对数张甚至100张以上影像片是否为同一人的或者认定是被鉴定人本人的,可根据检测部位的器官或组织结构的形态学特征,选择一些固定的,容易识别的部位逐张进行比对、识别,再结合临床资料,做出科学的鉴定结论(图1-4-10、图1-4-11)。

案例1:

图1-4-10中图A、图B是否为同一个体:寻找不同点。①胸骨表现不一致;②主动脉弓及弓下钙化斑形态不一致;③气管左侧主动脉弓下见致密钙化斑;④肋骨形态不一致;⑤胸前壁肌肉,走向角度,肌肉厚薄,腋窝形态、结构不一致。结果:以上几点证明A、B两幅CT图片不是同一个体。

图1-4-11中两幅图片是否为同一个体:寻找不同点。①两幅颅骨形态不一致;②两幅颅骨额窦形态不一致,额窦大小,内壁结构,鸡冠形态均有明显差异;③枕内粗隆结构形态不一致。结果:不是同一个体。

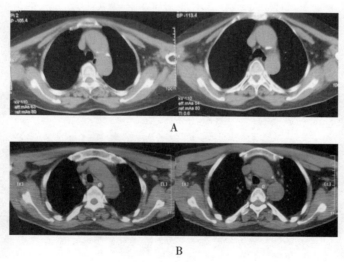

图1-4-10　两幅CT片

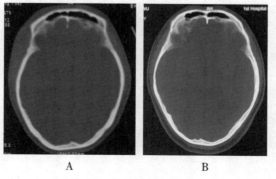

图1-4-11　两幅头颅轴位骨窗大致同一平面的CT片

八、医学影像学在新旧损伤鉴定中的鉴别作用

机体组织结构破坏和(或)功能障碍的发生、发展是随着时间而演变的过程,并且有一定的规律性,在不同的阶段修复过程有其各自的影像学特征。在司法鉴定实践中最常遇到的是腰椎新伤或是旧伤的鉴别问题。影像资料可以反映损伤后各时间段影像学征象。确认脊柱损伤的影像学征象应以 X 射线摄片、CT 扫描为主,可显示腰椎损伤的部位和程度,在判断是新伤或是旧伤困难时,MRI检查是判断新旧伤有效的方法(MRI 虽然在新伤与旧伤的鉴定方面有着重要作用,但是对骨折的确诊,仍然需要 X 射线平片或者 CT,尤其是在骨折与外伤的关联性方面,依据 MRI 表现,对腰椎损伤与某次外伤的关联性方面其作用有限)。

案例 2:

[临床入院诊断]L_1、L_2 椎体压缩性骨折,脊髓损伤,出院诊断同入院诊断+腰椎切开复位内固定术。手术记录中,仅描述了内固定术过程,术中所见未描述。

[影像学诊断报告]CT、MRI 均报告为压缩性骨折,腰椎 MRI 片对椎体的信号情况并未描述,但明确描述软组织未见异常(图 1-4-12)。

[影像资料检验]图 A、B 为受伤当日 2 幅腰椎 CT 片显示:L_1 椎体碎裂为多块边缘光滑的碎骨块,周围软组织无肿胀,椎体后缘碎骨块凸入椎管内,导致局部椎管狭窄,冠状位显示椎体有骨质增生,L_1 椎体向两侧延伸;图 C 为入院 5 d 后 $T_{12} \sim L_3$ 钉棒内固定术后。图 D 为腰椎 MRI T1WI 图片,椎体内可见散在短 T1 信号,图 E 为 T2WI 图片显示腰 1 椎体平面蛛网膜下隙受压,图 F 为抑脂片显示碎骨块有高信号影,背部软组织有高信号影。

[检验结果]认定所提供的影像学资料,均系伤后 48 h 内影像学检查资料;认定 L_1 椎体为陈旧性损伤,未见新的损伤性征象。后被证实 L_1、L_2 椎体改变为 5 年前外伤所致。

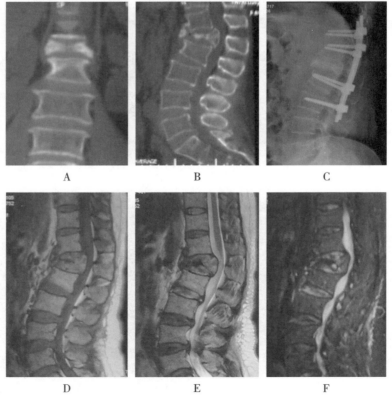

图 1-4-12　影像学检查

九、医学影像学在伤病因果关系鉴定中的证据作用

判断损伤与疾病之间有无因果关系是司法鉴定中时常遇到的棘手问题。由于部分被鉴定人在受伤之前本身就患有某种疾病,在受伤后诱发疾病显现或加重了原有疾病,或者因病而易受损伤,说明损伤是诱发因素,损伤与疾病之间就有了因果关系。在此类案件中有时出现临床诊断不明确的现象,有时所采取的治疗措施也有不当之处。类似的司法鉴定案例,对于司法鉴定机构和司法鉴定人往往比较困难。比如有一案例,在受伤后影像学检查,本身未见损伤性改变,影像学表现为患有明显的强直性脊柱炎和脊柱退行性改变,但是在损伤后近3个月的时候,被某医院以陈旧性腰椎压缩性骨折进行了手术。在此种情况下,委托方提供的影像资料成为判断被鉴定人是否有脊柱损伤的客观证据,经阅被鉴定人的全部影像资料,显示被鉴定人患有严重的强直性脊柱炎,致椎体、椎间小关节明显增生、变形,腰2、腰4椎体楔状变,椎管明显狭窄,脊柱韧带明显增厚甚至骨化,但是依据所提供的腰椎X射线片、CT片,未发现腰椎有新的骨折征象,而在受伤后当天的影像资料,既已存在腰2、腰4椎体陈旧性骨折的改变。

案例3:

[影像资料检验]A、B为受伤当天的腰椎正侧位片显示,脊柱呈竹节样改变。脊柱前纵韧带、后纵韧带、棘上韧带及脊柱小关节间韧带密度明显增高、骨化,骨组织结构明显不清,小关节结构及间隙不清且模糊,椎体间骨桥形成,棘上韧带呈致密条带状高密度影,腰3、4、5段椎管狭窄,腰4椎体上缘毛糙、密度增高,并有局部密度减低,侧位片显示腰3~4间隙尚好,局部骨化之韧带尚连续但有分离趋势。腰椎正侧位所见符合强直性脊柱炎;腰4椎体陈旧性骨损伤改变。C、D为受伤后78 d(术前)腰椎侧位片及冠状位片,腰3~4椎体前间隙明显增宽,骨化之前纵韧带失去连续性,其余表现同受伤时所见;图E、F为腰4椎体层面CT片显示椎体周围显著骨质增生,椎间小关节增生成团块状态,关节间隙消失;G、H、I为受伤后3 d腰椎MRI片,其T1WI、T2WI及抑脂片均未见脊柱骨、脊髓、腰周围软组织损伤性征象(图1-4-13)。

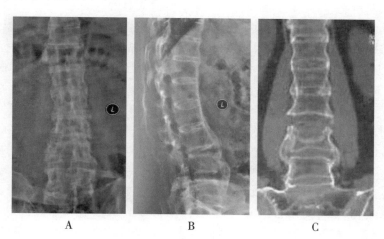

A   B   C

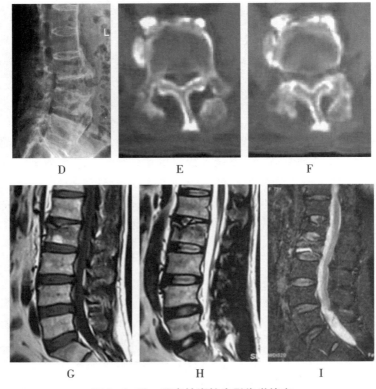

图1-4-13　强直性脊柱炎影像学检查

[检验结果]①受伤当时腰椎正侧位片,CT片既已存在陈旧性骨折征象;②本次外伤后至术前多次影像学资料检验所见,均未见腰椎损伤性征象。③强直性脊柱炎。

经某人民法院委托:对被鉴定人腰椎损伤行伤/病关系鉴定。最后以被鉴定人患有强直性脊柱炎,因本次外伤导致被鉴定人强直性脊柱炎临床症状加重,与肇事方交通事故有一定的因果关系。

[分析与提示]①被鉴定人受伤后,首诊医院经腰椎正侧位、CT、MRI检查:对强直性脊柱炎未做出诊断;腰4椎体MRI检查报告为腰4椎体骨挫伤。②自被鉴定人因交通事故之后经多家医院只是给予对症治疗以及理疗、针灸、按摩等,但是多家医院始终未给予腰4椎体压缩性骨折以及强直性脊柱炎以明确诊断。③本案例于伤后78 d被某三级甲等医院以腰4椎体骨折行腰4椎体切开复位及脊柱内固定术。④术后被鉴定人脊柱疼痛症状未见缓解。⑤以上未能明确的疾病和外伤的诊断,不仅对被鉴定人的正确治疗造成了影响,而且给司法鉴定机构和司法鉴定人的准确鉴定也造成了一定的困难。⑥本案例之所以最后能够做出准确、科学、公正的司法鉴定意见,在法庭审理的过程中鉴定意见被采纳,并且得到了当事双方的认可,有赖于对法医影像学资料的客观检验,准确认定伤/病的影像学征象有密切关系。⑦本案例的司法鉴定实践,充分体现了影像学资料在伤病关系的司法鉴定中是重要的客观证据。

十、医学影像学在医疗损害纠纷司法鉴定中的证据作用

医学影像学在临床医学中对疾病的诊断、治疗方案的确定、治疗效果的观察与评估及疾病归转的评估等起着重要作用;同样,医学影像学在医疗损害所引起的医疗纠纷中也起着让证据说话、揭示医疗损害的有/无、揭示损害后果与医疗行为有无关联性的重要作用。实践证明,在一些疑难、久鉴、反复重鉴的医疗损害纠纷案例中,委托方所提供的影像学资料,往往成为破解疑难案例的突破

口,经与其他证据互相印证,使得这类案例得到科学、公正、客观的司法鉴定结果。

案例4:

[影像学资料检验]图1-4-14A、B、C、D为受伤后5 h腹部CT片显示,脾外上边缘不光滑,脾周有积液,密度较高,呈血性密度,盆腔内膀胱以上显示大量积液,膀胱与直肠窝之间有积液。又经过近7 h剖腹探查发现腹腔大量积血,脾破裂,在手术过程中,突发心搏骤停,经抢救15 min后,心肺复苏成功。图E、F为受伤后5 h头颅CT片显示,头皮软组织、颅骨、脑组织结构均属正常;图G、H为心搏骤停后5 d头颅CT片显示,脑组织呈普遍缺血缺氧状态,脑组织肿胀明显,有蛛网膜下腔出血;图I、J为伤后40 d头颅CT片显示,脑组织普遍密度减低,脑室系统扩张,脑室内可见引流管。

[检验结果]①脾破裂,脾周围及腹腔大量积血;②受伤入院后头颅CT检查,颅脑无损伤性征象;③心搏骤停以后脑组织改变符合缺血缺氧性脑病。

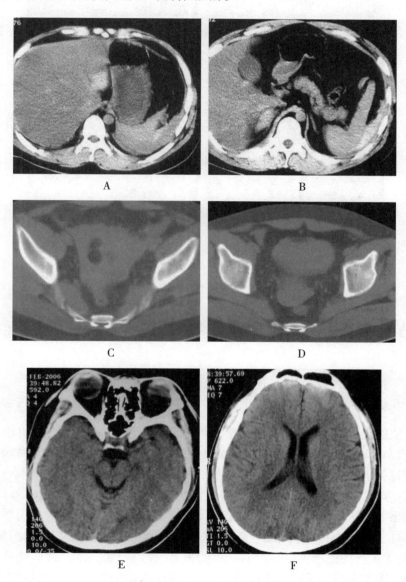

A

B

C

D

E

F

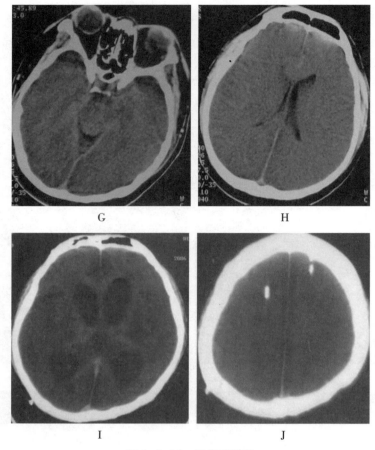

图 1-4-14   影像学检查

第二节   医学影像学在临床医学与法医学应用中的区别

一、医学影像学在临床医学与司法鉴定应用中的区别

临床阅片和法医阅片,同样是阅片并对片中所显示的异常改变进行描述,提出阅片意见,或建议进一步检查,但是,两者之间是有明显区别的。医学影像诊断所见异常征象反映的是人体解剖结构及其疾病演变过程中不同时期病理变化的表现,用于疾病的诊断、肿瘤的分期、疗效的评价;而法医影像学检验所认定的影像征象是将影像学资料认定为具有证据特征的要素,被认定的影像征象将固化为具有证据效力的一种应用表达。法医影像学的应用具有滞后性与被动性的特点,聚合多元因素归一的具有法理性质的一种集成判断,以法学概念为引擎,运用法理规程与医学基础知识与理论知识的交融,掌控行为过程中诸多因素交织的平衡,导出符合法定要件的结果,服务于公正司法和社会公平。影像学在司法鉴定中的应用,在法医临床方面主要用于损伤鉴定、伤残评定、同一认定、骨龄判断等,在法医病理方面,依据损伤的伤情,比如脑组织损伤后脑组织病理演变的过程及最终结局脑软化,推断后遗改变(脑组织结构相应功能区损伤后,出现相应的功能丧失)的客观性、科学性和合理性。

二、法医阅片是司法鉴定过程中法医临床检验的重要内容

因影像学资料在人体损伤司法鉴定中具有重要的证据作用,因此法医临床影像学检验在法医临床检验过程中成为重要的检验项目之一。中华人民共和国司法部 2021 年 11 月 17 日发布、2021 年 11 月 17 日实施的《法医临床影像学实施规范》SF/T 0112—2021 运用医学、法医学理论和技术结合法医学检验、鉴定实践而制定,并将作为外部信息的影像学资料作为重要内容进行审核,并为进行影像学检验提供科学、规范统一的方法和标准。规范还规定了法医临床影像学在司法鉴定实践中常见的人体损伤影像学检验的基本要求、主要内容和诊断、认定原则。在司法部司法鉴定管理局组织编写的《损标》及适用指南等多部规范性文件中均将影像资料作为人体损伤司法鉴定判定基准之一。比如多种规范性文件中明确规定:颅脑 CT、MRI 可以明确脑部存在器质性损害,对损伤的鉴定是客观的实物证据。实践证明,由于影像学资料在临床应用与司法鉴定中的应用有着明显的区别,因此对委托方提供的影像学资料和影像报告意见,必须要经过按《法医临床影像学检验实施规范》的要求进行检验,对于将临床影像学报告直接作为鉴定意见引用的也必须要符合检验规范的要求。

三、临床阅片与法医阅片的区别

影像学在临床的应用十分广泛,涉及人体各个解剖部位和系统,其检查和诊断意见是为临床诊疗服务的,而法医阅片是为司法鉴定服务的,要求法医阅片人不但要有临床阅片应有的专业知识,而且还应具有法医阅片的经验及司法鉴定务实操作过程和熟悉相关鉴定条款对阅片的要求,使其阅片报告符合司法鉴定的要求。法医阅片针对的是被鉴定人,阅片的内容是人身损伤及损伤后造成的损害后果,因此,它与临床医学所涉及的影像诊断意见是有区别的。比如临床阅片报告,特别是在损伤方面的报告描述及其诊断意见不如法医阅片那么具体。以脊柱损伤为例,法医阅片需要明确几个细节:①脊柱有无损伤;②椎体损伤的性质和程度;③椎体压缩的程度(椎体楔状变是否达到 1/3 的程度);④椎体是否粉碎性骨折(爆裂性骨折),是否有椎管占位;⑤椎体损伤是陈旧性的还是新的,与本次外伤的关联性等;都要描写清楚,以便适用相应损伤程度或伤残等级司法鉴定标准和相关条款的要求。

在法医学实践中,法医影像学报告主要包括活体损伤的影像学诊断报告、活体年龄推断检查报告、确定损伤与死因的解剖报告等。法医影像学报告本质是将临床影像学技术应用到法医学鉴定领域,可认为是临床影像学报告的一种特殊类型。法医学影像诊断意见报告的规则与临床影像学报告的规则大致相同,诊断报告要素包括部位诊断、征象诊断、性质诊断、病因诊断等。但是,法医影像学检查报告应该确保报告的客观性和准确性,书写报告要注重全面,应当针对委托事项进行较全面的解释、阐述,详细描述与鉴定相关的所有特征的变化。

法医影像学检验报告属于法医鉴定意见的重要证据材料之一,有时也可能是法医鉴定意见的唯一材料来源。法医影像学报告是法医学家或者临床影像专家观察、分析影像图像信息做出诊断的一种专家意见,它是为司法鉴定意见服务的,是形成司法鉴定意见的重要依据之一。

四、对于病历资料中的影像学报告应注意的问题

临床影像学报告属于一种主观病历资料,反映的是对患者疾病的主观认识,属言辞证据。在人体损伤司法鉴定中提供的影像资料本身是客观资料,属于物证。在司法鉴定过程中,对直接应用病历资料中的影像诊断报告应注意的问题。

1. 不同区域的医院、不同等级的医院其医疗水平是有差别的,其影像诊断的准确性就有差异。即便是阅历丰富的影像科医师,对一些常见部位的损伤,比如肋骨、脊柱、颅面等部位的骨损伤也存

在疏忽及误、漏诊的情况,应予以注意。

2. 不同资质、不同阅历的影像科医师的阅片水平是有区别的。

3. 在临床医疗及影像诊断的报告中出现漏诊、误诊是时有发生的。

4. 法医阅片与临床医学阅片的要求是有区别的。比如在骨与关节、脊柱损伤的影像学报告中,时常见到"肋骨骨折""腰椎骨折"的诊断,但是,在报告中并未说明是新鲜骨折或陈旧性骨折,并且有的医院还为被鉴定人原本就是多年陈旧性脊柱骨折的案例做了相关的手术治疗。这样的情况,在司法鉴定实践中时有遇到,应予以重视。因此应按《法医临床影像学检验实施规范》的要求对委托方提供的影像学资料进行检验,否则容易发生错鉴。

5. 在司法鉴定中经常遇到委托方所提供的病历资料中出现临床诊断与影像诊断意见不一致的情况,鉴定意见与临床诊断、影像诊断不一致的情况。因此导致双方当事人产生对损害事实认识的分歧,同时也是双方当事人对鉴定意见提出质疑的热点问题,比如受害方提出"病历中临床医生已经诊断为腰椎骨折,你们为什么不认可""影像检查报告已明确肋骨骨折 6 根以上"等,"你们为什么认定的和影像诊断报告上的意见不一致"的质疑。下面摘录一段被告收到了重新鉴定意见书后,对鉴定意见书提出的异议书内容很具代表性,现摘录如下:被鉴定人在医院治疗过程中,通过 CT、MRI 等科学的医疗仪器被诊断为腰椎压缩性骨折,第一次的鉴定也是以此为鉴定依据,但在重新鉴定中,同样根据相同的病历、CT、MRI 报告等鉴定依据,却得出"腰椎呈粉碎性骨折"并确定鉴定结论,与医院诊断的腰椎压缩性骨折的客观事实不符,鉴定机构在未进一步运用科学手段验证的情况下,仅根据 X 射线片就直接判断有碎骨块,不符合鉴定过程所遵循的科学依据,因此鉴定机构的鉴定过程存在重大瑕疵,故需鉴定人对鉴定的过程进行解释说明。

6. 还有相关部门或司法鉴定机构进行疑难案例分析会上所邀请的临床专家,不认可司法鉴定人和影像专家共同检验后认定的影像学阅片意见,其理由是"我们应该认可医院的影像学报告,如果对医院的影像学报告有异议,可请医院调出影像学资料重新出一份报告,作为我们认定的意见"。这种提法和做法实际上还是照抄病历中的影像学报告。

鉴于上述几种原因,充分证明司法部制定并发布《法医临床检验规范》《法医临床影像学检验实施规范》的规定是客观的、合理的和必要的,也充分证明了影像学在司法鉴定中的证据力是十分重要的,司法鉴定人不但要十分重视影像学在司法鉴定中所起的证据作用,更重要的是如何真正体现出法医阅片的内涵,杜绝照抄诊断报告的做法。对于病历资料中出现的临床诊断与影像诊断不一致时,此时应以法医阅片意见或影像科诊断意见为主;当临床诊断、影像诊断与法医阅片均不相符合时,应仔细阅片,以法医阅片意见为据。对于某些重要部位损伤后所致的损害后果或损伤后遗疾病的法医阅片,阅片人应具有影像专业副主任医师以上资格,若鉴定机构对自己的法医阅片意见也有疑问时,应请相关专家(专家辅助人)会商。

五、在病历中对新旧伤的影像学诊断报告常较笼统

在司法鉴定中常遇到新伤、旧伤,什么时间受的伤的问题。比如一个被鉴定人在第一次胸片上同时发现有多处肋骨骨折,并且是在摄片之前曾在不同时间受到过多次伤害,因此委托方要求司法鉴定人分别鉴定出每根或每处肋骨受伤的时间。这样的阅片要求在司法鉴定中已不鲜见。这样就要求司法鉴定人对骨损伤愈合的病理生理学知识、影响骨折愈合的因素、骨折愈合过程中不同阶段在影像学方面的影像表现以及各种影响因素对骨折愈合中的影像学表现的影响了如指掌。再比如对腰椎损伤的诊断意见,在病历中的影像学报告常遇到不分新伤、旧伤或老年性椎体变窄,常见的影像报告意见是"××椎体压缩性骨折",有的报"楔状变",有的直接报告"压缩性骨折",老年多发椎体楔状变有的直接报告为"多发性椎体压缩性骨折"。对于这样的诊断意见如果司法鉴定人在法医阅片时不加以鉴别并明确诊断,常会导致错鉴。

第三节　法医影像学应用中存在的问题

在重新鉴定的案例中发现,因影像资料应用失误导致错鉴、误鉴而重新鉴定者占86%。作者认为影像资料在司法鉴定过程中的应用存在以下问题。

一、因对人体正常解剖结构理解错误出现的错鉴

比如四肢长骨,呈长管状,分为一体两端,体又叫骨干,其外周部骨质致密,中央为容纳骨髓的骨髓腔,两端较膨大,称为骺。骨骺和骺板皆为儿童未成熟骨骼的生长结构。生长进入青春期后,所有骺板相继开始了生理性融合,直到整个骺板完全骨化,最后两层骨板融合为一体,X射线片表现为纤细致密的硬化线,此时骨的纵向生长停止。成年后此硬化线逐渐消失,偶见此硬化线长期保留而未消失者。但是在四肢长管状骨的司法鉴定中常遇到对骨骺、骨骺板、骨骺线缺乏认识,误将成年人的干骺端骨折(甚至骨干骨折)认定是骨骺损伤,甚至将真正的骨骺损伤漏鉴。

二、对司法鉴定条款的理解错误

比如《工标》5.8.2.24)四肢大关节之一关节内骨折导致创伤性关节炎,遗留轻度功能障碍可鉴定为八级伤残的鉴定条款的应用中,常将5.9.2.23)四肢长管状骨骨折内固定或外固定支架术后按5.8.2.24)的条款内容,鉴定为八级伤残。上述八级伤残的影像诊断要点是"关节内骨折"导致"创伤性关节炎"。因此在进行法医影像学资料检验时,必须要认定"关节内骨折"的影像征象,还必须要认定受损伤的关节有"创伤性关节炎"的征象。而九级伤残的影像诊断要点是四肢长管状骨骨折内固定或外固定支架术后。将符合9级标准条款的影像资料内容,按八级标准条款影像资料的要求进行鉴定,显然是对标准条款对影像学资料的要求理解错误而导致的错鉴。更有甚者,既往曾有将成年人四肢长管状骨骨干骨折,按《道标》4.9.9.h)四肢长骨一骺板以上粉碎性骨折,鉴定为九级伤残;现在偶然有按《分级》5.10.6.7)的条款,将成年人四肢长管状骨骨干骨折按骨骺损伤进行鉴定的案例。本条错误鉴定时常发生,其错误之一是将成年人骨折按青少年骨骺骨折理解,其二是将骨干骨折理解为骺板以上骨折做出了错误的鉴定。

三、完全照抄病历中的影像诊断报告出现的错鉴

此种情况比较多见,是导致错鉴、反复重鉴的常见原因之一。临床影像学报告属于一种主观病历,反映的是对患者疾病的主观认识,属于言辞证据。法医影像学报告是法医学家或临床影像学专家或具有专门知识的专家辅助人对影像资料的图像信息经过分析做出的可以作为鉴定意见根据的专家意见。病历中的临床影像诊断报告是对疾病或损伤循序渐进、逐步认识的过程。又因为影像诊断是以影像表现进行诊断的,同样一种影像学表现可为多种疾病所共有,因此存在着同影异病、同病异影的现象,因这种影像学表现缺乏特异性,也造成了诊断意见的不确定性,若未经检验认定的影像诊断报告被直接照抄并且作为鉴定意见的依据也是导致误诊、漏诊的重要原因。对此我们在司法鉴定过程中必须要有足够的认识,避免不经检验认定的临床影像诊断报告直接作为司法鉴定意见的依据。

四、在司法鉴定实施中重视临床诊断,忽视影像诊断

在重新鉴定的原鉴定意见书中,时常出现只认临床诊断意见而忽视影像诊断意见的现象。此

种情况在脊柱损伤中比较常见,比如,胸腰段椎体的轻度楔状改变、陈旧性椎体骨折、腰椎退行性变、脊柱先天性变异、腰椎崩解和脊柱滑脱、老年性骨质疏松的椎体压缩样征象等,在临床影像诊断报告中并未报告或描述为压缩性骨折或脊柱损伤等报告意见,在委托方提供的病历资料中,被临床医生在出院诊断中直接诊断为骨损伤的案例不鲜见。在这种情况下,司法鉴定人只采纳临床诊断意见,而不顾临床影像诊断报告意见,而又没有自己的阅片意见,结果导致了错误的鉴定。

五、在新旧伤的认定中出现的错鉴

此种错鉴常发生在脊柱损伤、肋骨骨折、面骨骨折中。在脊柱新旧损伤的鉴定中常涉及伤残等级的鉴定;在肋骨新旧损伤的司法鉴定中,常涉及伤残等级或伤情程度的鉴定;在颅面骨新旧骨折中,尤其是鼻骨骨折,常涉及伤情程度的鉴定。因所涉及的骨损伤的骨骼,多为扁平骨或不规则骨,其生长愈合过程及愈合的影像表现不如四肢长管状骨明显,造成鉴别诊断的困难,也增加了在脊椎骨、肋骨、颅面骨损伤,新、旧伤司法鉴定的难度。

六、在伤病关系中出现的错鉴

在伤病关系的司法鉴定中,目前比较难以把握的是,原患有基础性疾病如强直性脊柱炎、类风湿性关节炎的被鉴定人,或因其他疾病而需要长期服用激素的被鉴定人,或严重的脊柱关节退行性变所致的关节功能障碍、脊髓和神经根长期受压的被鉴定人,在受伤前没有临床症状和体征或者临床症状、体征较轻,但是在受伤后出现临床症状和体征,有的甚至出现四肢瘫,此类情况所做出的司法鉴定意见受到质疑或要求重新鉴定的案例比较常见。

七、在损伤与损害后果之间的因果关系中出现的错鉴

在司法鉴定实践中,经常遇到损伤程度与损害后果之间不相一致的情况,致使损害方或者赔付方提出质疑,而要求重新鉴定的案例。比如有的损伤程度较轻或不至于导致死亡的案例;有的损伤程度或致伤方式与最终严重损伤后果或与伤残等级不一致的情况;有的是被鉴定人经医院诊疗后已好转或稳定后出院,而在出院后1个月以内在家中和再次住院治疗过程中死亡的案例,经阅影像资料后,以影像资料为依据,再结合受伤时临床症状和体征,以及其他辅助检查,使原鉴定中的瑕疵或错鉴得以纠正。

八、医疗损害司法鉴定中出现的错鉴

法医学阅片在解决医疗损害纠纷中、常成为认定有/无医疗损害事实的直接证据。而在反复多次医疗纠纷鉴定的案件中,有的超过了十余年,经对委托方提供的影像学资料进行法医临床影像学检验后,其检验结果常常成为院方存在医疗过错或者无医疗过错的有力证据,使医疗损害纠纷案件得到了满意的解决。因为影像资料忠实地记录了院方在诊疗过程中的病情变化过程,尤其是所提供的医学影像学资料比较齐全、完整的案例,经被司法鉴定人按照法医临床影像学检验后认定的影像征象,是医疗损害事实的客观证据。但是在医疗纠纷或疑难案件的讨论时所邀请的专家中,很少见到影像学专家出席,同时在院方的疑难或危重患者的病例讨论、会诊中,也很少见到影像学专家出席。比如一个腹部创伤患者,从入院到出院的一系列影像资料准确地记录了受伤后的诊疗过程以及术中发生的突发情况(心搏骤停)导致的严重缺血缺氧性脑病(植物人状态),再结合临床病程记录、其他相关检查结果,准确地认定院方存在医疗过失行为以及因医疗过失行为所造成的损害后果,再结合患者创伤的严重程度以及医院医疗过失行为过程中的各种客观因素,可以确定院方存在医疗过失行为,院方的一系列医疗过失行为对患者所造成的损害后果之间存在因果关系。

九、因读不懂病历中的影像诊断报告而出现的错鉴

病历中的影像学诊断报告的描述所用术语,可以体现出影像科医生对诊断意见的倾向,因此司法鉴定人首先对影像报告描述所用术语要有所了解,通过描述术语,再结合诊断意见以及法医影像学检验结果,应该做出科学的判断和符合实际的鉴定意见,比如影像诊断意见为"腰1椎体楔状变"时,有的鉴定人理解为腰1椎体压缩性骨折而出现错鉴,而有的鉴定人通过对影像表现描述的分析,发现描述中未出现腰椎压缩性骨折常见影像学表现的描述,比如椎体的前上缘分离的骨碎片,椎体前缘骨皮质嵌压,椎体不规则的线状致密影,而仅见描述为椎体呈楔状变、椎体缘硬化等,结合影像报告为"椎体楔状变",未被司法鉴定人认定为椎体压缩性骨折,避免了错鉴。此类错鉴案例在重新鉴定时经阅原报告后,发现原报告的真正含义就是楔状变,并无压缩性骨折的描述。

第二篇
颅脑、脊髓损伤的医学影像学与司法鉴定

第一章　头皮损伤

【头皮解剖结构】

头皮是被覆在头颅穹隆部的软组织,皮肤厚且致密,皮下组织为众多致密结缔组织分隔的小叶,其间充以脂肪、血管和神经,位于皮肤和帽状腱膜之间;帽状腱膜为白色坚韧的膜状结构。它前连额肌,后连枕肌,侧方与颞浅筋膜融合,该层皮肤由纤维素紧密连接,与骨膜连接疏松,其下一层是疏松的蜂窝结缔组织层,其间有连接头皮静脉和颅骨板障静脉以及颅内静脉窦的导血管。因头皮富含血管,当头皮遭受各种钝性打击或斜行暴力时,可导致头皮组织内血管破裂出血,从而形成各种血肿。头皮出血常发生在皮下组织、帽状腱膜下或骨膜下并易于形成血肿,如皮下血肿、帽状腱膜下血肿、骨膜下血肿等。帽状腱膜下血肿含血量可达数百毫升。

【影像学检查】

头部切线位 X 射线片,可检出头皮软组织包块;采用头颅 CT 平扫的方法,有助于排除凹陷性骨折,以明确头皮下血肿的诊断;采用 MRI 检查的方法,可明确帽状腱膜下血肿及其大小、血量的诊断。

【头皮血肿的司法鉴定】

头皮损伤的司法鉴定仅在《损标》有伤情程度鉴定的标准条款。

头皮损伤影像学检查的目的:观察血肿的部位、大小和形状,观察有无骨折及颅内脑组织损伤。可从 CT 或 MRI 片上测量血肿的面积或出血量(图 2-1-1 ~ 图 2-1-3)。

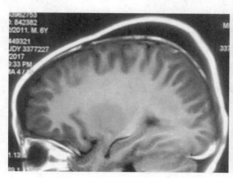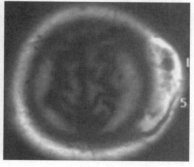

MRI 表现为 T1WI 头皮新月形或半月形影,两边弯尖,可跨越骨缝,T1WI 低信号,T2WI 高信号影(测量方法略)。依据《人体损伤程度鉴定标准》5.1.4.c)帽状腱膜下血肿范围 50.0 cm² 以上,为轻伤二级。

图 2-1-1　帽状腱膜下血肿

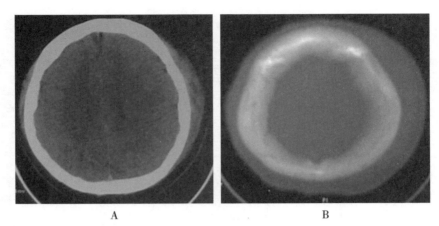

A　　　　　　　　　　　　　　B

　　A.可见左颞顶部头皮下血肿;B.左侧颞枕顶部,头皮软组织肿胀;以《人体损伤程度鉴定标准》5.1.5.b)头皮挫伤;头皮下血肿。轻微伤。

图 2-1-2　头皮下血肿

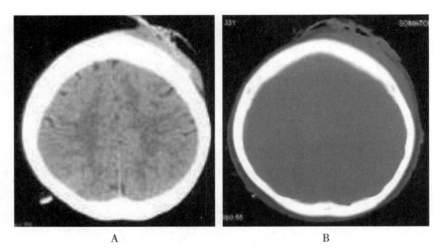

A　　　　　　　　　　　　　　B

　　A 图为头颅轴位 CT 片显示,右额顶部头皮血肿并有血肿内积气、头皮破裂,颅内脑组织有轻微挫伤;B 图为头颅轴位 CT 骨窗位片,片示颅骨结构正常。

图 2-1-3　头颅轴位 CT 片,头皮破裂

第二章　颅面骨骨折

第一节　颅骨骨折概述

【颅骨结构及骨折机制】

通常将组成颅腔的骨骼称为颅骨。由额骨、枕骨、蝶骨、筛骨各 1 块和顶骨、颞骨各 1 对连接而成,借枕外粗隆-上项线、乳突根部-颞下线眶上缘的连线分为颅盖和颅底。在颅骨的穹隆部,内骨膜(即硬脑膜的外层)与颅骨内板结合不紧密,当颅顶骨骨折时易形成硬膜外血肿。在颅底部内骨膜与颅骨内板结合紧密,故颅底骨折时,硬膜易撕裂,产生脑脊液漏。另外由于硬脑膜中动脉经棘孔进入中颅窝,在颞部分成前后两支,其粗大的前支在顶骨前下角处(相当于颞外翼点处)多走行于骨性管中。若颞骨骨折往往撕断前支造成硬膜外血肿。

蝶骨嵴和岩骨嵴将颅底分成前、中、后 3 个窝。前颅窝由额骨的筛板、眶板、蝶骨体前部和蝶骨小翼构成,容纳脑的额叶,因额骨的眶板薄且不平,构成筛板外侧颅前窝的底,也是额窦和筛窦的顶,是颅底骨折的好发部位。颅中窝形似蝴蝶,正中部为不规则的蝶骨体,骨体中空为蝶窦,鞍中央凹陷为垂体窝,鞍前有横行的视交叉,其两侧为视神经孔,视神经由此入眶,蝶鞍两侧是海绵窦,窦内有动眼神经、外展神经、三叉神经的第一支和颈内动脉通过,当颅底骨折伤及颈内动脉出现颈内动脉海绵窦漏时,表现为海绵窦综合征。蝶骨体也是骨折易发部位;颅中窝外侧低凹,前方为蝶骨小翼,后方为岩骨上缘,由蝶骨大翼、颞骨岩部和鳞部构成颅中窝的底,在大小翼之间为眶上裂,有动眼神经、滑车神经、外展神经和三叉神经眼支经此入眶。眶上裂骨折时将出现眶上裂综合征。在蝶骨大翼的根部从前向后有圆孔、卵圆孔和棘孔,依次为三叉神经第二支、第三支和硬脑膜中动脉通过之处。岩骨尖和蝶骨体共同构成破裂孔,有颈内动脉、岩浅大神经、交感神经丛和静脉丛通过,破裂孔的外侧,岩骨上面有三叉神经半月节压迹,半月压迹的外侧有弓状隆起,下隐内面的上半规管,隆起的外侧为薄层骨板(鼓室盖),下有中耳鼓室。若岩骨骨折伤及内耳迷路,将出现眩晕和平衡障碍,伤及鼓室盖并伴脑膜撕裂,则出现脑脊液耳漏,可经耳咽管出现鼻漏。后颅窝前为岩骨嵴,后为枕横沟,其乙状窦的末端接颅静脉孔,颅内静脉和舌咽、迷走、副神经由此通过,若颅底骨折损伤颅静脉孔,出现颅静脉孔综合征。

颅骨骨折在闭合性颅脑损伤中占 15%,在重型颅脑损伤中占 70%。骨折可造成脑膜、脑实质、脑血管的损伤。颅骨骨折首选多层螺旋 CT 检查,并结合多平面重建及三维重建技术,可以直观、精确地显示颅底骨折的立体形态。

【分类】

按颅骨骨折部位可分为颅盖骨骨折、颅底部骨折;按颅骨骨折的形状分为线形骨折、凹陷性骨折、粉碎性骨折、骨缝分离、穿入骨折;按骨折是否与外界相通分为闭合性骨折、开放性骨折;按骨折后时间分为新鲜骨折、陈旧骨折。

【影像学检查】

（一）X 射线平片

简单易行，能显示颅骨骨折、移位，但有很大的局限性，比如由于颅底解剖结构复杂，常规 X 射线片显示的是颅底骨重叠在一起的复合影像，对颅底骨折的诊断不能提供确切的信息。

（二）CT 检查

常规 CT 可直接显示骨质的中断、粉碎、移位并指明这些骨折的部位、范围和骨折类型。多层螺旋高分辨率薄层 CT 扫描，能明显提高薄微组织结构的 CT 扫描图像的空间分辨率，与常规 CT 扫描检查对骨折的显示有明显差异，因此螺旋 CT 及 3D CT 成像技术的应用，可以直观、精确地显示颅底骨折的立体形态，为临床选择治疗方案和法医明确骨折形态提供可靠的影像依据（图 2-2-1）。

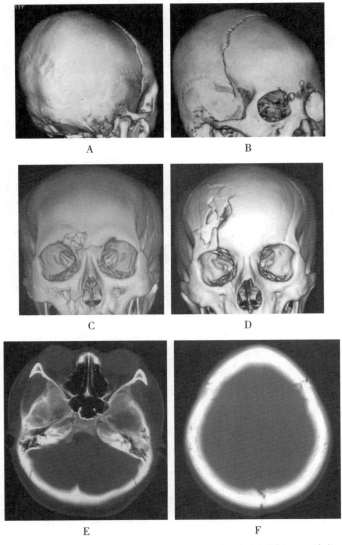

A、B. 头颅 3D CT 片，清晰显示出冠状缝分离，并颞骨骨折；C、D. 清晰
显示出额部右侧位于眶内上部粉碎性骨折且均累及眼眶；E. 为 CT 轴位片
清晰显示出颅中窝解剖结构；F. 清晰显示出左侧额顶缝、枕缝分离。

图 2-2-1　颅骨骨折

【影像诊断】

（一）颅盖骨骨折

额骨和颞骨多见，可表现为线形骨折、凹陷性骨折、粉碎性骨折、穿入骨折或颅缝分离等类型。骨折可以同时发生于内外板，也可单独发生于内板或外板。成人颅缝宽度超过 1.5 mm 或者两侧相差 1 mm 以上，儿童超过 2 mm，均可诊断为颅缝分离。CT 扫描除准确显示骨质中断、分离和移位情况外，还可同时显示皮下及颅内的血肿、挫裂伤以及水肿等软组织损伤情况。应注意骨折与正常颅缝和血管压迹及正常变异的鉴别（图 2-2-2、图 2-2-3）。

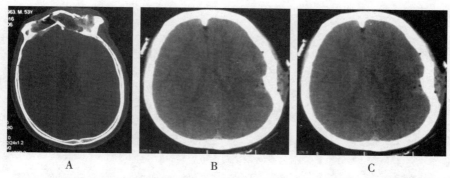

A.额骨单纯粉碎性骨折，按《标准》5.1.3.c)构成为轻伤一级，不具备评定伤残等级的条件；B、C.左颞部颅骨粉碎凹陷性骨折，骨折部脑挫裂伤，颅内有少许积气，骨折处头皮肿胀并破裂，出现脑受压症状和体征，须手术治疗，评为重伤二级。根据脑组织损伤程度及遗留的损害后果，可根据不同的鉴定标准文本的相应条款，鉴定相应的伤残等级。

图 2-2-2　颅骨骨折

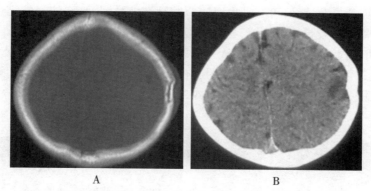

A.左顶部凹陷性骨折；B.左顶部凹陷性骨折处遗留脑软化灶。按《人体损伤程度鉴定标准》5.1.3.c)颅骨凹陷性或者粉碎性骨折，评定为轻伤一级；按《人体损伤致残程度分级》5.10.1.2)颅脑损伤后遗脑软化灶形成……可评伤残十级。

图 2-2-3　左顶部凹陷性骨折

（二）颅底部骨折

颅底骨折以中颅窝骨折多见，骨折可以是颅盖骨骨折的延伸，可也以是间接暴力引起。临床表现可为邻近皮下瘀斑（如熊猫眼）、颞骨岩部骨折时出现乳突部皮下瘀斑等。脑神经、血管出颅的管、孔骨折时常造成相应的损伤，引起相应的症状，如失明、复视、眼球运动障碍、视力下降、上睑下垂、眼球内陷、脑脊液漏、耳鼻出血、面瘫、听力下降等。影像学表现:可为线形骨折、粉碎性骨折或骨缝分离,CT图像中骨折的直接征象为线样或条状低密度影,边缘光滑、锐利。间接征象为鼻窦或乳突积液、鼻咽腔软组织肿胀、颅内积气等。当骨折累及鼻窦或乳突时,血液或脑脊液可进入窦腔或乳突气房,显示为密度增高,有时可见液气平面。中颅凹骨折时,可见鼻咽腔软组织肿胀,鼻窦或乳突骨折。合并脑膜及脑组织破裂时可见颅内积气。硬膜外积气多见于蝶窦、筛窦骨折伴硬膜撕裂。气体影位于硬膜下腔者,气量一般较多,可移位并且有液平面。蛛网膜下腔积气多为含气窦腔骨折、合并硬膜和蛛网膜撕裂。气体影可呈散在囊状、不移位,亦无液平面。

1. 前颅凹骨折　累及眶顶和筛骨,若脑膜、骨膜均破裂,则合并脑脊液鼻漏,脑脊液经额窦或筛窦由鼻孔流出。若筛板或视神经管骨折,可合并嗅神经或视神经损伤(图2-2-4)。

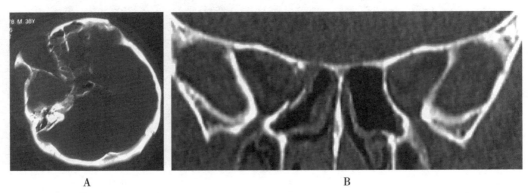

A. 显示右侧视神经管后段内侧壁骨折、蝶窦壁骨折,右侧筛窦、蝶窦积液;B. 眼眶骨冠状位扫描显示右侧眼眶后部内壁粉碎性骨折。

图2-2-4　前颅凹骨折

2. 中颅凹骨折　若累及蝶骨,可有鼻出血或合并脑脊液鼻漏,脑脊液经蝶窦由鼻孔流出。若累及颞骨岩部,脑膜、骨膜及鼓膜均破裂时,则合并脑脊液耳漏,脑脊液经中耳由外耳道流出;若鼓膜完整,脑脊液可经咽鼓管流入鼻咽部,可误认为鼻漏;常合并第Ⅶ、Ⅷ对脑神经损伤。若累及蝶骨和颞骨的内侧部,可能损伤垂体或第Ⅱ、Ⅲ、Ⅳ、Ⅴ、Ⅵ脑神经。若骨折伤及颈动脉海绵窦段,可因动静脉瘘的形成而出现搏动性突眼及颅内杂音;破裂孔或颈内动脉管处的破裂,可发生致命性鼻出血或耳出血(图2-2-5)。

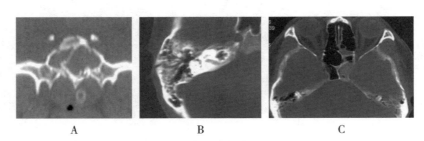

A. 蝶窦粉碎性骨折,后壁累及鞍结节并蝶窦积液;B. 右侧鼓室骨折,鼓室积液;鼓窦、听小骨、内耳及内耳道结构正常;C. 左侧颞骨骨折累及颞骨岩部,蝶窦左侧外侧壁骨折,蝶窦积液,左侧视神经管内侧壁骨折,眼眶外侧壁后侧有细小气体。

图2-2-5　中颅凹骨折

3. 后颅凹骨折　累及颞骨岩部后外侧时,多在伤后1～2 d出现乳突部皮下瘀斑(Battle征)。若累及枕骨基底部,可在伤后数小时出现枕下部肿胀及皮下瘀斑;枕骨大孔或岩尖后缘附近的骨折,可合并后组脑神经(第Ⅸ～Ⅻ对脑神经)损伤(图2-2-6)。

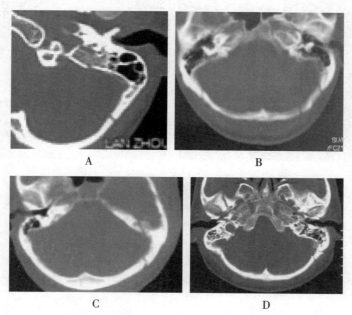

A.左枕骨近乳突后骨折,颞骨岩部内侧后壁骨折;B.左枕骨骨折,
左颞枕缝略显分离;C.左颞枕缝骨缝分离,颞骨岩部骨折,蝶窦左侧壁
骨折,蝶窦积液;D.左颞枕缝骨缝分离,颞骨近乳突部骨折,左侧外耳道
内有碎小骨片。

图2-2-6　后颅凹骨折

【司法鉴定】

颅骨骨折的司法鉴定主要涉及伤情程度鉴定,因在伤残等级鉴定中涉及的适用标准及相应条款较少,故本节内容只涉及伤情程度鉴定的条款。以下依《损标》中的条款为据,择其主要条款进行叙述。

(一)颅骨骨折司法鉴定条款

5.1.2.b)开放性颅骨骨折伴硬脑膜破裂;重伤二级。

5.1.2.c)颅骨凹陷性或者粉碎性骨折,出现脑受压症状和体征须手术治疗;重伤二级。

5.1.2.d)颅底骨折,伴脑积液漏持续4周以上;重伤二级。

5.1.2.e)颅底骨折伴面神经或者听神经损伤,引起相应神经功能障碍;重伤二级。

5.1.3.c)颅骨凹陷性或者粉碎性骨折;轻伤一级。

5.1.4.d)颅骨骨折;轻伤二级。

(二)颅骨骨折司法鉴定案例

颅骨骨折司法鉴定案例见图2-2-7～图2-2-12。

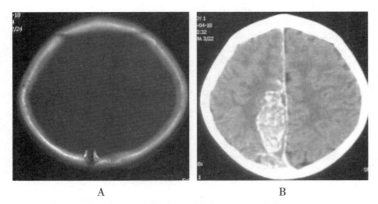

A. 枕顶部正中颅骨穿入骨折,有碎骨片随穿入孔洞进入颅内;B. 大脑镰右侧形成脑内血肿,上矢状窦内有积血。符合开放性颅骨骨折伴硬脑膜破裂,依据《损标》5.1.2.b)开放性颅骨骨折伴硬脑膜破裂。被鉴定为重伤二级。

图2-2-7　女,3岁,被从19楼坠落的螺丝刀从枕顶部刺入颅内,导致大脑镰右侧颅内血肿

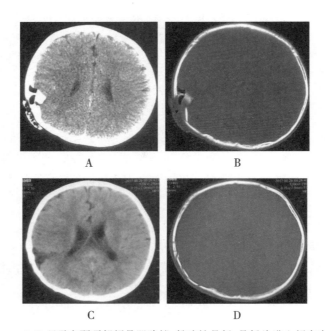

A、B. 显示右颞顶部颅骨凹陷性、粉碎性骨折,骨折片进入颅内有1.5 cm,局部头皮破损、肿胀,其间含有气体;颅内积气及硬膜下血肿;C、D. 显示颅骨修补术后48 d,可见多块碎骨块已正常复位,硬膜下血肿已完全消失,遗留有局部有脑软化。依据《损标》5.2.1.b)开放性颅骨骨折伴硬脑膜破裂,重伤二级。依据《分级》标准5.1.10.8)开颅术后,评定为十级伤残。依据《分级》标准5.1.10.2)颅脑损伤后遗脑软化灶形成,伴有神经系统症状或者体征,评定为十级伤残。

图2-2-8　男性,8岁,摔倒后头部着地,右枕头皮撕裂,伴明显头疼恶心,反复呕吐,无意识丧失

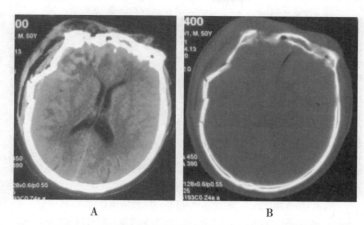

A、B 显示右侧额颞部软组织肿胀明显,右额颞部颅骨粉碎性、凹陷性骨折,骨折块成角畸形,伴右额颞部脑挫裂伤。符合 5.2.1.c) 颅骨凹陷性或者粉碎性骨折,出现脑受压症状和体征,须手术治疗,被评定为重伤二级。

图 2-2-9　男,50 岁,受伤后意识障碍,伴有恶心呕吐、烦躁不安,颈部有抵抗感

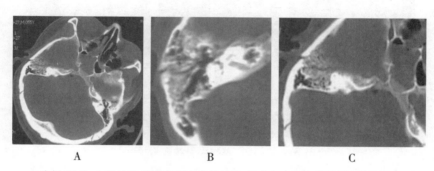

头颅 CT 片:A、B 显示,颞骨岩部多发性骨折,鼓室气房密度增高,岩骨尖后有积气(破裂孔处);C 示蝶窦右侧壁粉碎性骨折,前壁骨折,蝶窦积液并与鼻腔相通。以上影像学表现,结合外伤史、临床症状和体征、相应的辅助检查所见及法医活体检验结果,具备按《损标》5.1.2.e) 颅底骨折,伴面神经或者听神经损伤引起相应神经功能障碍,评定为重伤二级。按其右耳听力为 43 dB HL 听力损害的事实,比照 5.3.4c) 一耳听力障碍(大于或等于 41 dB HL)的规定评定为轻伤二级。

图 2-2-10　因从 2 m 高处坠落头部着地致头部受伤,伤后头痛明显,伴有头痛,耳鸣,自诉听力下降,伤后听力学检查右耳听力为 43 dB HL

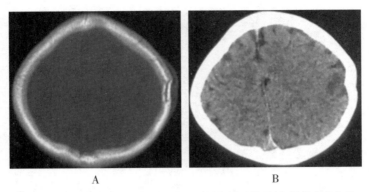

头颅 CT 骨窗片:A.左颞顶部颅骨局限性、凹陷性骨折,局部头皮软组织肿胀;B.为伤后 53 d 头颅 CT 片,显示原骨折处脑组织有局限性脑软化。依照《损标》5.1.3.c)颅骨凹陷性或者粉碎性骨折,轻伤一级的规定,评定为轻伤一级。依据《分级》标准 5.1.10.2)颅脑损伤后遗脑软化灶形成,伴有神经系统症状或者体征,评定为十级伤残。

图 2-2-11　男性,26 岁,头部被棍棒击打后受伤

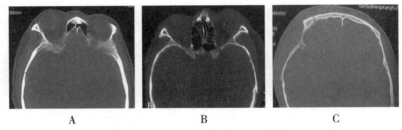

A.右颞骨线形骨折无错位;B.左侧颞骨骨折,局部软组织肿胀;C.额骨右侧线形骨折,无错位。以上 3 幅 CT 图片均为单纯颅骨线形骨折。依照《人体损伤程度鉴定标准》5.1.4.d)颅骨骨折轻伤二级的要求,评定为轻伤二级。

图 2-2-12　单纯颅骨线形骨折

第二节　眼眶骨骨折

【眼眶解剖】

　　眼眶是由额骨、蝶骨、筛骨、腭骨、泪骨、上颌骨和颧骨 7 块颅骨构成。呈稍向内、向上倾斜,四边锥形的骨窝,其口向前、尖朝后,有上、下、内、外四壁。成人眼眶缘近似方形,宽约 40 mm,高约 35 mm,眶深 45~50 mm。眼眶容量约 35 mL。眼眶外侧壁骨质较坚硬,其他三壁骨质菲薄。眶上壁由前方的额骨水平板和后方的蝶骨小翼构成;框内壁由上颌骨额突、泪骨和后方的筛骨、蝶骨体构成;眶外壁由前方的额骨颧突、颧骨额突和后方的蝶骨大翼眶面构成;眶下面主要由上颌骨构成,眶尖部主要由蝶骨构成,其尖端为视神经管口,是视神经出颅部位,其外侧有眶上裂,为动眼神经、滑车神经、展神经和眼神经的出颅部位。

　　通常眼眶骨折多见于青壮年,致伤原因主要为钝力打击、车祸、从高处坠落。外力作用于眶部致眼内压骤升,引起眶壁薄弱处发生爆裂性骨折,眶缘一般不受累;也可为直接暴力所致,外力直接作用于眶壁并致其骨折,两者也可同时并存。此外眶壁骨折偶然可见于对冲性损伤,主要发生于眶内壁。眶壁以内壁(筛骨纸板处)最为薄弱,其次是下壁和上壁,外壁骨质较坚硬。因此眶壁骨折以内壁最常见,下壁和上壁居中,外壁最少见。眼眶骨折时常伴有邻近骨块的骨折,如鼻骨、鼻中隔(眶内壁骨折)、上颌窦壁(下壁骨折)、颧弓、蝶骨颞面(外壁骨折)、额窦壁、筛板(上壁骨折)。

【眼眶骨折】

因眼眶位于颅面中部,且向前突起,容易遭受暴力作用而发生骨折。单纯性眶骨骨折,一般不引起残疾。在司法鉴定实践中眼眶骨折与伤情程度的鉴定密切相关。另外眶骨严重骨折,常伴有眶内眼球损伤或眶周围软组织挫伤,造成视功能障碍或颜面容貌毁损的损害后果,则可构成相应的伤残等级,将会与伤残等级的司法鉴定有关。

【眼眶损伤的影像学检查与诊断】

(一)X射线检查

眼眶X射线照片常用的体位有正位片及侧位片。

1.正位片的照片方法(柯氏位)　患者俯卧于摄影台上,前额和鼻部贴于台面中间,中心线向足侧倾斜23°,对准头顶,通过鼻根部射入。此位置主要显示眼眶的后前位正位影像,额窦和筛窦可部分显示。

2.侧位片的照片方法　患者俯卧于检查台上,患侧靠近台面,头颅正中矢状面平行台面。X射线管由上向下垂直投照,X射线中心线经角膜缘平面射入胶片,焦点至胶片距离为100 cm。此位置显示眼眶的侧面观,主要用于观察眶顶、眶底、上颌窦和蝶鞍。

(二)CT检查

1.扫描方法　常见的扫描位置有轴位、冠状位及矢状位。

(1)轴位扫描方法:患者取仰卧位,头稍后仰,扫描基线为听眶下线(外耳孔到眶下缘连线),向头顶部连续扫描,直至眶顶。

(2)冠状位扫描方法:患者仰卧位,扫描基线为听眶下线的垂直线。

2.应用范围　眶壁骨折:CT可以清晰显示眼眶骨折的部位、范围,邻近组织的累及情况等。眶内侧壁骨折为最常见的一种类型的眶骨骨折,因为眶内侧壁主要由菲薄的纸质筛板组成(图2-2-13)。

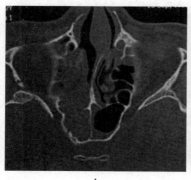 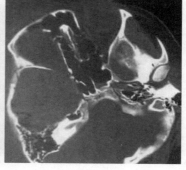

A　　　　　　　　　　B

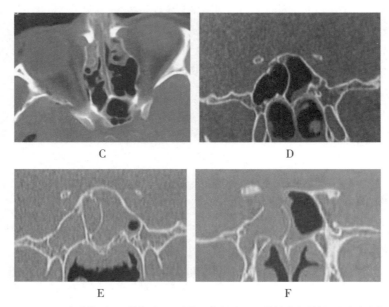

A、B、C. 为受伤后 CT 轴位片,显示眼眶右侧壁及近鞍结节部骨折,此处为右侧视神经与视交叉连接部;D、E. 蝶窦右侧缘粉碎性骨折;F. 术后改变。

图 2-2-13　视神经管内侧壁及鞍结节右侧壁骨折(视神经管入颅口部)

【眶壁骨折影像诊断】

(一)直接征象

平片可见单发或多发骨质中断。眼眶爆裂性骨折常发生于眶内、下壁。直接骨折指外力直接作用发生的骨折,多见于眶缘。眼眶骨折的主要临床表现为复视、眼球运动障碍、视力下降,甚至失明、眼球内陷、眼球突出、眼球固定及斜视等。CT 片可见眶壁骨质结构连续性中断,粉碎性骨折可见眼眶多处断裂及骨块分离、移位或骨缝分离,或表现为眶壁曲度改变(图 2-2-14)。

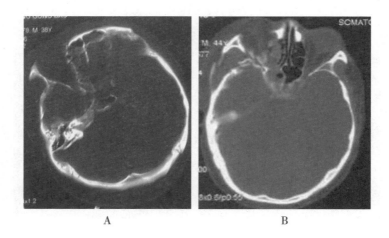

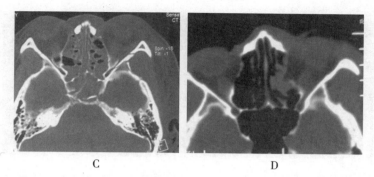

A. 可见右侧眶外壁后段骨折(接近至神经管部位),眶内壁骨折;B. 可见右侧眶外壁三角架部粉碎性骨折,眶内壁骨折,内直肌肿胀,右侧颧弓骨折;C. 可见左侧眶外壁多发性骨折,眶上裂被累及,鞍结节部粉碎性骨折,蝶窦、筛窦积液,左侧颜面部软组织肿胀;D. 可见框内壁骨折,内直肌肿胀、嵌顿,左侧颜面部软组织肿胀。

图 2-2-14 眶壁骨折直接、间接征象

（二）间接征象

眶内积气、眼睑积气、局部软组织肿胀增厚、鼻窦积血、眶内碎骨块、眼球内积血、球后密度不均增高、眶下壁骨折可见眶内容物疝入上颌窦腔内,如泪滴状,在冠状位扫描最为清楚。泪滴征的出现有助于眼眶爆裂性骨折的诊断。另外还可依据眼眶内侧壁弧形形态改变、眼睑肿胀等情况判断眶内壁有无骨折,应注意颧骨复合型骨折(三脚架)的诊断。

（三）视神经管骨折

视神经管是视神经通往颅内的最狭窄部位,视神经管骨折可直接损伤视神经,导致视神经断裂或部分断裂、撕脱、血肿等。骨折是外伤后视神经损伤导致视力下降的常见原因,常造成永久的视力丧失。正常人两侧视神经管形状和大小基本对称,其骨折后 CT 表现如下。①直接征象:视神经管壁骨质连续性中断。轴位能良好地显示视神经管的内壁和外壁骨折,以及眶内段和管内段的视神经。冠状位结合斜矢状位重建可同时观察视神经从眶口至颅口的上、下、内、外四壁骨折及相邻的蝶窦与筛窦积血、积液情况。②间接征象:因蝶窦、后组筛窦与视神经管为邻,当视神经管骨折时常合并蝶窦及筛窦积液;视神经增粗也是较常见的间接征象;颅内脑组织损伤,眶内、外侧壁骨折,蝶骨大小翼骨折、颧骨骨折、前颅窝及其他颅面骨骨折也是其重要间接或合并征象,还可见因颈内动脉海绵瘘所致的眼球突出、眼上静脉扩张、眼外肌增粗等征象(图 2-2-15)。

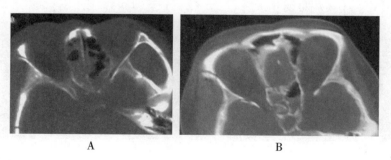

A   B

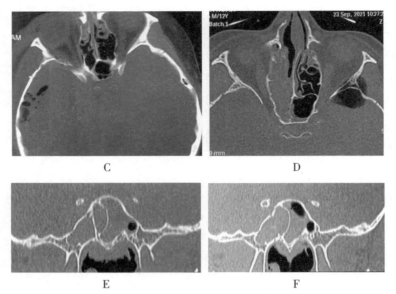

图 A、B 片显示右侧视神经管外侧骨壁骨折,眶内壁骨折,顶壁粉碎性骨折,筛窦、蝶窦积液;图 C 片显示右侧眶外壁骨折累及三角架及视神经管外侧壁,有小碎骨片进入视神经管,眶内侧壁后部骨折累及右侧视神经管内侧壁。图 D 片显示右侧眶内壁骨折,累及视神经管部及蝶窦外侧壁,筛窦右侧积液。图 E、F 片示蝶窦右侧壁(鞍结节右侧视交叉部)粉碎性骨折、蝶窦间隔骨折,蝶窦积液。本例为眼眶部、视神经管、鞍结节部多发粉碎性骨折,是视神经损伤的基础,可导致视力不同程度的损害。本案例右侧视神经损伤,导致右侧视力完全丧失。

图 2-2-15 视神经管骨折

【司法鉴定】

(一)眼眶骨折司法鉴定条款

5.2.2.h)一侧眼眶骨折致眼球内陷 0.5 cm 以上;重伤二级。

5.2.3.g)两处以上不同眶壁骨折;一侧眶壁骨折致眼球内陷 0.2 cm 以上;轻伤一级。

5.2.4.f)眼眶骨折(单纯眶内壁骨折除外);轻伤二级。

5.2.5.d)眶内壁骨折;轻微伤。

(二)眼眶骨骨折司法鉴定案例

眼眶骨骨折司法鉴定案例见图 2-2-16 ~ 图 2-2-17。

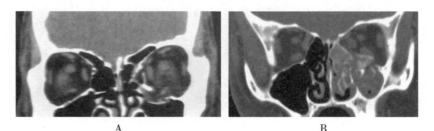

A   B

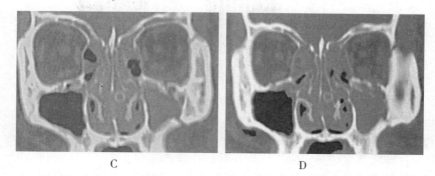

A、B.冠状位片示左眼眶内壁、下壁,左侧上颌窦外壁骨折,筛窦、鼻腔、左侧上颌窦内积液;C、D.冠状位片示左眼眶内壁、外壁、下壁骨折及左上颌窦外壁骨折。依据《损标》5.2.3.g)两处以上不同眶壁骨折轻伤一级的规定,评为轻伤一级。

图2-2-16 左眼眶骨折冠状位片

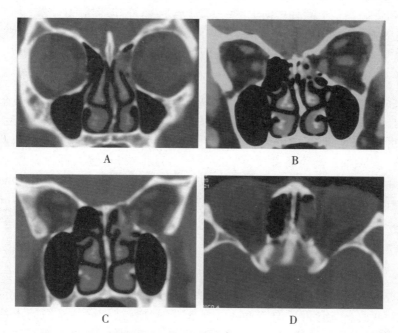

A、B、C均为眼眶冠状位CT片显示不同部位眼眶的CT表现,图A显示眶内壁前份仅见窦腔积液,骨壁尚完整,图C即可见左侧眶内壁骨折,骨折块陷入筛窦腔,内直肌增粗,嵌顿,眶内壁骨折延伸至眶窝中后部,左侧筛窦积液;图D片为眼眶轴位片显示眶内壁骨折,筛窦积液,内直肌略增粗。依据《损标》5.2.5.d)眶内壁骨折轻微伤的规定,评定为轻微伤。

图2-2-17 左眼眶内壁骨折

第三节　鼻骨骨折

【鼻骨解剖】

鼻部的骨骼,包括成对的鼻骨、上颌骨额突和组成鼻中隔的犁骨、筛骨垂直板等。鼻部骨折包括鼻骨骨折、上颌骨额突骨折和鼻中隔骨折。鼻骨位于面颅前部,呈长方形,左右各一,在梨状孔上方中线处相互连接,形成鼻梁骨性支架,鼻骨上缘窄而厚,呈锯齿状,与额骨相接,形成鼻额缝;下缘宽而薄,呈切迹状,构成犁状孔上缘;外侧缘接上颌骨额突,形成鼻颌缝;内侧缘与对侧同名骨相接,形成鼻骨间缝。由于鼻骨骨质上厚下薄,双侧骨质可厚薄不一,鼻骨外侧面的矢状径线凹陷,横径凸隆。鼻骨中下部骨有小孔,称鼻骨孔。双侧鼻骨孔可以对称或不对称,也可以仅一侧显示或双侧均辨别不清;可以垂直鼻骨板形成孔,也可以斜行穿过鼻骨板形成管,内有鼻外动脉、鼻外静脉及鼻外神经通过。上颌骨额突是上颌骨体向上的突起,上缘接额骨,形成额上颌缝;内缘接鼻骨,形成鼻颌缝;外缘接泪骨。鼻中隔是左、右两侧鼻腔的间隔,前下部为鼻中隔软骨,后上部为筛骨垂直板和蝶骨嘴,后下部由犁骨、上颌骨鼻嵴组成。骨性结构主要是筛骨垂直板和犁骨。

【损伤简介】

鼻部位于面部正中并突向前方,易遭受钝性暴力或直接打击而发生骨折,如拳击伤、棍棒击打伤等。文献报道鼻骨骨折占面部骨折的近60%,上颌骨额突紧邻鼻骨,也较易发生骨折。鼻部骨折分为单纯线形骨折、粉碎性骨折、骨缝分离、复合性骨折。单纯线形骨折仅见一条骨折线,伴有或不伴有断端塌陷、移位、成角。粉碎性骨折可见两条以上骨折线,断端大都伴有塌陷、移位。骨缝分离,指鼻骨间缝、鼻颌缝和鼻额缝外伤后增宽,诊断标准为单处骨缝间距大于1.5 mm,或双侧对比相差大于1.0 mm,可呈横向或纵向分离,多发生于鼻颌缝。复合性骨折是指鼻骨骨折伴有上颌骨额突、泪骨、鼻中隔骨折。

【影像学检查】

(一)X射线平片

鼻骨平片检查简便、快捷,是鼻区骨损伤的传统检查方法,但有很大的局限性,鼻骨本身体积较小,骨折碎片更小,两侧鼻骨骨折影像的重叠及面部其他骨性结构或软组织的干扰,致使鼻骨骨折线经常显示不够清晰,有时与鼻骨区正常骨缝不易鉴别,对于骨折的有无、骨折左右侧定位、鼻骨和上颌骨额突的定位、骨折性质等难以确定,容易产生漏诊、误诊。

(二)CT扫描

能够清楚显示骨折线的有无及位置,但对于骨折性质需要谨慎诊断。螺旋CT明显提高了空间分辨率,可获得冠状位、矢状位及任意角度重组图像,并可通过灵活多样的三维重建,能够更加清楚形象地显示骨折线,多层螺旋CT及后处理技术成为鼻骨骨损伤的最准确的检查手段。

【司法鉴定】

鼻骨骨折的司法鉴定条款虽然仅有2条,但是在第1条中就罗列了5项内容,因此,在法医影像学资料检验中应准确认定相关骨折的影像征象,准确判定条款中对影像征象的要求,以免出现对鼻骨损伤的认定或判定错误而导致鉴定错误。近年有不少省相关部门出台了指引性意见,相关省可按规定执行(图2-2-18～图2-2-21)。

相关条款:鼻骨骨折司法鉴定条款主要见于人体损伤程度的鉴定。

5.2.4.o）鼻骨粉碎性骨折；双侧鼻骨骨折；鼻骨骨折合并上颌骨额突骨折；鼻骨骨折合并鼻中隔骨折；双侧上颌骨额突骨折；轻伤二级。

5.2.5.g）鼻骨骨折；轻微伤。

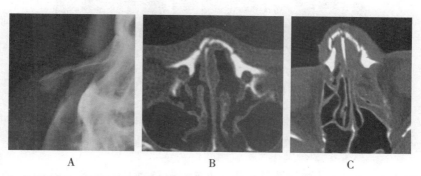

A　　　　　　　　B　　　　　　　　C

　　A.鼻骨侧位片，显示鼻骨粉碎性骨折；B.CT轴位片，显示左侧鼻骨粉碎性骨折；C.显示右侧鼻骨粉碎性骨折，左侧鼻骨骨折并左侧上颌骨额突骨折。依照《损标》5.2.4.o）鼻骨粉碎性骨折、双侧鼻骨骨折、鼻骨骨折合并上颌骨额突骨折均为轻伤二级。

图 2-2-18　鼻骨粉碎性骨折

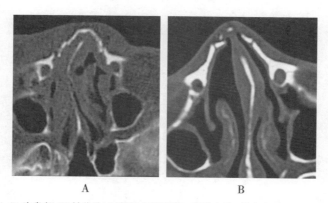

A　　　　　　　　　　B

　　A、B.为鼻部CT轴位片，局部软组织肿胀，黏膜水肿，筛窦积液。图A所示为双侧鼻骨骨折，右侧上颌骨额突骨折，局部软组织肿胀；图B为双侧鼻骨骨折，右侧上颌骨额突骨折。依照《损标》5.2.4.o）双侧鼻骨骨折，评为轻伤二级。

图 2-2-19　双侧鼻骨骨折

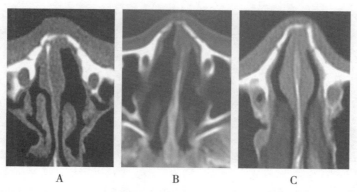

A　　　　　　　　B　　　　　　　　C

　　A、B、C为CT轴位片，图A为右侧鼻骨骨折合并上颌骨额突骨折；图B为左侧鼻骨骨折合并上颌骨额突骨折；图C为左侧鼻骨骨折合并鼻中隔骨折。依照《损标》5.2.4.o）鼻骨骨折合并上颌骨额突骨折，评为轻伤二级。

图 2-2-20　鼻骨骨折合并上颌骨额突骨折

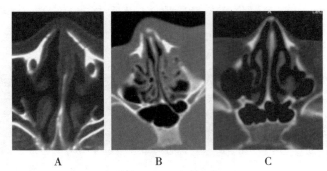

A   B   C

  A. 左侧上颌骨额突骨折,有轻微移位;B. 左侧上颌骨额突骨折,局部软组织肿胀;C. 正常额突及鼻骨结构。依照《损标》5.2.5.h)上颌骨额突骨折,评为轻微伤。

图2-2-21　上颌骨额突骨折

第三章 脑损伤

第一节 颅脑损伤司法鉴定相关知识

【神经系统概述】

神经系统是位于颅脑和椎管内的脑和脊髓及遍布于全身各部的周围神经组成。其结构与功能复杂,通过周围神经与机体各部位建立联系,接受来自机体的各种信息,并对其进行加工与整合,再借周围神经的应答性反应,从而调整机体活动,适应内、外环境的各种变化。神经系统按其所在位置分为中枢神经系统和周围神经系统。中枢神经系统包括脑和脊髓。周围神经系统是指中枢神经系统以外的神经分布,即神经、神经节、神经丛、神经末梢等,通常分为 3 部分。①脊神经:共 31 对,左右对称,包括 8 对颈神经、12 对胸神经、5 对腰神经、5 对骶神经和 1 对尾神经与脊髓相连接,主要分布于躯体和四肢。②脑神经:共 12 对。第Ⅲ~Ⅻ对神经与脑干相连,嗅神经与端脑相连,视神经与间脑相连,动眼神经、滑车神经与中脑相连,三叉神经、展神经、面神经、前庭窝神经与脑桥相连,舌咽神经、迷走神经、副神经、舌下神经与延髓相连,主要分布于头面部。③内脏神经:与脑和脊髓相连,主要分布于内脏、心血管和腺体。

神经系统的组成主要由神经组织组成;神经组织包括神经元和神经胶质;神经元具有感受刺激和传导神经冲动功能的基本单位;神经胶质是神经系统的辅助成分,主要起着支持、营养和保护作用。神经元也称神经细胞,由胞体和突起两部分组成;神经胶质即神经胶质细胞,中枢神经系统的胶质细胞是中枢神经系统内的间质和支持细胞。周围神经系统的神经胶质细胞分为施万细胞和卫星细胞(又称被囊细胞)。神经系统的基本活动方式是反射。神经系统在调节机体的活动中接受内、外环境的刺激,并做出适宜的反应,这种神经调节过程称为反射。执行反射活动的形态基础是反射弧。反射弧包括感觉器→传入(感觉)神经→中枢→传出(运动)神经→效应器。人类大脑皮质的思维活动是通过大量中间神经元极为复杂的反射活动来完成的。如果反射弧的任何一部分损伤,反射即出现障碍。

【脑组织正常解剖结构】

(一)脑

位于颅腔内,包括大脑、间脑、小脑、中脑、脑桥及延髓等 6 个部分。通常将中脑、脑桥和延髓合称脑干。

1. 脑干　脑干从上往下由中脑、脑桥和延髓 3 部分组成。上接间脑,向下经过枕骨大孔与脊髓相连,脑干从上向下依次与第Ⅲ~Ⅻ对脑神经相连,大脑皮质、小脑、脊髓之间通过脑干进行联系,此外脑干中还有许多重要的神经中枢。

2. 小脑　小脑位于后颅窝,借小脑幕与枕叶相隔,小脑中间缩窄为蚓部,两侧膨隆部为小脑半球,小脑表面为灰质,内部为白质。小脑的主要功能是维持身体平衡,控制姿势和步态,调节肌张力和协调随意运动的准确性。

3. 间脑　间脑位于两侧大脑半球之间,是脑干与大脑半球连接的中继站。间脑前方以室间孔与视交叉上缘的连线为界,下方与中脑相连,两侧为内囊。间脑由丘脑、丘脑后部、丘脑上部、下丘脑和丘脑底部组成,包绕第三脑室周围。丘脑为两个卵圆形的灰质核团,每侧长约 4 cm,内侧面为第三脑室侧壁。丘脑后部包括两侧的内、外侧膝状体。丘脑上部位于第三脑室顶部周围,包括左、右缰三角、缰联合以及后方的松果体。下丘脑包括乳头体、灰结节、漏斗、垂体及视交叉。丘脑底部位于中脑被盖的头侧,为丘脑和中脑的移行区。丘脑是各种感觉体传向大脑皮质的中间站,下丘脑是皮质下自主神经中枢。

4. 大脑　大脑半球的表面由大脑皮质覆盖,在脑表面形成脑沟和脑回,内部为白质、基底核及侧脑室。大脑由中线的半球间裂分为左右大脑半球,中间由胼胝体相连。每侧大脑半球借中央沟、大脑外侧裂和其延长线、顶枕沟和枕前切迹的连线分为额叶、颞叶、顶叶、枕叶,根据功能又有不同分区。此外大脑还包括位于大脑外侧裂深部的岛叶和位于半球内侧面的由边缘叶、杏仁核、丘脑前核、下丘脑等构成的边缘系统。

（二）脑的被膜

脑的外面自内向外有软脑膜、蛛网膜和硬脑膜 3 层被膜包裹。

1. 软脑膜　紧贴在脑回表面并深入脑的沟裂内,软脑膜血管丰富,并突入脑室形成脉络丛,产生脑积液。

2. 蛛网膜　为透明的薄膜,蛛网膜与软脑膜之间的间隙称为蛛网膜下腔,其内充满脑脊液。

3. 硬脑膜　为一厚而坚韧的结缔组织膜,在一定部位向内折叠深入脑的裂隙内,形成大脑镰、小脑幕、鞍隔等结构。

（三）脑室系统、脑脊液及其循环

1. 脑室系统　包括左右侧脑室、第三脑室、中脑导水管和第四脑室。

（1）侧脑室:位于大脑半球白质内,左右各一,借室间孔与第三脑室相通,分前角（额角）、体部、三角部（体部、后角及下角的交界区）、下角（颞角）和后角（枕角）5 部分。

（2）第三脑室:位于两侧间脑之间的纵行裂隙,宽约 0.5 cm,上经两侧室间孔通向侧脑室,下接中脑导水管。

（3）第四脑室:位于脑桥、延髓与小脑之间,居中轴位,上接中脑导水管,下接延髓中央管。第四脑室借一个正中孔和两个外侧孔和蛛网膜下隙相通。

2. 脑脊液及其循环　脑脊液产生于脑室的脉络丛（总量约为 125 mL）,从侧脑室经室间孔进入第三脑室、中脑导水管和第四脑室、从正中孔和外侧孔流入蛛网膜下腔,然后通过蛛网膜粒渗透到硬脑膜窦归入颈内静脉,通过脑、脊神经周围的淋巴间隙取道淋巴系统归入上腔静脉。

（四）脑的血管

脑的血供非常丰富,这与脑的新陈代谢旺盛、生理功能复杂是相适应的。

1. 大脑前动脉　供应大脑半球的额叶、顶叶近中线内侧面 1.5 cm 的范围。其分支前穿支动脉供应尾状核头、壳核和内囊前肢。Heubner 供应丘脑下部的血液。

2. 大脑中动脉　皮质支供应额叶、顶叶、颞叶的外表面大部分,中央支供应尾状核和壳核的一部分、苍白球外侧部、内囊前肢和后肢,称豆纹动脉。

3. 大脑后动脉　主要供应枕叶和额叶的底面,中央支供应丘脑下部、后部等部分间脑。

4. 基底动脉　两侧椎动脉汇合成基底动脉。基底动脉在脚间池分成左右大脑后动脉。基底动脉分出成对的脑桥支、内听道支、小脑前支和小脑上支。小脑后支来自椎动脉。

（五）中枢神经传导通路

1.感觉传导通路　感受器接受机体内、外环境的各种刺激转换为神经冲动，经传入神经元传入中枢，最后至大脑皮质产生感觉，该上行传导通路称为感觉传导通路。感觉传导通路包括：①本体感觉传导通路；②痛温觉、粗略触觉和压觉传导通路；③视觉传导通路与瞳孔对光反射通路；④听觉传导通路。

2.运动传导通路　感觉信息在大脑皮质进行分析整合后，发出适当的冲动，经另一些神经元轴突传出，并经传出神经元到效应器，做出相应的反应，该下行传导通路称为运动传导通路。运动传导通路包括锥体系和锥体外系。锥体系的功能是支配各种随意运动；锥体外系是指锥体系以外的运动传导通路，主要是调节随意运动。①锥体系：锥体系包括两级神经元，第一级神经元称上运动神经元，是位于大脑皮质躯体运动区及其他一些皮质区域中的巨形锥体细胞和其他类型锥体细胞，其神经元的轴突共同组成锥体束。第二级神经元称下运动神经元，其胞体位于脑干躯体运动核和脊髓前角，发出纤维分别加入脑神经和脊神经，支配骨骼肌。锥体束下行经内囊、脑干至脊髓。在下行过程中，止于脑干内躯体运动核的纤维束称皮质核束，止于脊髓前角的纤维束称皮质脊髓束。②锥体外系：锥体外系是指锥体系以外影响和控制躯体运动的传导通路的统称。主要是调节肌张力、协调肌运动和维持身体平衡等。锥体外系包括大脑皮质、纹状体、背侧丘脑、底丘脑、中脑顶盖、红核、黑质、脑桥核、前庭神经核、小脑、网状结构及其纤维联系。其纤维最后经红核髓束、网状脊髓束等中继下行终止于脑干躯体运动核和脊髓前角运动神经元。

【脑损伤的分类】

根据目前适用的《损标》《分级》《工标》3 个人体损伤司法鉴定标准相关的脑损伤司法鉴定条款的内容为依据，脑损伤的司法鉴定条款大致包括以下几个方面的内容。

（一）原发性脑损伤

原发性脑损伤是指致伤因素直接作用于颅脑所产生的创伤性病理改变，即暴力作用于头部时立即发生了脑损伤，是致伤暴力作用于颅脑时瞬间改变的直接结果。受伤后以脑组织与外界的关系分为开放性颅脑损伤和闭合性颅脑损伤。按原发性颅脑损伤的病理改变包括脑震荡、弥漫性损伤、脑挫裂伤等。因脑干和下丘脑有其独特的部位和功能，损伤后出现相应的临床表现，故在分类上将他们在原发性颅脑损伤中独立列出为原发性脑干损伤及原发性丘脑下部损伤。

（二）继发性脑损伤

继发性颅脑损伤是指暴力作用于头部一段时间后产生的颅脑组织损害，主要包括颅内出血和外伤性硬膜下积液、创伤性脑水肿、脑血流灌注压下降、颅压增高所致的脑移位和脑疝等。创伤性脑水肿是颅脑损伤后最主要的继发性病理生理改变，也是颅脑损伤后导致严重损害后果的重要因素，可导致颅内压进行性增高，甚至引起脑移位和脑疝，是导致死亡和致残的主要原因之一。颅内血肿是颅脑损伤中最常见最严重的继发性病变，发生率约占闭合性颅脑损伤的10%，占重型颅脑损伤的40%～50%。颅内血肿按症状出现时间分为特急性血肿（3 h 内）、急性血肿（3 d 内）、亚急性血肿（3 d 至 3 周）和慢性血肿（超过 3 周）。

（三）脑外伤性后遗症与疾病

关于颅脑外伤性后遗症与疾病的含义，因为临床医学与法医学各自的关注点不同，因此在颅脑外伤性疾病的分类方面略有区别。笔者从司法鉴定务实操作的需求和相关司法鉴定条款的判断依据为据认为：因颅脑外伤后引起的损害后果需要进行人体损害司法鉴定的内容包括人体损伤程度的鉴定，人体损伤致残程度分级的鉴定，损害后果与外伤的因果关系的鉴定等；颅脑外伤性疾病包括内容如下。

1.智能减退、精神障碍及外伤性癫痫　此类需要进行司法鉴定的颅脑外伤性疾病包括智能减退、精神障碍、外伤性癫痫、持续植物生存状态、失语等内容。从作者经历的此类重新鉴定的案例可以看出,发生错鉴和误鉴的原因与鉴定是否客观、科学、真实,以及与被鉴定人的配合程度、司法鉴定人对损害程度与损害后果的准确认定有密切关系;在司法鉴定人对损害程度与损害后果的准确认定的司法实践中,绝大部分是因为没有严格按照《法医临床影像学检验实施规范》的要求,对委托方所提供的影像资料按照司法鉴定条款判定基准中对脑损伤影像征象的认定和判定有关。

2.肢体瘫　从大脑皮质到随意肌的运动通路中的任何一部分受损,都可能导致随意肌收缩功能障碍、肌肉活动能力减退和丧失而引起肢体瘫。脑部损害所引起的肢体瘫,瘫痪程度是以肌力分级作为标准的,但是在司法鉴定务实操作中,还应注意脑部损伤的致病灶与瘫痪肢体的部位、程度的关联性是否相符。关于脑部的致病灶的客观证据就是影像学资料,如果不能对委托方提供的影像学资料进行科学的检验,难免出现鉴定结论与实际情况不相符合的情况。

3.脑外伤性疾病　脑外伤性疾病,主要包括脑脊液漏、颈内动脉海绵窦漏、颅神经损伤、头部外伤后感染等。

【颅脑病变的定位诊断】

颅脑病变定位诊断对损害后果的司法鉴定十分重要。颅脑病变定位诊断的方法有多种,其中对委托方提供的影像学资料的检验,是明确损伤或疾病所累及颅脑解剖部位的重要组成部分,也是鉴定颅脑损伤程度、致残等级、颅脑损伤后遗病变或损害后果与外伤的因果关系进行司法鉴定的重要依据。现代影像学已经可以对病变及其相关结构进行三维重建,甚至可以进行功能定位,为临床诊断和司法鉴定提供了重要的信息和依据。不同部位的颅脑损伤或病变造成相应部位的功能障碍与解剖结构有一定的对应关系,通过特定的功能损害与解剖部位在空间上的对应关系和在时间上的演变过程,结合其他临床表现逆推病变侵害的部位和扩展的范围,是定位诊断的主要内容。

（一）额叶病变

额叶的主要功能是控制随意运动、语言、情感和智能,并与内脏活动和共济运动有关。

1.额叶前部　病变表现为精神、情感、人格行为和智能障碍。

2.额叶后部(中央前回)　刺激症状为癫痫发作,破坏性病变引起对侧偏瘫。

3.额叶底部　刺激症状为呼吸间歇、血压升高等自主功能障碍,破坏性病变造成精神障碍、愤怒或木僵。

4.额下回和额中回　语言中枢(额下回后部)病变表现为运动性失语;书写中枢(额中回后部)病变表现为失写症;眼球凝视中枢(额中回后部、书写中枢前)的刺激性病变引起双眼向健侧的同向凝视,破坏性病变引起双眼向患侧的同向凝视;排尿中枢(额中回)受损表现为尿失禁。

5.严重额叶损害　除痴呆外,可影响基底节和小脑引起假性帕金森病和假性小脑体征等。

（二）颞叶病变

颞叶的主要功能是听觉功能。

1.颞横回　刺激性病变表现为耳鸣和幻听,破坏性病变为听力减退和声音定位障碍。

2.颞上回　前部病变引起乐感丧失,后部(听话中枢)病变引起感觉性失语。

3.颞中回和颞下回　病变表现为对侧躯干性共济障碍,深部病变合并同向上 1/4 象限视野缺损。

4.颞叶内侧病变　表现为颞叶癫痫、钩回发作,破坏性病变表现为记忆障碍。

5.颞叶广泛损害　表现为人格、行为、情绪及意识的改变,记忆障碍、呈逆向性遗忘及复合性幻觉幻视。

（三）顶叶病变

顶叶的功能与邻近结构有重叠。

1. 顶叶前部（中央后回）　刺激性症状为对侧局限性感觉性癫痫和感觉异常,破坏性病变引起对侧半身的偏身感觉障碍。

2. 缘上回和角回连同颞叶的上部　与语言有关。

3. 顶上小叶　皮质觉如实体觉,两点辨别觉和立体觉丧失。

4. 顶下小叶（主侧）　失用、失写、失读等。

（四）枕叶病变

枕叶的功能主要是视觉功能。

（1）视幻觉如无定型的闪光或色彩常提示枕叶病变。

（2）破坏性病变表现为同向偏盲,伴有黄斑回避（即两侧黄斑的中心视野保留）。

（3）双枕叶视皮质受损引起皮质盲、失明,但瞳孔对光反射存在。

（4）梭回后部病变引起精神性视觉障碍,表现为视物变形或失认,患者失明但自己否认（Anton氏征）。

（五）胼胝体病变

胼胝体为连接两侧大脑半球新皮质的纤维,它自前向后依次为胼胝体膝部、体部和压部。胼胝体广泛性损害造成精神淡漠、嗜睡无欲、记忆障碍等症状。

1. 膝部　上肢失用症。

2. 体部　前1/3病变表现为失语、面肌麻痹,中1/3损害表现为半身失用、假性延髓性麻痹。

3. 压部　下肢失用或同向偏盲。

（六）半卵圆中心病变

半卵圆中心指大脑皮质与基底节、内囊之间的大块白质纤维。

1. 前部　对称肢体单瘫和运动性失语。

2. 中部　对侧皮质感觉障碍,远端重于近端。

3. 后部　对侧同向偏盲或听力障碍。

（七）基底节和内囊病变

基底节是大脑皮质下的一组神经细胞核团,包括豆状核（含苍白球和壳核）、尾状核、屏状核、杏仁核。内囊位于豆状核、尾状核和丘脑之间,是大脑皮质与下级中枢之间联系的重要神经束的必经之路。内囊分为3部分:额部称前肢,介于豆状核和尾状核之间;枕部称后肢,介于丘脑和豆状核之间;两部分的会合部为膝部。

1. 纹状体（包括豆状核和尾状核）　手足徐动症（舞蹈病）、静止性震颤。

2. 内囊　①前肢有额桥束通过,受损时表现为双侧的额叶性共济失调;②膝部有皮质脑干束通过,受损时出现对侧中枢性面瘫。③后肢由前向后依次为皮质脊髓束、丘脑皮质束、视放射和听放射纤维等结构。受损时分别引起对侧肢体偏瘫、对侧半身深浅感觉障碍、偏盲和听觉障碍。

（八）间脑病变

间脑位于中脑的上方,从功能和发生分为丘脑部、丘脑底部和丘脑下部。丘脑部又分为丘脑、丘脑上部和丘脑后部。丘脑为感觉的皮质下中枢,丘脑上部与生物昼夜节律调节有关,丘脑下部与内脏和代谢活动有关。

1. 丘脑部　①丘脑上部:病变累及松果体出现性早熟及尿崩。常见于松果体区肿瘤。②丘脑后部:累及外侧膝状体出现对侧同向偏盲,累及内侧膝状体出现听力减退。③丘脑:刺激性症状引起对侧半身丘脑痛,破坏性症状为对侧半身深浅感觉障碍,还可引起共济失调、舞蹈病、多动症和丘脑手等。

2.丘脑底部　累及 Luys 体导致对侧投掷症。

3.丘脑下部　主要表现为内分泌和代谢障碍及自主神经功能紊乱。

4.与丘脑和下丘脑下部相关的综合征　①无动无语缄默症:丘脑下部网状结构受损。②间脑癫痫:脑外伤、第三脑室肿瘤和丘脑肿瘤均可引起,表现为自主神经系统异常症状,如面部潮红、大汗淋漓等。

(九)脑干病变

脑干从上向下分为中脑、脑桥和延髓 3 部分。司运动的各种神经核团位于脑干的前内,司感觉的各种神经核位居后外。脑干神经核团按功能排列,从内向外依次是躯体运动、内脏运动、内脏感觉和躯体感觉。许多非常重要的生命中枢(心血管中枢、呼吸中枢等)均位于脑干。

1.中脑　①中脑腹侧部:Weber 氏综合征表现为,同侧动眼神经或神经核损伤造成眼睛麻痹,加上同侧大脑脚受累造成对侧偏瘫。②中脑被盖部:Benedikt 综合征表现为同侧动眼神经和同侧红核受损造成同侧眼肌麻痹加上对侧肢体多动、如舞蹈症、震颤及手足徐动症。③四叠体上丘:Parinaud 综合征表现为眼球共轭运动受限,不能向上凝视。见于松果体区病变。④中脑广泛病变表现为昏迷、去大脑僵直、四肢瘫。

2.脑桥　①脑桥下部腹侧部:Foville 综合征表现为同侧眼球凝视麻痹或伴面神经或展神经麻痹加对侧偏瘫;Millard-Gubler 综合征表现为同侧展神经和(或)面神经麻痹加对侧肢体偏瘫。②脑桥下段:Raymond-Cestan 综合征(桥盖综合征)表现为同侧小脑共济失调和对侧半身感觉障碍。③脑桥外侧部:桥小脑角综合征,最初表现为第Ⅶ脑神经受累,随之第Ⅴ~Ⅶ、Ⅸ~Ⅻ脑神经也相继受累,多见于听神经瘤、胆脂瘤;④脑桥广泛病变表现为昏迷、双侧瞳孔缩小如针尖、四肢瘫。

3.延髓　①延髓上段腹侧部:舌下神经交叉瘫。②延髓上段背外侧部:延髓背侧综合征(Wallenberg 综合征)表现为交叉性感觉障碍或同侧小脑性共济失调、同侧延髓性麻痹、同侧霍纳征(Horner 征)和眩晕、眼球震颤。③延髓上段中央部:此部位损害取决于受损脑神经核,可引起橄榄体前综合征(Jackson 综合征),表现为同侧舌瘫和对侧偏瘫。④延髓广泛损害多表现为急性延髓性麻痹和呼吸循环衰竭而死亡。

(十)小脑病变

1.小脑半球　同侧肢体共济失调,眼球震颤,辨距不良,轮替运动障碍。指鼻和跟膝胫试验阳性,同侧半身肌张力降低。

2.蚓部　躯干性共济失调,小脑暴发性语言,少有肌张力降低和肢体异常。

3.齿状核　运动过多,肌阵挛。

4.小脑脚　小脑上脚(结合臂)病变引起同侧小脑性共济障碍,对侧红核病变引起不自主运动,头偏向病侧;小脑中脚(脑桥臂)病变出现额叶性共济障碍;小脑下脚(绳状体)损害引起同侧小脑性共济失调、平衡障碍、眼球震颤及书写障碍。

第二节　影像学检查方法

【颅脑 CT 检查】

CT 检查简便、迅速、安全、无痛苦,是颅脑损伤的首选方法。CT 图像是断层图像,密度分辨率高,解剖关系清楚,病变显示良好,对病变的检出率和诊断的准确性均较高。CT 检查在司法鉴定方面的主要作用是:脑组织有无损伤;脑组织损伤的部位、范围和程度;医疗终结后脑组织遗留的损伤性影像表现。扫描的方式一般有横断面(即轴位扫描)和冠状面,必要时增加矢状面扫描。多层螺旋 CT 可以进行图像后处理,以得到各向同性的 MPR(多平面重建)图像或 CPR(曲面重建)图像,以便为损伤后遗症或损伤后病变的定位诊断提供依据。近年来出现的球管一次曝光可以同时获得多个层面图像数据的多排螺旋 CT(MSCT)成像系统,由于它多采用磁悬浮技术电磁驱动使扫描机架的旋转速度明显增快,最快的旋转速度可以达到 0.3 s/周,提高了时间分辨率,影像密度分辨率明显提高,使多排螺旋 CT 在临床中得到广泛应用,也明显提高了人体损伤准确定位及损害后果等影像征象的认定,提高了司法鉴定的科学性。

【颅脑 MRI 检查】

颅脑 MRI 检查方法较多,现仅将常见颅脑损伤 MRI 检查方法及在颅脑损伤司法鉴定中的作用介绍如下。

(一)常规扫描序列

一般采用自旋回波序列(SE)和快速自旋回波(FSE)法 T1WI 及 T2WI 检查,通过组织或病变的 T1WI 或 T2WI 信号特点判断组织特性。例如脑积液或囊性病变具有长 T1、长 T2 特性,T1WI 呈低信号,T2WI 为明亮高信号;脂肪在 T1WI 和 T2WI 均表现为高信号。出血后亚急性和慢性期,血肿内含高铁血红蛋白,具有明显的顺磁性,使 T1 缩短,因此在 T1WI 及 T2WI 均为高信号(图 2-3-1)。

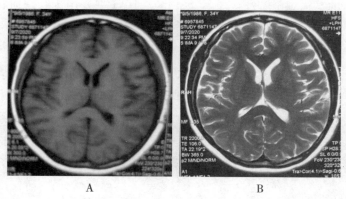

A　　　　　　　　　　　　B

A. T1WI,脑脊液呈低信号;B. T2WI,脑脊液呈高信号;脑灰质
T1WI 呈等信号,T2WI 呈等高信号;脑白质 T1WI、T2WI 呈等信号;颅骨
内外板 T1WI 和 T2WI 均呈低信号,板障 T1WI 及 T2WI 呈高信号。

图 2-3-1　常规扫描序列

(二)水抑制序列(T2 FLAIR——液体衰减反转恢复序列)

它是将自由水(脑脊液)的高信号抑制为零,又得到 T2WI 系列对病灶检出敏感的优点,广泛应用于颅脑病变,尤其是多发性硬化、腔隙性脑梗死、脑肿瘤及炎症病变(图 2-3-2)。

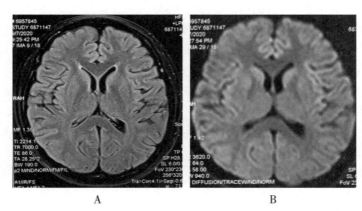

A. T2 FLAIR 图像,脑脊液为低信号;B. 弥散加权成像(DWI)。

图 2-3-2　水抑制序列

(三)弥散加权成像

弥散加权成像在 MR 成像序列中加入强梯度磁场,突出弥散效应,即可获得弥散加权成像(DWI)。MRI 中用其来描述组织中液性分子的微观运动状况。是目前在活体上进行分子弥散测量与成像的唯一方法。在 DWI 图像上水分子弥散快(ADC 高)的结构 MR 信号衰减大,呈灰黑色;水分子弥散慢(ADC 低)的结构 MR 信号衰减小,呈白色。DWI 主要用于脑缺血、脑梗死诊断,特别是急性期的早期诊断;炎性肉芽肿和脓肿等的鉴别诊断。

(四)MRI 血管成像

MRI 血管成像(MRA)是一种非介入性颅内外血管成像方法。借助于流动血液和静止的周围组织之间的 MRI 信号差异,用脉冲和对质子阶梯脉冲进行血管成像。

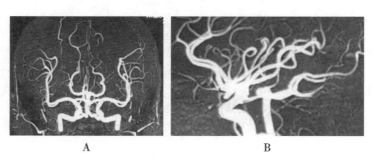

A. 冠状位 MRA 片;B. 斜矢状位 MRA 片。清晰显示出颈内动脉脑血管虹吸部、大脑前动脉、大脑中动脉及其分支,各部脑血管,走行自然,无中断与狭窄,无扩张及迂曲。

图 2-3-3　MRI 血管成像

(五)灌注成像

灌注成像(PWI)是反映组织微循环的分布及血流灌注情况,评价局部组织的活力和功能的检查技术。

(六)磁共振频谱

磁共振波谱(MRS)能够在分子水平反映人体内病变的信息,可对疾病进行早期诊断并监控病情。MRS 技术能够观察组织器官的能量代谢情况,从而对人体的生化环境、组织代谢物及某些特定的化合物进行无创的定量分析,是一种很有潜力的活体生化分析技术,可用来观察细胞代谢变化。活体 MRS 是目前唯一无创性实时提供组织在生理或病理状态下代谢动态变化、空间分布和能量状态的方法,从分子水平反映活体组织的生物学信息。该项技术在临床方面最先应用于颅内疾病的诊断中。

第三节　脑损伤的司法鉴定

颅脑损伤发生率居创伤的首位,占全身各部位创伤的 9% ~21%,而且在近 30 年呈明显的增加趋势。其致残率及死亡率处于第一位。虽然颅脑损伤总体死亡率由 30 年前的 50% 降低到目前的 30% 左右,但在存活患者中,10% 的轻度损伤患者会遗留永久的残疾,中度和重度患者的致残率高达 66% 或 100%。在所有的脑损伤引起的后遗症中,运动功能障碍、感觉障碍、失语症、认知功能障碍、情绪情感障碍等是影响患者后期生活质量最常见的后遗症状。颅脑损伤中以原发性脑损伤最常见,也是司法鉴定的重点和难点。

一、脑挫裂伤

脑挫伤是指脑组织遭受破坏较轻,仅在脑实质发生点状出血,脑组织水肿及脑肿胀,而软脑膜尚完整;脑裂伤则是在剪切或旋转外力作用下导致软脑膜、血管和脑组织同时碎裂,并伴有蛛网膜下腔出血;出血可局限于脑挫裂伤局部脑池也可弥散于数个脑池之中。因脑挫伤和脑挫裂伤常同时存在,临床上又不易区别,故统称为脑挫裂伤。

脑挫裂伤分为冲击伤、对冲伤。通常将受力侧的脑损伤称为冲击伤,其对侧脑损伤称为对冲伤,对冲伤一般较冲击伤严重。头部受外力作用同时骤然加速和加速运动时,除了接触部位的冲击伤外,通常合并对冲伤。运动的物体撞击静止的头部产生的脑损伤称为加速损伤,一般冲击伤较明显;运动的头部遇到静止的物体,产生的脑损伤称为减速损伤,一般对冲伤相对较重。由于颅前窝与颅中窝凹凸不平,各种不同部位和方式的头部外伤,均易在额极、颞极及其底面发生对冲性脑损伤。脑挫裂伤轻者可见脑表面淤血、水肿,有片状出血灶,呈血性脑脊液,重者脑实质挫碎、破裂、局部出血,甚至形成血肿,受损组织可出现缺血坏死。

【鉴定原则及注意事项】

鉴于脑挫裂伤损害后果的多样性与复杂性,在实施司法鉴定时要充分体现客观、公正、公平的原则,同时又要充分体现司法鉴定的科学性,尤其是在涉及罪与非罪的司法鉴定应谨慎。在颅脑损伤中司法鉴定人应遵守以下原则。

(1)必须有确证的头颅外伤史及住院病历记载的颅脑外伤后的症状和体征以及治疗的过程,包括手术记录。

(2)按颅脑损伤《法医临床影像学检验实施规范》的要求对影像学资料进行检验。①有受伤当时的头部 CT 和(或)MRI 资料,病情稳定后或最近时期的头部 CT 和(或)MRI 片。②有符合司法鉴定影像学检验要求的影像学资料及影像学诊断报告和或认定意见。

(3)在伤残等级的司法鉴定中,没有专门依据血肿的部位、程度、血肿大小鉴定伤残等级的条款;但是为了体现司法鉴定的科学性,在实施鉴定时,应考虑到颅内出血的部位、范围、程度、血肿大小、合并伤及继发性脑损伤所导致的损害后果等,并密切结合受伤史、临床症状和体征、诊疗过程、其他辅助检查资料、法医活体检验所见等进行综合评定。

（4）本鉴定原则及注意事项,均适用于本节中的原发性脑损伤、继发性脑损伤的鉴定。

【损伤程度的司法鉴定】

案例1:脑挫裂伤

[案情简介]男,56岁,受伤后头疼、呕吐、烦躁不安、意识障碍逐渐加重,直至昏迷。体格检查:神志不清,意识模糊,对光反射迟钝,右侧肢体感觉障碍,肌张力正常,右侧肢体肌力下降。

[影像资料检验]图2-3-4A、B为受伤2h CT片:额底部有小片状低密度灶,及小点状出血灶(容易漏诊),符合轻微脑挫伤征象。图2-3-4C、D为受伤后9h复查片:额叶脑底部可见小血肿形成及水肿区均较前片明显;符合脑挫裂伤征象。图2-3-4E、F为伤后24h头颅CT片显示,右颞底部脑挫裂伤,脑组织水肿,有多发小血肿;右额颞部脑挫裂伤及多发血肿形成,血肿周围脑水肿;左额部有较大血肿及蛛网膜下腔出血,中线明显向右移位,侧脑室前部狭窄,向右向下移位,占位效应形成。

[鉴定意见]依据影像学表现,结合被鉴定人有头疼、呕吐、烦躁不安、意识障碍逐渐加重,直至昏迷,神志不清,意识模糊,对光反射迟钝,右侧肢体感觉障碍,肌张力正常,右侧肢体肌力下降。依照《人体损伤程度鉴定标准》5.1.2.g)脑挫(裂)伤,伴神经系统症状和体征;重伤二级的规定,评定为重伤二级。

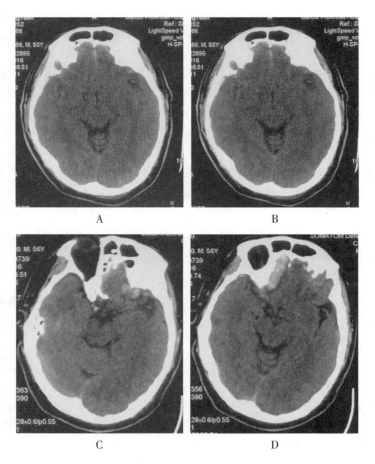

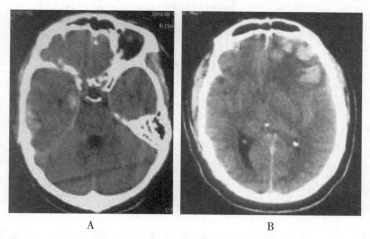

A   B

图2-3-4 案例1影像学检查

案例2：

[案情简介]男,38岁,受伤后体检检查:神志清,精神可,有头疼,头晕,嗜睡,双侧瞳孔等大等圆,直径约3 mm,直、间接对光反射灵敏,颈软无抵抗,四肢活动正常,生理反射存在,病理反射未引出(图2-3-5)。

[影像资料检验]图2-3-5A、B片显示,双额及双颞部脑挫裂伤,有散在小出血点。图2-3-5C、D为受伤后48 h CT片,显示双额部脑挫裂伤范围无明显扩大,右颞部有少许硬膜外血肿形成,有轻微占位效应;依照《人体损伤程度鉴定标准》5.1.3.e)脑挫裂伤,评定为轻伤一级。

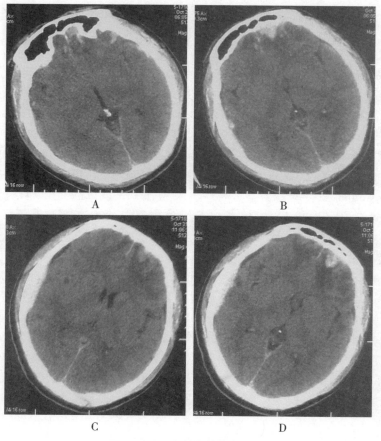

A   B

C   D

图2-3-5 案例2影像学检查

【伤残等级司法鉴定】

案例3：

［案情简介］女，47岁，因交通事故受伤。伤后曾出现意识丧失、恶心、呕吐。体格检查：精神可，双侧瞳孔等大、等圆，对光反射灵敏，四肢感觉正常，四肢各关节活动功能正常，双侧肢体肌张力正常，肌力正常，生理反射存在，病理反射未引出。

［影像资料检验］图2-3-6中A为伤后5 h头颅CT片，显示左颞部脑挫裂伤，血肿形成，脑组织普通水肿；B为伤后18 d CT片，血肿已吸收，右侧侧脑室前角旁有片状低密度区；C为伤后6个月头颅CT片，颅脑未发现异常影像学征象。法医学活体检验，无明确功能障碍。依照《工标》5.9.2.3)脑挫裂伤无功能障碍的规定，评定为九级伤残。比照《分级》标准条款之规定，不具备评定伤残等级的条件。

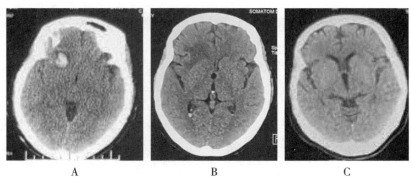

A   B   C

图2-3-6 案例3影像学检查

案例4：

［案情简介］男，60岁。2019年11月14日以主诉头部外伤后头痛、头晕伴恶心，呕吐2 h入住某人民医院。入院前2 h骑自行车与小汽车发生碰撞，致后枕部着地，伤后即感头痛、头晕、恶心、呕吐，呕吐物为胃内容物。体格检查：后枕部可见2 cm×3 cm头皮擦伤，无明显出血，枕部可见4 cm×5 cm头皮血肿；言语不清，双鼻腔内可见血迹，双侧外耳道未见明显血迹，左侧乳突部可见局部青紫，压痛明显；无肢体抽搐、大小便失禁，急性病容，被动体位，平车推入病房，神志朦胧，查体欠合作，双侧瞳孔等大、等圆，瞳径3 mm，对光反射迟钝，颈软无抵抗，Babinski征（-），Hoffmann（-），Oppenheim征（-），Gordon征（-），脑膜刺激征（-），四肢肌力5级，肌张力正常，生理反射存在，病理反射未引出，GCS评分10分。头颅CT检查：右额叶脑挫裂伤，双侧额部硬膜下血肿，蛛网膜下腔出血，左枕部硬膜外、小血肿并积气，枕骨及左侧颞骨骨折，左侧枕部头皮血肿。某人民法院委托：对被鉴定人的伤残等级进行鉴定。

［法医临床检查］神志清楚，精神可，步入检查室，查体合作，对答切题，对受伤经过叙述完整，自述，现仍感头痛，头晕，记忆力明显下降，曾有一过性黑矇，听力下降，偶尔感耳鸣。四肢活动自如，肌张力正常，四肢肌力5级。

［影像资料检验］图2-3-7中A、B为受伤当日头颅CT片显示有蛛网膜下腔出血，右额部有小血肿形成，左颞枕部头皮下软组织肿胀；C、D片显示左颞部骨折，左枕部骨缝分离；E、F为伤后22 d头颅CT片，显示右额部为低密度区；G、H为伤后112 d头颅CT片显示右额叶有脑软化灶。

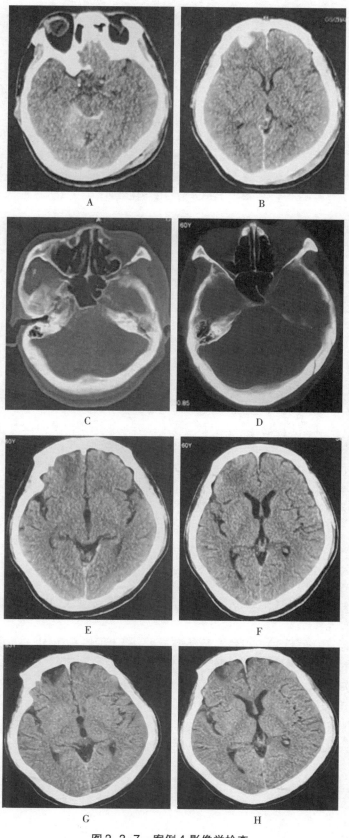

图 2-3-7 案例 4 影像学检查

[检验结果]右额叶脑挫裂伤,蛛网膜下腔出血,颅骨多发性骨折,左颞枕部头皮软组织肿胀,右额叶脑软化灶形成。

[分析说明]依据以上检验所见,经综合分析后认为,被鉴定人2019年11月14日受伤,受伤史明确,病历记载临床症状和体征确切,法医学影像检验结果为右额叶脑挫裂伤,蛛网膜下腔出血,颅骨多发性骨折,左颞枕部头皮软组织肿胀,右额叶脑软化行形成。依照《分级》5.10.1.2)颅脑损伤后遗脑软化灶形成,伴有神经系统症状或体征,评定为十级伤残。依照《工标》5.9.2.3)脑挫裂伤无功能障碍的规定,评定为九级伤残。

[鉴定意见]被鉴定人此次外伤所致颅脑损害,依照《分级》标准被评定为十级伤残。依照《工标》评定为九级伤残。

二、外伤性脑内血肿

脑内血肿是指脑实质内的出血。一般认为直径大于2 cm的出血为血肿,小于2 cm的出血为脑挫裂伤。在闭合性颅脑损伤中,其发生率为0.5%~1.0%,占颅内血肿的5%左右,可发生在脑组织的任何部位,好发于额叶及颞叶前端,占总数的80%,其次是顶叶和枕叶约占10%左右,其余分布在脑深部、基底节、脑干及小脑内等处。

外伤性脑内血肿大多数均属急性,少数为亚急性,特别是位于额、颞前份和底部的浅层脑内血肿,往往与脑挫裂伤及硬膜下血肿相伴发,临床表现急促。深部血肿,多位于脑白质内,系因脑受力变形或剪力作用致使深部血管撕裂出血所致。出血较少,血肿较小时,临床表现亦较缓;血肿较大时,位于基底节、丘脑或脑室壁附近的血肿,可向脑室溃破造成脑室内出血,病情危重,预后不良。

外伤性脑内血肿好发于额叶及颞叶,常为对冲性脑挫裂伤所致,其次好发于顶叶及枕叶,系因直接打击的冲击伤或凹陷性骨折引起,其余则为脑深部、脑干及小脑等处的脑内血肿。脑内浅部血肿多由于挫裂致脑皮质血管出血所致,常与硬膜下血肿同时存在;深部血肿系脑深部血管破裂所致,脑表面无明显挫裂伤,较少见。血肿形成初期仅为一血凝块,浅部者周围常与挫碎的脑组织相混淆,深部者周围亦有受压、坏死、水肿的组织围绕,约4~5 d之后血肿开始液化,变为棕褐色陈旧液,周围有胶质细胞增生。至2~3周时,血肿表面有包膜形成,内贮黄色液体,并逐渐形成囊性病变,相邻脑组织可见含铁血黄素沉着,局部脑回变平、增宽、变软、有波动感,此时临床上已无颅内压增高表现。

【影像学表现】

(一)CT表现

1.血肿形态 由多个出血灶融合成斑片样,浅部可达脑皮质表面,深部者体积常较大,若靠近脑室可破入脑室形成脑室铸型。

2.密度 1周内多为密度均匀、边界清楚的高密度,CT值60~70 HU;8 d至1个月以内或慢性期(1个月以后)者密度逐渐下降,2~4周内可由高密度变为等密度;4周后变为等密度;8周左右,部分血肿液化形成软化灶,邻近脑室扩张,脑沟及蛛网膜下隙增宽,血肿的密度先从周边开始减低,逐渐向中心扩展,边缘模糊。

3.增强扫描 急性期外伤性血肿多无强化,亚急性期、慢性期血肿可在周边见到环形强化。

4.其他 常合并脑挫裂伤、硬膜外/下血肿、颅骨骨折等。

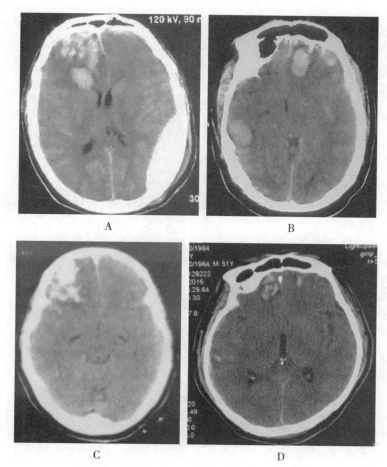

A. 左枕顶部可见硬膜外血肿,局部头皮软组织肿胀有血肿形成,右额脑组织内有多发血肿形成,有占位效应形成;B. 显示右颞部脑挫裂伤有血肿形成,血肿位于脑组织边缘部位,局部头皮软组织肿胀,右额部脑挫裂伤及血肿形成,并且形成明显占位效应;C. 显示右额前脑挫裂伤,有血肿形成,伴有蛛网膜下腔出血、右颞枕部硬膜下血肿;D. 双额前及右颞脑挫裂伤。以上所见影像征象符合外伤性脑内血肿的特征。

图 2-3-8　脑内血肿的 CT 表现

（二）MRI 表现

1. 浅出血　几乎都与脑挫裂伤并存,表现为血肿、坏死并间以正常脑组织的混杂信号,单发性血肿边缘往往不规则。

2. 深部血肿　符合血红蛋白从氧合血红蛋白（HBO_2）转换为脱氧血红蛋白（HBO）至高铁血红蛋白（MHB）再至含铁血黄素的信号变化过程。

（1）超急性期（24 h 以内）：以 HBO_2 为主,在 SE 序列 T1WI 呈略低信号或等信号,但高于脑脊液信号,在 T2WI 上呈略高或等信号,但较脑脊液信号低;有时易被脑脊液信号掩盖。在 FLAIR 序列 T2WI 上,血肿及水肿的轮廓显示较清晰。

（2）急性期（2～7 d）：HBO_2 已降解成 HBO,细胞内已形成 MHB,在 SE 序列 T1WI 上呈等或稍高信号,在 T2WI 上呈低信号以第 3～4 天最为明显。在 FLAIR 序列 T2WI 上仍呈略低于或等同于脑实质信号。在高场强条件下,T2WI 的低信号表现得更为明显。

（3）亚急性期（8～30 d）与慢性期（1～2 个月）：血肿内以游离稀释的 MHB 为主，在 SE 序列 T1WI、T2WI 及 FLAIR 序列 T2WI 上均呈高信号（图 2-3-9）。

（4）残腔期（3 个月至数年）：以血肿液化及周边的含铁血黄素为主，表现为长 T1、长 T2 信号的囊腔，周边衬以低信号的含铁血黄素环，低信号环于 GRE-T2* 更为显著（图 2-3-9～图 2-3-11）。

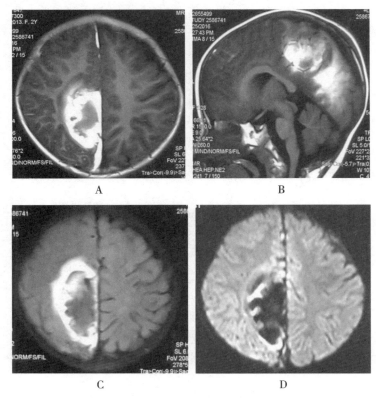

A、B 为头部外伤后第 8 天头颅 MRI 片，T1WI 轴位及矢状位片示，大脑中线右侧顶枕部可见周边高信号影，血肿中心可见低及等信号；C 片为 FLAIR 片显示右侧顶枕部呈混杂信号，脑组织损伤区周边呈高信号；D 片为 DWI 片显示出血区呈低信号。符合亚急性期脑内出血 MRI 表现。

图 2-3-9　脑内血肿 MRI 表现

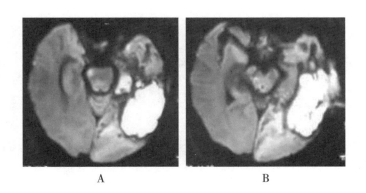

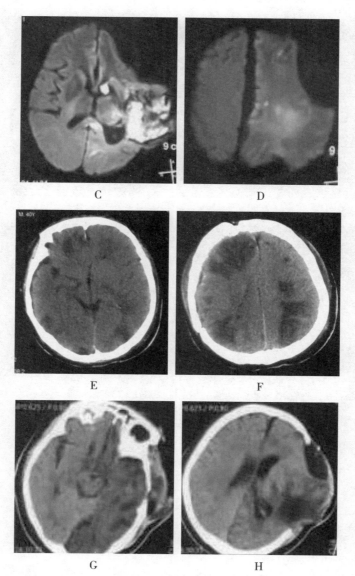

图 A、B、C、D 为受伤后第 24 天头颅 DWI 片显示：右颞叶、左枕叶、中脑及大脑脚、双侧海马区、左顶部中等高信号，左颞叶大面积高信号影，周围脑组织有散在高信号影。图 E、F 为为受伤后第 6 天的头颅 CT 片显示：右额、右颞部、左侧颞枕部、左额、左侧内囊后肢呈密度较低的脑水肿区，头皮软组织肿胀。额部颅骨骨折。图 G、H 为手术后头颅 CT 片显示：双额底、左颞部、左基底节及中脑有不规则片状低密度区，左颞前可见硬膜下积气，左枕叶密度不均。颅脑 MRI 检查，符合亚急性期脑损伤及颅脑开颅术后改变的磁共振信号。脑组织内多发脑挫裂伤（双额底、左颞部、左基底节区、脑干），多发性脑梗死；颅脑受伤后亚急性期 CT 改变及手术后 CT 改变；多发性脑软化。

图 2-3-10　颅脑 MRI 检查

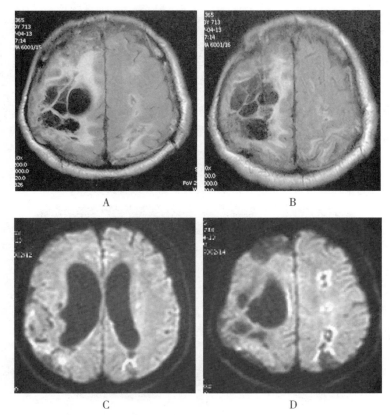

残腔期(3个月至数年),以血肿液化及周边的含铁血黄素沉积为主,表现为长 T1、长 T2 信号的囊腔,周边衬以低信号的含铁血黄素环,低信号环于 GRE-T2* 更为显著。

图 2-3-11　MRI 残腔期

【鉴定原则及注意事项】

(1)脑内血肿的鉴定原则见"脑挫裂伤"。

(2)外伤性脑内血肿须与自发性脑内血肿、高血压性脑出血或脑血管畸形出血所形成的血肿相鉴别:高血压性脑内出血多位于基底节区,多呈肾形;脑血管畸形所致的血肿在脑内可看到条片状或斑片状钙化,血管强化或流空现象;钙化不明显的脑血管畸形,其血肿密度或 MRI 信号表现不均匀,且不伴有其他部位的损伤及损伤所致的相应的影像学表现。

(3)脑内血肿发生时间的界定:亚急性期、慢性期及残腔期血肿在 MRI 有较特征性表现,可以大致界定血肿发生的时间。但对于超急性期及急性期血肿,应结合受伤史及 CT 检查所见影像征象进行认定。

(4)部分额叶血肿的患者因临床症状较轻,外伤当时没有及时行 CT 或 MRI 检查,而在较长时间以后才因感觉不适就诊,此时 CT 检查难以定性,易误诊为肿瘤,而 MRI 可以避免误诊的发生,结合强化扫描,更具有重要诊断价值。

(5)外伤性迟发性血肿的诊断:少部分血肿在伤后于 48～72 h,甚至 2 周后复查 CT 时才被发现。对于外伤性迟发性血肿的诊断应符合以下几个条件:①临床上有明确的外伤史。②外伤后首次 CT 或 MRI 检查未见血肿或挫伤。③伤后于 48～72 h 甚至 2 周后复查 CT 发现血肿。④排除二次创伤或其他可能直接导致出血的因素。

【司法鉴定】

案例5:

[案情简介]男,47岁。行走过程中被汽车撞倒,当即意识不清并进行性加重,伴恶心呕吐。体格检查:意识模糊,查体不合作,双侧瞳孔等大、等圆,直径2.5 mm,对光反射灵敏,四肢肌张力正常,肌力未查,生理反射存在,左侧病理征阳性。头颅CT示:脑挫裂伤,左颞部脑内血肿,硬膜下血肿,创伤性蛛网膜下腔出血,额骨骨折。

[影像资料检验]图2-3-12中A、B示左颞部不规则较大血肿,形态不规则,密度不均匀,血肿周围有脑水肿带,并有蛛网膜下腔出血及脑水肿征象,脑室、脑池变窄,大脑纵裂硬膜下血肿,脑内占位效应形成。C、D为手术后已1月余头颅CT片,显示右颞部有脑软化区,中脑平面显示右颞中回、颞下回、岛叶海马等部脑组织脑软化。D片显示侧脑室右侧脑组织萎缩。结合受伤史、法医临床影像学所见及脑受压症状和体征,符合《人体损伤程度鉴定标准》5.1.2.h)颅内出血,伴脑受压症状和体征,评定为重伤二级。

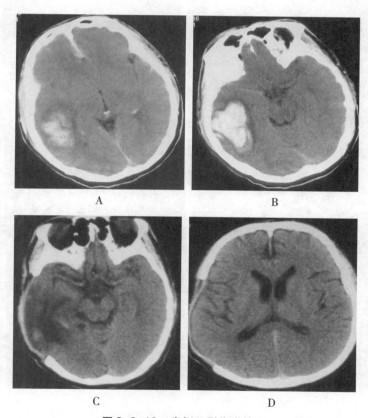

图2-3-12　案例5影像学检查

案例6:

[案情简介]女,48岁。2016年12月28日因交通事故受伤,伤后头痛、头晕、烦躁,经门诊急诊头颅CT检查显示左颞部脑挫裂伤收住。体检检查:无明确阳性体征,生理反射存在,病理反射未引出。

[影像资料检验]图2-3-13中A、B、C、D分别为头颅CT轴位片及冠状位、矢状位片,显示右侧颞、枕、顶部头皮软组织肿胀明显,有破损;左颞底、颞前脑组织挫裂伤,有脑水肿及小血肿形成,符合脑组织对冲伤;右颞骨骨折,蝶窦右侧积液;颅内有少许积气。E、F为头颅MRI轴位片,T1片显示水肿区为稍低信号,其间有高信号影,T2为高信号影。依照《人体损伤程度鉴定标准》5.1.3.e)颅内出血,评定为轻伤一级。

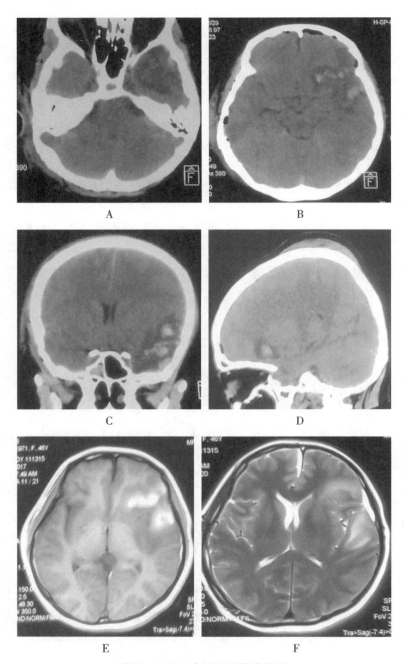

图 2-3-13　案例 6 影像学检查

【注重损伤与损害后的影像征象】

在伤残等级的司法鉴定中,虽然没有将脑内血肿的大小作为伤残等级司法鉴定的条件,但是,影像学资料所见的外伤性脑内血肿的部位、程度、范围、大小等与医疗终结期后的诸多后遗症有密切关系,与颅脑损伤后的影像学征象也有密切关系,与致残等级的判断直接相关联。因此我们应重视颅脑损伤后所显示的损伤部位、程度、范围、血肿的大小等影像学征象的认定,并与医疗终结期后所见的影像学征象相结合,进行综合分析,可为诸多颅脑损伤后所致的并发症或后遗症的鉴定提供重要帮助。

三、弥漫性脑损伤

弥漫性脑损伤包括弥漫性轴索损伤(弥漫性脑白质损伤)、弥漫性脑水肿合并弥漫性脑肿胀。脑弥漫性轴索损伤是指头部遭受加速性旋转外力作用时,因剪切应力而造成的以脑内神经轴索肿胀、断裂并伴随小血管破裂为主要特征的损伤。常见部位:中线两旁白质、胼胝体、脑桥-中脑结合部、小脑或脑干、内囊区域或第三脑室周围。弥漫性脑水肿合并弥漫性脑肿胀,基本病理改变分别是组织细胞外液及细胞内液增多,两者常同时存在。临床表现为受伤当时立即出现昏迷,且时间较长,多数患者很快死亡,部分患者长时间处于植物人状态。

【影像学表现】

(一)CT 表现

1. 弥漫性脑水肿及脑肿胀　脑室普遍受压变小,脑沟及脑裂变窄或不明显,甚至消失;脑实质密度稍低或正常。

2. 弥漫性脑白质损伤　损伤部位可见小灶性高密度、低密度或混杂密度灶,边界不清。CT 平扫50% ~80% 常正常,因其诊断价值有限,主要依靠 MRI 检查(图 2-3-14)。

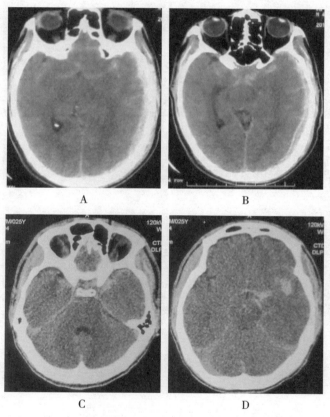

A

B

C

D

　A、B 为头颅 CT 轴位片,显示脑组织弥漫性肿胀,脑组织结构不清,脑沟脑裂消失,所见脑室脑池系统闭塞、变窄,双侧蛛网膜下腔出血,左颞部硬膜下血肿,已形成占位效应;C、D 为头颅 CT 轴位片显示,弥漫性脑水肿表现明显,脑组织结构消失,界面不清楚,脑室、脑池闭塞,可见脑挫裂伤及蛛网膜下腔出血以及占位效应,蝶鞍周围有斑片状高密度影,环池闭塞,符合弥漫性脑水肿。

图 2-3-14　弥漫性脑损伤 CT 表现

（二）MRI 表现

1. 弥漫性脑水肿及脑肿胀　脑室变小,脑裂及脑沟变窄等较 CT 显示更清楚,脑组织呈略长 T1,略长 T2 信号。弥散加权像呈略高信号。

2. 弥漫性轴索损伤　急性期性期(1～3 d):两侧脑灰白质交界区、基底节、胼胝体或脑干弥散分布斑点状或小片状圆形,椭圆形长 T1 或等 T1 信号,长 T2 信号,有时间杂以小灶性短 T2 信号,类似脑挫裂伤的 MRI 表现只是范围更广(图 2-3-15)。梯度回波序列(GRE):无论急性或慢性恢复期,均表现为极低信号。GRE 序列这一特性使其他序列所不能显示的小出血灶能够显示。

3. 磁敏感加权成像序列(SWI)　比 GRE 序列更加敏感,分辨率更佳。

4. 弥散加权(DWI)及 ADC　对早期轴索损伤病灶的发现有很高的敏感性(图 2-3-15B、D)。

5. 磁共振波谱分析　可以反映出弥漫性轴索损伤早期病理生理变化,对早期诊断和评估病情均有重要价值。

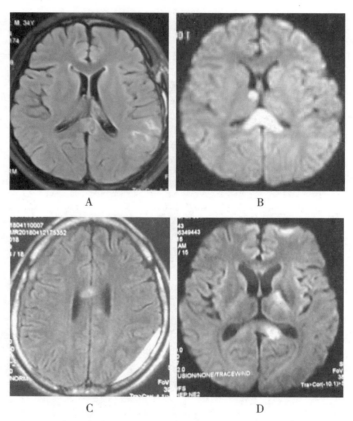

A、B、C、D 为头颅 MRI 片:T2 FLAIR 及 DWI 片显示胼胝体体部、压部、丘脑、扣带回区,左枕叶高信号。左枕顶区 FLAIR 显示弧形高信号硬膜下积液影像。符合弥漫性轴索损伤、硬膜下积液。

图 2-3-15　弥漫性脑损伤 MRI 表现

【司法鉴定】

(1)弥漫性脑损伤司法鉴定在三个司法鉴定标准文本中无专门性条款,通用颅脑损伤后出现的合并症[如症状和(或)体征]或颅脑损伤后遗症或疾病的条款(图 2-3-16、图 2-3-17)。

(2)鉴定原则及鉴定注意事项同脑挫裂伤。

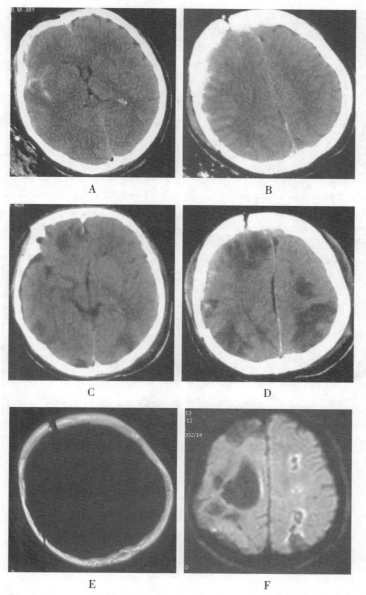

A、B为受伤当日头颅CT片示,脑组织明显肿胀,脑结构模糊,所见脑室结构明显变窄,右额硬膜下血肿,弥漫性蛛网膜下腔出血,脑内有占位效应形成,并多发性颅骨骨折,颅内有散在少量积气,头皮软组织肿胀;C、D为伤后第6天头颅CT片,脑内多发片状低密度区,其间有点片状出血,半卵圆中心脑组织损伤,大脑纵裂硬膜下积血、积液;E显示颅骨骨折;F为半年后头颅MRI片显示,脑白质区大面积脑软化,已形成空腔。伤后有明确的脑受压症状和体征。依据《损标》5.1.2.h)脑内血肿,伴脑受压症状和体征,鉴定为重伤二级。

图2-3-16　颅脑损伤(男,40岁。因交通事所致)

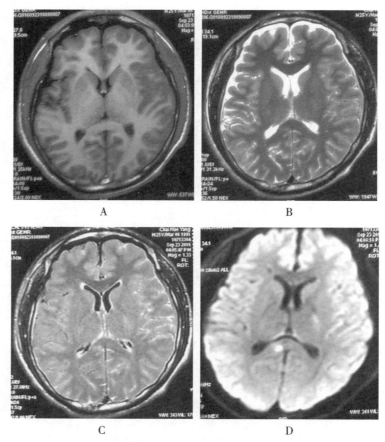

A 为 T1WI 显示左颞叶可见片状稍低信号影,其间有散在小斑片状稍高信号影;B、C、D 为 T2WI 及 FLAIR 序列 MRI 片显示:颞叶有稍低信号影,胼胝体膝部、体部、穹隆柱、压部、左侧内囊、左颞叶有广泛高信号影,符合弥漫性轴索损伤。

图 2-3-17 弥漫性轴索损伤

四、脑干损伤

在闭合性颅脑损伤中脑干损伤较少,发生率约为 3.6%,但死亡率约为 83%。因脑干损伤常与严重脑挫裂伤或颅内血肿并存,致使脑干出血为原发性或继发性难以鉴别。脑干损伤是指中脑、脑(桥)和延髓的损伤。原发性脑干损伤,指外界暴力直接作用造成的脑干损伤;继发性脑干损伤,继发于颅内压增高、脑缺血缺氧及因脑疝或脑水肿引起的脑干损伤。因脑干内有脑神经核、躯体的感觉和运动传导束通过,还有与意识状况密切相关的脑干网状结构,与呼吸、循环等功能相关的生命中枢。因此,原发性脑干损伤的致残率和死亡率都很高。原发性脑干损伤常与脑挫裂伤、弥漫性轴索损伤并存。病理变化可有脑干神经组织结构紊乱、轴索断裂、挫伤或出血等;随着病情的进展,在原发性脑干损伤的基础上又增加继发性损害,如水肿、出血。伤后立即昏迷并进行性加深,瞳孔大小多变,早期发生呼吸、循环功能紊乱,出现去大脑强直及双侧病理反射,是原发性脑干损伤的典型表现。原发性脑干损伤与继发性脑干损伤的区别主要根据症状和体征出现的早晚来判断。继发性脑干损伤的症状和体征多在伤后逐渐产生。

【影像学检查与诊断】

MRI 是脑干出血较理想的辅助检查方法。特别是出血灶在 4 d 以上时，T1WI 图像可显示清楚的高信号易于识别；虽然急性期出血灶 T1WI 为等信号，但 T2WI 呈低信号，周围有或无高信号水肿，仍较易识别。

【司法鉴定原则及注意事项】

见脑挫裂伤司法鉴定原则及注意事项。

【司法鉴定】

脑干损伤的伤情程度鉴定同颅内出血伤情程度鉴定的相应条款，依据相应的损伤程度和对应的条款进行鉴定。脑干损伤的致残等级的司法鉴定，可用脑损伤后出现的损害后果，对应相应司法鉴定条款进行伤残等级的司法鉴定（图 2-3-18）。

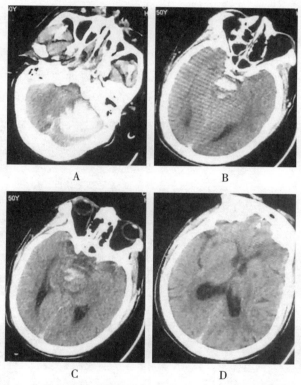

CT 检查显示：A 见小脑左侧有团块状血肿，脑干受压，与周围脑组织界面不清；B、C 为小脑幕上层面，显示脑干与周围脑组织界面消失，脑干内出血；D 为侧脑室层面，显示左侧基底节区有腔隙性脑梗死。住院当天经活体检验，未发现受伤迹象；头面部 CT 示软组织无肿胀破损，颅骨无骨折，临床诊断为重症颅脑损伤？脑干、小脑血肿。经抢救无效，3 d 后死亡。某人民法院委托死因鉴定。影像学鉴别点：①未见颜面部、头部软组织损伤；②颅面骨无骨折；③无明显脑挫裂伤，无蛛网膜下腔出血，幕上脑组织无损伤表现；④于侧室平面 CT 图片可见左侧基底节区有陈旧性腔隙性脑梗死。根据出血部位及血肿形态，再结合其他相关检查，最后认定为突发性高血压性脑出血。

图 2-3-18　男性，50 岁，进城务工从事环卫工作。于 2017 年 2 月 12 日上午7:30，被人发现躺在公路边，经 120 送医院

五、外伤性硬膜外血肿

硬膜外血肿是血液积聚于颅骨内板与硬脑膜之间的血肿。硬脑膜是由两层坚韧致密的胶原纤维构成,缺乏弹性,它与颅骨内板的骨膜密不可分,硬膜外间隙实际上是颅骨内板和骨膜之间的一个潜在间隙,这一潜在间隙以颅骨缝为界,外伤性硬膜外血肿即位于此间隙。血肿是由直接暴力作用于颅骨导致骨折或颅骨局部变形,撕裂位于颅内板和脑膜之间的脑膜血管所形成。80%为脑膜中动脉及其分支分布于颞、额顶区,故血肿多位于颞区、额顶区。少数出血源于脑膜静脉、静脉窦或板障静脉,因出血缓慢,常形成迟发血肿。因硬膜与颅内板骨膜联系紧密,一般情况下出血范围较小,呈典型梭形或新月形,常以骨缝为界。

【影像学表现】

(一)CT 表现

与出血来源及出血量、受伤后 CT 检查间隔时间、血块机化及崩解程度有关,快速大量的出血通常形成大的血肿,引起占位效应,导致脑疝。

1.急性硬膜外血肿(伤后 3 d 内) 表现:颅骨内板下方双凸透镜形或梭形的高密度影,边界清楚且光滑整齐,与脑实质界面清晰,少数呈带状。占位效应形成表现为局部脑沟受压变浅,脑室受压变小,中线结构移位,严重者可有脑疝形成,病变密度均匀,若持续性出血,则血肿密度不均(图2-3-19)。

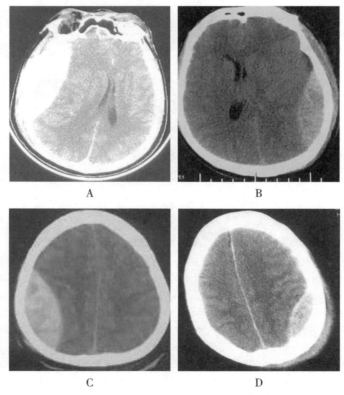

A

B

C

D

A 为右颞部硬膜外血肿,表面光滑,中线明显向左移位,侧脑室受压变窄;B 为左颞枕部硬膜外血肿,形态同图 A;C 为右侧枕顶部硬膜外血肿,附近脑组织有挫裂伤,局部头皮软组织肿胀,中线有轻微移位;D 为左枕顶部硬膜外血肿,头皮软组织肿胀。

图2-3-19 急性硬膜外血肿,形态呈双凸透镜样,占位效应明显,血肿区密度不均

2.严重性硬膜外血肿(伤后4～21 d)　血肿形成呈典型的双凸透镜形或梭形,密度较前者低,近似脑实质(等密度)。

3.慢性硬膜外血肿(伤后大于21 d)　由于血肿内的各种成分不断崩解、吸收及液化,其密度及张力进一步降低,2个月后,血肿变为新月形的均匀液性低密度影,与脑实质间可见线样高密度影,为局部增厚的脑膜。

(二)MRI表现

可用于各型血肿的检查,血肿的形态与CT扫描表现基本相似,并能分辨出低信号的硬脑膜。根据T1、T2加权像可做出诊断。依据血肿内血红蛋白的代谢分解而导致MRI信号变化可鉴别。

【司法鉴定】

(1)硬膜外血肿司法鉴定原则及注意事项同"脑挫裂伤"。

(2)外伤性硬膜外血肿的司法鉴定在伤情程度的鉴定中同颅内出血:硬膜外血肿的出血量虽然与伤情程度的鉴定密切相关,但是其伤情等级鉴定的依据是硬膜外血肿"伴脑受压症状和体征",鉴定重伤二级时,症状和体征须同时具备。

案例7:

[案情简介]男,39岁。2017年2月1日被他人用砖块多次敲击头部,致头皮多处裂伤伴流血,鼻腔及口腔均有血迹流出,意识不清。经医院头颅CT检查提示,右侧额、颞、顶部硬膜外血肿,蛛网膜下腔出血。体格检查:查体不合作,昏迷,GCS评分4分,精神状态无法检查,右侧瞳孔不规则,直径约5 mm,直接、间接对光反射消失,左侧瞳孔圆形,直径4 mm,直接对光反射存在、间接对光反射消失,颈抵抗(+),双侧Chaddock征(+)。经行颅内血肿清除术及去颅骨骨瓣减压术,清除硬膜外血肿约150 mL。

[活体检验]2017年8月11日法医活体检验:左上肢肌力4级,其余肢体肌力均5级;语言缓慢,用词混乱,吐字不清,符合不完全性感觉性失语。

[影像资料检验]图2-3-20中A、B显示右侧额、颞、顶部有较大硬膜外血肿,蛛网膜下腔出血,脑组织结构不清,脑室、脑池闭塞,占位效应明显,中线向左呈弧形移位,左额部头皮血肿;C、D片为血肿清除术后25 d复查片,显示右侧额、颞、枕部(含中脑右侧)大面积低密度区,胼胝体体部低密度区,侧脑室体部平面右侧额、颞叶低密度区与右侧侧脑室前角相连。

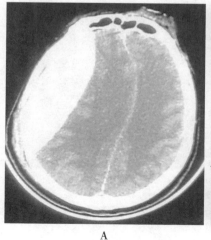
A

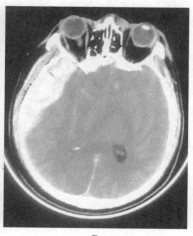
B

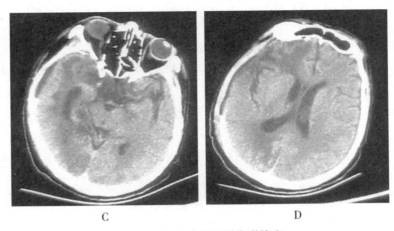

图 2-3-20　案例 7 影像学检查

[检验结果]右侧额、颞、顶部较大硬膜外血肿;蛛网膜下腔出血;轴索损伤;右枕部外伤性脑梗死。

[鉴定意见]本案例外伤史明确;临床症状和体征明确;影像学检验所认定的硬膜外血肿影像征象确切,并有蛛网膜下腔出血,轴索损伤,外伤性脑梗死。依照《损标》5.1.2.h)脑内出血,伴脑受压症状和体征,评定为重伤二级。依照《分级》5.7.1.2)不完全感觉性失语,评定为七级伤残;依照本标准,5.8.1.5)单肢瘫(肌力 4 级以下),评定为八级伤残。

案例 8:

[案情简介]男,23 岁。2017 年 8 月 7 日从 2 m 高处坠落,头部着地,入院后头颅 CT 检查,右侧额、颞、顶部硬膜外血肿。体检检查:急性病容,神志清楚,查体合作,双侧瞳孔等大、等圆,直径 3 mm,直接、间接对光反射灵敏,生理反射存在,病理反射未引出。于 2017 年 8 月 8 日行开颅探查术+硬膜外血肿清除术+颅骨修补术,术中见颅骨纵行骨折线,游离被分离的颅骨后,见膜外有血肿,硬脑膜部分破裂清除血肿约 35 mL,硬膜下探查未发现硬膜下血肿。

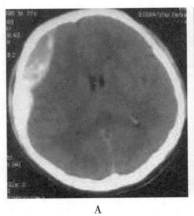
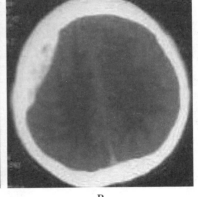

A　　　　　　　　　　　　　B

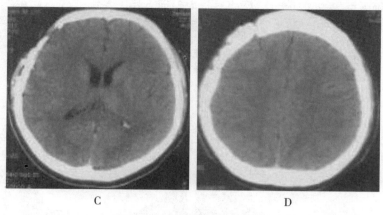

C   D

图 2-3-21　案例 8 影像学检查

[影像资料检验]图 2-3-21 中 A、B 为右侧额、颞、顶部硬膜外血肿,无明确脑挫裂伤,有轻微占位效应;C、D 为术后 3 个月头颅 CT 复查片,所见脑组织正常,脑室系统正常,中线结构居中。

[检验结果]右侧额、颞、顶部硬膜外血肿,有轻微占位效应。

[鉴定意见]本案受伤史明确,受伤后有颅脑损伤的临床症状,无明确脑组织受伤的体征,影像学检验结果为硬膜外血肿,依照《损标》5.1.3.e)颅内出血,评定为轻伤一级。依照《分级》5.10.1.8)开颅术后,评定为十级伤残。

六、外伤性硬膜下血肿

硬膜下间隙是位于硬脑膜与蛛网膜之间的一个间隙,外伤性硬膜下血肿位于此间隙内。出血源于硬膜窦或窦旁桥静脉者称为单纯硬膜下血肿;源于脑皮质、灰质挫裂伤、脑表面动静脉破裂者称复合型硬膜下血肿。根据血肿形成的时间可分为急性、亚急性和慢性硬膜下血肿。急性硬膜下血肿,指伤后 3 d 内发生的血肿,约占外伤性硬膜下血肿的 79%,多发生于大脑凸面,均由直接暴力所致。亚急性硬膜下血肿,指外伤后 4～21 d 内的血肿,出血来源及好发部位与急性相同。慢性硬膜下血肿被认为是静脉出血慢性渗出到硬膜下间隙所致,并非是急性或亚急性血肿的迁延,而有自身的病理过程,此种病例通常见不到脑实质的损伤。由于脑萎缩使脑表面与颅骨内板间隙增宽,轻微外伤可使悬于灰质表面与静脉窦之间的桥静脉撕裂出血,其出血量小而且缓慢。此后血肿硬膜面形成血肿外膜,蛛网膜面形成血肿内膜,而将之包括。血肿可以不断增大形成新月形甚至双凸透镜形。慢性颅内血肿包括慢性硬膜下血肿,临床表现以颅内压增高为主,头痛较为明显,部分有痴呆、淡漠和智力迟钝等精神症状,少数可有偏瘫、失语和癫痫等。慢性硬膜下血肿形成机制具有不确定性,且多见于老年人,甚至在没有外伤的情况下也会发生。

【影像学表现】

1. 急性硬膜下血肿　急性者 CT 表现为骨内板下方新月形高密度影,与脑实质界面清楚。血肿形成 3 d 内血块凝固收缩,血清吸收,血红蛋白浓缩使血肿密度增高,CT 值达 70～90 HU。少部分硬膜下血肿由于蛛网膜破裂,脑脊液混入血肿内导致其早期即呈混杂密度或低密度。因为蛛网膜柔软无张力,且硬膜下间隙无颅缝限制,致硬膜下血肿通常范围广泛,可占据两块以上颅骨范围。有时硬膜下血肿主要位于纵裂池内,也可延伸到大脑凸面,由于蛛网膜粒的存在,这种血肿通常以上矢状窦为界,这种血肿被认为是桥静脉断裂造成。大脑凸面的硬膜下血肿主要由动脉破裂引起。急性硬膜下出血通常伴有脑挫裂伤和蛛网膜下腔出血。颅底和颅顶部位的血肿,由于骨伪影和部分容积效应的影响,横断面扫描欠理想,此时应行薄层或冠状面扫描。MRI 表现:T2WI 上呈略低信号,T1WI 呈高信号(与脑实质比较)。FLAIR T2WI 信号呈高于脑脊液的信号(图 2-3-22、图 2-3-23)。

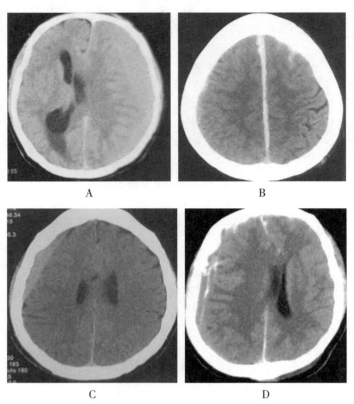

A   B

C   D

　　A. 左侧颅骨内板下自左侧额、颞、枕部可见无脑组织结构的弧形高密度带,脑组织结构模糊,左侧侧脑室狭窄并向右侧移位超过中线,占位效应明显,左侧额前有少许硬膜下积液;B. 大脑纵裂内可见条状高密度带,左额顶有少许蛛网膜下腔出血;C. 于右侧颞顶部颅骨内板下可见内缘边界整齐的硬膜下血肿,胼胝体体部可见低密度灶;D. 双额部脑挫裂伤,右额颞部可见硬膜外血肿及硬膜下血肿,并有蛛网膜下腔出血,大脑纵裂后份(直窦)可见硬膜下积血,占位效应明显,中线结构明显向左移位。

图 2-3-22　急性硬膜下血肿

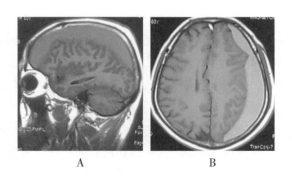

A   B

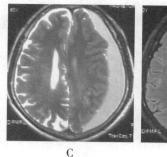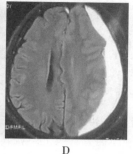

C　　　　　　　　　　　D

A 为头颅矢状位显示左侧顶部 T1WI 边界清楚、信号均匀的等信号影；
B 为轴位 MRI 片显示左侧颞部自额前至枕后新月形、边界清楚的 T1WI 等信号
影，左侧脑室受压移位；C 为 T2WI 片，显示左侧额、颞、顶部呈新月状等或稍高
信号，左侧脑组织水肿，脑沟变窄，中线轻微受压向右移位，C 显示左侧硬膜下
血肿 T2 呈稍高信号（低于脑脊液信号），脑沟中脑脊液消失，中线稍显向右移
位，右侧额、颞部硬膜下积液，呈 T2 高信号；D 为 FLAIR T2 图片，显示硬膜下血
肿呈高信号，脑脊液呈低信号。

图 2-3-23　硬膜下血肿

2. 亚急性硬膜下血肿　按出血时间其 CT 表现不同。

（1）外伤后 4～7 d：血肿为均匀高密度影，形态同前。在 MRI 上，在 4 d 至 2 周内因血肿内的脱氧血红蛋白（HBO）已转化成高铁血红蛋白（MHB），并有溶血，其在 T1WI 及 T2WI 上均呈明显高信号。FLAIR 呈 T2WI 上亦呈高信号。

（2）外伤后 1～2 周：血肿可变为等密度，灰白质界面内移，脑沟消失，脑室变形，中线向对侧移位。部分血肿由于红细胞崩解，细胞碎片及血块沉积于血肿下方，血肿可呈混杂密度。

（3）外伤后约 15～21 d：多为混杂密度影，血肿形态同前。

3. 自发性硬膜下血肿　自发性与外伤性硬膜下血肿从影像学上无法鉴别，两者主要依靠临床病史提供线索。自发性者多见于下列情况。

（1）老年人均有不同程度的脑萎缩，使得硬脑膜下软脑膜间间隙增宽，其内的小血管被牵拉变直。

（2）血管硬化，脆性增加：如高血压、糖尿病。

（3）颅内压突然增加、如剧烈咳嗽、大便时腹压突然增加及体位突然改变等。

（4）出血量大，范围广。出血形成的血肿多位于脑凸面，亚急性和慢性期多见，临床起病隐袭，早期临床表现和体征不典型。

（5）对于合并脑萎缩的慢性硬膜下血肿在诊断时应慎重，特别是皮质萎缩明显时，横跨于脑皮质与静脉窦之间的桥静脉容易破裂出血，可以发生自发性出血，此时详细询问病史是必要的。

4. 慢性硬膜下血肿　被认为静脉出血慢性渗出到硬膜下间隙所致，出血量小而且缓慢，血肿可以不断增大形成新月形甚至双凸透镜形。CT 表现形态同前，常呈等密度或混杂密度，也可为高密度，最终变为低密度，血肿内缘见线状影，为血肿包膜，久之可钙化。血肿粘连可使血肿分隔，因血肿内主要为 MHB 及其后续转化成的含铁血黄素，血肿 MRI 表现为信号低于亚急性期，T1WI 血肿信号高于脑脊液，T2WI 呈高信号，FLAIR 上 T2WI 更容易突出血肿与周围组织及脑脊液的信号差别。

【鉴定原则及注意事项】

（1）鉴定原则同"脑挫裂伤"。

（2）按《法医临床检验规范》（SF/T 0112—2021）对被鉴定人进行检验，在规范的 4.3.4.5 颅内

血肿(2)硬脑膜下血肿的检验规范要求:应注意有无意识障碍,有无颅内压增高的症状,有无局灶性症状和体征进行检验,应行 CT 扫描明确血肿的部位、出血量、是否有脑挫裂伤等。

(3)按《法医临床影像学检验实施规范》(SF/T 0112—2021)的要求对委托方提供的影像学资料进行检验,CT 和(或)MRI 显示具有硬膜下血肿特征的物质位于颅骨内板与蛛网膜间隙;外伤性硬膜下积液,一般为一侧或两侧颅内硬膜下间隙增宽,外伤前、后两次内容物含量有变化者,可确认为外伤性硬膜下积液。

(4)因慢性硬膜下血肿形成机制的不确定性,且多见于老年人,甚至在没有外伤的情况下也会发生,故在鉴定时须注意:①任何年龄人的颅脑外伤后出现慢性颅内血肿、硬膜下积液(硬膜下水瘤)时,应当有充分的理由认定其是由颅脑外伤后所致。②应对损伤后一系列治疗、影像学检查材料进行综合分析,尤其是硬膜下积液,若认定为外伤所致时,应询问受伤前病史及受伤前影像学检查资料。

【司法鉴定】

在伤情程度司法鉴定中,外伤性硬膜下血肿与外伤性硬膜外血肿相同,均按颅内出血,伴有神经系统症状和体征者鉴定为重伤二级;单纯血肿者为轻伤一级。

七、外伤性硬膜下积液

外伤性硬膜下积液又称硬膜下水瘤,积液量一般为 50～60 mL,多者可达 150 mL,是由于外伤致蛛网膜撕裂,形成活瓣,脑脊液进入硬膜下腔而不能回流,或液体进入硬膜下腔后撕裂口由于水肿或血块阻塞而形成。急性者在外伤后数小时或数日内形成,液体覆盖于额、顶、颞表面,引起脑组织受压的表现。急性者液体多呈血性,亚急性者呈黄色液体,慢性者多为草黄色或无色透明液体。内侧缘无包膜;慢性者常在数月或数年后才形成,其边缘常有包膜。

【影像学表现】

好发部位:双侧额、顶、颞部,可以累及纵裂池。

急性期:颅骨内板下方带状、新月状脑脊液密度影,边界清晰,硬膜下积液所含成分是脑脊液,部分病例含有少许蛋白,呈典型长 T1、长 T2 信号,在 FLAIR 序列 T2WI 呈低信号。

少数硬膜下积液可演变成硬膜下血肿,局部脑沟变浅,脑实质受压回缩。慢性硬膜下积液其内缘可见增厚的包膜,增强扫描可见强化。

【司法鉴定】

(1)鉴定原则及注意事项同“脑挫裂伤”。

(2)确定硬膜下积液的时相性对于法医学鉴定而言特别重要,其结果决定着病变与外伤的发生是否关联。慢性者其内膜可呈带状增厚,急性者无,急性者其相关头皮部位常有损伤。MRI 强化扫描可显示局部增厚的脑膜。

(3)脑皮质萎缩之蛛网膜下腔增宽,主要鉴别点在于局部脑沟的改变,CT、MRI 均可见于两者的差别,相应的脑沟脑裂加宽、加深。硬膜下积液时即便合并脑萎缩,其脑沟及脑裂加宽、加深与积液的厚度不呈比例,常表现为变浅或消失。

(4)另外,凡头部有明确外伤史,原始损伤较轻,伤后出现外伤性硬膜下积液,经治疗或未经治疗,均鉴定为轻伤一级。在伤残等级的司法鉴定中统一用损害后果为依据进行鉴定。

(5)由于慢性外伤性硬膜下积液有的可在数月或数年后才形成,因此在外伤性硬膜下积液伤情程度的鉴定中,应十分注意影像资料上所见的硬膜下积液与本次伤的关联性的认定。

八、外伤性蛛网膜下腔出血

脑挫裂伤是外伤性蛛网膜下腔出血的主要原因,两者常常并发,外伤性蛛网膜下腔出血可出现典型的脑膜刺激征等。

【影像学表现】

1.急性出血　7 d 以内。头颅 CT 片显示脑挫伤局部或双侧脑沟、脑表面及脑池内条状、线状高密度影,可以见到脑池或脑裂铸型,可伴脑室内出血。MRI-FLAIR T2WI 序列对于显示各期 SAH 的敏感性明显高于 MRI 常规序列及 CT 扫描。MRI 显示局部脑沟及脑裂内可形成血凝块,在 FLAIR T2WI 上呈现高信号,在常规 T1WI 及 T2WI 上表现为脑脊液信号。

2.亚急性出血　在 8 d 至 1 个月,少量出血往往 3 d 左右吸收,CT 表现:正常或轻度脑积水或硬膜下积液。MRI 表现:因红细胞溶解后释放出高铁血红蛋白(MHB),在所有 MRI 序列中均呈高信号,但在少量出血时较难发现。

3.慢性出血　时间大于 1 个月,表现正常或仅有正常压力性脑积水。2 个月以后软脑膜及脑沟内可出现含铁血黄素沉着,MRI 表现为斑点状、斑片状或线条样低信号,在 T2WI 较明显,特别是 GRE T2 最为明显。

【司法鉴定】

1.5.1.4.f)外伤性蛛网膜下腔出血,伴有神经系统症状和体征,重伤二级。

案例 9:

[案情简介]男性,18 岁,2016 年 5 月 3 日因交通事故致头部受伤,伤后头痛、头晕,伴恶心呕吐,出现嗜睡、烦躁不安,意识逐渐加深,GCS 评分 9 分,克尼格征阳性,右侧肌力 4 级,于 5 月 5 日,行开颅减压硬膜下血肿清除术。

[影像资料检验]图 2-3-24 中 A 为环池层面,显示脑组织普遍水肿,脑组织结构不清,左额、右颞脑挫裂伤、环池基本闭塞,中脑明显受挤压,两颞前、环池、左颞可见广泛蛛网膜下腔出血,左颞硬膜下血肿;B、C、D 为侧脑室层面及以上层面,左额、颞部可见蛛网膜下腔出血,所见层面均有脑组织肿胀,脑组织结构模糊,左颞部并可见硬膜下血肿,中线结构向右略显移位。

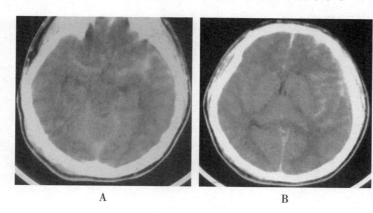

A　　　　　　　　　　　B

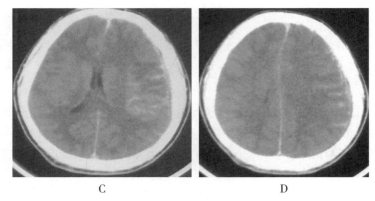

C   D

图 2-3-24 案例 9 影像学检查

[检验结果]脑挫裂伤(弥漫性脑组织肿胀),左颞部硬膜下血肿,蛛网膜下腔出血,占位效应形成。

[鉴定意见]本案例受伤史明确,临床症状和体征确切,影像学检验结果为脑挫裂伤(弥漫性脑组织肿胀),左颞部硬膜下血肿,蛛网膜下腔出血,占位效应形成。依照《人体损伤程度鉴定标准》5.1.2.f)外伤性蛛网膜下腔出血,伴神经系统症状和体征的规定,评定为重伤二级。依照《分级》5.10.10.8)开颅术后,评定为十级伤残。

[点评]颅脑损伤的司法鉴定涉及:确证的外伤史;临床症状和体征;影像学资料 3 个方面判定基准内容。3 个方面判定基准内容的认定是司法鉴定人的基本任务:首先要经过临床资料检验、法医临床活体检验,达到对外伤史、临床症状和体征的认定;其次是经过法医学影像资料的检验,完成损伤和损害后果的影像征象的认定;再次是依据经过检验后认定的 3 个事实,选择相应司法鉴定标准文本中的相关条款进行匹配。比如本案例,通过交警队签发的交通事故认定书,明确了被鉴定人于 2016 年 5 月 3 日因交通事故致头部受伤;经过对提供的临床病例资料的检验后认定被鉴定人伤后头痛、头晕,伴恶心呕吐,出现嗜睡,烦躁不安,意识逐渐加深,GCS 评分 9 分的临床症状及克尼格征阳性,右侧肌力 4 级的体征;经过法医学影像资料的检验,对损伤和损害后果的影像征象的认定;经过法医临床活体检验,证明被鉴定人曾行开颅减压硬膜下血肿清除术。上述基本任务的完成,使本案例的证据链成立,即可按相匹配的司法鉴定文本中相应的条款进行鉴定。

案例 10:

[案情简介]男性,61 岁,2019 年 5 月 23 日因交通事故受伤,伤后头痛、头晕、恶心,出现嗜睡,烦躁不安,GCS 评分 11 分。体格检查:双侧瞳孔等大、等圆,直径约 2.5 mm,对光反射灵敏,颈软无抵抗,深、浅感觉正常,双侧肌张力正常,生理反射存在,病理反射未引出。

[影像学资料检验]图 2-3-25 中 A、B、C、D 为颅脑轴位 CT 片显示,有少许硬膜下血肿,双额、颞部散在蛛网膜下腔出血,右侧明显,有轻微占位效应,脑组织结构欠清晰。

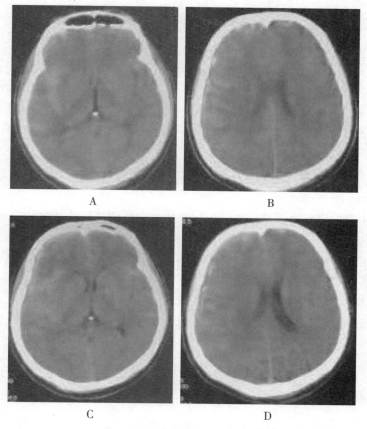

图 2-3-25　案例 10 影像学检查

[检验结果] 硬膜下血肿,脑组织肿胀,蛛网膜下腔出血,有轻微占位效应。

[鉴定意见] 本案例受伤史明确,临床症状和体征确切,影像学检验结果为蛛网膜下腔出血,硬膜下血肿。依照《人体损伤程度鉴定标准》5.1.3.e)颅内出血的规定,评定为轻伤一级。

九、外伤性脑梗死

外伤性脑梗死是指继发于创伤后,脑血管发生严重痉挛或闭塞,从而导致脑组织的缺血、坏死。常见的是直径一般小于 1 cm 的小灶性脑梗死。原因:颈部血管(颈内动脉或椎动脉)损伤,导致血管内膜撕裂,形成血栓后,栓子脱落而造成。常有明显的头颈结合部或颈部的直接撞击伤或颈部过伸牵拉及猛烈转头而造成颈部血管内膜的损伤。头颈部的创伤可直接刺激血管痉挛及外伤引起的低血压,颅内压增高,动脉压下降所导致的脑灌注不足均可能是外伤性脑梗死的原因。MRI 检查是诊断缺血性脑梗死的有效方法。发生在 6 h 内的脑梗死称为超急性期脑梗死。梗死发生 4 h 后,由于病变区持续性缺血缺氧,细胞膜离子泵衰竭,发生细胞毒性脑水肿,6 h 后血脑屏障破坏,继而出现血管源性脑水肿,脑细胞出现坏死。1～2 周后脑水肿逐渐减轻,坏死脑组织液化,梗死区出现吞噬细胞,清除坏死组织,同时病变区胶质细胞增生,肉芽组织形成。8～10 周后形成囊性软化灶。在缺血性脑梗死发病 24～48 h 后,可因血液在灌注发生梗死区出血转变为出血性脑梗死。

【影像学表现】

1. CT 表现　基底节区及大脑半球白质内小片状低密度影,边界较清楚,周围无明显水肿。

2. MRI 表现　无论外伤性或自发性脑梗死都显示为长 T1、长 T2 信号,急性期在弥散加权像上呈高信号,主要见于基底节区及放射冠区。

【鉴别诊断】

外伤性脑梗死与自发性脑梗死的影像学表现类同,但外伤性脑梗死有明显的头颈结合部或颈部的直接或间接外伤史,年龄一般偏小。发生于老年人的外伤性脑梗死,其梗死范围较大,此与老年人的基础病有关,如长期的脑动脉硬化症、糖尿病等。此时,头颈部的创伤成为重要的诱发因素之一。

只从影像学上难以区分脑梗死是单纯外伤性或自发性,应结合有无头颈结合部或颈部的外伤史、患者的年龄、有无高血压病史有助于疾病的诊断。颈部的 MRA、CTA 或 DSA 若发现颈部血管阻塞或狭窄,亦是较有力的佐证。

【司法鉴定】

1. 鉴定原则及鉴定注意事项

(1)必须有确证的头颅外伤史及住院病历记载的颅脑外伤后的症状和体征以及治疗的过程,包括手术记录。

(2)按颅脑损伤法医临床影像学检验要求对影像学资料进行检验:①有受伤当时的头部 CT 和(或)MRI 资料,病情稳定后或最近时期的头部 CT 和(或)MRI 片。②有符合司法鉴定影像学检验要求的影像学资料及影像学诊断报告和认定意见。

2. 外伤脑梗死的司法鉴定   外伤脑梗死的司法鉴定见于损伤程度的鉴定;脑梗死与外伤因果关系的鉴定。

案例 11:

[案情简介]男,39 岁。2017 年 2 月 1 日 22:00,被他人用砖块多次击打头部,当时患者意识不清。进行头颅 CT 检查示:右侧额、颞、顶部硬膜外血肿,蛛网膜下腔出血,颅骨多发性骨折。体格检查:意识昏迷,GCS 评分 4 分,右侧瞳孔直径 6 mm,左侧瞳孔直径 4 mm,对光反射消失,遂急诊行颅内血肿清除术及去颅骨骨瓣减压术,术中清除硬膜外血肿约 150 mL。1 个月后查体,意识模糊,被动体位,无言语发出,右侧瞳孔 5 mm,左侧瞳孔直径 4 mm,双侧间接对光反射消失,左侧直接对光反射存在,右侧直接对光反射消失,双侧 Babinski 征(+)。

[影像资料检验]图 2-3-26 中 A 为原发性急性硬膜外血肿:小脑幕层面脑干与周围脑组织界面消失,脑池大部消失,有占位效应形成;右枕叶脑组织密度较左侧略低,结构失常。B 为手术后 32 h CT 片:小脑幕裂孔显示,变窄明显,脑干可见,右颞叶硬膜外血肿已清除,枕叶可见界限略清楚的低密度区,颞前脑组织密度不均。C 为右颞前及额底,密度不均,占位效应较术前明显改善,右枕叶低密度区较前清楚。D 为手术后 25 d 头颅 CT 显示右颞、枕部普遍呈低密度区,其余各部脑组织界面清晰,占位效应消失。

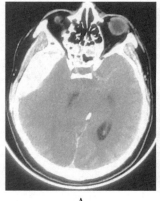 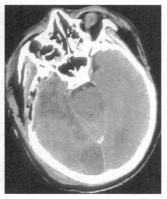

A   B

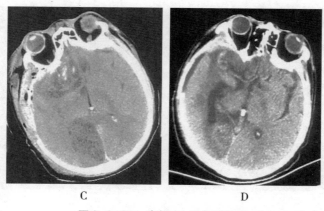

图 2-3-26　案例 11 影像学检查

[检验结果]右颞叶硬膜外血肿,右枕叶脑梗死。

[分析说明]本例外伤史明确,术前未见明确的脑梗死影像征象,术后 32 h 头颅 CT 检查显示右枕部脑组织梗死征象。因头颈部的创伤可直接刺激血管痉挛及外伤引起的低血压,颅内压增高,动脉压下降所导致的脑灌注不足或术后脑血流灌注的改善,均可能是外伤性脑梗死的原因,本案例脑梗死影像征象在伤后 48 h 内明确显示,因此与本次外伤有关联性。依照《人体损伤程度鉴定标准》5.1.2i)外伤性脑梗死,伴神经系统症状和体征(或 5.1.2h 颅内出血,伴脑受压症状和体征);重伤二级。关于致残等级的鉴定,是根据损害后果进行鉴定的,可待医疗终结期之后,根据病历资料和法医活体检验后结果而定。

案例 12:

[案情简介]男,68 岁。2019 年 10 月 30 日 19:30 因交通事故致左髋部受伤入住某医院,经骨盆拍片检查示:左股骨转子间骨折,断端错位,随后于 10 月 31 日 18:00 转入某三甲医院收住骨科,经头颅 CT 检查,未发现新的脑梗死征象。病程中患者精神差,烦躁不安。于受伤后 39 h 经 MRI 检查,明确诊断为右侧脑组织大面积脑梗死影像征象。经第一次鉴定为二级伤残;第二次因果关系鉴定认为被鉴定人的颅脑损害后果与本次交通事故关联性不能成立,为自身疾病,关联度为零。本次受某人民法院委托,对被鉴定人有无急性脑梗死进行鉴定;若有急性脑梗死,行急性脑梗死与本次外伤的因果关系进行鉴定。

[影像资料检验]图 2-3-27 为 2019 年 11 月 1 日 10:29(伤后 39 h)头颅 MRI 检查所见,图 A 为 T1WI 片显示右侧颞叶呈稍低或等信号,左颞部呈长 T1 信号,双侧侧脑室后角扩大。图 B 显示 T2 显示右颞部 T2 短信号。图 C 为 FLAIR 序列 T2 稍高信号。图 D 为 DWI 序列示右颞枕部为高信号;符合急性脑梗死影像征象。双侧侧脑室体旁病灶为既往损伤,双侧侧脑室后角及半卵圆中心脱髓鞘改变。图 E、F 为 11 月 4 日头颅 CT 检查,显示为右颞部大面积低密度区,界面大致清楚,符合右侧大脑中动脉分布区脑梗死;左颞部脑萎缩,脑组织密度较低,为既往脑损伤脑软化改变。

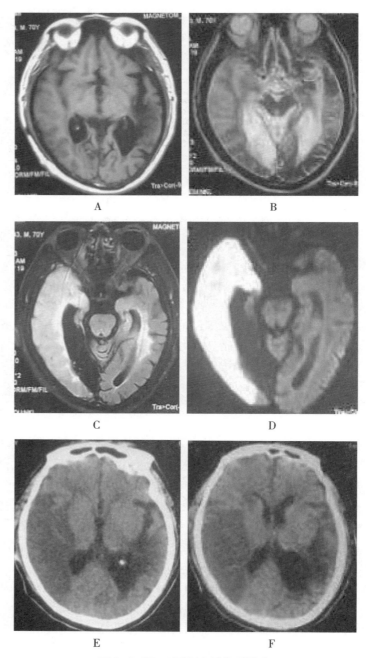

图 2-3-27　案例 12 影像学检查

[检验结果]右颞、枕部大面积脑梗死,左颞部低密度灶为既往脑损伤后脑软化灶,双侧侧脑室后角及半卵圆中心脱髓鞘改变。

[分析说明]本案例因交通事故受伤致左股骨转子间骨折,断端错位明显;病程中患者精神差,烦躁不安,与颅脑损伤的症状有关联性;于受伤后 24 h 头颅 CT 检查右颞部尚无明确脑梗死征象,伤后 39 h 头颅 MRI 检查及 140 h 时头颅 CT 检查明确诊断为急性期脑梗死,其急性期脑梗死与颅脑损伤、左股骨转子间骨折有明确关联性。因骨折可以引起脑血管脂肪栓塞,尤其是股骨干骨折及骨盆骨折是引起脑血管脂肪栓塞的重要因素。因此认定被鉴定人的急性脑梗死与本次外伤有因果

关系。

[点评]本案例被鉴定人因交通事故受伤后就近入住一家较小的医疗机构,经检查诊断为左股骨转子间骨折,于24 h后转入某三甲医院骨科病房,经头颅CT检查,未发现新的脑梗死征象。病程中患者精神差,烦躁不安,遂于受伤后39 h经MRI检查,明确诊断为右侧脑组织大面积脑梗死影像征象。经第一次被鉴定为二级伤残;第二次经法院委托,对被鉴定人颅脑损伤与本次交通事故因果关系进行鉴定。结果认为被鉴定人的颅脑损害后果与本次交通事故关联性不能成立,为自身疾病,关联度为零。本案案例鉴定过程中应注意以下几点:

1. 被鉴定人受伤后住院治疗,院方的关注点在股骨转子间骨折,忽略了颅脑损伤或因骨折继发脑梗死的临床表现。

2. 被鉴定人两年前曾因脑梗死住院治疗并遗留有肢体偏瘫,因此忽略了新的脑损伤引起的肢体功能障碍。

3. 本案例认定因本次外伤引起脑梗死的证据在于对委托方提供的影像学资料的脑梗死征象的认定。

(1)受伤后24 h头颅CT检查未发现新的脑梗死征象,其原因既往有脑梗死之脑软化灶,本次头颅CT检查时间在伤后23 h内且其梗死时间不定,故在本次检查未能发现符合CT诊断的规律。

(2)受伤后39 h头颅MRI检查,院方MRI报告明确为急性脑梗死;然后140 h头颅CT检查明确显示右侧大脑中动脉供血区脑梗死影像学表现,经法医影像学检验也明确认定为右颞部为急性脑梗死(即本次外伤后发生的脑梗死)。

4. 本次受人民法院委托行急性脑梗死与本次外伤的因果关系进行鉴定,鉴定人首先抓住了能够提供客观证据的法医影像学资料的检验,明确认定了急性脑梗死的影像学征象,再从受伤史、临床症状和体征,一系列影像学资料综合判断分析,明确认定影像学资料所见的急性脑梗死的影像征象系因本次交通事故后发生的,因此认定被鉴定人的急性脑梗死与本次外伤存在因果关系。

第四章　脑损伤后结局或后遗症

脑组织损伤在原发性损伤的基础上,随之出现或伴随的继发性脑损伤,如创伤性脑水肿,脑血流灌注下降,颅压增高所致的脑移位和脑疝,外伤性癫痫及颅内感染等局灶性损伤以及全身性改变的缺氧、低血压、高碳酸血症及高血糖等继发性损害对脑组织的损伤不亚于原发性脑损伤,因此,在脑损伤医疗终结后的结局和后遗症为依据进行致残等级的司法鉴定是颅脑损伤司法鉴定的重要部分,主要包括:精神障碍与智力减退;意识障碍;外伤性癫痫;外伤性失语;肢体瘫;非肢体瘫运动障碍;以及其他脑损伤后疾病等。以上与脑损伤有关的后遗疾病既往在没有头颅 CT 和 MRI 设备之前,要做出科学的司法鉴定存在困难,因为目前 MRI 技术和 CT 技术,尤其是 MRI 技术的应用,可以将脑组织的解剖结构充分显示,再结合对脑组织功能区的认识和研究的不断进步,使得颅脑损伤后疾病的司法鉴定更加科学,甚至于更加精准。

第一节　颅脑损伤后癫痫

【概述】

癫痫是一组由不同病因引起的慢性脑部疾病,以大脑神经元高度同步化,且常具有自限性异常放电所导致的综合征,以发作性、短暂性、重复性及刻板性的中枢神经系统功能失常为特征的综合征。颅脑外伤性癫痫是因颅脑外伤所引起的脑损伤性疾病,其特点是持续存在能产生癫痫发作的脑部持久性改变,并出现相应的神经生物学、认知、心理学以及社会学等方面的后果。

1. 发病原因

(1)颅脑损伤:脑损伤引起的晚期癫痫常因颅脑损伤后期脑膜–脑瘢痕、慢性血肿、颅内异物、脑退行性变(脑皮质萎缩)形成癫痫灶,不断地发生单位放电,致癫痫发作。脑软化灶也是癫痫病灶之一,大多是脑挫伤、颅内血肿、梗死等脑实质损伤的后遗改变。软化灶的形成可能与神经细胞变性、坏死、减少、消失,周围胶质细胞增生,以及胶质癫痫灶形成有关。

(2)围产期损伤:脑部产伤是婴儿期症状性癫痫的常见病因。脑挫伤、水肿、出血和梗死能导致局部脑软化,若干年后形成病灶。脑性瘫痪患者也常伴发癫痫。

(3)脑萎缩:此类脑萎缩是指由于各种原因所引起的脑组织减少,而继发的脑室和蛛网膜下腔扩大,这种脑组织的减少可分别或同时发生于脑白质和脑灰质。与鉴定有关的脑萎缩有外伤、脑缺氧症、药物性萎缩等。

(4)中毒:如铅、汞、一氧化碳、番木鳖、异烟肼等,也可引起癫痫而导致纠纷并且需要进行司法鉴定。

2. 发病机制　癫痫发作为脊柱动物的固有反应之一,发作起点在皮质一定部位的神经细胞有反复的异常放电,是一种超同步化兴奋性发作。当一种或多种因素使某群神经元的形态、结构发生改变或内外生化环境发生变化时,局部神经元的放电频率可高达每秒数百次至数千次(正常情况下保持在 1 ~ 10 次/s),并可蔓延到周围神经元或传导到其他部位神经元同时异常放电。大多数局灶性癫痫的放电活动都起源于大脑皮质。导致这种突然的异常放电,既有病理形态的变化,也有脑功能的异常。

局灶性癫痫是脑局部损害区异常放电活动,所致损害区成为发作间期局灶性棘波的起源,称为致痫灶。一般在病灶中央部位的神经元坏死、缺失,而邻近部位显示神经元群结构紊乱,胶质增生并可有血供障碍。异常放电可能只限于一个区域的大脑皮质细胞而不再扩散,引起临床上的局灶性发作,它偶然在局部突触内长期运转,造成连续部分性癫痫。痫性活动也可由皮质通过传入纤维传播至丘脑和中脑网状结构,引起意识丧失,再由弥散性丘脑系统传播至整个大脑皮质,产生继发性强直-阵挛性发作。痫性活动起源于颞叶内侧或额叶眶部,再向边缘系统播散时,则表现为精神运动性发作(复杂性部分性发作)。

【脑电图检查】

脑电图检查是诊断癫痫各种方法中最重要的客观方法,发作时记录的脑电图诊断意义最大。多次重复记录,并结合各种诱发实验特别是睡眠诱发和必要时做蝶骨电描记,可使阳性率增加至85% 左右,对于疑难者,还可应用遥控脑电图和携带式长程记录仪进行检查,甚至需要进行脑深部电极记录方能确诊。脑电图检查可以确定是否为癫痫发作、发作属于哪种类型、抗癫痫药物治疗的效果,以及了解脑损害的部位等。在癫痫的脑电图检查中,其中以棘波、尖波和棘慢波对癫痫的诊断至关重要。

【影像检查与诊断】

癫痫的医学影像学检查可以为癫痫的病因诊断提供依据,比如发现瘢痕的部位和范围、脑室扩大、变形或牵拉移位及脑软化、局部脑萎缩的情况。由于脑 CT、MRI 可以直接观察脑结构方面的变化,因此在颅脑原发性损伤以及颅脑损伤后的继发性损伤和合并症以及后遗症的司法鉴定原则中,将影像学检查和诊断结果作为鉴定必备条件之一。对于外伤后迟发性癫痫的鉴定,虽然脑电图已确认为癫痫,但是,仅能证明被鉴定人患有癫痫,不能证明癫痫与本次外伤之间有关联性,因此需要有影像学资料作为颅脑损伤的客观证据来认定外伤性癫痫的诊断。

1. 脑 CT 扫描　可以发现脑挫(裂)伤之原发性损伤及损伤后遗留的软化灶、脑萎缩、脑积水、脑脓肿、脑梗死及脑发育异常、钙化、动静脉畸形、脑室穿通畸形,以及脑部密度改变等,对于判断因颅脑损伤引起的癫痫有重要意义。

2. 脑 MRI 成像　是外伤性迟发性癫痫患者首选的影像学检查方法,可以清晰显示脑组织结构、发现明显局限性脑萎缩、脑软化灶。MRI 能清晰显示脑组织各部的解剖结构,比如颞叶内侧结构能清晰显示,如海马的结构;结合脑血管造影、脑电地形图以及脑电图检查,可以确定损伤病灶。

3. 磁共振波谱分析　是一种新的功能 MRI 检查技术,通过测定脑内代谢产物等进一步鉴别脑部病变性质。

4. 正电子发射断层成像　正电子发射断层成像 PET 用于诊断癫痫的原理—测定脑内葡萄糖的代谢。在癫痫患者的发作间期病灶部位的葡萄糖代谢降低,其脑内葡萄糖代谢降低区即表明此区可能为痫灶所在。对于痫灶的定位及痫灶的有/无帮助甚大。

5. 单光子发射计算机断层成像　单光子发射计算机断层成像是通过向体内注射能发射 γ 射线的放射性示踪药物后,检测体内 γ 射线的发射来进行成像的技术,反映脑灌注的情况。癫痫源在发作间歇期单光子发射计算机断层成像(SPECT)为低灌注,发作期为高灌注。

6. 功能磁共振　是血氧依赖技术,主要用于脑功能区的定位。能在不应用示踪剂或增强剂的情况下无创性地描述大脑内神经元激活的区域。对于与代谢障碍、生化异常及中毒有关的继发性癫痫及隐源性癫痫的 CT、MRI 检查多数正常,而脑电图可以发现异常。

【司法鉴定】

(1)《外伤性癫痫鉴定实施规范》中明确规定外伤性癫痫的影像学检查方法有头颅 CT、MRI、SPECT、PET、MRIS 及 fMRI。

(2)颅脑损伤后确认癫痫的要求:①有明确的颅脑外伤史。②对颅脑损伤部位癫痫源的关联性明确要求。癫痫发作类型与颅脑损伤部位癫痫发作表现一致;癫痫发作源于颅脑损伤部位相符。③颅脑外伤性癫痫的鉴定与影像有关,认为影像学检查、影像学资料为必备要件,即影像学检查有明确颅脑损伤的表现,如脑挫裂伤、颅内血肿、颅骨凹陷性骨折、脑水肿、脑软化、脑内异物、慢性硬膜下血肿及脑膜–脑瘢痕等。④颅脑外伤性癫痫法医影像读片规范。这些规范性要求是颅脑损伤后司法鉴定认定的重要原则。

(3)颅脑外伤性癫痫伤情程度的司法鉴定:外伤性迟发性癫痫是指继发于颅脑器质性损伤后的癫痫发作。临床上可分为早期癫痫、中期癫痫、晚期癫痫。本条所指的是晚期癫痫。晚期癫痫是指伤后 1 个月至数年内发作的癫痫。实施鉴定时应在头部外伤后 3 个月以上仍被证实有癫痫的临床表现及满足其他相关要求,方可使用本条款,鉴定为重伤二级。

(4)实施"法医临床影像学检验"的目的是确定颅脑外伤发生后,有/无颅内脑组织损伤、损伤的部位、损伤的程度以及医疗终结期后,脑组织影像学检查是否遗留有脑损伤后影像学征象,如脑萎缩、脑软化、脑室扩大、脑室变形或脑室牵拉移位及局部脑萎缩的情况等。当颅脑损伤后的影像征象以及医疗终结期后的影像征象确定以后,即可根据外伤史、临床症状和体征、临床治疗结果、脑电图检查结果等,再依照相关司法鉴定文本及其相关鉴定条款的要求,进行损伤程度或致残等级等司法鉴定。

案例:

[案情简介]男,46 岁。因交通事故致双额脑挫裂伤,有较多斑片状血肿形成及脑水肿区,经住院诊疗医疗终结期后,被院方诊断为颅脑外伤后癫痫。法医学检验后证实有明确颅脑外伤史、临床症状和体征以及癫痫正规治疗的诊疗记录,有符合癫痫诊断的脑电图波形。

[影像资料检验]图 2-4-1 中 A、B 为受伤当日及 5 d 后的头颅 CT 片显示,双额部有较多斑片状高密度影,其周围有低密度区;5 d 后头颅 CT 显示双额部血肿界限较前清楚,周围低密度水肿区亦较明显,层面内脑组织结构模糊不清,并有蛛网膜下腔出血、散在低密度灶、脑组织受压向后移位。C、D 片为 20 d 后头颅 CT 复查片显示,血肿及水肿区明显消散、吸收缩小,左侧额颞叶有硬膜下积液,基底节区及侧脑室体旁有低密度灶形成,幕上脑室、脑池扩大。

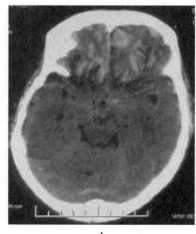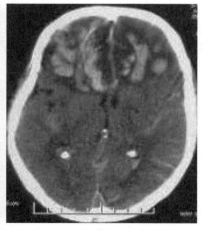

A   B

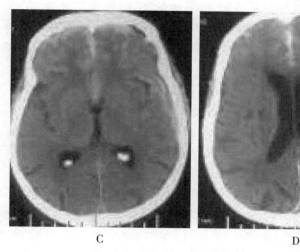

C   D

图 2-4-1　影像学检查

[检验结果]双额叶广泛脑挫裂伤,蛛网膜下腔出血,左侧硬膜下积液,陈旧性脱髓鞘征象,脑室扩大,脑萎缩。

[分析说明]本案例受伤史明确,有病历记载的脑损伤的诊疗过程,以及经脑电图检查记录到的癫痫波形,影像学检查明确为双侧额部大面积脑挫裂伤,蛛网膜下腔出血的影像征象,并经法医临床检验后,认为符合外伤性癫痫的认定标准(见《分级》附录 B.6),并确证已经过规范系统治疗后,可以根据司法鉴定条款对外伤性癫痫条款中判定基准的要求,鉴定相应的伤残等级。

第二节　肢体瘫

【概述】

(一)肢体瘫定义

从大脑皮质到随意肌的运动通路中的任何一部分受损,都可能导致随意肌收缩功能障碍、肌肉活动能力减退或丧失称为瘫痪。脑部、脊髓或周围神经损害均可以引起肢体瘫痪。瘫痪的程度以肌力分级作为标准。本标准中的肢体瘫是指大脑、脊髓严重损伤引起的肢体所有肌肉瘫痪。

(二)肢体瘫的分类

《分级》按照瘫痪的性质(致瘫病灶)分为单(肢)瘫、偏瘫、截瘫、交叉性瘫、高位截瘫(可以表现为四肢瘫);按照瘫痪肢体的数量可以分为单肢瘫、二肢瘫、三肢瘫、四肢瘫;按照病变部位分类,可分为上运动神经元瘫痪、下运动神经元瘫痪及肌源性瘫痪。

1.单瘫　也称单肢瘫,主要是指单个肢体(一上肢或一下肢)所有肌肉无力或瘫痪。不伴有肌肉萎缩的常见于大脑皮质的损害,伴随肌肉萎缩的多见于下运动神经元损害。肢体长期失用可以引起萎缩,其程度一般较下运动神经元损害者轻。病程中出现偏瘫或截瘫,若不同肢体肌力恢复程度不同,仅有一肢体肌力未能恢复至 5 级者,也可称为单肢瘫(此种情况多见于偏瘫,且多为不全瘫)。

周围神经丛或神经根受损可导致单瘫伴肌肉萎缩,腱反射减低或消失,肌张力低下,符合神经支配区的感觉障碍;脊髓前角病损,可有肌萎缩,肌张力低下,但无感觉障碍,若伴分离性节段性感觉障碍则考虑为脊髓空洞症;大脑中央前回的某一局部病变则表现为上运动神经元性的瘫痪;瘫痪肢体不恒定,与情绪波动有关,伴有不符合神经支配区域的感觉障碍及不符合神经解剖的体征,多为癔症性瘫痪(解离转换综合征)。

2. 偏瘫　指一侧上下肢瘫痪,多伴面、舌瘫。主要由皮质运动区、内囊、脑干及脊髓的病损引起,是常见的瘫痪形式。偏瘫病因最多见于脑血管病,其次是脑外伤(如脑挫伤、硬脑膜外或硬脑膜下出血)、脑肿瘤、脑部感染等。其鉴别要点为:一般皮质及皮质下偏瘫多为不完全,或上肢重,或下肢重,可伴有癫痫发作以及失用、失语、失认等症状;内囊性偏瘫者多为三偏征,即偏瘫、偏侧感觉障碍、偏盲;脑干性偏瘫者为交叉性瘫痪,即患侧病变平面脑神经周围性瘫,对侧平面下中枢性脑神经瘫痪及上、下肢体瘫;脊髓性瘫痪者为不伴面、舌瘫的上、下肢瘫。

3. 截瘫　主要表现为双下肢瘫,高位病变者也可累及双上肢,主要由脊髓、神经根或外周神经疾病引起。急性截瘫常见于脊髓外伤、感染性脊髓炎、硬脑膜外脓肿、脱髓鞘疾病或肿瘤压迫脊髓引起的截瘫或四肢瘫发展较慢,达数小时、数天或更长时间。也有将双上肢瘫者称为颈截瘫。癔症者也可表现为类似截瘫的症状。

4. 四肢瘫　即四肢均出现瘫痪,可为神经性或肌源性。所有在截瘫中提到的脊髓病因均可适用于四肢瘫,损伤在脊髓颈段而不是胸段或腰段。双侧大脑及脑干病变者可有真、假延髓性麻痹、精神症状、意识障碍、痴呆等;高位颈髓病变者可伴有髓性麻痹,但不伴有痴呆、面瘫等;颈膨大病变者为双上肢弛缓性、双下肢中枢性瘫痪;周围神经病变者可表现为四肢弛缓性瘫痪。瘫痪肢体常伴有主观感觉障碍,如疼痛、麻木等,以及客观感觉障碍,如手套、袜筒样痛温觉减退等。

5. 癔症性瘫痪　属解离转换综合征的一种重要表现,可出现单瘫、偏瘫、截瘫甚或三肢瘫、四肢瘫,以截瘫最为常见。同一患者瘫痪症状有时会在短时间内出现较大变化,时而完全性瘫痪,时而可有部分随意动作。瘫痪较少仅累及肢体某组肌肉,常累及整个肢体。腱反射一般可正常引出,极少出现病理反射,肌肉萎缩少见。瘫痪肢体常伴有感觉障碍,有时感觉障碍变化不定。癔症性瘫痪的诊断依据包括:①瘫痪的发生多有明显的精神因素;②瘫痪的性质既非上运动神经元也非下运动神经元;③感觉的缺失不符合解剖生理特点;④患者暗示性强,症状可因暗示加重或减轻;⑤以往可能曾经出现类似表现;⑥多见情感不稳定、暗示与自我暗示比较突出的年轻女性。

6. 上运动神经元瘫痪　又称中枢性瘫痪。上运动神经元起自额叶中央前回运动区,其轴突形成皮质脊髓束和皮质延髓束。其特点包括:①由于锥体束下行时其运动纤维较集中,当内囊、脑干、脊髓等部位有病变时,常累及这些较集中的纤维,出现对侧整个肢体或偏身的瘫痪,大脑皮质运动区的病变可出现对侧肢体的单瘫;②瘫痪肢体肌张力通常增高;③瘫痪肢体腱反射较健侧活跃乃至亢进;④浅反射减退,如腹壁反射、提睾反射减弱;⑤瘫痪肢体的神经病理反射可为阳性;⑥通常不出现明显的肌肉萎缩,但如长时间的肢体瘫痪,可出现失用性萎缩;⑦神经肌电图检查显示神经传导速度正常,一般不出现失神经电位。

7. 下运动神经元瘫痪　又称周围性瘫。下运动神经元是指位于脊髓前角细胞和脑干颅神经运动核内的运动神经元,接受锥体束等系统的冲动,将各方面的冲动组合起来,经前根、周围神经、传递到运动终板,引起肌肉的收缩。其特点包括:①瘫痪的分布符合脊髓的节段性、神经丛性、神经干性或周围神经性支配的规律,依损害部位而定。如系脊髓前角细胞或前根病变。病肌瘫痪呈节段性,无感觉障碍。如系周围神经病变,其瘫痪分布与感觉障碍分布基本一致,主要表现四肢远端肌肉无力、萎缩,同时有四肢末梢型感觉障碍和自主神经功能障碍;②瘫痪肢体肌张力减弱,临床上又称软瘫;③瘫痪肢体腱反射减弱或消失;④瘫痪肢体肌肉萎缩;⑤瘫痪肢体神经病理反射多为阴性;⑥神经肌电图显示神经传导速度减慢,并出现失神经电位。

【临床检验要求】

（1）严格按颅脑损伤的法医临床检验要求4.3颅脑检查项目逐项进行认真检查,包括体格检查（自主运动和肌力检查、肌张力、肌肉萎缩、感觉检查、反射检查、神经病理反射检查、自主神经系统检查）、辅助检查(神经电生理检查、医学影像学检查)。

（2）凡肢体瘫必须有颅脑和(或)脊髓的CT和(或)MRI检查,因此要按脑损伤法医临床影像学检验的要求对影像学资料进行检验。

【司法鉴定】

（1）在鉴定中首先明确损伤的部位,判定瘫痪的类型,再根据肌力减退的程度,适用标准条款鉴定致残程度等级。

（2）应确证是否存在脑部、脊髓损伤。①了解外伤史;②伤后诊疗病史(包括手术记录);③颅脑损伤、脊髓损伤、椎体骨折及脱位应有医学影像学检查结果的支持;④审阅所提供的影像学资料等;⑤大脑存在严重器质性损伤(如脑挫裂伤、弥漫性轴索损伤、脑内血肿等);⑥其损伤后导致的肢体瘫痪与影像学资料所见损伤部位及临床表现相吻合;⑦凡颅脑、脊髓损伤恢复后可能遗留肢体功能障碍的,应在治疗终结、损伤恢复达到稳定状态后进行鉴定。一般建议在损伤后6～12个月以上。

案例:

[案情简介]男性,27岁。于2017年9月4日,19:00被一小车撞倒致头部受伤,当时意识不清,急诊行头颅CT示:右侧硬膜外血肿,右颞部颅骨骨折。体检检查:P 43次/min,R 14次/min,BP 100/89 mmHg,神志昏迷,刺激反应存在,稍烦躁,右侧瞳孔椭圆,直径约3 mm,对光反射消失,左侧瞳孔直径约2 mm,对光反射消失,四肢呈过伸状态,双侧肢体肌力1级,肌张力略高,生理反射存在,病理反射阳性。入院后于当日行开颅血肿清除术,术中见颅骨线形骨折,清理出硬膜外凝血块约100 mL,脑组织塌陷明显。出院诊断,创伤性硬膜外血肿,颅骨骨折,脑疝形成。

2017年10月8日转入上级医院,体格检查:神志浅昏迷,GCS评分6分,查体不合作,气管切开,双侧瞳孔等大、等圆,直径3 mm,对光反射迟钝,双侧额纹,鼻唇沟对称不变浅,眼睑无下垂,口角无歪斜,四肢肌张力正常,肌力未测得,生理反射存在,双下肢Babinski征阳性。

2017年12月1日出院诊断,脑外伤后综合征,四肢瘫,外伤性四肢运动、感觉功能障碍,言语障碍。

[活体检验]2018年5月5日法医活体检验所见:右侧下肢肌力4级,左侧上、下肢肌力3级,右侧肌腱反射减弱,左侧肌腱反射亢进,双侧Babinski征阳性;言语障碍,只能说简单字,不能说完整句子。

[影像资料检验]图2-4-2中A、B、C为受伤当日头颅轴位CT平扫显示,右颞部可见较大硬膜外血肿,小脑幕周围有积血,脑组织受压有脑水肿形成,大脑前纵裂积血,脑室、脑池变窄或消失,中线结构向左移位;D为术后头颅CT片,双颞部有脑水肿及小斑片状出血点及斑片状低密度区;E、F为伤后90 d头颅CT片,双侧脑萎缩,尤以右侧颞叶萎缩明显,第三脑室、大脑大静脉池扩大,大脑前纵裂增宽,双侧丘脑有低密度区。

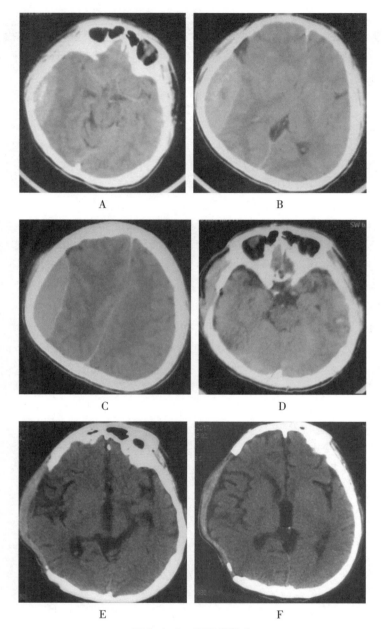

图2-4-2 影像学检查

[检验结果]右侧颞、顶部硬膜外血肿,左颞底脑挫裂伤,右颞叶、左基底节区脑萎缩,脑软化,双侧丘脑有稍低密度区。

[分析说明]本案受伤史明确,临床症状和体征及治疗过程明确,法医临床活体检验、临床症状及体征以及影像学表现一致。最后经综合分析后,可依据委托方的委托要求,依照相关司法鉴定文本和相应条款做出相应的司法鉴定意见。依据《损标》5.1.2.h)颅内出血,伴脑受压症状和体征。评定为重伤二级。依据《分级》5.4.1.3偏瘫(肌力三级以下)的规定,构成四级伤残。

第三节 颅脑损伤后失语

【概述】

(一)定义

失语症是指脑部病变或损害所致的获得性语言功能丧失,患者理解、形成或表述语言的能力丧失或部分受限。失语者神志清楚,意识正常,发音和构音无障碍,是因大脑皮质语言功能区病变或损伤导致的言语交流能力障碍,表现为自发谈话、听理解、复述、命名、阅读和书写6个基本方面能力残缺或丧失,如患者构音正常但表述障碍、肢体运动功能正常但书写障碍、视力正常但阅读障碍、听力正常但言语理解障碍等。不同的大脑语言功能区受损可有不同的临床表现。

(二)失语的分类

《分级》适用指南将失语划分为运动性失语、感觉性失语以及完全性失语。

1. 运动性失语 又称 Broca 失语、表达性失语。是指能够听懂别人的语言而自己不能讲话,是由优势侧额下回后部(Broca 区)病变引起。主要特点是口语表达障碍,具有非流利型口语的4个特点:说话费力、语调障碍、语法词减少、严重者可出现自发言语完全缺失,偶尔可说出"是"或"不是"等音节较少的词语。严重的 Broca 失语不仅表现为运动性失语,多数也存在全面的言语功能障碍,还可因脑损伤部位的邻近而出现不少伴右侧肢体偏瘫的情形,多数患者有一定程度的右侧感觉缺失,伴有抑郁也是其重要的临床特征。

2. 感觉性失语 又称 Wernicke 失语、流利性失语。是指不能听懂别人的语言而能自己讲话。是由优势侧颞上回后部 Wernicke 区病变引起。"常见脑梗死,脑出血引起 Wernicke 区损害的神经系统疾病。患者一般无运动感觉障碍,可出现右侧同向性偏盲,易发脾气。"

3. 完全性失语 可以认为是 Broca 失语和 Wernicke 失语的一种总和,也称混合性失语。起初患者可缄默,后来恢复到相当的词语表达时,才被认为是失语者。此是最严重的一种失语类型,临床上所有语言功能均严重障碍或几乎完全丧失为特点。患者限于刻板言语,听理解严重缺陷,命名、复述、阅读和书写均不能。大多数患者伴有偏瘫,偏身感觉丧失,多数有完全或部分性右侧视野同向缺损,若无偏瘫,预后较好。

上述3种失语类型,其中运动性失语、感觉性失语属于外侧裂失语综合征中的失语类型,完全性失语也称混合性失语,是最严重的一种失语类型。另外还有皮质性失语综合征、命名性失语、皮质下失语等类型,在司法鉴定中应注意各种失语症在大脑的功能解剖部位有无原发性损伤。

(三)与失语有关的解剖、生理及病理的定位诊断

失语是因大脑皮质语言功能区病变导致的言语交流能力障碍,并且不同的大脑语言功能区受损可有不同的临床表现,因此,在司法鉴定失语的有/无、失语程度及伤残等级时,就可通过解剖知识、生理及病理基础知识及现代检查技术的应用,找到导致失语的客观证据。两侧大脑半球的功能,按功能分为优势半球和非优势半球。与口语理解相关的区域包括颞叶的后部-后上部,亦称 Wernicke 和 Heschl 回,是感觉性语言中枢,该部若有病损,患者能听见对方和自己说话的声音,但不能理解说话的含义。第二语言理解区是角回,位于颞叶上部,视觉接受区的前部,管理书面语言理解。缘上回可能也是语言理解区域的组成部分。主要与口语表述相关,病损时可产生运动性失语。位于第二额回后部的第四语言区(也称 Exner 书写中枢)是书面语言表述相关的区域。目前普遍认

为涉及语言理解和产生的神经结构解剖和生理均非常复杂。颞叶上部负责听觉的输入和言语解码,顶叶负责语言的分析,颞叶负责语言的表述,这些脑叶的相关区域联合形成语言中枢区,主要在外侧裂周边。但可能导致失语的脑受累范围并不局限于以上区域。对于以上论述,结合现代影像学能够对脑损伤的部位、范围、程度清楚显示,再结合有明确的外伤史及临床症状和体征,鉴定外伤性失语的意见就能够成立,这样就能避免在没有影像学作为证据或没有相应脑功能区域损伤的影像学证据的情况下做出主观的鉴定意见。

【影像学检验】

影像学资料是佐证颅脑受损伤的客观证据。由国家认证、认可监督委员会2016年7月1日发布并实施的《法医临床检验规范》5.1.8.a)对语言功能障碍者,应通过影像学检查(CT扫描、MRI等)明确脑损伤有无涉及语言中枢。影像学资料可以证明与外伤性失语的脑功能区有无损伤和损伤后的脑软化、脑萎缩等征象。在实施法医学影像学检验时应注意以下几个方面。

1. 所提供的CT、MRI图像质量应具有足够的清晰程度,能够显示正常脑组织与损伤脑组织之间的影像学特征。

2. 法医影像学诊断报告和法医影像学检验认定影像征象应包括损伤部位、损伤性质和损伤的严重程度。脑组织损伤部位要与临床诊断并经法医学检验认定的外伤性失语的影像学所见的功能区损伤部位相吻合。

(1)法医学检验认定为运动性失语者,在影像学资料相应层面的图像上能够观察到额下回后部Broca(44、45)区脑损伤征象;与伤后一系列CT或MRI检查所见相符,并且在损伤恢复后可见到Broca区有脑软化或脑萎缩改变。

(2)经临床诊断及法医学检验认定为感觉性失语者,在CT或MRI相应层面的图像上应能够看到在颞上回、中回后部即Wernicke(42、22)区有脑挫裂伤征象及恢复后在该区可见到脑软化或脑萎缩征象。

(3)经临床诊断并经法医学检验认定为完全性失语者,在影像学CT或MRI图像相应层面的图像能够显示出Broca(44、45)区、Wernicke(42、22)区都有脑损伤及损伤后的脑软化或脑萎缩改变。

(4)另外,尚有视觉语言中枢,位于顶下小叶的角回(39)区,运用中枢、顶下小叶的缘上回(40)区、书写中枢、额中回后部(8、6)区等脑功能区受损,亦应在影像学相应的CT或MRI图像相应区的层面观察到相应的脑损伤及损伤后的脑软化或脑萎缩改变。

(5)在法医临床影像学检验时,应注意同一性认定,注意影像学资料与案情材料、影像学资料与其他临床病历资料、影像学资料与法医学检验结果的相吻合性;还应注意影像学资料与鉴定委托事项的相关性等问题。

(6)对于颅脑损伤后失语的司法鉴定,不能仅根据一次影像检查结果作为影像检验认定的依据,应尽可能全面观察损伤后影像学随访资料和近期影像学资料,若不能满足鉴定要求者,应进行或建议进行头颅CT或MRI检查。

【鉴定原则】

适用本标准失语相关条款者必须同时把握以下鉴定要点。

(1)被鉴定人存在可能导致失语、失用、失写、失读、失认的脑器质性损伤。

(2)后遗症的临床表现符合相关诊断标准。

(3)多伴有其他神经系统症状和体征,如肢体瘫痪、视野缺损、偏身型感觉缺失等表现(若不伴有其他伴随体征而仅表现为失语,应注意此类失语很有可能获得好转)。

(4)有脑组织(语言功能区)损伤的影像学证据和(或)局灶性脑损伤的电生理学证据。

(5)排除语言发育性疾病,单纯运动性言语障碍(如口吃、构音障碍、言语失用)、原发性精神障碍(如精神分裂症等)、重度智能减退所致的语言障碍或者心理因素的影响。

(6)根据临床表现的性质及其严重程度对照标准相关具体条款。

原则上,创伤后失语的致残程度等级鉴定仅适用于 3 岁以上儿童或成人,建议鉴定时机为经规范系统治疗 1 年以上。

案例:

[案情简介]男性,23 岁,于 2016 年 3 月 21 日被人用铁锤打伤头部。伤后头颅 CT 示,左颞顶部颅骨凹陷性、粉碎性骨折,局部脑组织挫裂伤伴蛛网膜下腔出血,颅内有积气,局部头皮软组织肿胀、破损。

[影像资料检验]图 2-4-3 中 A、B 为受伤后当时的头颅 CT 片显示,左颞部头皮软组织破损肿胀,局部颅骨凹陷性、粉碎性骨折,骨折区脑挫裂伤并蛛网膜下腔出血,侧裂池部密度增高,颅内积气;C 为受伤后 13 d 头颅 CT 片,颅骨已手术复位,左颞部脑挫裂伤及蛛网膜下腔出血未完全吸收,头皮血肿已明显缩小;D 为伤后 110 d 头颅 CT 片,头皮软组织肿胀已基本消失,左颞部有脑萎缩,脑软化灶,病损区接近尾状核头部;E、F 为伤后 26 d 头颅 MRI T1、T2 片,显示左侧裂池周围及颞叶后部 T1 信号略高于右侧,其中有高信号环,T2 信号高于右侧,脑组织显示轻度肿胀;G 为 T2 FLAIR、H 为 DWI 弥散加权像,两者均为伤后 37 d 头颅 MRI 片,显示侧裂池周围及颞叶后部呈高信号,右侧颞部后份略呈高信号。以上影像学所见脑损伤部位累及 3 外侧裂周围的脑组织,并且范围较广,具备了形成外侧裂失语综合征的影像学基础。

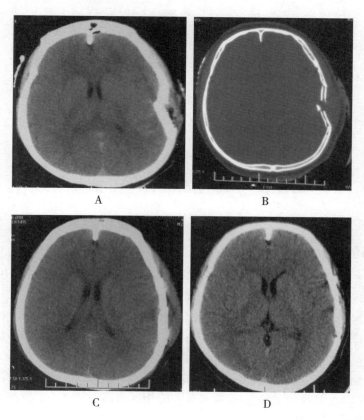

A

B

C

D

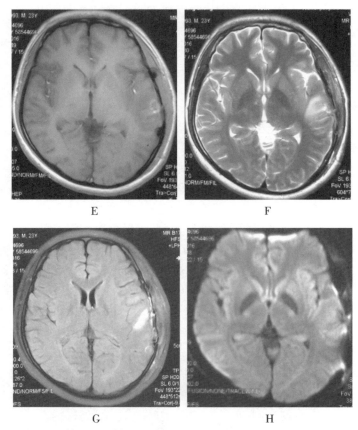

图 2-4-3　影像学检查(头颅 CT、MRI)

第四节　智能损伤的司法鉴定

【智能减退概述】

智能减退(障碍)又称智力缺陷,一般是指由于大脑受到器质性损伤或是由于脑发育不完全而造成认识活动的持续障碍以及整个心理活动的障碍。

司法鉴定中的智能减退主要是指由于诸如脑外伤、一氧化碳中毒等器质性损害导致的智能损害。本节依据有确证的颅脑损伤或一氧化碳中毒或其他因素所致的脑缺血缺氧因素等所导致的智能减退者为检材,旨在经对委托方提供的影像学资料进行法医临床影像学检验,从中认定颅脑损伤的征象以及颅脑损伤后所导致的脑软化、脑萎缩、脑室扩张牵拉变形等可导致智能减退的影像学证据,再根据委托方要求适用的司法鉴定标准文本中的相关条款的要求,进行综合分析,最后做出客观、公正、科学的司法鉴定意见。

【司法鉴定相关内容】

(一)以《损标》为例

5.1.1.e)重度智能减退或者器质性精神障碍,生活完全不能自理;重伤一级。以智能损伤作为鉴定条款者仅此一条。

因考虑到实际鉴定中对智能减退和精神障碍的评定常具有相当的不确定因素,故将伤者的生活自理能力作为限制条件,成为构成司法鉴定标准条款要素的条件之一,即伤者的生活自理能力,同时也将影像学资料作为智能减退司法鉴定条款构成的要件。比如对于重伤一级的鉴定,应具有:①确证的颅脑外伤;②头颅 CT 和(或)MRI 影像资料确证的脑组织重度原发性损伤和损伤后明显的脑软化、脑萎缩;③有典型的智力缺损的临床表现;④经智力测试属极重度智能减退(IQ<25;语言功能丧失;生活完全不能自理)。

(二)以《分级》为例

1. 智能损害的症状

(1)记忆减退,最明显的是学习新事物的能力受损。

(2)以思维和信息处理过程减退为特征的智能损害,如抽象概括能力减退,难以解释成语、谚语,掌握词汇量减少,不能理解抽象意义的词汇,难以概括同类事物的共同特点,或判断力减退。

(3)情感障碍,如抑郁、淡漠或敌意增加等。

(4)意志减退,如懒散、主动性降低。

(5)其他高级皮质功能受损,如失语、失认、失用或人格改变等。

(6)无意识障碍。

符合症状标准至少已达 6 个月方可诊断。

2. 智能损害分级标准

(1)极重度智能减退。智商(IQ)<20;语言功能丧失;社会功能完全丧失,不会逃避危险;生活完全不能自理。

(2)重度智能减退。IQ 20～34;语言功能严重受损,不能进行有效的交流;不能学习和劳动;生活大部分不能自理。

(3)中度智能减退。IQ 35～49;能掌握日常生活用语,但词汇贫乏;对周围环境辨别能力差,只能以简单的方式与人交往;生活部分不能自理;能做简单劳动,但质量低、效率差。

(4)轻度智能减退。IQ 50～69;无明显语言障碍;对周围环境有较好的辨别能力,能比较恰当地与人交往;生活能自理,能做一般非技术性工作。

(5)边缘智能状态。IQ 70～84;抽象思维能力或者思维广度、深度及机敏性显示不良;不能完成高级或者复杂的脑力劳动。

3. 生活自理能力标准　生活自理能力主要包括以下 5 项:①进食;②翻身;③大、小便;④穿衣、洗漱;⑤自主行动。生活完全不能自理指上述 5 项均需依赖护理者;生活大部分不能自理是指上述5 项中 3 项以上需依赖护理者;生活部分不能自理是指上述 5 项中 1 项以上需依赖护理者。

【司法鉴定与检验】

在涉及智能减退、精神障碍的司法鉴定时,首先应明确大脑有无器质性损害;其次是所见大脑器质性损害与现在的智能损伤、精神障碍有无关联性;再次是智能损伤和精神损害程度的评估结果影响因素较多,经常导致伤残等级的评定结果差别很大以及损伤程度的评定结果遭到质疑,产生争议,使司法裁判定论困难。有鉴于此,在智能减退、精神障碍的评定过程中应注重如下事项。

1. 严格按照《法医临床检验规范》(SF/Z JD0103003—2011)的要求,对被鉴定人原发性损伤及由损伤引起的并发症或者后遗症进行主、客观体征进行全面、细致地检验,为损伤鉴定结论的分析提供依据。

2. 实验室检验与辅助检查:对于智能损伤、精神障碍,可进行脑电图、事件相关电位等脑电生理检查,进一步明确被鉴定人脑功能状况,并且有必要对被鉴定人再次进行头颅 CT 平扫,MRI、fMRI

等颅脑影像学检查,明确其目前脑部后遗损害情况。

3.严格按照《法医临床影像学检验实施规范》的要求,对委托方提供的影像学资料进行检验。对提供医学影像材料的要求是被鉴定方或双方当事人应签字确认,如实提供如下医学影像学材料:

(1)受伤当时的头颅 CT 和(或)MRI,和(或)平片之胶片,和(或)纸质图片和(或)电子载体及相应医疗机构的医学影像学诊断报告。

(2)受伤后病情变化过程(尤其是加重时期)的头颅 CT 和(或)MRI,和(或)平片之胶片,和(或)纸质图片,和(或)电子载体及相应医疗机构的医学影像诊断报告。

(3)病情稳定后或最近时期的头颅 CT 和(或)MRI,和(或)平片之胶片,和(或)纸质图片,和(或)电子载体及相应医疗机构的医学影像学诊断报告。

(4)如被鉴定方提供的影像学资料不足以提供充分的鉴定证据,应重新进行或复查头部 CT 和(或)MRI 检查,并提供检查图像资料与医学影像学诊断报告。

在智能损伤、精神障碍的司法鉴定中,影像学资料与影像诊断意见是鉴定智能损伤的基础,若影像学检查,未发现颅脑损伤,而且脑组织结构正常,尤其是相应功能区没有损伤的影像学证据,也没有损伤后的脑组织结构异常或局限性脑组织减少、脑萎缩、脑软化改变者可明确认定为非本次外伤所致,即可确定被鉴定人虽被明确诊断为智能或精神障碍,但与本次外伤无关联性。

【鉴定要点与原则】

当前在精神障碍与智能减退致残程度等级的鉴定主要有两种趋势,一是根据精神障碍诊断标准予以明确诊断,另一种是不做明确诊断,直接套用伤残鉴定标准相应条款,如"被鉴定人因某种类型的颅脑损伤致出现精神障碍或达到某种程度的智能减退",评定为某级伤残。此种做法,对精神障碍或智能减退的临床诊断具有临床诊疗的意义,但是如果以此为依据,简单地评定出伤残等级,显然证据不足,因此,对器质性精神障碍和器质性智能损伤的鉴定应遵循以下原则。

(1)有明确的颅脑损伤史,有住院病历记载的临床症状和体征以及治疗过程,并足以证明存在脑外伤、一氧化碳中毒、食源性中毒等可查证的器质性损害。

(2)颅脑影像学资料[头颅 CT 和(或)MRI]和影像学诊断意见是颅脑有/无器质性损害的直接证据和客观证据。因此要求必须提供符合并能满足司法鉴定要求的影像学资料,并且对所提供的影像学资料按《法医临床影像学检验实施规范》(SF/Z JD 0103006—2014)的要求进行影像学检验后,确认颅脑有损伤以及损伤部位、损伤程度、损伤范围;经治疗后的损伤脑组织的变化情况;鉴定时近期的脑组织是否遗留有脑软化、脑萎缩以及脑组织结构形态学改变。

(3)智能损伤的认定:智商水平的评估结果影响因素较多,使评估结果差异较大。因此,智商的评定结果仅作为评定的要素之一。因在目前各种智力测评量表中,不能识别出真正的智能障碍与伪装的智能障碍,因此,在伤情或伤残评定时,不能将 IQ 值和 MQ 值作为重要依据进行鉴定。比如测评结论是否与脑外伤的严重程度相一致;测评结果和影像学表现是否相一致;测评报告是否符合法医临床的检验要求等。

案例:

[案情简介]被鉴定人男性,50 岁,2013 年 4 月 27 日因被电瓶车撞倒摔伤头部 1 h 住院。当时意识障碍,呼之不应,恶心无呕吐。体格检查:自受伤以来无抽搐、失语、偏瘫、大小便失禁等。双侧瞳孔等大等圆约 3 mm,对光反射灵敏,四肢肌力 5 级,生理反射存在,病理反射未引出。入院后经对症、支持、预防并发症治疗 16 d 后出院。出院诊断:脑外伤,脑出血,蛛网膜下腔出血。

[鉴定历程]2014 年 5 月 7 日,某鉴定机构以被鉴定人头颅外伤、脑出血。蛛网膜下腔出血,被鉴定人现总智商为 60,记忆商 51,神经心理功能障碍,人格改变,脑外伤,精神病性症状存在轻度改变,焦虑与抑郁情绪出现明显异常表现,参照《道路交通事故受伤人员伤残评定》(GB/18667—

2002)4.10.1.a)神经功能障碍,日常生活活动能力轻度受限条款的规定,伤残等级评定为十级。
2014年5月15日另一家鉴定机构以被鉴定人有明确的外伤史,本次外伤造成被鉴定人头颅外伤、脑出血、蛛网膜下腔出血,测试总智商60,记忆商51,有相关病历资料证实其伤残程度,依据《道路交通事故受伤人员评定标准》(GB/18667—2002)4.6.1.a)中度智力缺损或精神障碍,日常生活能力部分受限,但能部分代偿,部分日常生活需要帮助的规定,被鉴定人轻度智能损伤构成六级伤残。2018年9月29日某县人民法院委托对被告×××的伤残等级进行重新鉴定。

[影像资料检验]图2-4-4为2013年4月27日受伤当日头颅CT检查(A、B、C)显示,右侧枕顶叶可见条状高密度影,其余均正常,符合蛛网膜下腔出血;2013年4月28日头颅CT复查(D、E、F),脑组织及脑室内未见异常密度影,显示蛛网膜下腔出血已吸收;2013年5月10日头颅CT检查(图G、H、I)显示头颅CT未见异常。

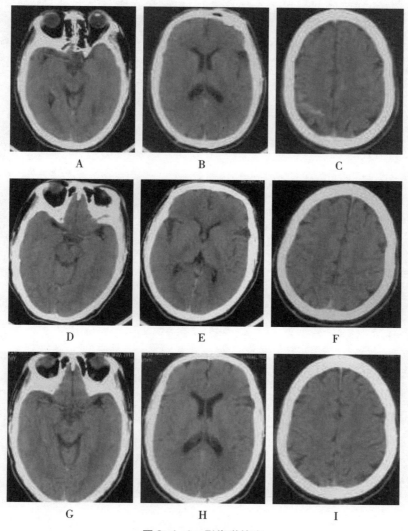

图2-4-4 影像学检查

[检验结果]右侧枕顶部局部少量蛛网膜下腔出血,24 h后复查显示出血已完全吸收,13 d后再次复查,颅脑无异常影像征象。

[分析说明]经对委托方提供的被鉴定人全部检材按《法医临床检验规范》检验后认定:①被鉴

定人头部受伤史明确。②被鉴定人因本次外伤后临床症状为伤后短暂意识丧失,恶心。无明确阳性体征,经住院保守治疗16 d后,以临床治愈出院。③受伤后经头颅CT检查显示右枕顶部脑组织内有少许蛛网膜下腔出血,伤后24 h头颅CT复查显示右枕顶部脑组织内少许蛛网膜下腔出血已完全吸收,伤后13 d再次头颅CT检查示未见脑组织内异常影像征象。④在2014年4月被鉴定人自行委托伤残等级司法鉴定时自述智力减退,鉴定人要求补做脑电图、脑电地形图及神经心理测试检查,检查结果:轻度异常脑电图、脑电地形图、中国成人韦氏智力轻度缺损、成人智力轻度缺损、记忆轻度缺损、神经心理功能障碍。

关于智能损伤的认定:因在目前各种智力测评量表中,不能识别出真正的智能障碍与伪装的智能障碍,智商水平的评估结果影响因素较多,使评估结果差异较大。因此,智商的评定结果仅作为评定的要素之一,不能将智商值和记忆商值作为重要依据进行鉴定。比如测评结论是否与脑外伤的严重程度相一致;测评结果和影像学表现是否相一致;测评报告是否符合法医临床的检验要求等。鉴定人认为被鉴定人在本次外伤近1年后所做脑电图、脑电地形图及神经心理测试检查结果与当时脑外伤的严重程度,影像学表现不相一致,应不予以作为鉴定依据进行鉴定。将此检查结果排除之后,依据被鉴定人的检材检验结果所见,不具备依据智能损害为依据进行伤残等级的条件。

第五章　脊髓损伤

第一节　脊髓简介

脊髓位于椎管腔内，与脊神经直接联系，是人躯体和内脏功能活动的一个低级中枢。脊髓与脑之间，在形态和功能上有密切的联系，它既接受脑的控制和调节，又对脑的功能活动有着重要的影响和调节作用。脊髓上端在枕骨大孔处与延髓相续，下端逐渐变细呈圆锥形，称脊髓圆锥。圆锥末端在成年人可达第一腰椎下缘水平。脊髓全长 40~45 cm。脊髓的被膜总称脊膜，从外向内依次为硬脊膜、蛛网膜和软脊膜。硬脊膜为硬脑膜内层向椎管内的延续，在硬脊膜与椎骨骨膜之间为硬脊膜外间隙，其中有椎管内静脉丛和脂肪组织。在纵长的脊髓外，由硬脊膜形成管状硬膜囊包裹着脊髓。硬脊膜上端紧附于枕骨大孔，下端终于第二骶椎平面，在此水平以下，硬膜囊形成硬脊膜终丝，与尾骨背面的骨膜接续，成为尾韧带。在蛛网膜与硬脊膜之间为硬脊膜下腔，蛛网膜和软脊膜之间为蛛网膜下腔。脊髓蛛网膜下腔正常情况下缺少纤维小梁，脑脊液充满此腔。在脊髓两侧的软脊膜向外伸展成双层皱襞，并在脊髓前、后根之间形成突起，突起的尖端穿过或顶着蛛网膜附着于硬脊膜内面，使其皱襞成为齿状韧带。齿状韧带对脊髓具有固定和保护作用。

脊髓表面有纵形的沟裂，在前面有前正中裂，软脊膜和血管伸入其中，后面有后正中沟。一对前外侧沟，脊神经前根的根丝自此发出；一对后外侧沟，脊神经后根的根丝自此进入脊髓。在颈髓和上胸髓，在后正中沟和后外侧沟之间有后中间沟。

脊髓共发出 31 对脊神经，它是由成对的前根和后根合成。每对脊神经根与脊髓相应的部分称为脊髓节。脊髓共分为 31 个节段，即颈髓 8 节，胸髓 12 节，腰髓 5 节，骶髓 5 节，尾髓 1 节。脊髓的粗细与四肢的发达程度有关，人类有颈膨大和腰膨大。颈膨大位于 C_4~T_1 节段，腰膨大位于 L_2~S_3 节段。中胸节段脊髓较细，脊髓下端呈尖细椎状，由软脊膜向下延伸，成为圆锥下终丝，其上段悬浮于蛛网膜下腔内，称为内终丝，下段被硬脊膜包裹，称外终丝，和硬脊膜一起附着于尾骨。

脊髓由灰质和白质两部分组成。灰质集中在内部，在横断面上呈蝶形，主要包括神经元的胞体和树突，白质分布在灰质的外层，主要为神经纤维。在灰质的中央有一窄细腔隙，称中央管，该管腔随年龄的增长可发生闭塞或狭窄。

脊髓内有多种上、下行的传导束，将脑和躯干、四肢联系成为整体，实现着多种感觉和运动的功能。当脊髓的某部分发生病变后，脊髓的传导功能受到影响，则在身体的相应部位出现感觉和运动的障碍。

临床上检查脊髓反射对了解脊髓的功能状态和神经系统的定位诊断具有重要意义。

在临床上常用的脊髓反射有膝腱反射、跟腱反射、肱二头肌反射、肱三头肌反射等。此外，脊髓内有交感神经和部分副交感神经的节前纤维，因此脊髓存在着内脏反射中枢。如血管张力反射、发汗反射、排尿反射和排便反射等。

第二节　脊髓损伤概述

【闭合性脊髓损伤概况】

闭合性脊髓损伤系指脊柱骨折或脱位造成的脊髓或者马尾神经受压、水肿、出血、挫伤或者断裂,不伴有与外界相通的伤道。脊柱骨折中14%合并脊髓损伤,绝大多数为节段伤,闭合性脊髓损伤的原因为间接或直接作用于脊柱并引起骨折和(或)脱位,造成脊髓、马尾挤压损伤。约10%的脊髓损伤者无明显骨折和脱位的影像学表现称为无放射影像异常的脊髓损伤,多见于脊柱弹性较强的儿童或原有椎管狭窄或骨质增生的老年人。直接暴力致伤相对少见,见于重物击中颈后、背、腰部,相应部位椎板、棘突骨折,骨折片陷入椎管内。间接暴力致伤占绝大多数,常见于交通事故、高处坠落、建筑物倒塌、坑道塌方和体育运动中。暴力作用于躯体其他部位,再传导至脊柱,使之超过正常限度的屈曲、伸展、旋转、侧曲、垂直压缩或牵拉,导致维持脊柱稳定性的韧带的损伤、断裂,椎体骨折和(或)脱位、关节突骨折和(或)脱位,附件骨折、椎间盘突出,黄韧带皱褶等造成脊髓受压和损伤。

【发病机制】

急性脊髓损伤发病机制包含原发性脊髓损伤和继发性脊髓损伤。

(一)原发性脊髓损伤

1.脊髓震荡伤　仅脊髓灰质有较小出血灶,神经细胞、神经纤维水肿,基本不发生神经细胞坏死或轴突退变,2~3 d后逐渐恢复,数周可以恢复正常,神经功能可以完全恢复。

2.不完全性脊髓损伤　伤后3 h,灰质中出血较少,白质无改变,此病变呈非进行性,是可逆的;至6~10 h,出血灶扩大不多,神经组织水肿;24~48 h后逐渐消退。此类中重者可出现坏死软化灶,胶质代替,保留部分神经纤维;轻者仅中心小坏死灶,保留大部分神经纤维。因此,不完全性脊髓损伤可获得部分或大部分恢复。

3.完全性脊髓损伤　伤后3 h脊髓皮质中多灶性出血,白质尚正常;6 h灰质中出血增多,遍布全灰质、白质水肿;12 h后白质出现出血灶,灰质中神经细胞退变坏死,白质中神经轴突开始退变;24 h灰质中心出现坏死,白质中多处轴突退变;48 h中心软化,白质退变。总之完全性脊髓损伤,脊髓内病变是进行性加重,从中心出血至全脊髓出血、水肿,从中心坏死到全脊髓坏死,长度约2~3 cm;晚期为胶质组织代替。

(二)继发性脊髓损伤

继发性脊髓损伤是指原发性损伤激活的包括生化和细胞改变在内的链式反应过程,可以使神经细胞损伤进行性加重甚至死亡,并导致脊髓自体溶解破坏,髓内结构发生不可逆性的损伤,使脊髓损伤区域进行性扩大。比如:

1.血管改变　可致局部缺血、微循环紊乱、血管痉挛、栓塞、血管自动调控机制丧失。

2.离子紊乱　包括细胞内钙增加、细胞外高钾、钠离子通透性增加。

3.神经递质的改变　导致神经元的兴奋毒性损伤。

4.自由基的产生　脂质过氧化反应;内源性阿片样物质;一氧化氮水肿及炎症反应;细胞能量代谢异常;程序性细胞凋亡等都可能导致继发性脊髓损伤的继发性损害后果。

【临床表现】

（一）颈、胸、腰段脊髓损伤的临床表现

胸、腰段脊髓损伤的表现为截瘫；颈脊髓损伤致上肢和下肢均瘫称四肢瘫；而胸、腰脊髓损伤则双下肢瘫称截瘫。在完全性脊髓损伤和严重不全脊髓损伤后，可有一段时间脊髓休克期，即损伤节段以下脊髓功能暂时丧失，表现为感觉丧失，肌肉瘫痪，深、浅反射消失等下运动神经元损伤表现。休克期过后，损伤平面以下脊髓功能恢复，则其支配的肌张力增加，腱反射恢复，由于失去上运动神经元控制，表现为反射亢进及出现 Babinsk 征等病理反射。严重颈髓损伤，脊髓休克期长达 8 周至 2 个月，胸段脊髓损伤休克期短，肛门反射及阴茎海绵体反射的出现，表现休克期将过，待下肢腱反射出现，肌肉张力增高和痉挛则常需更长时间。

（二）排便功能障碍

颅脑或脊髓的器质性损伤可以导致排便功能障碍：正常的排便功能依赖于完整的神经反射，当直肠壁内的感觉器受到刺激，发放冲动经盆内脏神经和腹下丛传入脊髓排便初级中枢，即可引起便意。健康成年人能较好地控制便意，颅脑及脊髓损伤若破坏上述神经反射，可引起排便功能障碍；但多数伴有诸如肢体瘫等其他各种神经系统症状与体征，单独后遗排便功能障碍的情形少见。当骶髓以上损害，虽然直肠的感觉不能传至大脑皮质而不产生便意，但排便初级中枢亦有受损，排便反射完全消失，会出现自主性或者非反射性排便。下颈髓损伤者可出现大小便功能丧失；胸髓损伤平面以下，感觉、运动和大小便功能损伤；脊髓圆锥损伤，会阴部皮肤呈马鞍状感觉减退或消失，逼尿肌麻痹，呈无张力性膀胱，形成充盈性尿失禁，大小便失去控制，肛门反射及球海绵体反射消失；在 L_1 平面以下受损神经的感觉和运动功能障碍，膀胱和直肠功能障碍称马尾综合征。

（三）脊髓损伤严重程度临床分级

A：完全性损害。在骶段 $S_4 \sim S_5$（鞍区）无任何感觉和运动功能保留。

B：在损伤平面以下包括 $S_4 \sim S_5$ 存在感觉功能，但无运动功能。

C：不完全性损害。在神经平面以下存在运动功能，且平面以下至少一半以上的关键肌力 < 3 级。

D：不完全性损害。在神经平面以下，存在运动功能，且平面以下至少一半的关键肌力 ≥ 3 级。

E：正常。感觉和运动功能正常。

注：C 和 D 级除 $S_4 \sim S_5$ 有感觉或运动功能保留之外，还必须具备如下两点之一。①肛门括约肌有自主收缩；②神经平面以下有 3 个节段以上运动功能保留。

（四）胸段脊髓损伤的特殊表现

在胸腰段脊髓损伤所致的完全性脊髓损伤中约有 1/3 可出现截瘫平面高于脊髓损伤平面的表现，其原因为位于胸腰段的脊髓动脉损伤致下胸段发生缺血坏死是其主要原因，功能恢复的可能甚小。目前 MRI 检查可证明此情况。其次为腰段神经根损伤，腰椎侧方脱位，可牵拉损伤神经根，当上位腰椎向右脱位时，则牵拉左侧神经根，可以是同层面神经根，亦可为上位神经根，则截瘫平面高于脊椎损伤平面，神经根损伤较脊髓损伤恢复之机会多，如有恢复则此体征消失。

（五）几种特殊类型的不完全性损伤

在脊髓损伤中还可有以下几种特殊类型的不完全损伤。

1. Brown-Seguard 综合征　即脊髓半侧损害综合征，见于单侧关节绞锁和椎体爆裂性骨折，表现为同侧瘫痪及本体感觉、振动觉、两点分辨觉障碍，损伤水平皮肤感觉节段性缺失；而对侧在损伤水平几个节段以下的痛、温觉消失。典型者并不常见，多为一侧损伤比另一侧重。

2. 脊髓前部综合征　多见于屈曲性楔形或泪滴骨折，亦可由于脊髓前动脉损伤引起，表现为双侧运动障碍,可伴有痛温觉消失,本体感觉完好。

3.脊髓中央损伤综合征 常见于老年颈椎病患者颈部屈曲性损伤,其临床表现与外周部分传导束保留多少有关,轻者只有双上肢的感觉运动障碍。

【影像学检查与影像学资料检验】

1.X 射线片(正侧位或双斜位) 阅片时应观察:①脊柱的整体对线、排列;②椎体骨折脱位的类型;③附件有无骨折;④椎间隙有无狭窄及增宽,有无棘突间隙增宽。上述前两项意义重大。

2.CT 扫描 轴位 CT 可显示椎管形态,有无骨折片突入,椎管有无狭窄和变形。

3.MRI 检查 脊髓损伤最直接的检查方法是 MRI,能直接观察脊髓形态,有助于了解脊髓受损的性质、程度、范围,发现出血的部位及外伤性脊髓空洞。脊髓损伤早期病变区 MRI 信号特点见表 2-5-1。

表 2-5-1 脊髓损伤 MRI 特点与病理预后的关系

MRI 类别	T1 加权像	T2 加权像		病理	预后
		中心	周边		
I	正常	小片低信号	厚的环形低信号	中央出血	较好
II	正常	高信号	高信号	水肿挫伤	好
III	不均	大片低信号	薄的环形高信号	髓内出血	差

【辅助检查】

1.体感诱发电位 电刺激周围神经时,在大脑皮质相应的感觉区可记录到电位变化。脊髓损伤时可借此项检查判断脊髓功能和结构的完整性。受伤 24 h 以后检查,不能引起诱发电位,且经数周内连续检查仍无恢复者,表明为完全性损伤;受伤后即能引出体感诱发电位(somatosensory evoked potential,SEP)或者经过一段时间能够引出异常电位波者,表明为不完全性损伤。癔症性瘫痪的 SEP 均为阴性,SEP 检查有鉴别诊断及评估预后的意义。通常未引出者,为完全性截瘫;表现为潜伏期延长或波幅降低者多为不全截瘫,诊断较为准确。在颈脊髓损伤中,C_5 节段存在,正中神经 SEP 可引出;C_6 节存在,桡神经 SEP 可引出;C_7 节存在,尺神经 SEP 可引出。在颈髓损伤及中央型损伤中,尺神经 SEP 受损最重。在胸腰段脊髓损伤中,SEP 检查有重要意义,此段脊髓圆锥、腰骶神经根混合存在,股、胫、腓 3 根神经 SEP 均引出,表明脊髓及神经根损伤均不完全,有恢复可能,三者 SEP 均引不出,表明脊髓及神经根均损伤严重且无恢复。股神经 SEP 可引出,胫、腓神经引不出,表明腰神经根不全损伤有恢复,而脊髓损伤无恢复。

2.运动诱发电位 SEP 检查只代表脊髓的感觉通道有无传导功能,运动诱发电位(notor evoked potential MEP)则系刺激大脑皮质通过脊髓运动通道(锥体系),在其支配之上肢肌或下肢肌的相应肌肉引起收缩,以肌电图形式检出。MEP 的引出表明脊髓运动通道功能存在。脊髓损伤时,感觉通道与运动传导束相同破坏者,SEP 可以代表;而二者不同损害者,则需分别检查 SEP 与 MEP 才代表整个脊髓功能情况。

Cnrt 和 Dietz 指出,正中神经和尺神经正常者,90% 手功能正常;正中神经 SEP 一半为病理性,尺神经 90% 为病理性者,手有被动功能;而正中神经、尺神经 SEP 均消失者手无功能。下肢功能:胫后神经 SEP 消失者预后差,可引出者 80% 以上在 1 年内恢复下肢活动;80% 不全截瘫可引出胫前肌病理性 MEP,伤后 4 d 可引出胫前肌 MEP 者预后较好。

【司法鉴定】

（一）基本原则

（1）应以损伤治疗后果或者结局为依据，客观公正、科学分析、实事求是地进行鉴定。

（2）判断标准：①首先要有明确的脊柱损伤的外伤史；②有脊柱损伤的临床症状、体征及治疗过程；③有影像学资料（CT、MRI）证明有脊髓损伤。

（3）有 SEP、MEP 检查阳性所见。

（二）检验方法

（1）排便功能障碍　依据 SF/T 0111—2021《法医临床检验规范》7.9.4.2 之规定检验。

（2）排尿功能障碍　依据 SF/Z 0111—2021《法医临床检验规范》7.9.3.4 之规定检验。

案例 1：椎体粉碎性骨折，椎管内骨性占位

［案情简介］女，33 岁。2015 年 7 月 26 日，患者于入院前 8 h 跳伞训练时不慎从高处坠落致伤，当即出现腰背部疼痛麻木，翻身受限，左下肢无力，伤后意识清楚，无头疼、头晕、恶心、呕吐等症状。急诊行腰椎 CT 体检查显示：L_1 椎体及其附件爆裂性骨折伴椎管狭窄，局部脊髓圆锥损伤多考虑，于 7 月 27 日行 MRI 检查显示：L_1 椎体爆裂性骨折伴同水平脊髓受压变窄。体格检查：L_1 椎体棘突及椎间隙有明显压痛及椎旁叩击痛，屈伸活动度正常，双下肢肌力 4 级，双上肢肢体肌力正常，患者皮肤触觉及痛温觉未见异常，生理反射存在，病理反射未引出。于 2015 年 7 月 28 日，行腰椎板切除减压术，术中探查见椎体后缘向后侧突，压迫神经，仔细剥离，椎体后缘击入器放置于椎体后缘，将后缘骨块向前侧击打至后缘平坦，神经钩探查见椎体后缘无明显后凸。出院诊断，腰椎爆裂性骨折。2016 年 11 月 10 日住院检查见，脊柱生理弯曲存在，各棘突无压痛，患者背部可见一长有 9 cm 的纵行手术切口，已瘢痕愈合，其余肢体未见明显异常，生理反射存在，病理反射未引出。自患病以来患者神清，精神可，饮食良好，睡眠良好，二便正常，体重未见明显变化。

［影像资料检验］图 2-5-1 中 A 为受伤当时腰椎正位片显示，胸 12 椎体向左侧移位，两侧椎弓根间距增大，椎体变扁，腰 1 椎体左侧横突骨折；B 为腰椎冠状位 CT 片示：腰 1 椎体粉碎性骨折，椎旁软组织肿胀；C 片显示，腰 1 椎体粉碎性骨折，骨折块凸入椎管，致局部椎管前份明显占位；D、E、F 为椎体轴位片，显示椎体粉碎性骨折，椎管变形，右侧椎板近棘突部骨折，椎体后缘碎骨块进入椎管；G、H 为腰椎 MRI 片，显示脊髓硬膜囊前缘受压变窄，脊髓无明显异常信号。

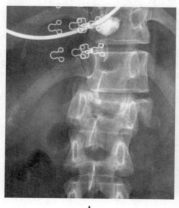
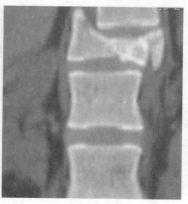

A　　　　　　　　　　　　　　B

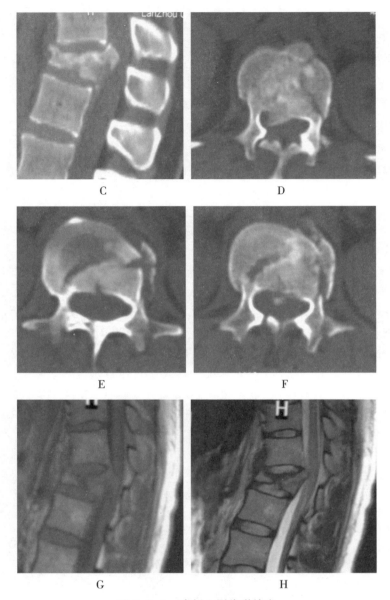

图 2-5-1　案例 1 影像学检查

[分析说明]本例为腰 1 椎体爆裂性骨折,椎体后部骨折块进入椎管形成椎管占位,伴椎弓骨折,左侧横突骨折;受伤后当时双下肢肌力 4 级,经手术治疗后,进入椎管之骨块复位,双下肢肌力出院时恢复正常,经检查生理反射存在,病理反射未引出。依照《人体损伤致残程度分级》5.9.6.1)一椎体粉碎性骨折,椎管内骨性占位之规定,评为 9 级伤残。

案例 2:腰椎体爆裂性骨折脊髓损伤

[案例简介]男,34 岁。2019 年 8 月 6 日被倒塌的土墩砸伤左侧腰部,遂感腰部疼痛明显,伴双下肢活动障碍。急送至当地医院行 X 射线检查后转院;转院后急诊腰椎 CT 检查,提示腰 2 椎体骨折脱位,即行磁共振检查后以腰 2 椎体爆裂性骨折伴脊髓损伤致截瘫收住。体格检查:神志清楚,精神差,平车推入病房,被动体位,查体合作,语言正常,对答切题;脊柱生理曲度存在,腰椎棘突压痛,脊柱活动明显受限,左腹股沟以下至左膝关节以上、鞍区疼痛过敏,双侧肌张力减弱,双下肢肌力

0 级;双膝反射、跟腱反射未引出,双侧 Babinski 阴性,肛周反射、球海绵体反射、双侧提睾反射未引出。经完善各项检查及术前准备,于 2019 年 8 月 7 日 19:30 行胸、腰椎骨折切开复位内固定术、椎管减压术、椎间盘及椎体次全切除术、椎间植骨融合术。术中见后方韧带复合体损伤明显,腰 1、2 棘突间断裂,腰椎左侧多发横突骨折,左侧腰 2、3 神经根断裂,硬膜囊撕裂,马尾神经漂浮,腰 2 骨折向左侧侧后方移位,脊髓受压明显,双侧关节突关节碎裂移位明显,术中见腰 1~2 椎间盘组织碎裂明显。术后给予抗感染、补液等对症治疗,目前患者病情平稳,建议进一步康复治疗。出院诊断:腰椎骨折脱位伴截瘫(L_2 AO C 型);脊髓损伤(Frankel A);腰椎多发骨折。于 2019 年 12 月 31 日至 2020 年 2 月 26 日,入住省康复中心医院。入院后积极完善相关检查,给予抗凝、抗焦虑、营养神经、防治骨质疏松等药物治疗,同时行截瘫肢体综合训练,现患者下肢感觉肌力较前有所恢复,肢体功能、平衡功能均较入院时提高,可在少量辅助下完成床上体位转移,起坐,床-轮椅转移需少量辅助(较前减少),一人辅助下完成治疗性站立,佩戴下肢支具助行架辅助下完成治疗性步行,通过诱导十间导排出尿液,达到阶段性康复训练目标。

[法医活体检验]2020 年 4 月 8 日法医活体检验见:$T_{12} \sim L_5$ 中线纵行 12 cm×1 cm 手术瘢痕。双下肢感觉减退,双下肢肌肉明显萎缩。双下肢肌力 0 级,大小便失禁。

[影像资料检验]图 2-5-2 中 A、B 为受伤后腰椎正侧位片显示,腰 2 椎体爆裂性骨折。正侧位片显示腰 1 椎体向右、向前移位,椎弓根间距明显增宽,椎体上、下界面不清,腰 1 棘突骨折。C、D 为腰椎冠状位、失状位 CT 片显示腰 2 椎体粉碎性爆裂性骨折,腰 2 椎体及碎骨块向后移位阻断椎管,腰 1、2 椎体棘突,上关节突骨折。E、F 为腰 2 椎体 CT 轴位片显示,碎骨块填充椎管,左侧横突骨折,椎体周围肌群肿胀明显,以左侧为著,肌间脂肪间隙消失。G、H、I、J 为伤后 15 h 腰椎 MRI 片显示,腰 2 椎体及其周围为混杂信号,软组织水肿出血,椎管内占位,脊髓信号不均,且连续性中断。

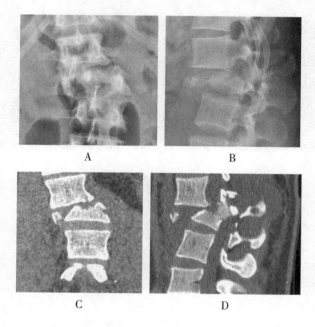

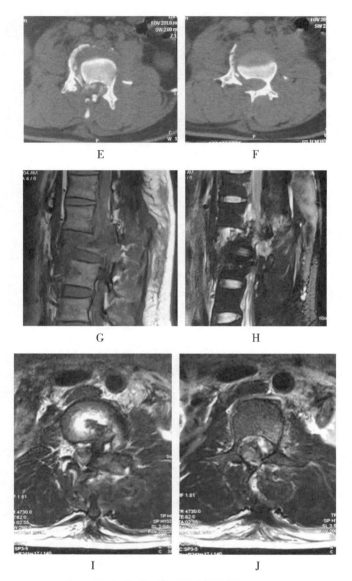

图2-5-2　案例2影像学检查

[检验结果]腰2椎体爆裂性骨折致椎体移位明显,椎管形态、位置失常,局部椎管被碎骨块占据,脊髓损伤。

[鉴定意见]被鉴定人外伤史明确,诊疗过程清楚,伤后症状与体征符合完全性脊髓损伤,术中见第2腰椎损伤明显,左侧腰2、3神经根断裂,硬膜囊撕裂,马尾神经漂浮,腰2骨折向左侧侧后方移位,脊髓受压明显。出院诊断:腰椎骨折脱位伴截瘫(L2 AO C型);脊髓损伤(Frankel A);腰椎多发骨折。2020年4月8日法医活体检验见:双下肢感觉减退,双下肢肌肉明显萎缩。双下肢肌力0级,大小便失禁。影像学检验结果明确。符合腰2椎体爆裂性骨折,并向左向后明显脱位,且局部椎管骨性占位,致脊髓损伤。综上所述依据《损标》5.1.1.c)偏瘫或截瘫(肌力2级以下)伴大便和小便失禁,重伤一级。依据《分级》5.1.1.4)截瘫(肌力2级以下)伴重度排便功能障碍与重度排尿功能障碍,一级伤残。

第三节　外伤性脑积水

【概述】

颅脑损伤后蛛网膜下腔出血较常见,大量的血性脑脊液对脑膜将产生强烈的刺激,可引起无菌性炎症反应,因此可以在软脑膜与蛛网膜之间发生粘连,甚至堵塞蛛网膜绒毛,从而造成脑脊液的循环和吸收障碍。即由脉络膜丛产生的脑脊液虽然可以流出脑室,但却受阻于蛛网膜下腔而在脑基底池、环池及侧裂池等处阻碍脑脊液经脑凸面循环至蛛网膜粒吸收,因此,患者常出现颅内压增高症状,且脑室系统也随之扩大,如果未得到及时合理的治疗,病情将日趋恶化。有时脑脊液循环梗阻发生在脑室系统之内,引起一侧或双侧脑室积水,这种情况多系脑室穿通伤或脑内血肿破入脑室所致,常在室间孔、导水管或第四脑室出口处发生阻塞。也可因小脑幕切迹疝,脑干移位,导致脑脊液循环受阻而伴发脑积水的发生。

外伤后脑积水自伤后数小时至两周之内发生者均为急性脑积水,伤后 1 ~ 3 d 内发生者(占 10% ~ 34%),多因血块直接阻塞脑脊液循环通路(阻塞性脑积水)或因蛛网膜被血红细胞阻塞所致(称交通性脑积水),进行性颅内压增高显著。伤后 3 周至半年甚至 1 年始发病者为慢性脑积水,这类患者多有蛛网膜增厚纤维性变、室管膜破坏及脑室周围脱髓鞘等病理改变,常以脑脊液吸收障碍为主。

外伤性急性脑积水以进行性颅内压增高为主,慢性者多表现为正常颅压脑积水,自伤后至出现脑积水症状平均为 4.18 个月,一般都不及 1 年。患者逐渐出现痴呆、步态不稳、反应迟钝及行为异常,偶尔有大、小便失禁、癫痫等症状。腰穿测压或脑室内压力大都正常,脑脊液蛋白含量升高。眼底检查无视乳头水肿现象。

【诊断】

1.临床诊断　在颅脑外伤急性症状消退后出现头痛、头晕等症状,且有逐渐加重的精神症状,表现为淡漠、呆滞、易激怒、语言单调、下肢僵硬、震颤麻痹症状群等,晚期可发生尿失禁和木僵。

2.影像诊断　①CT 表现:脑室系统扩大,以侧脑室前角为著;侧脑室周围有明显的间质性水肿带,以额角部为著;脑室扩大的程度甚于脑池的扩大;脑回无萎缩表现,脑沟不加宽。在诊断外伤性脑积水时,需要与脑萎缩相鉴别,因为严重脑挫伤、轴索损伤、脑缺血、缺氧和坏死等造成的脑萎缩也具有脑室扩大的 CT 征象,其特点是:侧脑室普通扩大,脑沟增宽,无脑室周围的透亮水肿区。②MRI 表现:首先是侧脑室前角的扩张及脑室周围的间质性水肿带,可于 T2 加权像上显示明显的高信号;其二于冠状面可以测出两侧室顶之间的夹角<120°,若为脑萎缩则此角常>140°;在矢状面上,可见第三脑室呈球形扩大,视隐窝、漏斗陷窝变浅、变钝,而脑萎缩患者,其第三脑室前后壁,漏斗隐窝,视隐窝则无明显变形,虽有扩大,但仍保持原有轮廓。③放射核素脑脊液成像检查:其特征性表现是核素经第四脑室中孔向脑室内逆流,而于脑凸面却无核素的显影,说明脑脊液循环和吸收已发生障碍。根据核素在脑室内滞留的时间有助估计脑积水的严重程度。

【鉴定原则】

(1)有明确的颅脑损伤史;有住院病历诊疗过程,有颅脑损伤相应的临床症状和体征,有损伤性脑积水形成后相应的临床症状和体征。

(2)颅脑 CT 和(或)MRI 显示局部或弥漫性脑室扩大;梗阻性脑积水表现为梗阻平面以上脑室扩大;交通性脑积水显示全脑室扩大。

（3）外伤后脑积水：须有损伤时图像且具有脑损伤征象，后次图像具有脑积水征象。仅提供损伤当时的 CT 和（或）MRI 图像，或仅提供损伤后次图像进行损伤后脑积水的司法鉴定，其鉴定意见是不恰当的。

（4）伤残评定时机：伤后 6 个月，以脑积水及其所致神经系统体征，如精神障碍、智能损害、肢体瘫痪、共济失调等，按照对应条款评定伤残等级。

【司法鉴定】

1. 外伤性脑积水损伤程度鉴定条款

5.1.2. m）外伤性脑积水，须手术治疗；重伤二级。

5.1.3. f）外伤性脑积水；轻伤一级。

2. 外伤性脑积水致残程度鉴定　重度外伤性脑积水，须锥颅行外引流术，或需开颅行内引流术者，可按《人体损伤致残程度分级》5.10.1.8）开颅术后的条款，评定为十级伤残。

第三篇
脊柱、骨盆损伤的医学影像学与司法鉴定

第一章　脊柱损伤

第一节　概述

　　脊柱损伤包括脊柱的脱位和骨折,严重的脊柱损伤常伴有脊髓损伤。合并脊髓损伤的脊椎脱位和骨折,往往遗留严重的神经系统残疾,评定损伤程度和致残等级的以神经系统功能障碍和(或)遗留肌瘫或后遗疾患为依据进行评定。本章节脊柱损伤司法鉴定只涉及脊柱骨损伤的相关内容。

　　在目前适用的三个司法鉴定标准文本中,对脊柱损伤司法鉴定的要求有共性又有区别,但是,对脊柱损伤无论是伤情程度或伤残等级司法鉴定的共同要求是:①须有确证的脊柱损伤的外伤史(以临床病历资料为准);②涉及脊柱损伤的每项司法鉴定条款须有影像学检查资料作为证据;③有相应的临床症状和体征;④须有影像资料检验意见。

一、脊柱的结构与功能

(一)脊柱解剖

　　位于背部中央,构成人体的中轴。婴儿期脊柱一般有33节,即颈椎7节,胸椎12节,腰椎5节,骶椎5块,尾椎4节。成人因骶椎及尾椎相互分别融合,脊柱成为26块椎骨(颈椎7块,胸椎12块,腰椎5块,骶骨、尾骨各1块),经韧带关节及椎间盘连接而成。成人脊柱的总长度约70 cm,占全身长度的2/5,其中椎间盘占骶椎以上脊柱全长的1/4。脊椎骨的构造除第1、第2颈椎、骶椎及尾椎外,其余椎骨大体相似,均是由椎体、椎弓及由椎弓发出的突起3部分构成。椎体由前纵韧带、后纵韧带、黄韧带、棘间韧带和棘上韧带以及椎间盘和关节囊连接成24个运动节段。脊柱上端承托头颅,胸段与肋、胸骨连接构成骨性胸廓,骶尾段与下肢带骨共同围成骨盆。脊柱的功能为椎管内容纳脊髓,保护胸、腹、盆腔脏器,支持体重,又可进行广泛运动。

　　椎骨由前方短圆柱形的椎体和后方板状椎弓组成。椎体是椎骨负重的主要部分,内部充满松质,表面的密质较薄,上、下面皆粗糙,借椎间纤维软骨与邻近椎骨相接。椎体后部微凹陷,与椎弓共同围成椎孔。各椎孔贯通,构成容纳脊髓的椎管。椎弓是弓形骨板,紧连椎体的缩窄部分,称椎弓根,根的上下缘各有一切迹。相邻椎骨的上、下切迹共同围成椎间孔,有脊神经和血管通过。两侧椎弓根向后内扩展变宽,称椎弓板。由椎弓发出的棘突1个,横突1对,关节突两对。在椎弓根与椎弓板结合处分别向上、下方突起,即上关节突和下关节突,相邻关节构成关节突关节。

　　1. 椎体　椎体一般呈扁圆柱形,前面圆凸,有许多小孔容滋养血管进出,后面微凹,中央有1～2个大孔容椎体静脉通过。

　　2. 椎弓　椎弓呈半环形,由椎弓根和椎板组成,分别构成椎管后壁及侧壁并包围脊髓。椎弓前部窄细为椎弓根,椎弓根是椎体与椎弓的连接处,向前连接椎体后外侧,相邻椎弓根围成椎间孔;椎弓后部宽扁为椎弓板，约在椎弓根、板结合部，向上、下及两侧伸出成对的上下关节突及横突。相邻椎弓板之间连有黄韧带，椎弓板与后正中线左右融合并向后伸出棘突。

3. 突起　每个椎弓有 7 个突起，即棘突 1 个、横突 2 个、上关节突和下关节突各 2 个并且与相邻关节突的关节面构成关节。

4. 椎管　全部椎管的椎孔连成椎管，上端经枕骨大孔通颅腔，下端开口于骶管裂孔，两侧通连椎间孔及骶前、后孔。椎管由前、后及两侧壁围成。前壁为椎体、椎间盘及后纵韧带；后壁为椎弓板及黄韧带；两侧壁前部为椎弓跟，后部为椎间关节。椎管内容有脊髓及其被膜、血管及脂肪组织等。椎管各段横断面的形态各异，颈段为三角形，胸段为近圆形，腰段为卵圆形或三角形，骶段为扁圆形，在 CT 影像上可明确观察，各段之间一般无明显分界。椎管长度因人而异，平均约 70 cm，椎管壁与脊髓之间存在着周围间隙，位于前后及硬膜内及硬膜外以缓冲脊髓受压，两侧间隙较大并有神经根固定。椎管内径不一，寰枢区椎管的前后径为 30 mm，颈髓齿突各约 10 mm，有一定的缓冲自由度，正常寰椎后方代偿间隙为 8～12 mm，胸椎脊髓前间隙平均为 3.22 mm，后间隙 4.89 mm，胸腰段前后间隙分别为 1.6 mm、3.6 mm。若遇骨折脱位，脊髓前方受压较后方为多。腰椎马尾与椎管壁之间缓冲间隙较大，受压较少。

5. 椎间孔　由相邻椎弓根上、下切迹围成，左右对称。其前壁为椎体后面及椎间盘，上下壁为椎弓根切迹，后壁为相邻椎骨的椎间关节、关节囊及韧带。脊神经肌膜支及血管淋巴管等通过于孔中。当椎间孔四壁之一骨折、移位或增生变形时，均可挤压孔内的脊神经，引发颈肩腰腿痛。

各椎骨间有椎间盘和韧带连接。椎间盘的上下界面有软骨板，外周有纤维环，中心为髓核。椎间盘对脊柱的稳定性和灵活性极为重要。

（二）椎骨的连接

相邻椎骨之间借各种关节、椎间盘、韧带和肌肉连接。

1. 前纵韧带　纵行于脊柱（椎体）的前面，上起颅底，下止骶骨前面。借纤维束紧密附着，椎体的边缘，韧带宽、厚而坚韧。前纵韧带耐力最大，可承受 150 kg 以上的拉力，有阻止脊柱过度后伸及椎间盘向前突出的作用。

2. 后纵韧带　位于椎管内，纵行于椎体的后面，上起枢椎体，下止骶管前壁。韧带较窄，不能完全遮盖椎体后面和椎间盘，尤其在腰部的两侧更为薄弱。故在一定的压力作用下，髓核容易经韧带的侧方向椎管（后外侧）突出。后纵韧带的骨化，是引起脊髓压迫的重要原因之一。

3. 黄韧带　位于相邻椎板之间，左右对称，由上而下，逐渐加厚，坚韧而富有弹性，上面附着于上位椎板下缘的前面，下面附着于下位椎板上缘的后面。两侧黄韧带的前缘向前外侧延伸至椎间关节囊及椎间孔的后缘（壁）。两侧黄韧带的后缘向后靠拢，期间有一小缝隙，容连接椎管内、外静脉丛的小静脉通过。正常人黄韧带厚度为 2～4 mm，由上向下逐渐加厚，具有维持人体直立及防止脊柱过度前屈的作用，黄韧带肥厚可导致椎管狭窄及神经根受压症状。

4. 棘上韧带　为连接第 7 颈椎棘突、全部胸椎棘突及腰椎棘突尖端至骶中嵴的一条梭状韧带。该韧带以腰椎部较发达，有防止脊柱过度前屈的作用。

5. 横突间韧带与棘突间韧带　均为胶原纤维构成的短小韧带，分别位于相邻横突与棘突之间，一般颈椎部缺如，胸椎部呈细索状，腰椎部宽厚且成膜状。

（三）椎间盘

1. 椎间盘的结构与成分　椎间盘为连接相邻椎体（第 2 颈椎至第 1 骶椎）之间的纤维软骨，共计 23 个。椎间盘维持着中轴骨骼的正常功能，它们通过固定相邻的椎体来稳定脊柱并维持其排列。每个椎间盘均由上、下软骨板，纤维环及髓核 3 部分构成。

（1）软骨终板：位于椎体上下的软骨面，作为髓核的上下界与椎体分开，其大小形状与椎体的上下面一致,具有承受压力和防止椎体受压的作用。完好的软骨板对髓核还具有调节其水分流失的作用。儿童和青少年的软骨终板由透明软骨组成,老年人则由钙化的软骨和骨组成。

(2)纤维环:为环绕髓核周围呈同心圆排列。连接相邻椎体之间保持脊柱的整体性和稳定性,各层纤维方向彼此交错并借黏合物相连。

(3)髓核:髓核一般位于椎间盘的中央部偏后位置,并为周围纤维环及上下软骨板所封闭而固定。其位置和形状可随外界的压力改变而改变。髓核的功能在于使压力由上位椎骨传递到下位椎骨,并起着弹性垫的作用。

2. 椎间盘的老化与退化 椎间盘的老化包括体积和形状的变化(包括椎间盘高度降低、椎间盘中心部位向椎体突出造成纤维环的高度减低和纤维环的膨出)。随着骨骼发育的成熟,所有椎间盘的体积、形状、显微结构、成分及生物力学特性都将发生相应的变化。这些随年龄增长而发生的变化,在出生后不久即已开始。最大的变化发生在20岁以后。这些改变会降低脊柱的活动能力,并对其力学特性产生负面影响。某些椎间盘还会产生一种与年龄相关的结构和功能丧失,严重的仅剩下一层很薄的纤维组织与椎体分隔,这种变化称之为退化。脊柱退化性疾病和椎间盘突出的常见临床症状是由于椎间盘的退变而引起的。

二、脊柱损伤发病原因及发生机制

(一)发病原因

脊柱在瞬间受到超负荷的暴力作用可导致损伤,其中骨折最多见,以胸、腰段骨折发生率最高,其次为颈椎、腰椎,胸椎最少,常可并发脊髓损伤,尤其是颈椎骨折、脱位者,约有70%合并脊髓损伤。常见的间接致伤原因如车祸、高处坠落伤、被人推倒、滑倒坐地或重物打击等;直接原因有战时的枪弹伤、爆炸伤、锐器刺伤或机动车直接撞击。通常损伤部位发生在暴力直接作用的部位。

(二)发生机制

按照生物力学原理,作用脊柱的暴力可分解为垂直与水平分力,而分力的大小又因暴力大小、方向和作用时人体的姿势而异。暴力方向线与脊柱纵轴线之间的夹角越小,垂直分力越大,对椎体发生挤压,易形成压缩性骨折;反之,二者之间的夹角越大,则水平分力越大,可引起椎体间脱位和关节突骨折。另外受伤时如有外加旋转暴力,则在椎体间发生旋转性脱位和关节突骨折脱位。有时还可因肌肉猛烈收缩所致的骨折,如腰方肌收缩可致横突骨折、背肌收缩可致棘突骨折等。

1. 屈曲型损伤 最为常见,例如在前屈体位时背部受砸压伤或屈曲暴跌姿势,则发生脊柱的屈曲压缩损伤,轻者多表现为椎体前楔形压缩性骨折,重者发生骨折脱位,脊柱前部压缩,后部分离;可发生于脊柱的所有节段,多见于第10胸椎至第2腰椎段。其损伤机制是屈曲压缩和轴向压缩的共同作用。应力主要作用于椎体前缘。

2. 屈曲分离型损伤 例如安全带损伤,躯干被安全带固定,头颅及上半身向前屈曲,致脊柱损伤,发生骨折或脱位;由于上部并无受压砸力,故称分离损伤。

3. 垂直压缩型损伤 人体从高处坠落以足跟或臀部着地,或站立时头顶部受到重物压砸时,脊柱承受轴向的垂直力,引起脊柱垂直压缩型损伤。当加速力很大或应力载荷更直接地作用于椎体时,致椎间盘髓核突入椎体、终致椎体发生如爆炸状骨折,重者发生爆裂性骨折,轻者形成粉碎性骨折。

4. 旋转及侧屈型损伤 脊柱由小关节突及椎体等连接,由于小关节的方向不同,侧屈时常伴有旋转、旋转侧屈或前屈可发生单侧关节脱位,常见于颈椎损伤,侧屈可致椎体侧方压缩性骨折。由于旋转屈曲,可造成后柱损伤、横突骨折和非对称性前柱损伤。此类损伤多发生于胸腰段,可形成侧方压缩性骨折,常合并肋骨和横突骨折。

5. 伸展型损伤　常发生在颈椎,例如向前摔倒时,头和前额撞击于物体上致颈向后伸展则发生伸展损伤,常无骨折或脱位;有时可见棘突被挤压骨折或椎体前下缘撕裂小骨片,称泪滴骨折。

上述损伤暴力亦可为复合伤,如屈曲并垂直压缩、屈曲旋转等。

三、医学影像学与脊柱损伤

(一)医学影像学资料

影像学资料是脊柱损伤司法鉴定条目中判定基准之一,是首要的并且是必不可少的客观证据。因此,司法鉴定人应具备影像学诊断和影像检查技术的基本知识,并能对影像学资料进行检验。影像学资料包括 X 射线片、CT 片、MRI 片等和影像学诊断报告意见书,如能读懂影像资料,并且紧密结合外伤史、临床资料等就能正确把握脊柱损伤的基本情况,为客观、公正、科学鉴定打下坚实的基础。

(二)影像学表现

1. X 射线片　是诊断脊柱骨折的首选方法,常用为正侧位,观察椎间孔时可选择斜位,根据实际需要可选择过伸/过屈位,观察寰枢椎时可选择寰枢椎张口位等。X 射线片对脊柱骨折或脱位的显示效果较直观,易于定位,但对椎体附件、椎管及细微骨折处的显示效果欠佳,易漏诊。

2. CT 扫描　CT 扫描对上颈椎、颈胸段、胸腰段、附件骨折及椎管情况的显示较平片理想,特别是 C_1、C_2 的骨折,以及椎弓、椎板的骨折,也往往只有在 CT 片上才能被见到。对脊柱创伤患者通过 CT 检查,可明确脊椎骨折的类型,发现普通 X 射线片上未被发现的骨折,观察骨折片是否已嵌入椎管,骨折对脊髓的影响,有无血肿以及血肿的部位、范围等。脊柱检查常用 CT 轴位扫描,结合冠状位、矢状位重建或三维重建,可对脊柱的序列、退变程度、椎体的脱位或压缩程度、椎管的走向以及其狭窄程度等损伤可清楚显示脊柱的整体观。

3. MRI 检查　MRI 是脊柱脊髓外伤的重要检查手段,能够显示脊髓本身的创伤,脊髓、椎体、椎间盘、椎旁软组织损伤及隐性骨折,特别是脊髓损伤的显示较理想,同时也有助于新鲜或陈旧骨折的鉴别诊断。

(三)脊柱损伤司法鉴定中常见的错鉴、误鉴

(1)对楔形变的认识和应用中的错误:①对椎体楔形变及其标准应知、应掌握、会应用;②在实际鉴定中,常将椎体的楔形变误认为压缩性骨折被鉴定为相应的伤情程度或伤残等级。

(2)将椎体陈旧性损伤误为新的损伤进行了伤情程度和伤残等级司法鉴定。

(3)将椎体退行性变(比如椎间盘病变、椎体滑脱)、椎弓崩解、正常变异误认为损伤。

(4)对椎体粉碎性骨折和不稳定型骨折的认识和准确把握存在误解误判。

(5)对椎管占位的判断有失欠妥。

(6)对影像学诊断报告的认识和理解出现的误读,对脊柱损伤影像学征象的认定难以准确把握,因此,因照抄病历中影像报告意见而造成的错鉴并不少见。

四、伤病关系的鉴别与处理

伤病关系是法医临床学鉴定永恒的话题。在《分级》4.1 鉴定原则中规定"科学分析损伤与残疾之间的因果关系,实事求是地进行鉴定"。此处所称的因果关系,指明了致残程度等级鉴定须考虑损伤与残疾的因果关系,即在鉴定中被认定的残疾是否由本次外伤所致的伤病关系处理原则的规定。4.3 伤病关系处理的条款,本条款规定了伤病关系处理的具体方法,其规定了当损伤与原有伤、病共存时,应当分析损伤与残疾后果之间的因果关系,在鉴定中应当实事求是、客观公正地以科学的方法认真处理。在脊柱损伤的司法鉴定过程中,比如损伤与椎弓崩裂、损伤与颈椎病、损伤与

强直性脊柱炎、脊椎骨新鲜骨折与陈旧性骨折的鉴别问题较常见。外伤时的临床症状与体征、辅助检查、在鉴别中有一定作用，但大都是主观证据，而影像学资料在鉴别诊断中直接起着客观证据的作用，因此在实施鉴定时，应充分发挥影像资料的客观证据作用。

脊柱损伤，除了遭受损伤后会发生脊柱解剖结构及形态的改变以外，尚需注意以下几种情况。①先天疾病或后天因素所致的脊柱解剖结构改变与外伤的区别。②非外伤性椎体楔形变与腰椎损伤所致压缩性骨折楔形变的区别。③因骨质疏松或其他疾病所致脊柱形态改变与外伤的区别。④脊柱新鲜骨折与陈旧性骨折的鉴别。

（一）脊柱新旧损伤的鉴定

对脊柱的新旧损伤需进行鉴别的情况在鉴定实践中较为常见。脊柱新旧损伤的鉴定直接关系到双方当事人的切身利益，尤其是对于一些存有争议的案例在鉴定时应慎重处理。脊柱新旧损伤的鉴别主要依靠的技术手段为完善的、动态的影像学检查，如损伤当时、损伤早期以及愈合过程中不同阶段的CT扫描和（或）MRI检查。CT虽然在临床诊疗机构已较为普及，但仍然存在采用扫描技术不完全符合要求的情形（例如层厚太厚、未显示骨窗位图像、影像资料打印时图像太小等），因此鉴定人若认为有必要进行新旧伤鉴别的，则应要求委托人补充提供充分、全面、清晰的CT扫描图像。通过比较不同时期CT扫描影像学图像特征的动态变化，有助于判断是否符合新鲜骨折及其愈合期改变。例如损伤当时、损伤早期骨折椎体可显示骨皮质不连续、骨折线清晰锐利、骨小梁塌陷紊乱、椎旁软组织肿胀等。MRI检查对于椎体新鲜/陈旧骨折的判断具有非常高的价值，例如新鲜椎体损伤因出血、水肿而具有典型的影像学特征，包括椎体内呈斑片状低T1WI、高T2WI信号，压脂序列呈异常高信号影等，而上述信号常在损伤数月之后逐渐消失。然而实践中较少伤者能提供损伤当时或早期的MRI检查资料，因此限制了MRI检查鉴别价值的充分发挥。

（二）脊椎滑脱

1. 脊椎滑脱简介

（1）分类：临床最常用的腰椎滑脱分类法为崩裂性滑脱和退行性滑脱。

1）崩裂性滑脱：因椎弓崩裂所致，称真性滑脱，椎弓崩裂真实的原因不详。可能原因如下。①椎弓化骨核分离形成椎弓峡部不连；②遗传性发育不良；③产伤；④力学因素。椎弓断裂后，在椎弓的裂隙部为纤维软骨和纤维结缔组织所充填，裂隙外形成一层厚的纤维性关节囊。当腰椎向前滑移时，不连的椎弓可逐渐变细，椎弓裂隙加宽。椎弓崩裂常并存腰椎或骶椎异常结构因素，加重了腰骶关节的不稳定性，导致 L_5 椎体向前滑脱。椎弓崩解和腰椎滑脱影响神经根管和腰椎管的容积，硬膜囊受到 L_5 椎板和骶椎椎体压迫，引起马尾神经症状。

2）退行性滑脱：退行性滑脱又称为假性滑脱，腰椎的后结构完整，但关节突关节退变明显。关节突关节退变表现为关节软骨磨损，关节突增生、肥大和关节囊松弛。由于腰椎滑脱，上一腰椎体后缘和下一椎体的椎板压迫、椎间盘膨出或突出以及黄韧带的肥厚等因素，致使椎管容积明显变小，出现椎管狭窄的症状。

（2）影像学表现

1）崩裂性腰椎滑脱，腰椎斜位片示上关节突的轮廓似"狗耳"，横突似"狗眼"，关节突间部称峡部类似"狗颈部"。椎弓崩裂时，"狗颈部"可见斜行或纵型裂隙。峡部崩裂 L_5 最多见，L_4 和 L_3 较少，上腰椎罕见且不发生腰椎滑脱。

2）腰椎滑脱征象：腰椎侧位片示，上一椎体对下一椎体发生向前水平位移位。依据 UIImann 征进行滑脱分度，由于崩裂性滑脱绝大部分发生于 L_5 椎体，从骶椎前面画一腰骶间隙的垂直线，正常时此线上端恰在 L_5 椎体前下角或略前方，若此线碰到上一椎体则为滑脱。将椎体分成4等份，该线在椎体前方第1等份称为滑脱1度，以此类推共分为4度。

3)退行性腰椎滑脱,腰椎斜位片示滑脱腰椎的关节突关节增生肥大、关节面硬化,尤以上关节突为著。上、下关节突半脱位,上关节突压迫滑脱椎体椎弓峡部,使峡部磨损变细,由正常斜行椎弓变为横行椎弓,但无椎弓峡部断裂。正位片示髂嵴连线低于 L$_4$ 椎体的下 1/4。CT 检查示关节突肥大、内聚、骨赘和椎间盘膨出及椎弓峡部断裂、椎管和侧隐窝狭窄。

2.脊椎滑脱司法鉴定　脊椎滑脱与伤残等级的司法鉴定无相关鉴定条款。在伤情程度司法鉴定中有脊椎滑脱相关条款。但是在实际鉴定中,真正因外伤引起的脊柱滑脱较少见,且常见于椎弓崩解引起的脊柱滑脱和退行性腰椎滑脱,具体操作中难以把握,给伤情程度鉴定带来一定的难度。尾椎脱位的鉴定亦是如此。

(1)相关条款内容:①5.9.4.d)椎骨骨折或者脊柱滑脱(尾椎脱位不影响功能的除外),轻伤二级。②5.9.5.f)尾椎脱位,轻微伤。

(2)鉴定注意事项:①脊柱滑脱常见于急性外伤,后伸性外伤产生急性骨折可导致腰椎滑脱。②有明确的外伤史,有病历记载的临床症状和体征;③有确证的与本次外伤有关联并且经过法医临床影像学检验的影像学资料;④准确把握伤/病关系处理原则。若要判定外伤是/否为椎体滑脱形成的主要原因,应综合案情材料提供的致伤方式、损伤后病史记载的临床表现、影像学显示的椎体、相应附件以及椎旁软组织有无急性损伤证据等,全面分析,谨慎鉴定。

(三)脊柱损伤与非损伤性征象的影像学鉴别

脊柱遭受损伤除了会发生椎体解剖结构改变以外,一些先天性疾病或后天因素也常可改变脊柱各椎体解剖结构,例如常见的椎体楔形变即可因退行性变改变而导致,亦可见于中老年女性骨质疏松性改变而导致。尤其是对于退行性改变造成的椎体楔形变,应当仔细与椎体新鲜压缩性骨折进行鉴别。具体鉴别要点亦主要依据不同时期的影像学检查所见,其余与"脊柱新/旧损伤的鉴定"新鲜陈旧损伤的鉴要点基本一致。

第二节　脊柱单纯骨折或脱位

【简介】

(1)在影像学资料上表现为有椎体骨折,其压缩程度达不到1/3者。

(2)椎体附件,如横突、棘突骨折者或单纯脊椎脱位者。

(3)单纯脊椎骨骨折经手术治疗后实施鉴定者。

(4)此类脊柱骨骨损伤在鉴定过程中可依据骨折的部位、骨折的数量、有无脱位,比对相应鉴定标准中相应的条款即可做出相应的伤情程度或伤残等级的鉴定意见。实施鉴定时应满足:①影像学资料确证脊椎骨有骨折征象;②确证有外伤史;③确证影像所见脊椎骨骨折征象与本次外伤有关联性。

(5)单纯脊椎骨骨折实施鉴定的关键点:①是对所提供的影像学资料是否具有单纯脊椎骨骨折征象的认定。②影像学征象必须具备椎体前缘或两侧皮质皱折、中断、嵌入、断裂,皮质呈台阶状隆起,椎体内出现致密骨小梁嵌压带,椎体前上角骨折块等。③不能把椎体单纯楔形变(椎体前后缘高度比值在 0.67~0.75 之间为椎体单纯楔形变)作为单纯脊椎骨骨折的根据。

【司法鉴定】

以下将以影像资料检验后被认定的影像学征象,结合确证的受伤史,有病历记载的临床症状和治疗经过,且排除脊髓和周围神经损伤的案例,对相关司法鉴定条款或内容进行解读。

（一）《损标》相关条款

5.9.3.b)两节以上椎体骨折;3处以上横突、棘突或者椎弓骨折;轻伤一级。

5.9.4.d)椎骨骨折或者脊椎脱位(尾椎脱位不影响功能的除外);外伤性椎间盘突出;轻伤二级。

5.9.5.c)骨挫伤;轻微伤。

5.9.5.f)尾椎脱位;轻微伤。

（二）《工标》相关条款

5.9.2.13)椎间盘髓核切除术后;九级伤残。

（三）《分级》相关条款

5.8.6.2)三个以上椎体骨折,经手术治疗后;八级伤残。

5.9.6.2)一椎体并相应附件骨折经手术治疗后,两椎体压缩性骨折;九级伤残。

5.10.6.2)一椎体骨折经手术治疗后;十级伤残。

5.10.6.3)四处以上横突、棘突或者椎弓根骨折,影响功能;十级伤残。

案例1:

[案情简介]女,56岁。2020年10月4日住院病历记载,自述于10 d前在马路行走时被摩托车撞倒致伤胸背部着地受伤,当时自觉伤处疼痛,遂送医院行相关检查后返家休息。予翻身时胸背部疼痛加重,休息10 d后自觉疼痛未见明显好转,现为进一步检查来院复查。行腰椎正侧位片检查诊断为胸12椎体压缩性骨折收治住院。体格检查:神志清楚,精神欠佳,表情痛苦,强迫体位,查体合作,脊柱各生理曲度存在,胸12至腰1椎体棘突及椎旁压痛、叩击痛阳性,胸背部活动因疼痛受限。

[影像资料检验]图3-1-1中A、B为受伤后10 d腰椎正侧位片。A显示胸12椎体上缘模糊,B显示胸12椎体上缘密度致密,界面模糊,椎体前上缘可见骨皮质翘起,椎体上份可见一条致密带,压缩程度<1/3。C、D、E为受伤后12 d腰椎MRI片,C片显示胸12椎体T1呈低信号,D片T2呈等、稍低信号,E片为抑脂片呈不均匀高信号。

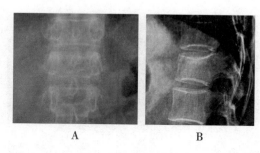

A　　　　　　　　　　B

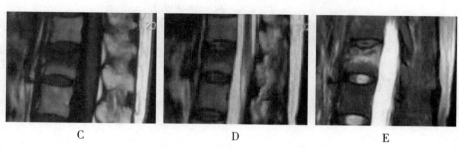

C　　　　　　　　　D　　　　　　　　E

图3-1-1　案例1影像学检查

[检验结果]胸 12 椎体压缩性骨折。

[鉴定意见]该案受伤史明确,临床诊疗过程清楚,影像检验结果确切,综合被鉴定人受伤史、临床症状和体征、影像学检验结果,依照《损标》5.9.4.d)椎骨骨折,轻伤二级之规定评定为轻伤二级。

案例 2:

[案例简介]女,52 岁。2019 年 6 月 21 日因交通事故致腰痛,伴双下肢麻木,活动受限入院诊疗。体格检查:脊柱外观无后凸及侧凸畸形,腰部棘突间、棘突旁压痛,直腿抬高试验(−)。其他各项检查未发现阳性体征。生理反射存在,病理反射未引出。

[影像资料检验]图 3−1−2 中 A、B 为 2019 年 6 月 15 日腰椎正侧位片示:L_2 椎体略呈楔状,压缩程度<1/3(压缩程度约 10%),椎体上缘断裂并略显下陷,椎体中上份有致密带,椎体前缘有轻微皱褶,椎体上缘有致密带。图 C、D 片为 2019 年 6 月 18 日腰椎 CT 矢状位片示:L_2 椎体上缘致密下陷。椎管无狭窄;图 E、F、G 为 2019 年 6 月 18 日腰椎 MRI 片:L_2 椎体呈斑片状长 T1、稍长 T2 信号影,STIR 呈高信号影。椎管内结构、形态、信号未见异脊髓未见明显异常信号。

[检验结果]符合 L_2 椎体压缩性骨折,压缩程度<1/3。

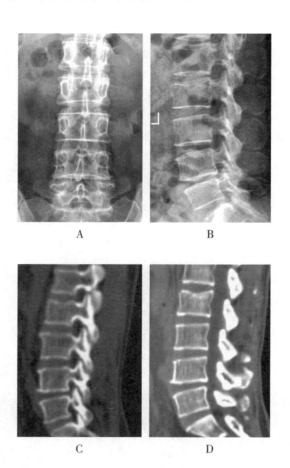

A B

C D

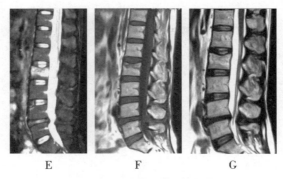

图 3-1-2　腰椎单纯压缩性骨折

[鉴定意见]该案受伤史明确,临床诊疗过程清楚,影像检验结果确切,综合被鉴定人受伤史,临床症状和体征,影像学检验结果,依照《损标》5.9.4.d)椎骨骨折;评定为轻伤二级。依照《分级》标准,不具备评定伤残等级的条件。

案例 3:

[案情简介]女,47 岁,2012 年 6 月 24 日因交通事故受伤。受伤后颈部疼痛,活动受限。入院后经 CT 检查示:颈 3、4 椎体骨折。临床检查记载,无脊髓损伤的临床症状及体征。经临床对症治疗、颈托固定颈部等治疗后,临床症状缓解,四肢活动自如,肌力及肌张力正常,生理反射存在,病理反射未引出。

[影像资料检验]图 3-1-3 中 A、B、C 为寰椎 CT 轴位片,显示寰椎前弓两处骨折,枢椎基底部骨折,寰枢关节关系正常;D、E 片为 MRI 片,显示前弓 T2 高信号,枢椎基底部 T2 高信号,脊髓形态及信号无异常。

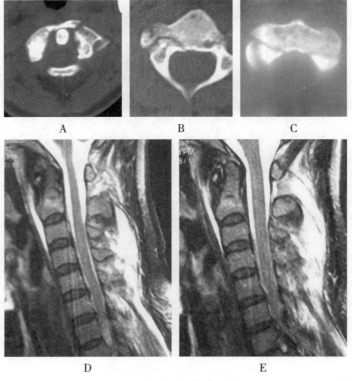

图 3-1-3　案例 3 影像学检查

［检验结果］C_1、C_2 颈椎骨折(寰椎前弓多处骨折、前弓左侧骨折有错位与分离、枢椎基底部骨折)。

［鉴定意见］该案受伤史明确,临床诊疗过程清楚,影像检验结果确切,综合被鉴定人受伤史,临床症状和体征、影像学检验结果,依照《人体损伤程度鉴定标准》5.9.3.b)两节以上椎体骨折评定为轻伤一级。依照《分级》5.9.6.2)二椎体压缩性骨折的规定评定为九级伤残。依据《工标》5.9.2.12)脊柱压缩性骨折,椎体前缘高度减少小于1/2者,评定为九级伤残。颈椎1、2骨折,比照本条标准可以评2个九级伤残。依据《工标》4.2晋级原则可评定为八级伤残。

案例4:

［案情简介］女,64 岁。2019 年 2 月 1 日因自驾电动三轮车被小汽车追尾的交通事故致伤,伤后自觉腰部疼痛。体格检查:腰部横突叩击痛阳性,活动受限,生理反射存在,病理反射未引出。伤后腰椎正侧片检查报告,腰 1 椎体楔形变,考虑压缩性骨折。CT 检查报告,腰椎 1、2、3、4 左侧横突骨折。

［影像资料检验］图 3-1-4 中 A 为腰椎正位片,腰椎左侧横突骨折显示不清;B 为腰椎三维重建冠状位片,清晰显示腰椎 1、2、3、4 左侧横突骨折及腰椎明显退行性变;C、D、E、F 为腰椎 CT 轴位片,清晰显示出腰椎 1、2、3、4 左侧横突骨折征象。

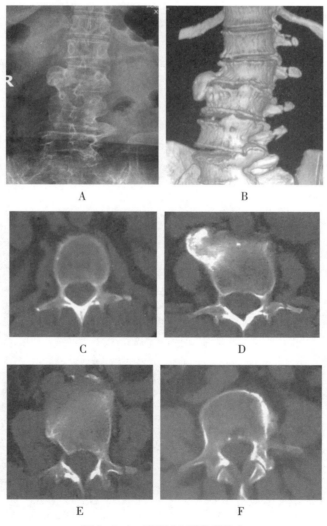

图 3-1-4 案例 14 影像学检查

［检验结果］腰椎1、2、3、4左侧横突骨折。

［鉴定意见］依照《损标》5.9.3.b)3处以上横突、棘突或者椎弓骨折评定为轻伤一级；依照《分级》5.10.6.3)四处以上横突骨折,影响功能的规定评为十级伤残；依据《工标》5.9.2.12)脊柱压缩性骨折,椎体前缘高度减少小于1/2者,评定为九级伤残。

案例5：

［案例简介］女,42岁。2017年11月16日不慎因交通事故致腰部受伤,当时即感腰部剧烈疼痛,活动受限,不能站立及行走。急查腰椎CT提示腰1椎体压缩性骨折。体格检查:平车推入病房,被迫仰卧体位,查体合作,腰椎生理曲度存在,腰椎局部压痛及叩击痛阳性,腰部活动明显受限,双下肢运动功能及皮肤感觉正常,生理反射存在,病理反射未引出。经卧床休息、保守等对症治疗12 d后病情好转出院。

［影像资料检验］图3-1-5中A、B为2017年11月16日腰椎正侧位片示,腰1椎体前缘骨皮质不连续,椎体上缘密度增高,经测量,腰1椎体前后缘比值为0.85；C、D为2017年11月16日腰椎CT轴位,显示椎体前缘骨皮质断裂,椎旁软组织肿胀；E、F、G为2017年12月6日腰椎MRI扫描示,腰1椎体上缘T1呈低信号,T2稍高信号,STIR呈高信号。

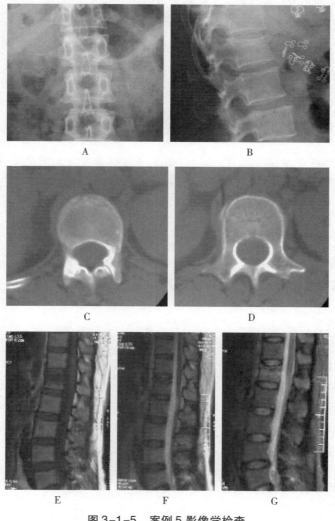

图3-1-5　案例5影像学检查

[检验结果]腰 1 椎体压缩性骨折,椎体前缘压缩度达不到 1/3。

[鉴定意见]该案受伤史明确,临床诊疗过程清楚,影像检验结果确切,依照《人损标》5.9.4.d)椎骨骨折……评定为轻伤二级。依照《分级》标准的规定不具备评定伤残等级;依据《工标》5.9.2.12)脊柱压缩性骨折,椎体前缘高度减少小于 1/2 者,评定为九级伤残。

案例 6:

[案情简介]男,27 岁。2016 年 9 月 19 日不慎从 6 m 高处摔下致颈部,胸部受伤。急送医院就医,行颈部 CT 检查,诊断为第 2 颈椎骨折。体格检查:神志清楚,精神尚可,颈部压痛,颈部轻度肿胀,颈软无抵抗,颈部活动受限,双手指无麻木,肌力 5 级。经行颈椎骨折颈托外固定术,术后给予消肿等对症治疗,现病情好转,无特殊不适,患者要求出院。出院诊断:第 2 颈椎骨折。

[影像资料检验]图 3-1-6 中 A、B 为颈椎 C_2 轴位 CT 片,显示右侧横突部骨折,骨折累及右侧椎间孔,椎弓左侧完全骨折。

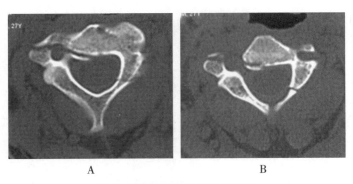

图 3-1-6　案例 6 影像学检查

[检验结果]颈 2 椎弓骨折,并颈 2 椎体右侧基底部骨折且累及右侧横突及椎间孔。

[鉴定意见]该案受伤史明确,临床诊疗过程清楚,影像检验结果确切,依照《损标》5.9.3.b)或者椎弓骨折评定为轻伤一级。比照《分级》5.10.6.2)……或者粉碎性骨折的规定,评定为十级伤残。

案例 7:

[案情简介]男,30 岁。2018 年 2 月 14 日因交通事故致伤。入院后经影像学检查诊断为 $T_{5\sim8}$、T_{12} 椎体压缩性骨折,经保守治疗 20 d 后出院,出院诊断同入院诊断。2018 年 6 月,经某司法鉴定机构依照《人体损伤致残程度分级》5.8.6.1)两椎体压缩性骨折(压缩程度均达 1/3)评定为八级伤残。致害方对鉴定意见提出异议,经某人民法院同意,委托重新鉴定。

[影像资料检验]图 3-2-7 中 A、B 为 2018 年 2 月 14 日胸腰段平片示,T_{12} 椎体前缘有骨折征象;经阅同日胸腰椎 CT 片 C、D、E、F 显示,$T_{5\sim8}$、T_{12} 椎体有致密压缩带,部分椎体前缘有皱褶及骨折块,椎旁软组织肿胀,符合压缩性骨折;2018 年 7 月 25 日脊柱 MRI $T_{5\sim8}$、T_{12} 椎体 T_1 低信号 T_2 等信号,椎体上缘细条状稍高信号,符合陈旧性、压缩性骨折,并有椎体上缘椎板炎;经对椎体压缩程度测量,其中压缩较明显的椎体前后缘比值:$T_8=0.72$,$T_{12}=0.79$。

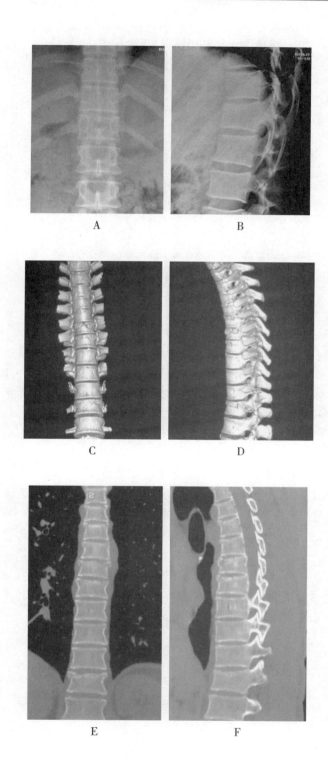

A

B

C

D

E

F

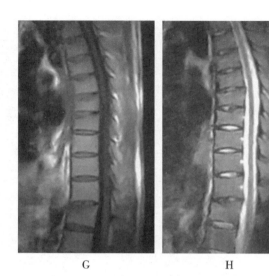

G   H

图 3-1-7 案例 17 影像学检查

[检验结果]$T_{5\sim8}$、T_{12}椎体压缩性骨折,压缩程度均达不到 1/3。

[鉴定意见]被鉴定人受伤史明确,临床检查及治疗经过清楚,影像检验结果确切。依照《损标》5.9.3.b)······两节以上椎体骨折的规定,可评定轻伤一级。5.9.2.12)脊柱压缩性骨折,椎体前缘高度减少小于 1/2 者;评定为九级伤残。本案例为 5 个椎体压缩性骨折,比照本条标准可评出多个九级伤残。依据《工标》4.2 晋级案例。可以晋升为八级伤残。按照 4.2 晋级原则的要求,如果两项及以上等级相同,最多晋升一级的规定,晋升为九级伤残。

案例 8:

[案情简介]女,26 岁,2016 年 8 月 19 日因交通事故致伤腰部。现病史记载,伤后背部、腰部疼痛,活动受限,体格检查:T_{12}及 L_2 椎旁压痛,叩击痛,T_{12}棘突压痛,叩击痛明显;四肢运动、感觉无明显异常,生理反射存在,病理反射未引出。经行胸腰椎 CT 检查及 MRI 检查,诊断为 T_{12}、L_2 椎体压缩性骨折。住院后经卧床、止疼、对症等治疗后,于 2018 年 9 月 4 日临床症状好转,经请示上级医生,准予出院。

[影像资料检验]图 3-1-8 中 A、B、C、D 为 2016 年 9 月 1 日腰椎 CT 片,冠状位、矢状位 2D 片显示 T_{12}、L_2 椎体上份由前向后走向的致密带,轴位片椎体前柱压缩性骨折;E、F、G 为 2016 年 8 月 22 日腰椎 MRI 片显示:T_1 低信号,T_2 等、稍高信号。

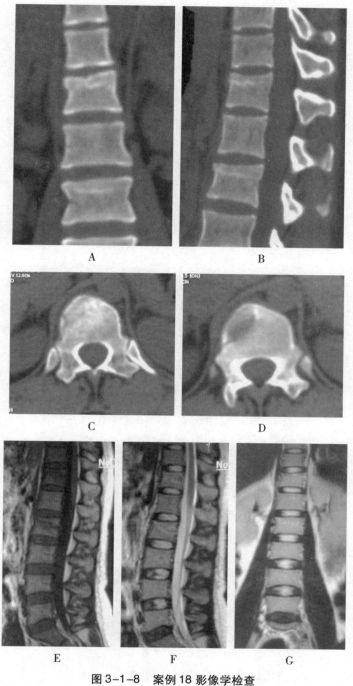

图 3-1-8 案例 18 影像学检查

[检验结果]T₁₂、L₁ 单纯性椎体压缩性骨折。压缩程度小于 1/3。

[鉴定意见]该案受伤史明确,临床诊疗过程清楚,影像检验结果确切,依照《人体损伤致残程度分级》5.9.6.2)二椎体压缩性骨折构成九级伤残。依照《损标》5.9.3.b)两节以上椎骨骨折的规定,可评定轻伤一级。若用《工标》标准评定,可按照 4.2 晋级原则的要求,先对单项伤残程度进行评定。如果两项及以上等级相同,最多晋升一级的规定,本案可评定两个九级伤残;依据规定晋升为八级伤残。

案例9：

[案情简介]男,30岁。2020年4月6日在马路边行走时被出租车撞倒,当时腰部疼痛,活动受限。体格检查:胸12、腰1棘突及椎旁轻度压痛,活动轻度受限,四肢肌力肌张力正常,活动自如,生理反射存在,病理反射未引出。经腰椎CT检查;诊断为胸12、腰1椎体压缩性骨折。经住院卧床休息、止痛等对症治疗,病情好转后出院。

[影像资料检验]图3-1-9中A、B为伤后45 d腰椎正位评示胸12椎体下缘、腰1椎体上缘界面模糊,侧位片示T_{12}椎体下缘及L_1上缘有明显致密带;C、D为受伤当天腰椎CT轴位片,可见腰椎椎体上缘密度致密,不光整,有小碎骨块,椎体左缘骨皮质断裂,局部软组织肿胀;E、F、G为受伤当日MRI片,片示T_{12}、L_1椎体T1WI呈低信号,T2WI等及稍高信号,STIR呈高信号。

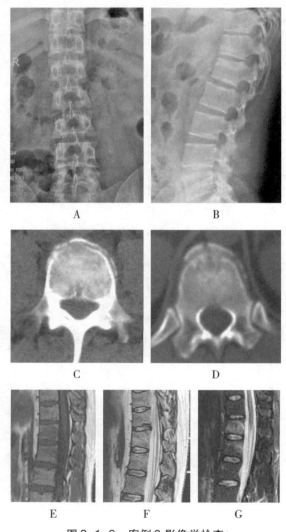

图3-1-9　案例9影像学检查

[检验结果]T_{12}、L_1椎体轻度压缩性骨折,符合新鲜骨折,椎体未见明确楔状变。

[鉴定意见]该案受伤史明确,临床诊疗过程清楚,影像检验结果为T_{12}、L_1椎体压缩性骨折,压缩程度均<1/3,依照《人体损伤致残程度分级》5.9.6.2)两椎体压缩性骨折;构成九级伤残。依照《损标》5.9.3.b)两节以上椎体骨折之规定,可评定轻伤一级。依据《工标》可评定八级伤残。依照

《工标》标准评定,可按照4.2晋级原则的要求,先对单项伤残程度进行评定。如果两项及以上等级相同,最多晋升一级之规定,本案可评定两个九级伤残;依据规定晋升为八级伤残。

第三节　单纯椎体压缩性骨折

【简介】

(1)侧位片胸腰段脊椎骨前缘轻度变窄,其程度不小于0.75(椎体前/后缘高度比值:计算公式[B/A×100%]),属于正常生理性变窄。

(2)单纯椎体压缩性骨折影像学征象应具备:①脊柱侧位片可见椎体压缩成为椎体前缘变窄的楔形变(椎体前后缘高度比值小于0.67,即椎体前缘压缩程度大于或等于1/3);②椎体前缘或两侧皮质皱折、中断、嵌入、断裂,皮质呈台阶状隆起,椎体内出现致密骨小梁嵌压带,椎体前上角骨折块等;③认定为椎体压缩性骨折的,应测量并计算压缩程度,以椎体实际受压缩最显著部位的压缩比例来确定;④计算压缩程度时,应尽可能客观反映实际受压缩的情形。凡椎体压缩性骨折经椎体扩张术或者骨水泥等填充物注入术后,椎体压缩有所改善的,应以损伤后当时的情形确定压缩程度及致残程度等级。

【影像学表现】

本节单纯椎体压缩性骨折是指椎体前缘压缩程度大于1/3,并且符合椎体压缩性骨折的影像学表现者。椎体压缩性骨折的影像学特点:椎体前缘或两侧皮质发生皱折、中断、嵌入、断裂、皮质可呈台阶状隆起;椎体内常出现横行致密线(为骨小梁互相压缩在一起所造成的);椎体前上角可见骨折块;过度屈曲造成脊柱后方棘间与棘上韧带撕裂或伴有棘突撕裂骨折,脊椎以压缩椎体为中心后凸成角。

【椎体压缩程度的认定与测量】

1.《损标》椎体压缩性骨折椎体压缩程度的测量　①仅存在椎体前缘压缩时一般与后缘相比较;②椎体整体压缩则于上一椎体进行比较,即胸12椎体压缩一般于胸11椎体进行比较,而不于L$_1$椎体比较;③椎体压缩性骨折及其程度主要是通过X射线摄片检查予以确定。

2.《分级》评定中对椎体压缩程度的测量要求　椎体压缩性骨折是以压缩的程度决定伤残等级的。椎体压缩性骨折的程度主要是指椎体压缩性骨折致其变形、变扁的程度。

(1)椎体因急性损伤导致的压缩,在法医学鉴定中主要观察受损椎体高度,主要为前缘,部分包括后缘或中央部分,以降低最为显著处作为判定依据。

(2)椎体高度的测量宜拍摄脊柱侧位X射线片,或者采用CT扫描及其图像后处理技术,完整显示相应脊柱,至少还需要包括上、下节段各一个完整椎体的影像信息,尤其应包含同类节段椎体的影像信息(如第12胸椎的损伤至少应当与同属于胸段的第11胸椎比较)。

(3)测量单个椎体前后缘高度的具体方法为:分别在待测椎体上、下缘做切线,标记上、下切线与前、后缘的切点,分别测量前、后上下切点间距则可得出椎体前后、缘高度。

(4)对于损伤椎体压缩程度的判定,通常根据椎体前缘压缩程度或者压缩最明显处判定。压缩程度可以采用同一椎体前缘与后缘比较的方法,但一般更主张遵循胸椎与相邻胸椎比较、腰椎与相邻腰椎比较的原则。

(5)其他情形的测量方法。①当损伤椎体前后缘高度均有降低,则首先测量损伤椎体上、下相邻椎体的前后缘高度并分别取均值,作为损伤椎前、后缘高度的推测正常值,然后根据损伤椎体目前高度(如前缘降低更为严重,则以前缘高度降低值为依据)和推测正常值,计算压缩程度。②鉴定实践中,也可以椎体实际压缩最为显著的部位作为测量点,并与相邻同节段相应部位高度数值比较,计算压缩程度。

(6)因椎体前、后缘高度常并不完全一致,且中老年人因长期慢性应力性损伤,可导致椎体前缘受压呈轻度楔形变,故建议在鉴定中应注意多种方法联合应用,综合判定。

【司法鉴定】

以人体损伤3个司法鉴定适用标准文本中的单纯椎体压缩性骨折所涉及的鉴定条款分别予以叙述。

(1)《损标》相关鉴定条款

5.9.3.b)一节椎体压缩性骨折超过1/3以上;轻伤一级。

(2)《工标》相关鉴定条款

5.8.2.13)脊椎压缩性骨折,椎体前缘高度减少1/2以上者;八级伤残。

5.9.2.12)脊椎压缩性骨折,椎体前缘高度减少小于1/2者;九级伤残。

(3)《人体损伤致残程度分级》相关鉴定条款

5.8.6.1)二椎体压缩性骨折(压缩程度均达1/3);八级伤残。

5.10.6.2)一椎体压缩性骨折(压缩程度达1/3);十级伤残。

案例:

[案情简介]男,63岁,2018年2月18日因交通事故受伤。经120救护车送至医院救治。现病史记载,伤后背部、腰部疼痛,活动受限,体格检查:$T_4 \sim T_7$椎旁压痛,叩击痛,T_{12}棘突压痛,叩击痛明显;四肢运动、感觉无明显异常,生理反射存在,病理反射未引出。经行胸腰椎CT检查及MRI检查,诊断为T_4、T_7及T_{12}椎体压缩性骨折。住院后经卧床、止痛等对症治疗后,于2018年3月4日临床症状好转,经请示上级医生,准予出院。于2018年6月10日,经公安交警机构委托,对被鉴定人行伤残等级鉴定。

[影像资料检验]图3-1-10中A、B、C为脊柱CT检查图像,显示T_4、T_7、T_{12}椎体上缘受压,椎体前缘变窄,呈楔状变,可见压缩性骨折致密带及骨折块,T_7部脊柱可见稍微后突,椎管正常。D、E、F为MRI片,显示T_4、T_7、T_{12}椎体上份T_1低信号,T_2呈稍高信号,STIR呈高信号,脊髓形态、信号无异常。经对压缩较明显的T_7、T_{12}椎体前后缘比值进行测量,其压缩程度均未达1/3。

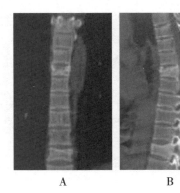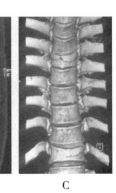

| A | B | C |

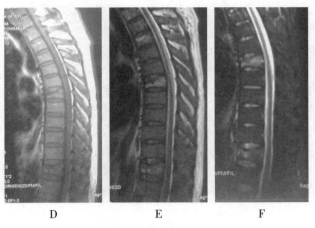

D   E   F

图 3-1-10　影像学检查

[检验结果] T_4、T_7、T_{12} 椎体压缩性骨折,经测量 T_7、T_{12} 压缩程度均未达 1/3。

[鉴定意见] 被鉴定人受伤史明确,临床检查及治疗经过清楚,影像检验结果确切,符合本次交通事故导致的被鉴定人的人身损害。依照《分级》5.9.6.2)二椎体压缩性骨折,评定为九级伤残。依据《损标》5.9.3.b)一节椎体压缩性骨折超过 1/3 以上,评定为轻伤一级。依据《工标》5.9.2.12) T_7 脊椎压缩性骨折,椎体前缘高度减少小于 1/2 者,评定为九级伤残; T_{12} 脊椎压缩性骨折,椎体前缘高度减少小于 1/2 者,评定为九级伤残;依据4.2晋级原则如果两项以上等级相同,最多晋升一级的原则,晋升为八级。

第四节　椎体粉碎性骨折

【简介】

一般四肢长骨骨折有粉碎性和非粉碎性骨折之分,而脊柱骨折分类中无粉碎性与非粉碎性之分。但是,由于CT普及运用,使以往X射线检查显示为压缩性骨折中有相当一部分被诊断为粉碎性骨折,因此造成了对标准规定"粉碎性骨折"概念理解的混乱,时常因同一个被鉴定人的椎体损伤在一个鉴定机构被认定为压缩性骨折,压缩程度为 1/3 以上被鉴定为十级伤残,而另一个鉴定机构将其认定为粉碎性骨折被鉴定为九级伤残而发生争论。自2016年4月18日两院三部发布《人体损伤致残程度分级》的标准条款中列入了"椎体粉碎性骨折"的相关条款之后,使司法鉴定人在"椎体粉碎性骨折"的司法鉴定中有了依据。在"椎体粉碎性骨折"中常伴有椎体压缩,因此,在所举案例适用标准和适用条款时,同时也将压缩程度的条款一并列举。在3个标准适用文本中有:《损标》5.9.3.b)一节椎体压缩性骨折超过 1/3 以上的要求,在《分级》中也是 1/3 的要求,只要达到 1/3 或等于 1/3,即可按相应标准进行鉴定,而在《工标》标准中规定为椎体前缘高度减少 1/2 以上或小于 1/2 即可按相应标准中的相关条款进行鉴定。

【影像学表现】

椎体粉碎性骨折多系遭受来自纵轴的垂直暴力作用(如高坠伤)或者联合矢状轴的屈曲暴力作用所致,可分为以下几种情况。

(1)椎体两处或者两处以上骨折累及中柱(如骨折线累及椎体后缘),但椎管仍保持完整,未见椎管前壁受损破坏及椎管骨性占位的影像学证据。

(2)椎体骨折累及中柱达椎体后缘,椎管前壁完整性遭到破坏,有碎骨块(片)突入椎管内对硬脊膜囊造成压迫,可能造成相应脊髓的损伤或者存在潜在脊髓损伤的风险。

(3)椎体两处或两处以上骨折,以中柱为主,累及后柱,此类情形相对少见。

(4)骨折仅发生于椎体前柱(累及中柱的影像学证据不足),但确证有两条以上骨折线(如形成"T"形或"Y"形骨折)并造成椎体(前柱)碎裂成3块以上,可视为椎体粉碎性骨折的一种特殊情形。若椎体前柱虽可见两条以上骨折线,但椎体并未断裂成3块或3块以上,仍应视为压缩性骨折。

椎体粉碎性骨折的认定,以上述椎体粉碎性骨折1~4条要点为准。

【司法鉴定】

关于椎体粉碎性骨折的司法鉴定条款仅见于《分级》。在《劳动能力鉴定职工工伤与职业病致残等级》《人体损伤程度鉴定标准》两个标准司法鉴定文本中无椎体粉碎性骨折的司法鉴定条款。

《分级》司法鉴定相关条款如下:

5.10.6.2)一椎体压缩性骨折(压缩程度达1/3)或者粉碎性骨折;十级伤残。

5.9.6.1)一椎体粉碎性骨折,椎管内骨性占位;九级伤残。

案例1:

[案情简介]男,52岁。2019年1月3日,不慎从6~8 m高处坠落腰背部着地,当即感腰背部疼痛,行颈、胸、腰椎片示;腰1椎体压缩性骨折。体格检查:脊柱生理弯曲存在,腰部各棘突及椎旁压痛明显,叩击痛阳性,四肢肌力、肌张力正常,肢体感觉正常,生理反射存在,病理反射未引出,四肢末梢血循环良好,直腿抬高试验及加强试验阴性。于2019年1月8日行脊椎骨切开复位内固定术。术后恢复良好,出院诊断腰椎骨折。

[影像资料检验]图3-1-11中A、B为2019年1月4日腰椎正位片,腰1椎体变扁,椎弓根间距离略增大;侧位片示,椎体变扁,前后径增大,椎体前上缘可见骨折块,椎体前后缘高度比值0.4;C、D为2019年1月5日腰椎冠状位、矢状位CT片,示腰1椎体粉碎性骨折,椎体宽径增宽,上下径变扁,局部软组织肿胀;矢状位片示椎体粉碎性骨折,碎骨块进入椎管,致局部椎管狭窄。

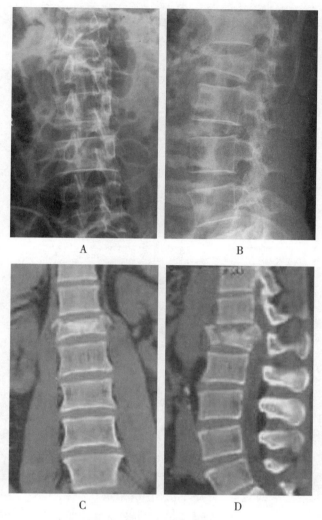

图 3-1-11　案例 1 影像学检查

[检验结果]腰 1 椎体压缩性、粉碎性骨折,椎体前后缘比值 0.4。骨折块进入椎管。

[鉴定意见]被鉴定人受伤史明确,临床症状及体征以及诊疗过程清楚,影像学征象明确(椎体骨折椎体前后缘高度减少 1/2 以上)。依照《工标》5.8.2.13)脊椎压缩性骨折,椎体前缘高度减少 1/2 以上者或脊椎不稳定型骨折,可评定为八级伤残;依据《分级》5.9.6.1)一椎体粉碎性骨折,椎管内骨性占位,评定为九级伤残;依据《损标》5.9.3.b)一节椎体压缩性骨折超过 1/3 以上,评定为轻伤一级。

案例 2:

[案情简介]男,27 岁。自述于本次住院前 1 d 不慎从高处跌落,当时即感腰背部疼痛,活动受限,伤后于当地医院行 X 射线、CT 检查示,胸 12 压缩性骨折。入院后体格检查:生命体征平稳,脊柱生理弯曲存在,无明显后凸、侧弯畸形,胸腰段椎旁压痛、叩击痛阳性,双上肢感觉、运动正常,双下肢感觉减退,四肢肌力 4 级,肌张力正常,生理反射存在,病理反射未引出。于 2018 年 10 月 10 日在全麻下行腰椎骨折切开复位内固定术。共计住院 10 d,患者现病情好转,准予出院。

[影像资料检验]图 3-1-12 中 A、B 为 2018 年 10 月 7 日胸腰椎正侧位片,正位片示 T_{12} 椎体上缘形态失常,边缘模糊,有纵行骨折线,椎弓根间距正常。侧位片显示胸 12 椎体轻度楔状变,椎体前

后缘比值0.72,椎体前上角,可见碎骨块;C为胸12椎体三维重建片,示胸12椎体轻度楔状变,椎体前上缘及左侧缘可见碎骨块;D为胸12椎体CT轴位片,显示椎体前缘为压缩性骨折且有碎骨块。

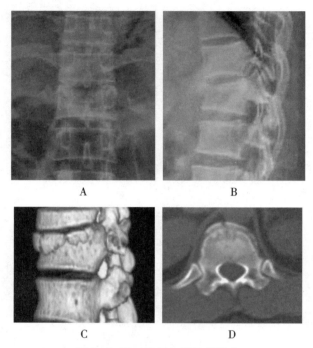

A   B

C   D

图3-1-12　案例2影像学检查

[检验结果]胸12椎体粉碎性骨折,压缩程度<1/3。

[鉴定意见]该案受伤史明确,临床诊疗过程清楚,影像检验结果确切。依照《损标》5.9.4.d)椎骨骨折,评定为轻伤二级;依照《分级》5.10.6.2)一椎体压缩性骨折(压缩程度达1/3)或者粉碎性骨折;一椎体骨折经手术治疗后的规定,符合十级伤残;依据《工标》5.8.2.14)3个及以上节段脊柱内固定术,评定八级伤残;依据《工标》5.9.2.12)脊椎压缩性骨折,椎体前缘高度减少小于1/2者,评定为九级伤残。

案例3:

[案情简介]男,45岁。2019年1月23日因道路交通事故受伤,伤后即感腰部疼痛,活动受限。体格检查:脊柱生理弯曲存在,腰部各棘突及椎旁压痛明显,叩击痛阳性,四肢肌力正常,肢体感觉正常,生理反射存在,病理反射未引出,四肢末梢血循良好,直腿抬高试验及加强试验阴性。

[影像资料检验]图3-1-13中A、B为2019年1月23日腰椎正侧位片,正位片见腰3椎体上缘不清晰,侧位片示椎体呈楔状变,椎体前缘不整齐,前上缘不平整。经测量腰3椎体前后缘比值为0.71,压缩程度<1/3。C、D、E、F为2019年1月23日腰椎CT片,显示腰3椎体前上缘可见碎骨块,矢状位2D片可见椎体中上份有致密带。

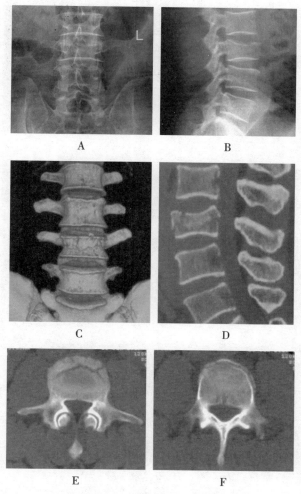

图 3-1-13　案例 3 影像学检查

[检验结果]腰 3 椎体粉碎性骨折,椎体压缩程度小于 1/3。

[鉴定意见]该案例外伤史明确,临床症状及体征以及治疗过程明确,经影像资料检验结果确切,认定腰 3 椎体为粉碎性骨折。依照《分级》5.10.6.2)……或者粉碎性骨折,构成十级伤残。依照《损标》5.9.4.d)椎骨骨折的规定,可评定轻伤二级;依据《工标》5.9.2.12)脊椎压缩性骨折,椎体前缘高度减少小于 1/2 者,评定为九级伤残。

案例 4:

[案情简介]男,56 岁。2017 年 8 月 19 日因交通事故受伤,当时腰部剧烈疼痛,活动受限。急查腰椎 CT 提示 L1 椎体压缩性骨折。体格检查:痛苦面容,查体合作,腰椎左侧局部压痛及叩击痛阳性,活动明显受限,双下肢运动功能及皮肤感觉正常,生理反射存在,病理反射未引出。对症治疗 10 d 后症状好转出院。

[影像资料检验]图 3-1-14 中 A、B、C、D 为腰椎冠状位、矢状位、轴位 CT 片,片示腰 1 椎体上缘压缩性骨折,椎体后上缘略向后突,致局部椎管变窄,轴位 C 显示椎体前上份压缩性骨折,左侧椎弓根骨折,D 显示椎体内密度致密,左侧缘呈台阶状;E、F 为伤后 28 d 腰椎正侧位片,片示椎体上缘密度增高,前缘不整齐,椎体前后缘压缩度比值为 0.57。

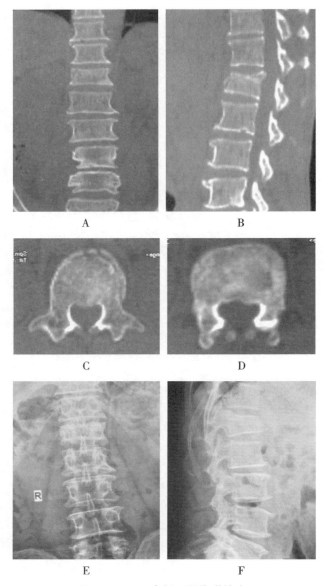

图 3-1-14　案例 4 影像学检查

[检验结果]腰 1 椎体压缩性骨折,压缩程度大于 1/3,左侧椎弓根骨折,椎管占位。

[鉴定意见]该案受伤史明确,临床诊疗过程清楚,影像检验结果确切。依照《人体损伤程度鉴定标准》5.9.3.b)一节椎体压缩性骨折超过 1/3 以上,评定为轻伤一级;依照《分级》5.9.6.1)一体粉碎性骨折,椎管内骨性占位的规定评定为九级伤残。依据《工标》5.9.2.12)脊柱压缩性骨折,椎体前缘高度减少小于 1/2 者,评定为九级伤残。

第五节　脊柱不稳定型骨折

【简介】

按脊柱稳定性分类:分为稳定型骨折与不稳定型骨折。伴有后柱损伤的爆裂性骨折为不稳定型骨折,无后方结构损伤的爆裂性骨折为稳定型骨折。所有骨折、脱位的三柱均受破坏,为不稳定型骨折;对压缩性骨折伴有肌间韧带断裂的颈椎、胸腰段及腰椎骨折,应视为不稳定型骨折,腰4、5峡部骨折亦属于不稳定者。关于脊椎不稳定型骨折的司法鉴定条款,仅见于《劳动能力鉴定职工工伤与职业病致残等级》中的5.8.2.13)脊椎压缩性骨折,椎体前缘高度减少1/2以上者或脊椎不稳定型骨折条文中的后半部分:指的即是"脊椎不稳定型骨折",可鉴定为八级伤残。在《工标》适用标准文本中的附录A:A2.7脊椎骨折的类型中载明:在评估脊椎损伤严重程度时,应根据暴力损伤机制、临床症状与体征,尤其是神经功能损伤情况以及影像等资料进行客观评估;出现以下情形之一时可判断为脊椎不稳定型骨折:①脊椎有明显骨折移位,椎体前缘高度压缩大于50%,后凸或侧向成角大于30°;②后缘骨折,且有骨块突入椎管内,椎管残留管腔小于40%;③脊椎弓根、关节突、椎板骨折等影像学表现。上述情形外的其他情形可判断为脊椎稳定型骨折。在脊柱损伤的相关著作中,常将伴有后柱损伤的爆裂性骨折称为不稳定型骨折;所有骨折或脱位导致的三柱均受破坏,称为不稳定型骨折;对压缩性骨折伴有肌间韧带断裂的颈椎、胸腰段及腰椎骨折视为不稳定型骨折;腰4、5峡部骨折亦属于不稳定者。

【司法鉴定】

《工标》5.8.2.13)脊椎压缩性骨折,椎体前缘高度减少1/2以上者或脊椎不稳定型骨折。

案例1:

[案情简介]高处坠落致伤,当时即出现腰背部疼痛麻木,翻身受限,左下肢无力,行腰椎CT检查,腰1椎体及其附件爆裂性骨折,伴椎管狭窄,局部脊髓圆锥损伤多考虑。法医活体检验脊柱生理弯曲存在,各棘突无压痛,患者背部可见一长约9 cm的纵向手术切口,已瘢痕愈合,肢体活动正常,四肢肌力及肌张力正常,生理反射存在,病理反射未引出。

[影像资料检验]图3-1-15中A、B、C为伤后胸腰椎平片及CT片示:胸12椎体向左滑脱,腰1椎体爆裂性骨折,骨折椎体明显变窄变形,腰1椎体后缘可见骨折块进入椎管,椎旁软组织肿胀,正位片显示椎弓间距增宽。D、E、F为伤后第3天MRI片:腰1椎体形态失常,骨质不连续,明显受压变扁,且向椎管内突入,同水平脊髓受压且局部可见片絮状稍长T1,稍长T2信号。G、H显示腰1椎体爆裂性骨折,左侧椎弓根、左侧横突、右侧椎板骨折,椎管狭窄变形。

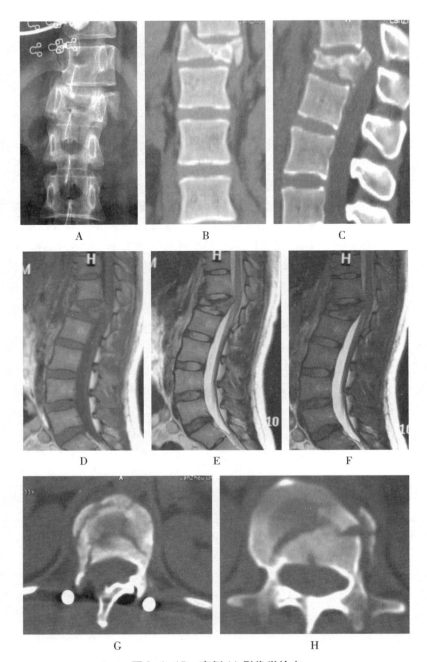

图 3-1-15 案例 11 影像学检查

[检验结果]腰椎体爆裂性骨折(累及前柱、中柱、后柱,椎管骨性占位,右侧椎板、左侧椎弓根、左侧横突骨折),硬脊膜囊前缘受压,脊髓无明显异常。

[鉴定意见]被鉴定人受伤史明确,临床检查及治疗经过清楚,影像检验结果确切。依照《工标》5.8.2.13)脊椎压缩性骨折,椎体前缘高度减少 1/2 以上者或脊椎不稳定型骨折,评定为八级伤残;依据《工标》5.8.2.14)3 个及以上节段脊柱内固定术,评定为八级伤残。依据《损标》5.9.3.b)一节椎体压缩性骨折超过 1/3 以上,评定为轻伤一级;依据《分级》一椎体粉碎性骨折,椎管内骨性占位,评定为九级伤残。

案例2：

[案情简介]男,29岁。2016年1月4日20:00病历记载不慎摔伤后致腰部疼痛不适,活动受限3 d入院。体格检查:脊柱于腰2处后凸畸形,腰1、2棘突及椎旁局部肿胀,压疼明显,叩击痛阳性,腰部活动受限,四肢肌力5级,肌张力正常,末梢感觉、运动及血运正常,鞍区正常,提睾反射正常,生理反射存在,病理反射未引出。出院诊断:腰2椎体压缩性骨折,继发性椎管狭窄,腰1右侧横突,腰2双侧横突骨折。

[影像资料检验]图3-1-16中A、B为2016年1月5日腰椎正侧位片,正位片示腰1、2椎体右侧份略变窄,右份上边缘欠清晰;侧位片显示:腰2椎体楔形变,前上缘有游离骨折块,椎体上份有骨折致密嵌压带,边缘形态失常,界面模糊;C、D、E、F为腰椎矢状位CT片,显示腰2椎体上份呈粉碎性骨折,骨折块向后移位致椎管狭窄,腰1椎体上缘呈致密嵌压带;G、H、I、J为腰椎CT轴位片,显示腰1椎体右侧横突骨折,椎体右侧缘骨折,腰2椎体粉碎性骨折,右侧椎弓根骨折,双侧横突骨折,骨折块后移致椎管狭窄;K、L为腰椎MRI T2、STIR片,显示腰1、腰2椎体高信号,腰2平面蛛网膜下腔前缘受压。腰1至腰5平面背部软组织呈高信号。

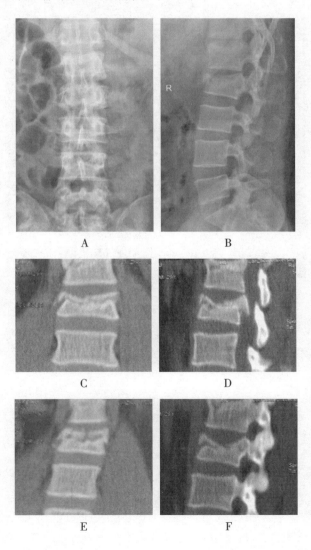

A　　　　　　　B

C　　　　　　　D

E　　　　　　　F

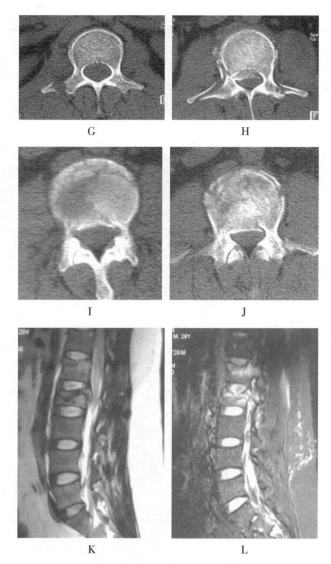

图3-1-16 案例2影像学检查

[检验结果]腰1椎体压缩性骨折并右侧横突骨折,腰2椎体粉碎性骨折并双侧横突骨折,椎管内骨性占位,右侧椎弓根骨折。

[鉴定意见]该案受伤史明确,临床诊疗过程清楚,影像检验结果确切,根据影像学表现,属于不稳定型骨折。依照《劳动能力鉴定职工工伤与职业病致残等级》5.8.2.13)或脊椎不稳定型骨折;构成八级伤残。

案例3:

[案情简介]男,45岁。2018年7月2日,因外伤致腰部及左下肢疼痛,活动受限,右下肢麻木,专科检查,腰部触痛明显,叩击痛阳性,下肢血运及皮肤感觉良好,生理反射存在,病理反射未引出,双下肢肌力及肌张力正常。腰椎正侧位片及腰椎CT片检查:腰3椎体爆裂性骨折。于2018年7月9日,行腰椎骨折切开复位内固定术,术中见腰3椎体左侧椎板骨折,术中拍片示:腰2~4椎AF钉内固定器固定良好。

[影像资料检验]图3-1-17中A、B为2018年7月2日腰椎正侧位X射线片:正位片显示腰3

椎体右侧上下径变窄,椎体上缘椎体面不清,局部脊柱向右侧弯,侧位片显示椎体形态失常,变形;C、D 为 2018 年 7 月 3 日腰椎冠状位,矢状位 2D 图片:腰 3 椎体变窄、变形,可见碎骨块向后嵌入椎管,致局部椎管变窄;经测量腰 3 椎体最窄处与上位椎体同部位宽度相比,比值＝0.44。E、F 为 CT 轴位片,明确显示椎体粉碎性骨折及骨块进入椎管的征象。

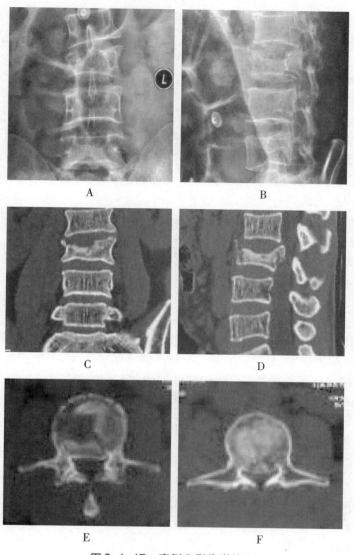

图 3-1-17　案例 3 影像学检查

[检验结果]腰 3 椎体粉碎性骨折,椎体后缘可见碎骨块嵌入椎管,椎体前缘压缩度大于 1/2。

[鉴定意见]以上检验所见受伤史明确,临床诊疗过程清楚,影像资料检验结果符合腰 3 椎体压缩性、粉碎性骨折,压缩值为 0.44。依照《工标》5.8.2.13)脊椎压缩性骨折,椎体前缘高度减少 1/2 以上……构成八级伤残;依据《损标》5.9.3.b)一节椎体压缩性骨折超过 1/3 以上,评定为轻伤一级;依据《分级》5.9.6.1)一椎体粉碎性骨折,椎管内骨性占位,评定为九级伤残。

第六节 椎间盘损伤

【简介】

(一)椎间盘解剖结构与功能

椎间盘共有 23 个,第 1、2 颈椎间和骶椎、尾椎间无椎间盘组织。椎间盘通过薄层的透明软骨与椎体相连。椎间盘由软骨终板、纤维环和髓核 3 部分构成。

1. 椎间盘的总体功能 ①保持脊柱的高度,连接上下两椎体,并使椎体间有一定的活动度;②使椎体承受相同的应力,因髓核是不能压缩的,在受压情况下,将应力分布在整个椎间盘;③缓冲作用,由于椎间盘为弹性结构,使由高处坠落或肩背部突然负荷时,使脊柱受力起到缓冲作用;④维持脊柱后方关节突关节一定的距离和高度;⑤保持椎间孔的大小,正常情况下,椎间孔的大小是神经根粗细度的 3～10 倍;⑥维持脊柱的生理曲度。

2. 软骨终板的结构与功能 ①主要由圆形软骨细胞构成,软骨终板在椎体上、下各一个,其厚度为 1 mm,在中心区更薄呈半透明状,位于椎体骺环之内,骺环在青少年时为软骨源性生长带,在成人是骨皮质骨环,为纤维环的附着固定处;②在椎体上、下面覆有软骨终板,保护椎骨在承受压力下免于发生压迫性骨萎缩;③通过软骨终板渗透功能,进行椎体与椎间盘之间的液体和营养物质交换。

3. 髓核的结构与功能 髓核位于椎间盘中央,不接触椎体。成年人髓核位于椎间盘偏后。在相邻脊椎骨间的运动中,髓核具有支点作用,如同滚珠,随脊柱屈伸向后或向前移动。①髓核在承受突然外力情况下起吸收应力的作用,在压力作用下髓核不能压缩,但能形变,将力传送到纤维环各部分,使纤维环的胶原略延长或改变各层胶原纤维的方向而分散压力。②在脊柱运动时,髓核作为运动的支柱,使脊柱做前屈、后伸和旋转运动,起着类似轴承的作用。③应力-平衡作用:在承受压力时,髓核向各方向均匀地传递力量,这样避免了椎间盘接受应力不均而造成纤维环的破裂、软骨终板的骨折,甚至骨性椎体的压力性骨吸收。

4. 纤维环的结构与功能 纤维环分为外、中、内 3 层。外层由胶原纤维带组成,内层由纤维软骨带组成。各层之间有黏合样物质,使彼此之间牢固地结合在一起,而又不呈互相交叉穿插。纤维环的前部和两侧部最厚,近乎等于后部的两倍,后部最薄。纤维环前部由前纵韧带加强,纤维环后部较薄,各层之间黏合样物质亦少,但也得到后纵韧带加强。纤维环甚为坚固,紧密附着于软骨终板上,保持脊柱的稳定性。脊柱外伤时,必须有巨大力量,使纤维环广泛撕裂,才能引起椎体间脱位。①纤维环的强度及其坚实性,使上、下两椎体相连,保持脊柱的稳定性;②由于纤维环的弹性和纤维环纤维的特殊分层排列方向,使脊柱的每一个椎骨都有一定的运动度;③纤维环在脊柱的前纵韧带和后纵韧带加强下,限制了脊柱的前屈、后伸、侧屈和旋转运动;④维持髓核组织的位置和形状;⑤髓核在受压力的情况下发生形变,并将所受的压力均匀地分布于纤维环各部分,使纤维环纤维轻度延长,通过减少纤维环不同层面的角度,改变形状,降低高度承受张力。当整个脊柱的纤维环均发生此改变时,脊柱所承受应力即被纤维环和髓核一并吸收。

(二)椎间盘损伤的命名

1. 椎间盘正常 即椎间盘无退变,所有椎间盘组织均在椎间盘内。

2. 椎间盘膨出 即椎间盘纤维环均匀性超出椎间盘范围,椎间盘组织没有呈局限性突出。

3. 椎间盘突出 即椎间盘组织局限性移位超过椎间隙。移位椎间盘组织尚能与原椎间盘组织相连,其基底连续部直径增大超出椎间隙。

4. 椎间盘脱出　即移位椎间盘组织的直径大于基底连续部,并移向于椎间隙之外,脱出的椎间盘组织块大于破裂的椎间盘间隙,并通过此裂隙进入椎管内。

【影像学表现】

1. X 射线平片　正位示脊柱侧弯,椎间隙左右不等宽;侧位示生理前凸减小或消失,甚至反常后凸,椎间隙前窄后宽,椎间盘超出椎体边缘呈均匀光滑的软组织影,并可有骨赘形成,椎间盘钙化和(或)椎间盘真空征等脊柱退行性变。

2. CT 平扫　CT 片示:椎间盘后缘变形,硬膜外脂肪移位,硬膜外间隙中的软组织密度致硬脊膜囊变形,神经根鞘受压移位,突出的髓核钙化,骨性椎管内的钙化现象。有时可见突入椎体的髓核(Schmorl 结节)。

3. MRI 片　突出的髓核为扁平形、圆形、卵圆形或不规则形,并且清楚显示邻近椎间盘的变化情况及硬膜囊和脊髓受压的状况;MRI 片上椎间盘信号不均匀减低,以髓核减低明显,髓核与纤维环分界不清,椎间盘呈同心性扩大,超出椎体软骨板边缘等。

【司法鉴定】

(一)《人体损伤程度鉴定条款》

《损标》5.9.4.d)外伤性椎间盘突出,轻伤二级。

1. 鉴定注意事项　①应详细了解受伤的过程,有/无外力作用至颈部或腰部突然的过屈/过伸或突然过度扭转的动作;②应注意病历资料中受伤部位有无软组织损伤,以及受伤当时的临床表现。③认真阅读影像学资料,明确椎间盘突出的类型,是否伴有骨折或脱位,有无周围韧带、肌肉等软组织损伤信号的改变及退行性改变等。④外力作用较轻,损伤后无相应的临床记载,以后逐渐出现椎间盘突出的症状及体征记录,后经影像资料发现椎间盘突出,相应部位椎体有明显退行性变者,可判定损伤与椎间盘突出症之间无因果关系。⑤受伤后立即出现脊神经根受压症状和体征,影像学资料没有发现损伤部位有明显的软组织损伤信号,亦无椎体骨折和脱位征象,但有明确的退行性变征象,则可判定为伤前存在椎间盘突出,外伤与椎间盘突出无直接因果关系;但经治疗后,相应症状及体征消失或有明显缓解,故不能排除损伤与椎间盘突出症状之间存在间接因果关系,即外伤使得椎间盘突出的症状显现或者加重。⑥损伤后立即出现椎间盘突出压迫脊髓或者脊神经根的症状及体征,影像学资料显示没有脊柱骨折和脱位以及椎间盘突出节段周围明显软组织损伤的信号改变,同时可见椎体明显的退行性改变征象,但很难分清外伤起主要作用或是退行性病变等其他因素起主要作用时,则可以判定损伤与椎间盘突出症之间存在共同因果关系。⑦如遇高能量的损伤,损伤后立即出现椎间盘突出及压迫脊髓或者脊神经根的症状及体征(如肢体瘫痪等),影像学资料显示有脊柱骨折和脱位,椎间盘突出节段周围有明显软组织损伤的信号,并且突出的椎间盘并无明显的钙化等陈旧改变,即使同时可见椎体明显退行性改变的征象,椎管有狭窄,仍应判断外伤与椎间盘突出造成的后果之间存在直接因果关系。判定损伤与椎间盘突出之间存在直接因果关系,并造成脊髓损伤和脊神经压迫体征的,可直接依照损伤程度鉴定标准相应条款评定伤情;若损伤与椎间盘突出症之间存在共同因果关系,应先说明因果关系,然后对损伤后果进行评定,并在此基础依照标准相关条款降一个等级;若两者之间存在间接因果关系的,不评定损伤程度,只说明因果关系。

2. 鉴定原则

(1)综合分析:基于椎间盘突出的病理特点,鉴定时应充分考虑到伤者的年龄,职业,特别是椎体、关节、韧带等有无退行性变,并根据外力的大小,认真分析损伤和疾病(退行性变)在损害后果中的作用程度。对于年轻人,脊柱遭受较大暴力,临床出现椎间盘突出症的症状和体征,影像学检查确证椎间盘突出,腰椎椎体、关节、韧带无明显退行性变,可考虑为外伤与椎间盘突出之间存在直接因果关系,并依据相应条款,鉴定为轻伤。对于伤者患有明显的脊柱畸形、脊柱不稳定、脊柱退行性变等,而伤后出现椎间盘突出的临床表现,影像学检查确证椎间盘突出,原则上不认为外伤是引起椎间盘突出的直接原因,应按照伤病关系降级原则进行损伤程度鉴定,或者只进行伤病关系分析。

(2)因外伤引发的急性腰椎间盘突出症,应按下列要求确定诊断:①急性外伤史并发坐骨神经刺激征;②有早期 MRI(1 个月内)影像学依据提示为急性损伤;③无法提供早期 MRI 资料的,仅提供早期 CT 依据者应继续 3~6 个月治疗与观察后申请鉴定,鉴定时根据遗留症状与体征,如相应受损神经支配肌肉萎缩、肌力减退、异常神经反射等损害程度做出等级评定。

(二)《工标》

1. 鉴定条款

(1)5.9.2.13)椎间盘髓核切除术后;九级伤残。

(2)5.10.2.4)急性外伤导致椎间盘髓核突出并伴神经刺激征者;十级伤残。

2. 鉴定原则　①外伤后(1 周内)发生的椎间盘突出症,经人力资源与社会保障部门认定为工伤的,按《工标》标准相应条款进行伤残等级评定,若手术后残留有神经系统症状者,参照 4.5 相应条款进行处理。②鉴定时应严格掌握以下几点:首先务必确认为急性外伤性椎间盘突出;其次行手术治疗者系因缓解椎间盘突出造成的神经压迫症状而施行了椎间盘摘除和内固定手术;最后若未施行手术治疗,则可根据遗留的相应神经系统症状,并采用客观的实验室检测手段予以确认。

案例:

[案情简介]外伤与椎间盘突出有/无因果关系司法鉴定。李某,男,40 岁。2019 男 1 月 8 日因 1 d 前在工地劳动时扭伤腰部,伤后腰部疼痛不适,伴左下肢麻木酸痛,活动轻度受限。经 CT、MRI 检查示:$L_{3/4}$,$L_{4/5}$ 椎间盘膨出,L_5/S_1 椎间盘中央偏左型突出并椎管狭窄,左侧神经根及硬膜囊受压。体格检查:脊柱外观正常、$L_4 \sim S_1$ 压痛、叩击痛,无明显放射痛;左侧直腿抬高试验 20 度(+),双侧拇长伸肌肌力 4 级,余均正常。经治疗后病情明显好转,共住院 8 d,出院诊断:腰椎间盘(L_5/S_1)突出症。

[影像资料检验]图 A、B 为伤后腰骶部正侧位片显示腰 4、5 椎体下缘向上呈盘底状上凸,侧位片显示椎体下缘后份呈弓状向上凸;C、D 片为 CT 轴位片显示椎间盘向椎体周围膨隆并向左后方凸入椎管压迫硬膜囊左前方及侧隐窝;图 E 显示左侧侧隐窝前壁及后壁有少许骨性突起,图 F 为 MRI 轴位片所见同 C、D 片;图 G、H、I 为 MRI 矢状位 T1、T2 片及抑脂片显示 $L_{4/5}$ 为椎间盘轻微向后压迫硬膜囊,L_4/S_1 压迫硬膜囊前缘。

[检验结果]L_4/S_1 椎间盘向左后方突出,压迫硬膜囊及左侧神经根。

[鉴定意见]被鉴定人原患有腰椎间盘突出,因本次外伤后出现脊神经根受压症状和体征,经治疗后症状和体征明显好转。因此认为不能排除损伤与椎间盘突出症状之间存在间接因果关系,即本次外伤使被鉴定人椎间盘突出症状显现。

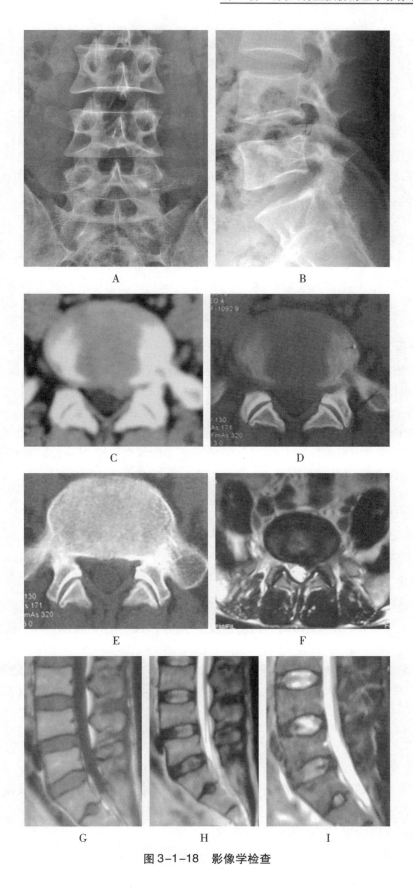

图 3-1-18　影像学检查

第七节　枢椎齿状突骨折

【齿状突解剖结构与功能】

枢椎是头颈部运动的枢纽,自椎体向上的圆锥形凸起称齿突,成人齿突的高度为 14.0 mm(11.6～16.8 mm),与寰椎前弓正中后面的凹形关节面相关节;齿突的后方有一宽沟与寰椎韧带相邻;末端有齿突尖韧带起始,横韧带沟上方的后外侧面有翼状韧带附着;齿状突基底部较细,骨皮质较薄,易发生骨折,齿突基底骨折(Anderson 二型)约占 2/3,常引起寰枢椎不稳,由于此处缓冲空间较大,常不伴有脊髓受压症状体征,容易误诊漏诊。寰椎环的矢状径为 3 cm,脊髓及齿状突的直径均约为 1 cm,各占环椎矢状径的 1/3,因此剩余的间隙尚可允许寰椎一定移位,如寰椎向前移位超过1 cm,即有脊髓损伤的危险。齿突到寰椎后弓或枕骨大孔后缘的距离为延髓有效通道的前后径,此距离如果小于 19 mm 则可能出现神经症状。齿突畸形在寰枢椎畸形中最为常见,占一半以上,包括齿突缺如、齿突发育不良、齿突终末小骨和齿突骨。

【齿状突骨折】

当头部被重物砸伤或自高处头着地跌下引起齿突骨折。伤后颈部疼痛,颈前凸消失,活动受限,可伴有脊髓损伤症状。因寰枢椎之间的旋转度约相当于颈椎总旋转度的一半,故齿突骨折可引起颈椎功能障碍。

在颈椎损伤的分类中,将齿状突骨折单列为一种类型;齿状突骨折占颈椎损伤的 7%～14%,损伤机制主要是剪切式应力和撕脱应力的综合作用所致。齿状突骨折对颈椎功能的影响,与齿状突骨折分型、有无成角及移位有关。

分为三型(Anderson D Alonzo 分型):

一型:包括齿状突的尖部并且是稳定的。

二型:穿过齿状突的基底部。

三型:骨折延伸到 C_2 的椎体。

【影像学表现】

(1)常规放射学检查主要是指颈椎侧位和开口位 X 射线片,但是颈椎侧位片假阳性和假阴性结果较高,准确性仅为 40%;如果就诊时创伤已经发生了几个小时,在颈椎侧位 X 射线片上可见到咽后壁肿胀。

(2)如果 X 射线片难以确定有否齿突骨折,可行枢椎 CT 检查,以齿突为中心的冠状面和矢状面重建 CT,可以证实平片上的可疑影像。CT 扫描能清晰显示损伤部位及程度以及软组织结构的损伤。

【司法鉴定】

(一)鉴定要求

(1)有病历明确记载的颈部外伤史,颈部损伤的临床症状及活动功能受限以及相应的损伤机制。

(2)有影像学资料证明有齿状突骨折的影像学改变。

(3)医疗终结期满后,法医活体检验确证存在颈部活动受限。

（二）鉴定条款

《分级》5.10.6.1）枢椎齿状突骨折,影响功能;十级伤残。

应用该条款进行鉴定时,除应满足司法鉴定条款的一般要求之外,首先必须有影像学资料确证齿状突骨折,其次是按照《法医临床检验规范》对颈部运动功能进行检验,证明齿状突骨折影响了颈部功能,并且能够满足应用本条款评定伤残等级的要求。上述检验要求,也适用于寰枢关节半脱位、其他颈椎结构的损伤等伤残等级的评定。

案例:

[案情简介]男,45 岁,2016 年 1 月 6 日因交通事故致颈部受伤,受伤后颈椎 CT 检查及颈椎正侧位和寰枢关节张口位检查,显示颈椎齿状突骨折,伴寰枢关节左侧间隙增宽。体格检查:上颈部疼痛,活动受限,C_2 棘突及椎旁压痛明显,叩击痛阳性,四肢活动正常,感觉正常,生理反射存在,病理反射未引出,经颈部制动固定等相应治疗后,症状逐渐减轻。于 2017 年 2 月 6 日体格检查所见,C_2 棘突压痛轻度,活动受限,经颈部活动度测量,活动度丧失大于 10%。

[影像资料检验]图 3-1-19 中 A 为颈椎侧位片,见齿状突骨折;B 为矢状位 CT 片,显示齿状突骨折,骨折线前缘,有条状骨折片;C、D 为寰枢椎张口位片及冠状位 CT 片,显示齿状突骨折,齿状突向右侧偏移,致齿状突两侧间隙不对称,左侧间隙较宽,枢椎右侧变窄;E、F 为颈椎轴位 CT 片,与枢椎基底部可见纵行骨折线及碎骨块。

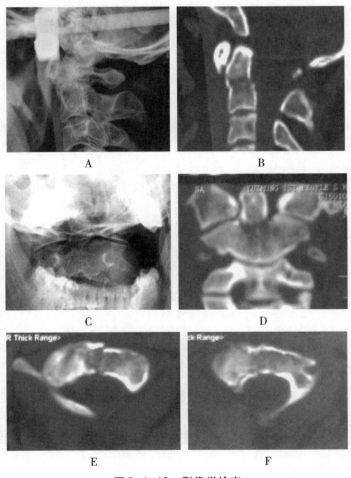

图 3-1-19　影像学检查

[检验结果]枢椎齿状突骨折,伴有齿状突半脱位。

[鉴定意见]该案例受伤史明确,临床诊疗过程清楚,影像检验结果确切。依照《分级》5.10.6.1)枢椎齿状突骨折,影响功能;构成 10 级伤残。

第八节　脊柱畸形愈合

【简介】

脊柱是身体的支柱,其正常的外观是实现其生理功能的重要保障。脊柱的严重损伤造成并遗留外观的破坏,因此正确测量脊柱外观,并判断其畸形程度具有重要意义。随着脊柱外科诊疗技术的不断改进及完善,使得脊柱损伤一般经过治疗后多数可完全或大部分恢复原有的生理弯曲,以致脊柱畸形已较少见。但是对于部分损伤严重,椎体高度丢失严重者或者存在手术适应证,但因种种原因,未能及时采取手术治疗者,也可能遗留一定的外观畸形,主要包括后凸和(或)侧弯畸形,对于脊柱畸形的认定,主要是通过影像学诊断予以确定。

【测量方法】

(一)脊柱侧弯畸形的测量方法

(1)拍摄站立位脊柱全长的标准正侧位相(X 射线片或 CT 扫描图像重组片)。

(2)确定侧弯的端椎。上、下端椎是指侧弯中向脊柱侧弯凹侧倾斜度最大的椎体,脊柱侧弯凸侧的椎间隙较宽,而在凹侧椎间隙开始变宽的第 1 个椎体被认为不属于该弯曲的一部分,因此其相邻的一个椎体被认为是该弯曲的端椎。

(3)在上端椎的椎体上缘画一切线,同样在下端椎椎体的下缘画一切线。对此两切线各作一垂直线。

(4)该二垂直线的交角就是 Cobb 角,脊柱侧弯角度由此角而得(对于侧弯较明显者,上述两切线的直接交角可等同于 Cobb 角)。

(二)脊柱后凸畸形测量方法

脊柱后凸角度的测量较侧弯的测量要相对简单。首先在损伤椎体上、下缘分别作切线,两条切线的交角(一般在椎体前方)即为后凸角度。值得注意的是,由于人体胸椎以胸 7 为顶点形成生理性后凸,一般胸椎严重压缩性骨折后容易形成后凸畸形外观,而颈椎、腰椎本身为生理性前凸,即便存在压缩性骨折,也很难形成后凸畸形外观,另外,椎体骨折后恢复椎体高度是脊柱外科治疗的重要目标,因此在经过规范系统的治疗后目前已经罕见脊柱后凸畸形(尤其是超过30°)的情形。

【司法鉴定】

(一)认定畸形愈合应具备的条件(鉴定要求)

脊柱侧弯、后凸畸形的认定,既要重视损伤基础,也要采用适合的测量方法,确定为外伤所致者,当 Cobb 角达到30°以上,可依照本标准相应条款鉴定致残程度等级。认定脊柱畸愈合应具备以下条件:①必须有脊柱骨折。②须遗留有30°以上侧弯或后突畸形。③必须按标准检查方法获取脊柱正侧位片。④以上要求都必须要影像学检查、影像学诊断和影像学测量来定。

(二)脊柱畸形愈合的鉴定条款(共 2 条)

(1)在《分级》5.6.6.1)脊柱骨折后遗留30°以上侧弯或者后凸畸形;六级伤残。

（2）《工标》5.5.2.11）脊柱骨折后遗 30°以上侧弯或者后凸畸形，伴严重根性神经痛；五级伤残。

第九节　脊柱损伤司法鉴定条款中的其他情况

凡与上述 7 种分类情况不相符合的脊柱损伤类型，均归类于该类型。相关司法鉴定条款内容如下。

【相关司法鉴定条款】

（一）《工标》

5.8.2.14）3 个及以上节段脊柱内固定术；八级伤残。

5.9.2.14）1~2 节脊柱内固定术；九级伤残。

5.9.2.11）两个以上横突骨折；九级伤残。

（二）《分级》

5.9.6.2）一椎体并相应附件骨折，经手术治疗后；九级伤残。

5.10.6.2）一椎体骨折经手术治疗后；十级伤残。

5.9.6.3）四处以上横突、棘突或者椎弓根骨折，影响功能；十级伤残。

【脊柱损伤其他情况司法鉴定】

与以上脊柱损伤的司法鉴定要求相同（略）。

案例 1：

[案情简介]男，45 岁。2017 年 2 月 6 日不慎因交通事故致腰部受伤，当时即感腰部剧烈疼痛，活动受限，不能站立及行走。急查腰椎 CT 提示，腰椎左侧 1、2、3、4 横突骨折。体格检查：痛苦面容，仰卧体位，查体合作，腰椎左侧触痛明显，局部压痛及叩击痛阳性，腰部活动明显受限，双下肢运动功能及皮肤感觉正常，生理反射存在，病理反射未引出。

[影像资料检验]图 3-1-20 中 A、B 为腰椎冠状位及斜位 3D 片示，腰椎左侧 1、2、3、4 横突骨折；C、D、E、F 为腰椎轴位 CT 片，清晰显示出腰 1、2、3、4 左侧横突骨折，局部软组织肿胀。

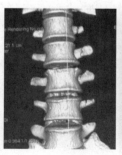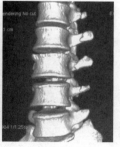

A　　　　　　　　B

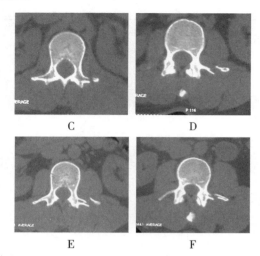

图 3-1-20　案例 1 影像学检查

[检验结果]腰椎左侧 1、2、3、4 横突骨折。

[鉴定意见]依照《人体损伤致残程度分级》5.10.6.3)4 处以上横突、棘突或者椎弓根骨折,影响功能,构成十级伤残。依照《损标》5.9.3.b)3 处以上横突、棘突或者椎弓骨折的规定,可评定轻伤一级。依据《工标》5.9.2.11)2 个以上横突骨折,可评定九级伤残。

案例 2:

[案情简介]男,40 岁。2012 年 5 月 19 日因工作中从 2 m 高处坠落,致腰部受伤,伤后腰部疼痛,活动受限,经医院拍片检查,诊断为腰 2 椎体爆裂性骨折,压缩程度约 1/3,椎管变形变窄,椎体变窄变扁,腰 5 椎弓不连,椎体向前轻度滑脱。入院后体格检查:平车推入病房,神志清醒,查体合作,腰二椎体及椎旁压痛,叩击痛,双下肢感觉良好,活动正常,生理反射存在,病理反射未引出。入院后完善各项检查及术前准备,于 2012 年 5 月 23 日行腰 1~3 椎体钉棒内固定术,术后恢复良好。2014 年 3 月 21 日行腰椎内固定器取出术。

[影像资料检验]图 3-1-21 是于 2014 年 5 月 20 日对委托方提供的影像资料进行检验。A、B 片为 2012 年 5 月 19 日腰椎 X 射线片,正位片见腰椎中部变窄,椎体上缘不平整,略成台阶状;侧位片显示椎体前缘下份骨皮质不连续,上缘中份骨质致密,经测量,椎体压缩程度<1/3;C、D 片显示椎体呈粉碎性骨折,椎体被压缩之骨质呈片状致密影,碎骨块略向椎管内凸,椎管略变形;E、F 为 2014 年 3 月 20 日腰椎正侧位片,片示腰 1~3 椎体钉棒内固定器在位,腰 2 椎体愈合良好。

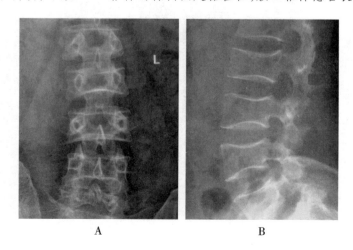

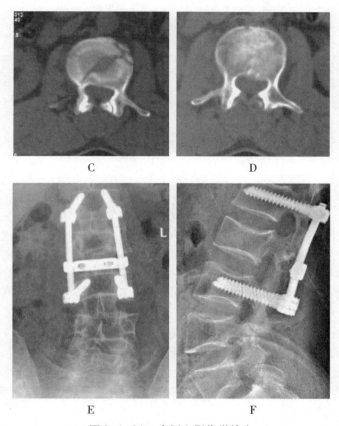

图3-1-21　案例2影像学检查

[检验结果]腰2椎体粉碎性骨折,碎骨块略向椎管内凸;经腰1~3椎节内固定术后。

[鉴定意见]该案例外伤史明确,临床症状及体征以及治疗过程明确,经影像资料检验结果确切,认定腰3椎体为粉碎性骨折并椎管内占位。依照《工标》5.8.2.14)3个及以上节段脊柱内固定术,构成八级伤残;依据《分级》5.9.6.1)一椎体粉碎性骨折,椎管内骨性占位的规定,评定为九级伤残。

第二章 骨盆损伤

第一节 骨盆解剖结构与功能

骨盆具有保护盆腔内脏器,连接躯干和下肢,支持并传递重力的作用;女性骨盆是胎儿自然分娩的产道,因此,骨盆损伤所致功能障碍对人身损害的司法鉴定具有重要意义。本章骨盆损伤仅指骨盆骨的损伤。

骨盆由左右髋骨和骶、尾骨以及其间的骨连接围绕而成。后方自骶骨岬起始,分左右两侧经髂骨弓状线,髂耻隆起、耻骨梳、耻骨结节、耻骨嵴到耻骨联合上缘会师的略呈倾斜状的连线,该连线将骨盆分为上、下两部分;上方参与腹腔组成的大骨盆,主要容纳肠管,属腹部的一部分(也称假骨盆);下方为小骨盆(也称真骨盆),其内腔即为盆腔。女性骨盆为适应分娩的需要,常较男性骨盆宽而浅,骨盆上、下口和耻骨角也较大。

女性骨盆是胎儿自然分娩的产道。小骨盆有入口、出口,出口略呈菱形,其周界由后向前为尾骨尖、骶结节韧带、坐骨结节、坐骨下支、耻骨下支、耻骨联合下缘。两侧耻骨下支在耻骨联合下缘所形成的夹角为耻骨角,男性夹角约为 70°~75°,女性约为 90°~100°(图 3-2-1、图 3-2-2)。

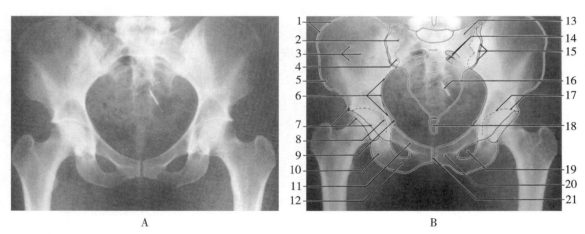

1. 髂嵴;2. 髂后上棘;3. 髂骨翼;4. 髂后下棘;5. 髂前上棘;6. 髂骨弓状线;7. 髋臼缘;8. 髋臼窝;9. 坐骨棘;10. 坐骨结节;11. 耻骨上支;12. 耻骨下支;13. 骶骨翼;14. 骨盆骶孔;15. 骶髂关节;16. 宫内节育器;17. 髋臼月状面;18. 尾骨;19. 闭孔;20. 耻骨体;21. 耻骨联合。

图 3-2-1 骨盆,女性,前后位(A、B)X 射线片

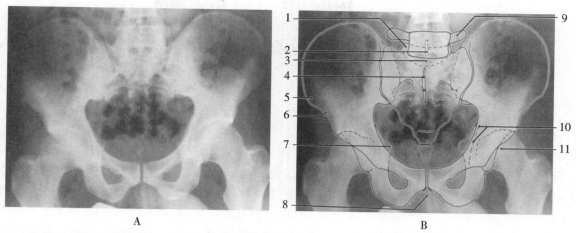

1.第3腰椎至第1骶椎关节突(面)关节;2.第5腰椎棘突;3.骶岬;4.骶骨正中脊;5.髂前上棘;6.髂前下棘;7.坐骨棘;8.耻骨下角;9.第5腰椎横突;10.髂坐线(放射学名词);11.股骨头。

图3-2-2 骨盆,男性前后位(A、B)X射线(倾斜)

第二节 骨盆骨折影像检查方法

【X射线片】

骨盆的X射线检查可以让临床医生及时获取评估骨盆骨折的影像学资料,同时也为人体骨盆损伤的司法鉴定储备了客观证据。骨盆骨折的X射线检查包括骨盆平片(即前后位片)、骨盆入口位片、骨盆出口位片、斜位片。前后位X射线片是临床上最常用的检查方法,绝大多数的骨盆骨折都能被发现,并可确定骨折部位、移位情况、损伤程度和骨折类型等;如需观察骨盆环连续性,显示骨盆环骨折情况时,根据需要可选择其他相关位置。

【CT扫描】

常用轴位扫描,对骨盆骨各部位骨折的显示较X射线片可靠,避免了盆腹腔内容物重叠影的干扰,根据需要,可选择冠状位、矢状位重建或三维重建、CT三维重建技术可完整、直观、立体地显示骨盆,并可以非常清晰地显示骨折的移位程度,对细微骨折的显示优于X射线片。将骨盆冠状面和矢状面的重建图像与平扫图像相结合可以对骨盆骨折的移位情况进行综合评价。

【MRI扫描】

MRI检查具有软组织结构显像、对比度良好、多平面扫描等特点,可以发现骨盆部的肌肉、肌腱、韧带、神经等软组织损伤及隐匿性骨盆应力骨折。

第三节 骨盆骨折的类型与影像诊断

【骨盆骨折的类型】

第1型:骨盆边缘孤立性骨折,多为外力骤然作用导致局部肌肉猛烈收缩或直接暴力作用所致,骨折发生在骨盆边缘部位,骨盆环未受累,骨折移位一般不明显。

第2型:骨盆环单处骨折,多为直接暴力所引起的前后冲撞或侧方挤压所致,常无明显的移位,较稳定。

第3型:骶尾骨骨折,常见于滑跌坐地时,可能引起马尾神经终端的损伤,一般移位不显著。

第4型:骨盆环双处骨折伴骨盆环破裂,多为交通事故强大暴力所造成,属不稳定型骨盆骨折,常伴盆腔器官受损。此类骨盆骨折通常为:双侧耻骨上、下支骨折,一侧耻骨上支骨折合并耻骨联合分离;耻骨上、下支骨折合并骶髂关节脱位,耻骨上支、下支骨折合并髂骨骨折,髂骨骨折合并骶髂关节脱位,耻骨联合分离合骶髂关节脱位。

【影像诊断】

1.髂骨骨折 多为直接撞击或剧烈运动时缝匠肌或腹内斜肌强烈收缩引起的撕脱骨折。平片所见如下:①透亮的骨折线;②骨折块重叠所致的致密白线影;③髂嵴缘骨折形成的阶梯征;④因骨折位置各异形成的模糊透亮带及平行的致密骨皮质等。⑤CT检查对明确骨折的部位、形态、移位情况更准确。

(1)单侧髂骨翼粉碎性骨折,见图3-2-3。

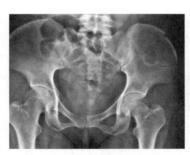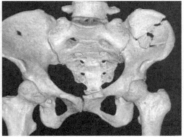

图3-2-3 左图和右图为同一案例骨盆 X 射线片和骨盆 3D CT
片,显示出左髂骨翼单纯粉碎性骨折

(2)单侧髂骨线形骨折,见图3-2-4。

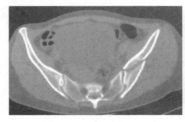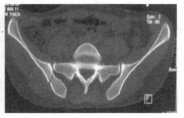

A   B

图3-2-4 骨盆轴位片显示左侧髂骨骨折(A)和右侧髂骨骨折(B)

（3）髂骨翼粉碎性骨折合并耻骨上下支骨折，耻骨支错位明显，见图3-2-5。

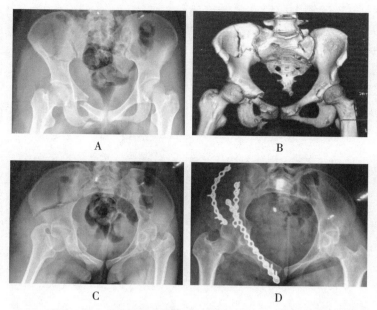

A.骨盆正位片显示右侧髂骨翼有多条骨折线，右侧耻骨上支、下支骨折，错位明显，可见碎骨块，右侧闭孔明显变形，沈通氏线不连续骨盆环两侧不对称。B.骨盆3D片，除显示骨折征象之外，还显示出左侧第1、2骶椎侧块、腰5椎体左侧横突骨折。C、D.骨盆入口位（轴位）片，显示骨盆两侧不对称，右侧耻骨上、下支骨折并错位。符合骨盆多发性骨折并骨盆环骨折，右侧闭孔形态失常。

图3-2-5　骨盆不稳定型骨折

2.耻坐骨骨折　多为直接暴力打击或挤压所致。正位片因重叠的原因骨折错位可被掩盖，如近髋臼部的耻骨体骨折、髋臼后部的坐骨骨折可被漏诊；这些部位的骨折CT检查可清楚显示。耻骨联合分离是由于骨盆前方或侧方的挤压所致，是骨盆环的严重损伤之一，并且常合并耻、坐骨支骨折或单侧、双侧骶髂关节分离（图3-2-6）。

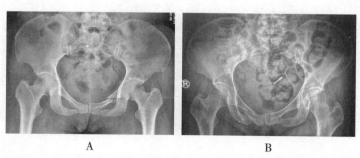

图3-2-6　左侧（A）耻骨上支、下支骨折和右侧（B）耻骨上支、下支骨折，右侧闭孔变形

3.骶尾骨骨折或脱位　常为摔倒时臀部着地所致。因骶尾部结构复杂及肠内容物的重叠干扰致骨盆平片上显示不佳，因此，必须与侧位片所见或行CT检查，以免漏诊。见于骶骨的解剖特点，阅片时应注意以下几点。

（1）骶骨孔上缘皮质线连续性中断,错位成角。

（2）骶骨孔结构紊乱,两侧不对称。

（3）骶骨侧块上移或侧缘皮质断裂、分离、错位。

（4）骶骨侧块或骶骨孔内出现多余致密骨片。

（5）骶骨中心出现不连续透亮线。

（6）骶骨关节面断裂,出现阶梯样改变。

因 CT 应用的普及使骨盆平片所见骶尾骨骨折征象均可在 CT 片充分显示(图 3-2-7)。

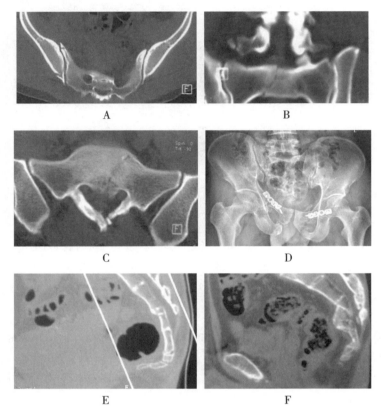

A. 骨盆轴位 CT 片,显示右侧骶骨、髂骨骨折;B. 骶骨冠状位 CT 图片,显示骶骨体纵行骨折,略显错位,腰 5 椎体右侧横突骨折;C. 轴位片显示骶骨左侧及椎弓多处骨折;D. 双侧耻骨上下支骨折内固定术后,骶骨右侧块骨折,骨折块向上明显移位,右侧骶髂关节间隙较左侧略增宽,骨盆向左下倾斜变形明显,双耻骨下支骨质不连接,骨盆的对称性与完整性失常;E 为 F 的早期骨折片,骶 3 椎体骨折,尾骨呈钩状改变;F. 骶尾骨 CT 片,显示骶 3 骨折,有错位,畸形愈合。

图 3-2-7　骨盆多发性骨折

4.骨盆环骨折　骨盆环是一个坚韧的环状结构,维持着骨盆的稳定,当骨盆遭到较大的暴力,可引起骨盆的环状结构破坏。环状结构破坏主要有以下几种情况。①耻骨联合分离;②一侧耻骨上、下支或坐骨支骨折;③髋臼骨折合并股骨头中心性脱位;④髂骨体粉碎性骨折;⑤骶髂关节脱位;⑥骶骨纵行骨折。

（1）骨盆环单处骨折:多为直接暴力所引起的前后冲撞或侧方挤压所致,常无明显的移位,一般属稳定型骨折(图 3-2-8)。

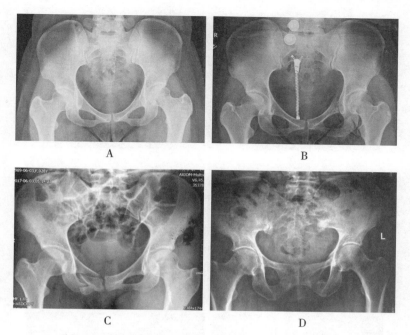

A. 左侧耻骨上支骨折,骨折端略显错位;B. 为 3 个月后复查片显示耻骨断端错位明显,骨盆环左侧耻骨弓段形态失常;C. 右侧耻骨上、下支骨折,断端有错位、重叠,右侧闭孔变小;D. 左侧耻骨上、下支骨折,上支骨折端错位,左侧耻骨弓形态失常。

图 3-2-8 骨盆环单处骨折

（2）骨盆环双处骨折伴骨盆环破裂:多为交通事故强大暴力作用所致,属不稳定型骨盆骨折,常伴骨盆器官受损(图 3-2-9、图 3-2-10)。

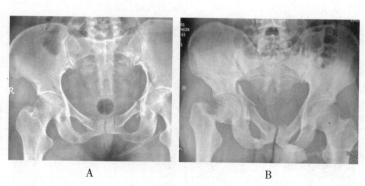

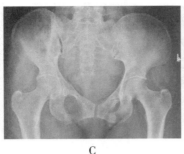
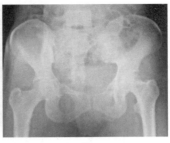

A. 为双侧耻上、下支骨折,左侧髋臼骨折,骨盆环左侧形态失常;B. 双侧耻骨上、下支骨折,右侧髋臼粉碎性骨折,导致双侧骨盆环形态失常,骨盆向左下方略有倾斜,右侧骶髂关节分离,右侧股骨颈骨折;C. 右侧耻骨上、下支,左侧耻骨上支骨折,伴右骶髂关节分离,骨盆向左下方倾斜;D. 与C为同一个案例,显示向左下倾斜较前明显,左侧闭孔变小。

图 3-2-9 骨盆环多处骨折

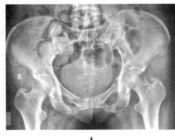
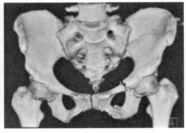

A. CT 三维重建片:左耻骨上、下支,左侧髂骨翼粉碎性骨折;B. 骨盆平片:显示双侧耻骨上下支骨折错位,双侧耻骨近耻骨联合处骨折。

图 3-2-10 骨盆不稳定型骨折

5. 髋臼骨折 髋关节是人体最重要的关节之一,负荷及生理活动度都很大。髋臼一旦发生骨折并移位后,会造成股骨头和髋臼匹配不良以及应力分布和传导的改变。若治疗不当很容易造成不可逆髋关节损害。髋臼骨折多系经股骨干和大粗隆的传导暴力导致股骨头撞击髋臼所致(图 3-2-11、图 3-2-12)。

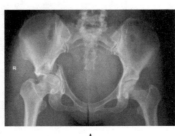
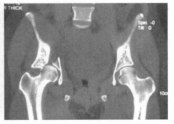

A. 骨盆平片,显示左侧髋臼骨折,错位明显;B. 为 CT 冠状位重组片,髋臼骨折显示更为清晰。

图 3-2-11 右侧髋臼骨折

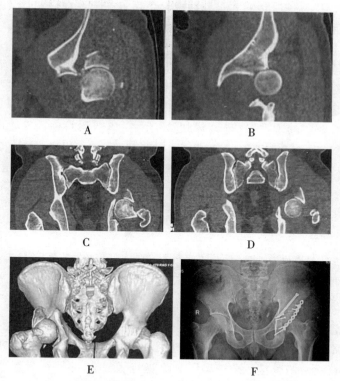

A、B、C、D 为外伤后当天骨盆 CT 片显示左侧股骨头后脱位,髋臼后唇骨折向后上方移位,E 后前位重建冠状位骨盆片显示,髋臼后唇原位缺失,移位至后上方,左髋关节周围软组织肿胀明显。F 为伤后 110 d 骨盆 X 射线平片显示左侧髋臼骨折手术内固定术后,对位对线良好,双侧髋关节对称,骨盆形态正常,闭孔形态正常,沈通氏线连续。最后诊断:左髋关节脱位伴髋臼骨折,经手术内固定术后,骨折对位良好,愈合良好,骨盆形态正常。

图 3-2-12 左髋关节脱位伴髋臼骨折

第四节 骨盆骨折鉴定相关知识

【《损标》骨盆骨折司法鉴定相关内容】

(一)《损标》标准条款

5.8.2.a)骨盆骨折畸形愈合。致双下肢相对长度相差 5.0 cm 以上;重伤二级。

5.8.2.b)骨盆不稳定型骨折,须手术治疗;重伤二级。

5.8.3.a)骨盆 2 处以上骨折;骨盆骨折畸形愈合;髋臼骨折;轻伤一级。

5.8.4.a)骨盆骨折;轻伤二级。

(二)骨盆骨折畸形愈合

骨盆骨折后两断端对位、对线差,两断端错位,骨盆环不规则,有变形,致使骨盆环状结构的完整性和对称性发生明显改变。

对于轻伤一级 5.8.3.a)条所指的骨盆畸形愈合是指骨盆一处骨折,断端错位,愈合后使骨盆局部的变形。若骨盆两处骨折,则属轻伤一级的另一种情况。

骨盆骨折畸形愈合常见两个原因:一是不恰当的手术造成的畸形愈合;二是患者受伤后病情复杂未能及时手术而导致的后期畸形愈合。疼痛、畸形和步态异常是骨盆骨折后畸形愈合的主要症状和体征。如果骨盆畸形程度严重,伴有骨盆不稳,肢体缩短超过 2 cm,出现疼痛或步态异常等复杂情况,则应选择手术治疗。

骨盆骨折畸形愈合鉴定的难点是:骨盆环状结构的完整性和对称性发生明显改变。如何理解骨盆环状结构的"完整性""对称性"和"明显改变",如何从委托方提供的影像学资料上判定骨盆的"完整性""对称性"遭到了破坏,如何从影像学资料上判定"明显改变"。以上内容在《损标》文本及实用指南中均无明确表述,有待我们在司法鉴定务实操作中不断探索,并且不妨碍我们从骨盆不稳定型骨折和"骨盆不稳定型骨折须手术治疗的指征"的要求中寻找答案。

(三)骨盆稳定型骨折

骨盆环骨折,移位不大未破坏骨盆环的稳定性,如耻骨支、坐骨支骨折、髂前上棘撕脱骨折、髂骨翼骨折等属稳定型骨折。

(四)骨盆不稳定型骨折

(1)骨盆的旋转稳定性遭受破坏称为旋转不稳定型骨折,但垂直方向并无移位仅发生了旋转不稳定。根据损伤机制不同分为:①分离型(又称开书型)骨折。系骨盆受到前后方向的砸压或两髋分开的暴力,例如摔倒在地;俯卧位骶部被砸压。两髂前部着地,两侧髂骨组成的骨盆环前宽后窄,反冲力使着地重的一侧髂骨翼向外翻,先使前环耻坐骨支骨折或耻骨联合分离,应力继续使髂骨更向外翻,骶髂关节或其邻近发生损伤,骨盆环的变形使伤侧髂骨翼向外翻或扭转,使之与对侧半骨盆分开,故称分离型或者开书型,由于髂骨外翻使髋关节处于外旋位。②压缩性骨折。骨盆侧方受到撞击致伤。先使其前环薄弱处耻骨上、下支发生骨折,应力继续使髂骨翼向内压(或内翻),在后环骶髂关节和其邻近发生骨折或脱位。侧方的应力使骨盆向对侧挤压并变形。耻骨联合常向对侧移位,髂骨翼向内翻,伤侧骨盆向内压,内翻使骨盆环发生向对侧的扭转变形。

(2)旋转与垂直不稳定型骨折:骨盆骨折,既发生旋转移位又发生垂直移位。①单侧骶髂关节脱位;②双侧骶髂关节脱位、骶髂关节脱位并有髋臼骨折。

(五)骨盆不稳定型骨折须手术治疗的指征

(1)垂直不稳定性骨盆骨折是绝对适应证,Matta 认为骨盆后环结构损伤移位>1 cm 者或耻骨支移位并骨盆后侧失稳、患肢缩短 1.5 cm 以上者应采取手术治疗。

(2)合并髋臼骨折者。

(3)有明确韧带损伤致骨盆失稳的证据,如单纯骶髂后韧带损伤。

(4)闭合复位失败者。

(5)外固定后残存移位。

(6)耻骨联合孤立性分离>2.5 cm 者。

(7)未累及会阴区的骨盆部开放性损伤,若病情允许,应尽早手术。

(8)耻骨支骨折移位合并腹部脏器损伤时,应根据盆腔污染程度决定是否同步进行手术固定。

(六)髋臼骨折

由于髋臼骨折属关节内骨折,因此对髋关节的功能或多或少地存在影响,在对髋臼骨折做伤情程度鉴定时,应在医疗终结期满(不低于 90 d)后方可鉴定。当髋关节活动无明显障碍时,仅为单纯的髋臼骨折,可依据 5.8.3a 条款鉴定为轻伤一级;如果髋臼多发骨折且关节活动受限较重,可依据具体损伤情况,在5.8盆部及会阴损伤中选择相应条款进行鉴定。

（七）其他

凡不稳定性骨盆骨折经内固定术治疗的,均符合本标准第5.8.2.b)条"骨盆不稳定型骨折需手术治疗"的规定,评定为重伤二级。

【《工标》骨盆骨折司法鉴定相关内容】

（一）有关骨盆骨折的条款《工标》(GB/T 16180—2014)

5.7.2.15)骨盆骨折内固定术后,骨盆环不稳定,骶髂关节分离;七级伤残。

5.10.2.12)身体各部位骨折愈合后无功能障碍或轻度功能障碍;十级伤残。

骨盆作为一个坚韧的骨环结构,常需要较大的暴力作用才可致其骨折,骨盆骨折常造成其环状结构破坏,可表现为:耻骨联合分离;一侧耻骨上、下支（或坐骨支）骨折;髋臼骨折合并股骨头中心性脱位;髂骨体粉碎性骨折;骶髂关节脱位;骶骨纵形骨折。

（二）耻骨联合分离

耻骨联合分离是骨盆环的严重损伤,由于骨盆前方或侧方的挤压所致,耻骨联合分离,常合并耻、坐骨支骨折,或单侧、双侧骶髂关节分离。骨盆平片可见,耻骨联合部增宽,上下错位,常需依靠骨盆入口位或CT扫描明确诊断。

（三）骶髂关节分离

常由前后方向的挤压暴力作用于被固定的骨盆或暴力通过外展的股骨作用于骨盆,使骨盆像翻书一样被展开。无论单侧或双侧骶髂关节分离,都必然发生耻骨支骨折和耻骨联合分离。骶髂关节分离的影像学征象:①关节内侧间隙正常,外侧间隙增宽（前部韧带撕裂）;②骶髂关节的两个间隙,下宽上窄或上宽下窄;③骨盆口外常扩大变形;④骶髂关节分离时,关节内常夹有薄骨片;⑤骶髂关节严重分离时,可发生骶骨侧块骨折。当骨盆骨折包含上述两种或两种以上情况时（特别是影响骨盆传导重力及支持体重功能的③～⑤条时）,难以维持其环状结构的稳定性,如未能得到良好的复位及固定,将严重影响骨盆的正常功能。

【《分级》骨盆骨折司法鉴定相关内容】

（一）《分级》中有关骨盆骨折的条款

5.8.6.3)女性骨盆骨折致骨产道变形,不能自然分娩;八级伤残。

5.9.6.3)骨盆两处以上骨折或者粉碎性骨折,严重畸形愈合;九级伤残。

5.10.6.4)骨盆两处以上骨折或者粉碎性骨折,畸形愈合;十级伤残。

（二）骨盆畸形愈合影像学判定标准

依据《法医临床影像学检验实施规范》(SF/Z JD 0103006—2014)的规定,符合下列条件之一的可视为骨盆畸形愈合:①两侧闭孔形态不对称;②耻骨联合分离（包括内固定术后）;③骶髂关节分离（包括内固定术后）;④髋臼骨折术后;⑤其他各种类型骨折后的骨盆环明显偏斜或形态破坏,双侧坐骨结节、髂嵴或者髋臼不等高,并排除体位因素所致。

（三）骨盆严重畸形愈合影像学判定标准

骨盆的主要功能是传导重力并支持体重,通过髋关节带动双下肢站立、行、走、跑、跳等运动,同时也有容纳并保护其盆内脏器的作用。通常情况下,骨盆边缘骨折一般不累及骨盆环及骨盆弓,对骨盆功能的影响不大;骨盆环单处骨折,骨折错位多不明显,骨盆环稳定性尚可,一般不会导致骨盆环的明显变形或骨盆弓的功能紊乱。依据《法医临床影像学检验实施规范》的规定,骨盆严重畸形愈合影像学判定标准一般需同时满足:①通常至少应包括两处以上骨盆构成骨的骨折;②遗留骨盆环状结构的完整性和对称性破坏;③伴有骨盆倾斜、髋关节运动受限,或者坐、立、行走不适等功能影响。关于②条中的骨盆环状结构的完整性和对称性破坏的问题,在《人体损伤致残程度分级》实用指南中认为,骨盆的完整性主要是指骨盆骨折愈合以后未显示存在骨质缺损,且能够保持连接的可靠性与整体的稳固性;骨盆对称性主要是指骨盆两侧骨性结构基本对称存在,不存在明显异常改变。

（四）骨盆严重畸形愈合影响骨产道的影像学判定标准

小骨盆是直接关乎女性自然分娩的骨产道结构,判定女性是否因损伤导致骨产道破坏的前提条件是小骨盆的骨折(包括耻骨联合分离或者骶髂关节分离)。依据《分级》适用指南中对女性骨产道破坏致不能自然分娩的影像学判断标准为:①骨产道破坏多见于骨盆多处骨折,尤其骨盆环多处骨折;②骨盆环正常结构破坏,形状明显不规则,前后径和(或)左右径等显著短缩;③骨盆环内缘不光滑,有骨痂向小骨盆腔内突出生长,影响胎头入盆;④尾骨、坐骨、耻骨下支等处骨折畸形愈合,骨痂向骨盆出口突出生长致女性骨产道出口狭窄。

第五节　法医影像学与司法鉴定务实操作

【骨盆骨折司法鉴定条款】

（一）《损标》

5.8.2.a)骨盆骨折畸形愈合,致双下肢相对长度相差 5.0 cm 以上;重伤二级。

5.8.2.b)骨盆不稳定型骨折,须手术治疗;重伤二级。

5.8.3.a)骨盆 2 处以上骨折,骨盆骨折畸形愈合,髋臼骨折;轻伤一级。

5.8.4.a)骨盆骨折,轻伤二级。

（二）《工标》

5.7.2.15)骨盆骨折内固定术后,骨盆环不稳定,骶髂关节分离;七级伤残。

5.10.2.12)身体各部位骨折愈合后无功能障碍或轻度功能障碍;十级伤残。

（三）《分级》

5.8.6.3)女性骨盆骨折致骨产道变形,不能自然分娩;八级伤残。

5.9.6.3)骨盆两处以上骨折或者粉碎性骨折,严重畸形愈合;九级伤残

5.10.6.4)骨盆两处以上骨折或者粉碎性骨折,畸形愈合;十级伤残。

【鉴定要点】

（一）外伤史、临床症状与体征

确证的外伤史是骨盆损伤司法鉴定条款的判定基准之一;须有受伤后病历记载的诊疗过程(含临床症状和体征、辅助检查结果及手术记录等相关资料)。

（1）骨盆环连续性未受损害的骨盆边缘骨折主要表现是局部疼痛和压痛,骨盆挤压与分离试验阴性;而骨盆环单处骨折者的挤压与分离试验为阳性。骨盆环前后联合骨折或骨折脱位时,则骨盆不稳定并多有骨盆变形,疼痛也广泛。患者入院后,初步诊断骨盆骨折的依据是,骨盆部有受暴力冲击或挤压的外伤史,有较广泛的局部疼痛或肿胀,活动下肢时骨盆疼痛加重,局部压痛显著,骨盆挤压与分离试验阳性。

（2）不稳定型骨盆骨折除有上述表现外，还有下列表现：①下肢不等长或有明显的旋转畸形；②两侧的脐-髂前上棘间距离不等；③耻骨联合间隙显著变宽；④伤侧髂后上棘较健侧明显向后凸起；⑤骨盆有明显可见的畸形。

（3）骨盆骨折出血多时可表现为神志淡漠、皮肤苍白、四肢厥冷、尿少、脉快、血压下降等失血性休克现象。

（4）注意检查患者的尿道、直肠以及女性患者的阴道是否损伤。

（二）骨盆骨折司法鉴定相关内容

参照本章第三节相关内容。

（三）关于骨盆倾斜的测量

不稳定性骨盆骨折，在骨盆愈合后可引起骨盆倾斜，引起伤者在直立状态下双足根不在同一平面，实际上双下肢长度没有改变，只是由于骨盆倾斜引起直立状态下双足跟不在同一平面，因此下肢的相对短缩是因骨盆的倾斜引起。骨盆倾斜程度的测量可采用以下3种方法：①测量胸骨剑突至两髂前上棘的距离，然后求两距离差。②测量脐至两髂前上棘的距离然后求两距离差。③在骨盆平片上分别沿两髂骨翼最高点之间、两坐骨结节之间及两髋臼中心点之间作3条水平线，上述水平线两条之间的距离即反映倾斜的程度。

案例1：

[案情简介]女,45岁。2018年9月5日骑电动车行驶时与一辆面包车发生碰撞致伤，伤后下腹部及两侧髋部剧烈疼痛，经影像学检查报告为两侧耻骨上下支粉碎性骨折，骶骨、右侧髂骨骨折，遂以骨盆骨折收住。体格检查：右下腹部压痛明显，双侧髋部压痛明显，右髋部略肿胀，骨盆分离、挤压试验阳性，髋关节与膝关节活动受限，皮肤感觉略麻木，入院后完善相关检查明确诊断后并建议手术治疗，患者及其家属要求保守治疗。遂给予患者股骨牵引固定，活血化瘀并消肿止痛等药物治疗，并指导功能康复训练。经住院治疗43 d后，双髋部疼痛明显减轻，右髋部无明显肿胀，骨盆挤压、分离试验弱阳性，髋关节活动受限，复查骨盆片，双侧耻骨上下支陈旧性骨折，经各项检查，现患者病情较前明显好转，准予出院。于2019年2月25日，经某公安局交警大队委托要求行伤残等级鉴定。

[影像资料检验]图3-2-13中A为2018年9月5日骨盆平片显示，双侧耻骨上、下支粉碎性骨折，断端错位并重叠，右侧闭孔变形，右侧骶髂关节稍显分离，骨盆向左下倾斜，第1骶骨右侧侧块上缘形态失常；B为2019年2月25日骨盆平片显示，骨盆环形态失常，骨盆环壁不光整、右侧骶髂关节分离较前略有好转，左侧闭孔变形、变窄；C、D、E、F为2018年9月6日骨盆CT轴位片显示髋臼前柱内侧有碎骨片，双侧耻骨上支骨折，右侧骶髂关节分离，髂骨后缘有骨折片，骶骨右侧骨折。

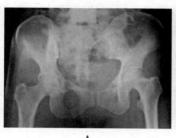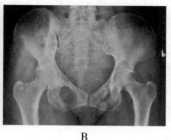

A　　　　　　　　B

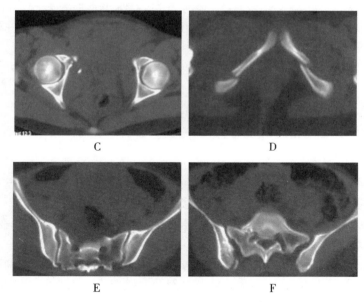

C   D

E   F

图 3-2-13　案例 1 影像学检查

[检验结果]骨盆多发性粉碎性骨折(双侧耻骨上、下支骨折,右侧髂骨、骶骨骨折,右侧骶髂关节分离)致骨盆向左下倾斜变形,骨盆环形态失常变形,左侧闭孔变窄变形,符合骨盆不稳定型骨折,须手术治疗。

[鉴定意见]该案受伤史明确,临床诊疗过程清楚,影像检验结果确切。依照《分级》5.8.6.3)女性骨盆骨折致骨产道变形,不能自然分娩,评定为 8 级伤残;依照《损标》5.8.2.b)骨盆不稳定型骨折,须手术治疗,评定为重伤二级。比照《工标》5.7.2.15)骨盆骨折内固定术后,骨盆环不稳定,骶髂关节分离;七级伤残)

案例 2:

[案情简介]女,23 岁。2019 年 2 月 20 被汽车撞伤,伤后两侧髋部剧烈疼痛,经影像学检查报告为右侧耻骨上下支粉碎性骨折,左侧骶骨,右侧髂骨骨折,遂以骨盆骨折收住。体格检查:平车推入病房,神志清楚,表情痛苦,查体合作,双侧髋部压痛明显,右髋部略肿胀,骨盆分离试验阳性,挤压试验阳性,双侧髋关节活动受限,其余无特殊异常发现;入院后完善相关检查,明确诊断及术前准备后,行右侧髂骨翼、右侧耻骨切开复位锁链内固定术;术后给予消炎、止疼、消肿等对症治疗,病情稳定后出院。

[影像资料检验]图 3-2-14 中 A、B、C 为受伤后当天骨盆 X 射线片、CT 3D 片及骨盆轴位片显示:右侧髂骨翼粉碎性骨折,无明显错位,右侧骶髂关节有轻度分离,右侧耻骨上、下支骨折,错位明显且有碎骨片,致右侧闭孔变窄、变形,左侧耻骨上支近耻骨联合处上缘有骨折,骶 1、2、3 椎体左侧侧块分别有纵行、斜行骨折线,骶 1 左侧骨折块略向上移位,腰 5 椎体左侧横突骨折,左侧髋白骨折,骨盆环明显破坏,骨盆向左下略显倾斜。D 为手术后 40 d 骨盆轴位复查片显示,骨盆骨折部位对位良好,髋白上缘部位正常弓状线消失且略向盆腔内突出,致骨盆形态失常变形。

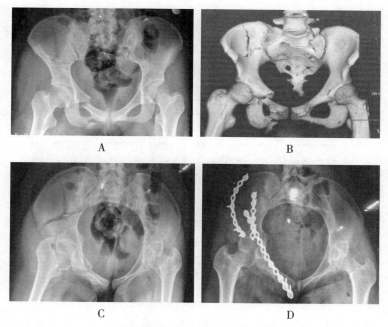

图 3-2-14　案例 2 影像学检查

[检验结果]骨盆多发性骨折,致骨盆环破坏,骨盆向左下倾斜,属骨盆不稳定型骨折,经手术治疗后,遗留有骨盆畸形。

[鉴定意见]该案受伤史明确,临床诊疗过程清楚,影像检验结果确切,属于骨盆不稳定型骨折,需要手术治疗的骨盆损伤。依照《人体损伤程度鉴定标准》5.8.2.b)骨盆不稳定型骨折,须手术治疗,评定为重伤二级;依照《分级》5.8.6.3)女性骨盆骨折致骨产道变形,不能自然分娩,评定为八级伤残;依据《工标》5.7.2.15)骨盆骨折内固定术后,骨盆环不稳定,骶髂关节分离,评定为七级伤残。

案例 3:

[案情简介]女,29 岁。2017 年 11 月 12 日在路边行走时被小汽车撞伤跌倒在地,伤后臀部疼痛明显,经 120 急送医院就医,行骨盆平片检查报告为右侧耻骨上肢骨折,门诊以骨盆骨折收住。体格检查:平车推入病房,神志清醒,精神尚可,双下肢运动及感觉正常,下肢末梢循环正常,骨盆分离试验阳性,挤压试验阳性。入院后骨盆 CT 检查报告为:右侧髂骨后份骨折,第 1 骶骨右侧侧块骨折,右侧耻骨上支骨折,断端错位。诊断明确后,遂给予卧床休息、止痛对症等相关治疗;住院 10 d后,临床症状减轻,无其他特殊不适,患者及其家属要求出院回家康复治疗。

[影像资料检验]图 3-2-15 中 A 为 2017 年 11 月 12 日骨盆 X 射线片显示,右侧耻骨上支骨折,第 1 骶椎右侧侧块近骶髂关节处骨折,右侧髂骨与骶髂关节下份交界处形态失常,其间有碎骨块。B、C 为 11 月 13 日骨盆 CT 轴位片,可见右侧髂骨翼后份骨折,无错位。D 可见右侧耻骨上支略有错位。

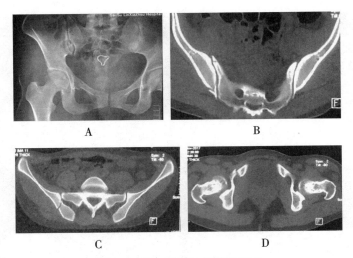

图 3-2-15　案例 3 影像学检查

[检验结果]右侧髂骨、骶骨及右侧耻骨上支骨折,均无明显错位。

[鉴定意见]该案受伤史明确,临床诊疗过程清楚,影像检验结果确切,符合骨盆多发性骨折,无明显错位,依照《人体损伤程度鉴定标准》5.8.3.a)骨盆两处以上骨折之规定,评定为轻伤一级。

案例 4:

[案情简介]男,40 岁。2016 年 12 月 25 日因交通事故受伤,伤后左髋部疼痛剧烈,活动受限,活动左下肢时疼痛加剧,急诊送医院就医,经骨盆 CT 检查显示,左侧髋关节向后向下脱位,髋臼骨折,髋臼下份向内向下错位明显,髋臼周围血肿明显。体格检查:平车推入病房,神志清楚,精神尚可,查体合作,双下肢不等长,左侧股骨大转子向下移位,骨盆挤压试验阳性,骨盆分离试验阳性,左下肢活动受限,双下肢感觉无异常,生理反射存在,病理反射未引出。经牵引复位后,于 2016 年 12 月 30 日,再次行骨盆 CT 检查显示,髋臼形态恢复正常,髋关节关系恢复正常,髋臼骨折处有少许分离。入院后完善相关检查明确诊断及术前准备完成后,于 2017 年 1 月 4 日行左髋臼骨折复位锁链内固定术,术后经消炎、止痛、消肿等对症治疗 1 周后,患者临床症状减轻,经请示上级医生,准许出院继续康复治疗。

[影像资料检验]图 3-2-16 中 A 为伤后当天骨盆 CT 轴位片显示,左侧髋臼于近髋臼下份处骨折并明显向内向下移位,骨折周围软组织肿胀明显。B 为经牵引复位后,再次 CT 检查显示,髋臼骨折大致复位,髋关节关系大致正常。C、D 为骨盆冠状位和轴位 CT 片显示左侧坐骨骨折,耻骨下支骨折。

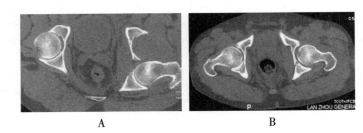

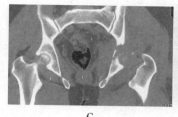
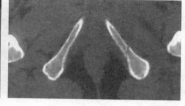

图 3-2-16 案例 4 影像学检查(髋臼骨折,骨盆多发骨折)

［检验结果］左侧髋臼骨折并左侧耻骨、坐骨骨折。

［鉴定意见］该案受伤史明确,临床诊疗过程清楚,左侧髋臼骨折行锁链内固定术记载清楚,影像检验结果确认左侧髋臼并左侧坐骨骨折。依照《损标》5.8.2.b)骨盆不稳定型骨折,须手术治疗,评定为重伤二级。

案例 5：

［案情简介］男,40 岁。2019 年 3 月 19 日,因交通事故致伤。受伤后入住某市人民医院进行诊治,临床诊断为肛周开放性损伤。入院后后 CT 检查显示,双侧耻骨骨折。

［影像资料检验］图 3-2-17 为两张 CT 图片显示,双侧耻骨下支骨折,于左侧耻骨内侧与前列腺之间可见血肿影像。

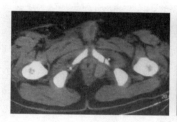
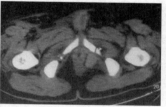

图 3-2-17 案例 5 影像学检查

［检验结果］双侧耻骨下支骨折,左侧耻骨下支与前列腺之间,可见血肿影像。

［鉴定意见］依据《人体损伤程度鉴定标准》5.8.3.a)骨盆两处以上骨折,评定为轻伤一级。

案例 6：

［案情介绍］男,34 岁。2015 年 8 月 25 日因交通事故受伤,伤后右髋部、腰骶部疼痛明显,活动受限,经急诊送医院摄骨盆平片显示,右侧髂骨翼粉碎性骨折,移位明显,右侧髋臼粉碎性骨折,碎骨块突入盆腔内,右侧耻骨上支骨折,右侧髂骨翼、右侧髋臼畸形,遂以骨盆右侧及右侧髋臼粉碎性骨折收治入院。体格检查:平车推入病房,神志清楚,表情痛苦,精神萎靡,右髋部畸形,压痛明显,骨盆挤压试验阳性,骨盆分离试验阳性,右下肢活动受限,生理反射存在,病理反射未引出,入院后经进一步检查(8 月 26 日骨盆 CT 检查)明确诊断,及完善术前准备后,于 2015 年 9 月 1 日,行右侧髂骨、髋臼、耻骨骨折锁链内固定术,术后给予止痛、消炎、促进骨折愈合等对症治疗,患者恢复良好。

［影像资料检验］图 3-2-18 中 A 为受伤当时骨盆 X 射线片显示,右侧髂骨翼粉碎性骨折错位、变形;右侧髋臼粉碎性骨折,有碎骨块向盆腔移位,右侧髋臼变形,骨盆变形,右侧耻骨上支骨折;骶骨中线可见骶 1、骶 2、骶 3 有纵行骨折线,右侧骶髂关节有轻微分离。C～H 为骨盆 CT 片。C 显示髂骨翼粉碎性骨折;D 显示骨盆右侧髋臼骨折,右侧耻骨上支骨折,盆腔内有碎骨块,骨折周围软组织肿胀;E、G、H 显示骶骨体、骶骨嵴多发性骨折,右侧髋臼粉碎性骨折。B 为 2016 年 8 月 4 日骨盆

X射线片,显示骨盆内固定牢固,右侧骨盆环不完整,失去正常环形形态,部分骨折仍未愈合。

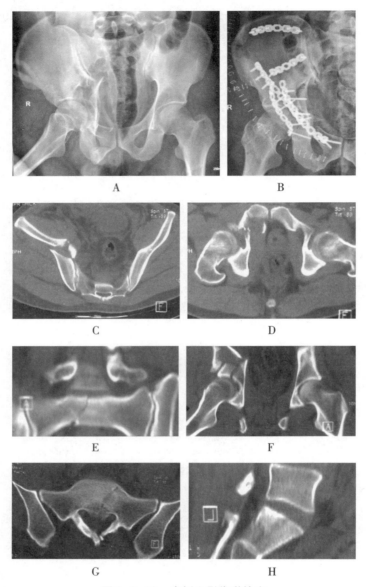

图3-2-18 案例6影像学检查

[检验结果]骨盆右侧髂骨翼、右侧髋臼粉碎性骨折,右侧耻骨上支骨折,骶1~3椎体、骶骨嵴多发性骨折,骨盆变形、畸形愈合。于2018年8月4日,法医临床活体检验,右髋关节活动受限。

[鉴定意见]该案受伤史明确,临床诊断清楚,影像检验结果确切。所认定影像征象符合相应司法鉴定条款对影像征象判定的要求。依据《损标》5.8.2.b)骨盆不稳定型骨折,须手术治疗,评定为重伤二级;依据《分级》5.9.6.3)骨盆两处以上骨折或者粉碎性骨折,严重畸形愈合,评定为九级伤残;依据《工标》5.7.2.15)骨盆骨折内固定术后,骨盆环不稳定,骶髂关节分离,评定为七级伤残。

案例 7:

[案情简介]男,27 岁。因在施工时不慎坠落,右侧髋部着地致骨盆骨折 1 d,于 2015 年 6 月 10 日入院,伤后出现右侧髋部及右下肢无力,右侧髋部轻度肿胀,右下肢不能活动,无明显感觉障碍,急诊经骨盆正位片检查,右侧髂骨、髋臼、股骨颈骨折,双侧耻骨多发性骨折。体格检查:神志清楚,精神尚可,大小便正常,右侧髋部轻度肿胀无明显压痛,双下肢不等长,右下肢较左下肢缩短,双下肢感觉无异常,右下肢活动受限,左侧肌力 5 级,右侧未查,骨盆分离实验(+),骨盆挤压试验(+),生理反射存在,病理反射未引出。患者入院后积极完善各项相关检查,无明显手术禁忌证,于 2015 年 6 月 19 日,在全麻下行右侧股骨颈切开复位螺钉内固定术,术后恢复良好。

[影像资料检验]图 3-2-19 中 A 为 2015 年 6 月 11 日骨盆平片示,右侧髂骨翼骨折,右侧髋臼骨折,髋臼部骨折块向盆腔移位,右侧股骨颈骨折,右侧耻骨上下支骨折,左侧耻骨近耻骨联合处骨折;B 为 2016 年 9 月 5 日骨盆片,骨折均已愈合,骨盆形态失常,向左下倾斜,骨盆环右侧向盆腔内隆起,右侧闭孔变窄变小;C ~ F 为 2015 年 6 月 9 日骨盆 CT 片显示,右侧髂骨粉碎性骨折,骶骨右侧骨折,左侧髋臼前柱骨折,耻骨联合部骨质结构紊乱,双侧耻骨上支骨折有错位。

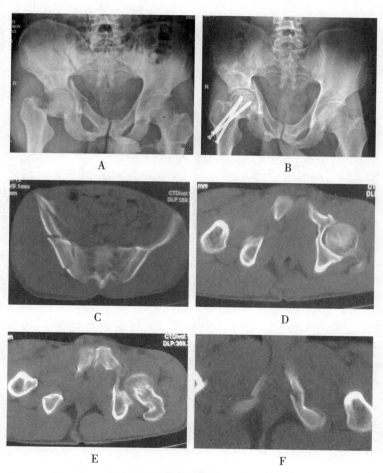

图 3-2-19 案例 7 影像学检查

[检验结果]骨盆多发性骨折并左侧股骨颈骨折,经治疗后,遗留有骨盆畸形愈合。

[鉴定意见]该案受伤史明确,临床诊疗过程清楚,影像检验结果确切,属于骨盆不稳定型骨折须手术治疗的骨盆损伤,目前遗留有骨盆畸形愈合。依据《损标》5.8.2.b)骨盆不稳定型骨折,须手

术治疗,评定为重伤二级;依据《分级》5.9.6.3)骨盆两处以上骨折或者粉碎性骨折,严重畸形愈合,评定为九级伤残;依据《工标》5.7.2.15)骨盆骨折内固定术后,骨盆环不稳定,骶髂关节分离,评定为七级伤残。

案例8:

[案情简介]女,35岁。2018年8月24日骑电动三轮车与客货车相撞,患者当即胸部疼痛明显,胸闷气短,随即拨打120送院急诊科急诊行CT检查,诊断为两侧多发性肋骨骨折并左侧液气胸及皮下积气,两侧耻骨上下支骨折。经心胸外科会诊后以"胸部双侧多发性肋骨骨折,左侧液气胸,左侧皮下积气,双侧耻骨骨折"收入心胸外科住院治疗。体格检查:平车推入病房,神志清楚,精神可,查体合作,骨盆挤压试验阳性,骨盆分离试验阳性,双下肢长度对称,关节活动正常,四肢肌力正常,皮肤感觉正常,末梢血液循环正常,生理反射存在,病理反射未引出。骨盆骨折明确诊断后,给予保守治疗。

[影像学资料检验]图3-2-20中A为受伤后10d骨盆平片显示,右侧耻骨上、下支骨折,上支骨折端有嵌压致密带,下支骨折无错位;左侧耻骨上支骨折,有错位及轻度重叠并有小骨折片进入闭孔,下支骨折,闭孔变形、变窄,耻骨联合上宽下窄,上缘错位,骨盆环左侧失去正常形态。B为受伤后3个月骨盆复查片显示骨折尚在愈合中,断端有骨痂堆积,骨折线仍可见,左侧耻骨上支骨折端错位致左侧骨盆环耻骨弓段失去正常形态,闭孔变窄、变形,右侧第2骶骨孔上缘线致密。2018年8月24日骨盆CT平扫病历中影像诊断意见:右侧髋臼前唇,双侧耻骨上、下支断裂,骶1右侧侧块骨折。

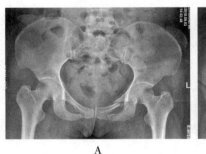
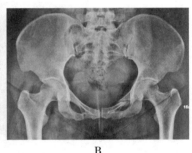

图3-2-20　案例8影像学检查

[检验结果]骨盆多发性骨折,致左侧骨盆环耻骨弓段畸形愈合;左侧闭孔变窄、变形;耻骨联合形态失常。

[鉴定意见]被鉴定人为育龄期女性,受伤史明确,经影像资料检验认定为:骨盆为多发骨折,小骨盆正常结构破坏;骨盆入口、出口有骨痂生长,影响胎儿通过。依据《骨盆影像检查所见》符合《分级》5.8.6.3)女性骨盆骨折致骨产道变形,不能自然分娩,评定为八级伤残;依据《损标》5.8.3.a)骨盆两处以上骨折;骨盆骨折畸形愈合;髋臼骨折,评定为轻伤一级。

第四篇
四肢骨与关节损伤的医学
影像学与司法鉴定

第一章　四肢骨与关节损伤司法鉴定概述

第一节　影像学在四肢骨与关节损伤司法鉴定中作用

　　本章节所指的四肢骨与关节损伤和因四肢骨与关节损伤为基础所导致的四肢关节功能障碍和损伤后遗改变的司法鉴定。不包含因中枢神经损伤、周围神经损伤、关节周围皮肤及软组织损伤后瘢痕等所致的四肢骨与关节功能障碍。依据上述要求,从三个司法鉴定标准条款文本中选出四肢长管状骨与关节损伤中与影像学关系有直接关联性的司法鉴定项目共 105 项,该 105 条项目中包含:①肢体缺失者 21 条,占 20%;②肢体缺失并附加关节功能丧失(功能障碍者)8 条,占 7.67%;③关节功能丧失(或障碍)的条款 34 条,占 32.38%;④四肢骨与关节损伤后遗等改变 42 条,占 40%。所选项目均需影像学检查获取影像学资料,该影像学资料经法医影像学检验后被认定的损伤与损害后果的影像征象是形成四肢骨与关节损伤所致的损伤程度、致残等级司法鉴定意见的客观证据。其主要作用如下:①确定骨折的有无以及骨折数量、部位、类型;②确定骨折断端的情况;③骨折是否属关节内骨折;④确定青少年骨骺是否受到了损伤及损伤的类型和程度;⑤证实关节脱位情况;⑥四肢关节的关节囊、韧带、关节盘、关节唇是否有损伤;⑦损伤愈合后遗留的后遗改变,如畸形、创伤性关节炎、股骨头缺血性坏死、骨髓炎等;⑧在伤与病、新伤或旧伤中的鉴别作用。

　　在人体损害司法鉴定实施的过程中,因存在伪装和夸大关节功能障碍,不配合法医学临床检验以致关节功能障碍的鉴定成为难以把握的难点。比如在有的四肢长管状骨的单纯骨折中,从解剖学方面、骨折部位的损伤程度及影像学表现等方面,对关节功能的影响有限,但是在实际伤残鉴定中按关节功能丧失进行鉴定时,可遇到功能丧失程度与实际损伤不符,此时应充分采用辅助检查、影像学检查,结合损伤情况、受伤史及损伤机制,寻找损伤可导致关节功能丧失的证据,进行科学分析,综合评定。

第二节　四肢骨与关节相关内容简介

　　1. 三个司法鉴定标准规定人体四肢长管状骨　是指肱骨、尺骨、桡骨、股骨、胫骨、腓骨共 6 对,12 根;四肢关节是指肩关节、肘关节、腕关节、髋关节、膝关节、踝关节。

　　2. 骨骼的生长发育特点　人体骨骼在胚胎的第 6 周开始骨化,不断长大成熟。在不同的发育时期,骨骼具有不同的解剖特点。

　　(1)儿童骨骺的特点:人类骨骼起源于胚胎时期的中胚层间充质。四肢骨、脊柱、颅底骨通过软骨内成骨的方式骨化而成。软骨内成骨是中胚层间充质先形成软骨雏形,继而在其中心(也称一次骨化中心),在两端或周围再出现一个或几个骨化中心(二次骨化中心)。原始骨化中心大多出现在胚胎时期,继发骨化中心绝大多数出现在出生之后。继发骨化中心及周围的软骨称为骨骺,与其相连的长骨端称为干骺端。骨骺与干骺端之间生长最活跃的区域为骨骺板。组织学上从骨骺侧依次为静止软骨带、增生软骨带、成熟软骨带、临时钙化带组成。在生长过程中骨骺与干后端闭合,骨骺板消失或残留一致密的带状骨骺线。骨化中心出现和闭合的时间称为骨龄。儿童的骨骼由骨干、干后端、骨骺板、骨骺组成。骨骺如有多个骨化中心,则先彼此融合,然后与干骺端融合。

(2)成人骨骼的特点:随着骨骺的闭合,骨骼停止生长,骨组织进入相对稳定的成熟期,此时,骨骺形成了骨端,长骨只保留了骨端和骨干。骨端主要由松质骨组成,其内的骨小梁数量和排列根据承重方式的不同而各异,此现象在股骨颈最为明显。在成年未能闭合的继发骨化中心则形成独立的副骨,如副舟骨、椎缘骨、髋臼骨等。

骨与骨之间借纤维结缔组织、软骨或骨组织相连接,构成骨连接。四肢骨之间的连接属于间接连接。间接连接又称关节。关节的基本结构有关节面、关节囊和关节腔。关节除基本结构外,某些关节为了适应其运动功能而分化出一些辅助结构,如韧带、关节盘、关节唇,用以增加关节的灵活性和稳定性。

3.骨折　骨折是指骨骼受外力发生连续性和完整性的中断。骨折按照发病机制可分为创伤性骨折、应力骨折、病理性骨折,其中创伤性骨折包括隐匿性骨折,应力骨折包括疲劳骨折和衰竭骨折。按照骨折程度分为完全性骨折和不完全性骨折。按骨折时间分为新鲜骨折和陈旧骨折。按照骨折解剖部位分为骨干骨折、干骺端骨折、关节内骨折、软骨损伤和骨骺损伤。按照骨折线的形态和走行分为横形骨折、纵形骨折、线形骨折、螺旋形骨折和粉碎性骨折。骨折断端可形成错位和嵌入,骨折断端倾斜可形成断段成角畸形。骨折断段的成角是两骨折断段中轴形成的夹角,远侧骨折断段偏离原骨折轴线的角度,既需要矫正的角度。

4.关节脱位　关节脱位是指关节的正常对应关系发生部分或全部脱离,前者称为半脱位。

第三节　四肢骨与关节损伤影像学检查

【X射线片】

对于骨与关节损伤的影像诊断而言,X射线平片是最常用的影像检查技术,是观察骨与关节较为理想的检查方法,对于四肢急性创伤的病例,是确立诊断最直接、简便而快捷的方法,是诊断绝大多数创伤性骨折的基础影像学检查手段,其应用价值如下:①确定是否存在骨折;②进行骨折分类;③确定骨折断端的移位情况;④监测骨折的治疗,如骨折整复后的对位情况,2~3个月后骨痂的生长情况;⑤虽然不能直接观察到骨骺板的骨折线,但可显示骨骺干骺端的骨折线,有助于骺板损伤的诊断与分型,并可监测骺板损伤导致的骨骺早闭和生长障碍;⑥在关节损伤中可用于证实关节脱位或半脱位,伴发关节组成骨的骨折是关节囊外或关节囊内骨折,及判断有无创伤性关节炎形成的基础(创伤性关节炎之影像学表现是病理学改变的体现)。

在行常规X射线平片检查时,应注意:①绝大多数部位必须至少采用互相交叉的两个方向投照(通常为正侧位)。②摄片应包括骨骼周围的软组织,四肢长骨摄片至少要包括邻近的一个关节。③当对骨与关节损伤的诊断可疑时,应加摄对侧相应部位X射线片进对比。

X射线片图示骨折的类型、部位,骨折复位内固定术后等影像表现如下见图4-1-1。

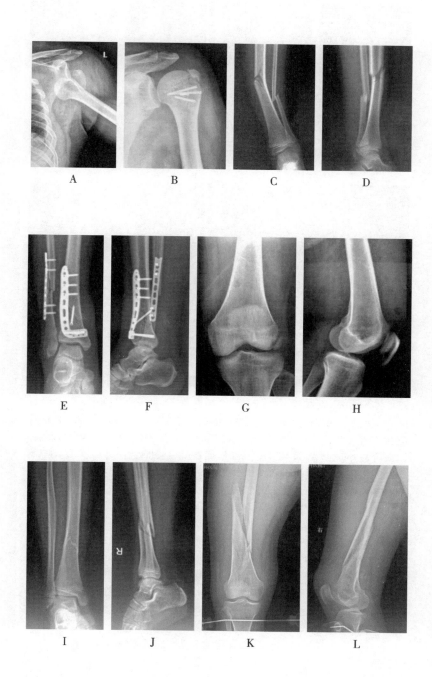

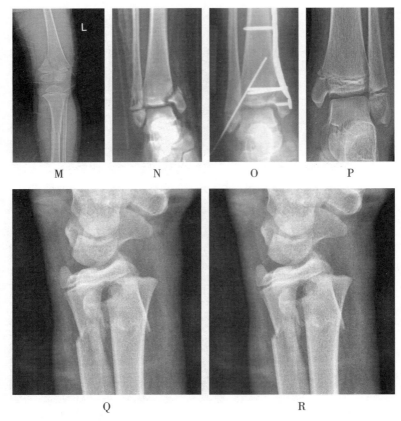

A. 左肩关节脱位,伴肱骨头大结节骨折,骨折块位于肱骨头外侧;B. 肩关节复位以后复查片,显示肩关节已复位,撕脱骨折块位于肱骨头外上方;C、D. 右侧胫腓骨中下段骨折,断端成角畸形;E、F. 胫骨下段粉碎性骨折内固定术后片,显示内固定术后对位对线良好;G、H. 股骨外髁撕脱性骨折,骨折累及关节面,侧位片未见明确骨折征象;I、J. 胫骨中下段交界处骨折,正位片仅显示胫骨下段有不规则致密线,侧位片清晰显示出胫骨中下段交界处骨折;K、L. 股骨下段螺旋形骨折,正位片显示清楚,侧位片骨折形态显示不清;M. 为伤后当天股骨下段正位片显示股骨下段干骺端骨折,骨折线直达骺板(此 X 射线表现符合四肢长骨骨折累及骨骺之长骨骨折线到达骺板的要求);N、O.13 岁女童胫骨远端骨骺内侧骨折,有错位,腓骨下端骨骺略有分离,经内固定术(胫腓骨内固定术使用的内固定物均经过骨骺及骺板,可视为四肢长骨骨折累及骨骺)后两月余复查,显示骨骺骨折已愈合;P.胫骨下端骨折,骨骺内侧骨折,腓骨下端骨骺板处有碎骨块;Q、R. 16 岁男童尺骨远段骨折,桡骨干骺端粉碎性骨折伴骨骺分离。

图 4-1-1　四肢骨与关节损伤的 X 射线片

【CT 检查】

目前 CT 设备可直接获得人体横断面图像,并可进行任意层面的影像重建。因其具有比 X 射线更高的组织分辨率,断层图像又解决了 X 射线影像重叠的问题,其在骨创伤方面作用如下。

(1)明确是否存在骨折和脱位,以及确定骨折的范围。

(2)对于复杂解剖区域的骨折和脱位,CT 可提供非常有价值的信息。

(3)对于关节内骨折及骨软骨骨折比 X 射线平片更有价值。

（4）对于监测骨折愈合过程及骨折不愈合或畸形愈合的显示较 X 片更加满意。

（5）由于 CT 三维重建及图像后处理技术明显提高，扫描层面更薄，使骨与关节损伤的诊断水平有了很大提高，使影像诊断在司法鉴定中的证据力更加可信。

（6）目前常用的 CT 三维后处理技术有以下几种。①最大强度投影法（MIP）；②多平面重建（MPR）；③表面轮廓重建（SSD）；④容积再现技术（VR）；⑤多层螺旋 CT（MSCT）。

CT 片图示骨折类型、部位影像表现见图 4-1-2 ~ 图 4-1-4。

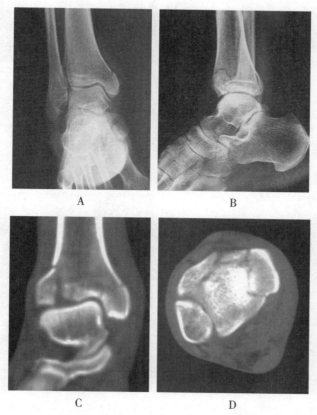

A. 右踝关节正位片示内踝骨折无明显错位，胫骨外侧可见一不规则骨折线；B. 侧位片示胫骨前踝骨折无错位；C. 踝关节冠状位二维成像，显示胫骨远端外侧骨折错位且累及关节面，内踝骨折累及关节面、无错位；D. 踝关节轴位片示胫骨内踝骨折，前踝骨折。

图 4-1-2　胫骨远端骨折的影像征象

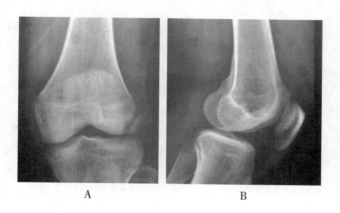

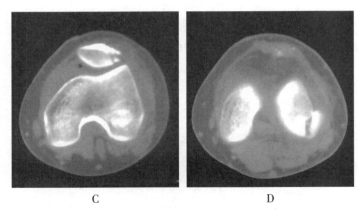

A. 右膝正位片示股骨外踝近关节处局部可见一骨折块；B. 侧位片未
见明确骨损伤征象；C、D. 股骨下端轴位 CT 片，显示髌骨外侧骨折，股骨
外髁骨折，略错位。

图 4-1-3　髌骨骨折及股骨外踝骨折

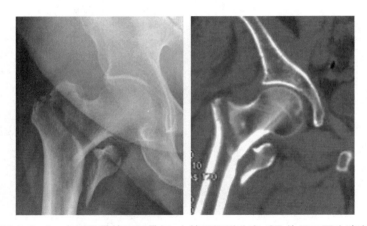

图 4-1-4　右侧股骨转子间骨折，小转子撕脱分离，CT 片显示更为清晰

【MRI 检查】

MRI 成像的物理原理是利用体内氢质子（H^+）在外加磁场作用下的能量变化特性，然后经计算机处理而产生的断层图像。因其具有极佳的组织对比，对骨关节软组织创伤有重要临床价值。因其具有直接任意平面成像能力，可随意获得冠状面、矢状面以及任意斜面图像，因此 MRI 成像，在骨与关节损伤的司法鉴定中有重要价值。MRI 在骨关节创伤中的应用主要包括如下内容。

1. 股骨颈可疑微小骨折　MRI 具有极高的敏感性和特异性。

2. 骨挫伤　通常是指外伤后关节附近骨髓的信号异常，T1WI 表现为网状低信号，T2WI 为网状高信号，边界不清，在 X 射线平片、CT、关节镜通常都表现正常，其病理基础不明确，一般认为可能代表外伤后的小梁微骨折、小动脉栓塞、骨髓腔出血水肿等。

3. 应力骨折　急性应力骨折具有非常好的诊断敏感性和特异性，典型的 MRI 的表现是在网状异常信号中常常可见到横行的骨折线，骨皮质增生硬化和骨膜反应表现为低信号，同时伴有邻近骨髓和软组织水肿。

4. 急性软骨骨折和骨软骨骨折　在所有影像学手段中，MRI 是直接显示软骨的最好手段，对软骨骨折位置、大小、有无移位均可提供比较准确的判断。

5.骺板损伤 大部分骨骺和骺板均为软骨结构,MRI可以直接显示骨骺和骺板骨折线的范围和走向,有助于损伤分型和预后判断,如生长阻滞可以比X射线片更早期确定是否存在骨骺早闭。

6.软组织损伤 MRI是目前最好的影像手段。

(1)可以直接显示肌肉和肌腱的走行及其完整性,通过对异常信号的分析也可以明确损伤的性质及范围。

(2)关节韧带损伤:韧带损伤在MRI上主要表现为信号异常和形态异常,包括急性损伤时的出血水肿、慢性损伤的瘢痕形成等,形态异常则更为常见和重要,MRI可直接显示韧带连续性中断、断端回缩、韧带增粗或变细等异常情况。

(3)纤维结构的损伤:半月板、肩关节盂唇、腕关节三角软骨盘、颞下颌关节盘以及髋关节的髋臼唇损伤,MRI可以直接提供准确的诊断意见。

(4)关节透明软骨的损伤可以直接显示,提供有价值的信息。

(5)关节滑膜病变:如关节积液、显著的滑膜增生及一些特殊类型的滑膜炎。

(6)外伤性关节积液:MRI可以显示外伤性关节积液、积血及关节脂血症。

(7)创伤导致的早期骨缺血坏死,MRI是目前最敏感和最特异的影像手段(图4-1-5)。

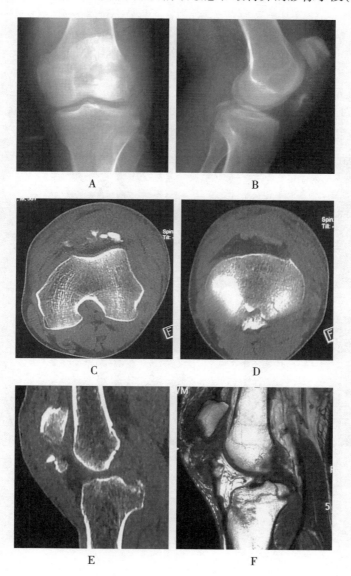

A   B

C   D

E   F

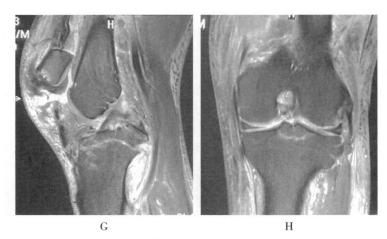

G   H

  A、B. 受伤后的膝关节正侧位片显示髌骨骨折,胫骨髁间嵴不光整,有撕裂小骨块,膝关节周围软组织肿胀;C、D. 膝关节 CT 轴位片显示,髌骨骨折远端呈粉碎性征象,胫骨平台后侧骨折;E. 膝关节矢状位 2D 重组片显示髌骨骨折,上下分离明显,胫骨平台后侧骨折,局部略显塌陷;F、G、H. 膝关节 MRI 矢状位、冠状位 T1 及抑脂片显示,髌骨骨折、胫骨平台后侧骨折,后交叉韧带损伤,关节周围组织肿胀。

图 4-1-5 膝关节损伤 X 射线片、CT 片、MRI 片

  以下为骨骺损伤 X 射线片、CT 片、MRI 片检查影像表现特点:X 射线检查可以显示出骨骺损伤的部位和损伤类型;CT 检查可以显示出骨骺损伤的部位、类型和形态,以及骺板损伤的间接征象;MRI 检查可以显示出骨与关节附属结构损伤的影像征象以及相关骨骼的损伤表现(图 4-1-6)。

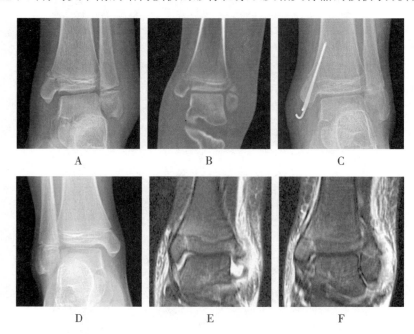

A   B   C

D   E   F

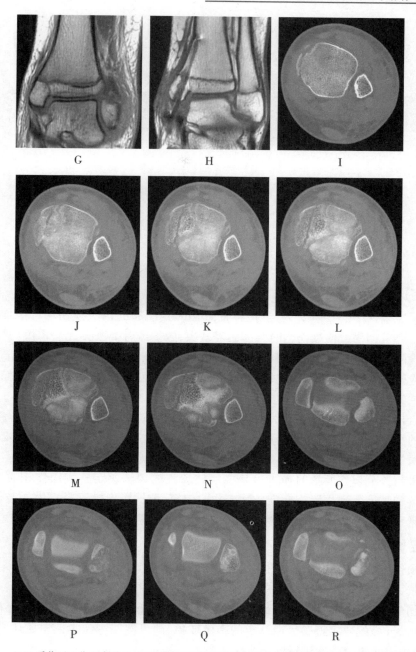

A、B. 受伤后正位 X 射线片及 CT 片显示,胫骨远端骨骺内侧骨折,骨骺板上方胫骨内侧骨皮质有碎骨片,腓骨远端骨骺板上下骨皮质不规整;C、D. 半年后复查时患侧与健侧同日所摄双踝关节正位片,显示患侧胫骨骨骺骨折部位已愈合,腓骨远端骺板显示不清,健侧踝关节胫腓骨远端骨骺与骺板结构正常,与患侧对比差别明显;E、F、G. 受伤后第 2 天踝关节 MRI 片显示:胫骨远端骨骺内侧、外侧及胫骨干骺端内测在 STIR 序列呈条、片状高信号,关节周围软组织及部分滑囊、韧带有高信号影,腓骨骺板有高信号影,符合骨骺损伤影像征象,并且关节周围软组织、韧带损伤;H. 受伤后半年 MRI 复查片显示胫骨远端骨骺板内侧已骨性愈合(局部骨骺早闭);I～R. 胫骨远端骨骺板及骨骺轴位元数据 CT 图片显示胫骨远端内侧骨骺及腓骨骺板损伤的影像征象。

图 4-1-6　骨骺损伤 X 射线片、CT 片、MRI 片

第二章 四肢骨与关节损伤司法鉴定

第一节 肢体缺失

【司法鉴定】

司法鉴定标准条款中的肢体缺失,是指各种致伤因素引起的四肢损伤均可能导致肢体部分或者全部缺失。因严重创伤致使损伤当时肢体已经缺失,毁损或者离断且无法再植(再造)成活,或者在诊疗过程中确因肢体创伤严重而且缺血坏死、无法保留,或者因采取与救治生命直接相关的医疗行为而必须截除肢体,均属本节所称的肢体缺失。本节所指肢体缺失,是指肢体在解剖结构上的全部缺失或部分缺失。

检验方法:再植或者再造成活的肢体,应按再植或者再造成活肢体的实际功能鉴定致残程度等级。肢体缺失的水平应根据残端骨性标志确定,建议以影像学检查作为判断依据,必要时与健侧相应肢体的全长医学影像片进行比较。

关于四肢骨与关节损伤所致的损害后果之肢体缺失的司法鉴定务实操作相对比较容易掌握,只要能准确理解和掌握所适用鉴定标准条款相关的内容,依据影像学资料提供的肢体缺失的部位、数量、程度等,紧密结合外伤史、临床资料及法医临床活体检验所见,一般不会出现误鉴、错鉴问题。

【相关鉴定条款】

关于人体损伤所致四肢肢体缺失的司法鉴定条款共计 21 条,每条鉴定条款鉴定的基准要求与肢体缺失的部位、数量密切相关,因此在实施肢体缺失的司法鉴定时只要能够满足基准的要求,比如有明确的外伤史,有病历资料记载的诊疗过程,再经对委托方所提供的影像学资料按《法医临床影像学检验实施规范》的要求检验后所认定的影像征象,即可按照影像学征象所认定的肢体缺失的部位、数量选择相应的鉴定条款进行鉴定。

(一)《损标》

5.9.1.a)二肢以上离断或者缺失(上肢腕关节以上、下肢踝关节以上);重伤一级。

(二)《工标》

5.1.2.6)双肘关节以上缺失;一级伤残。

5.1.2.7)双下肢膝上缺失及一上肢肘上缺失;一级伤残。

5.2.2.9)双侧前臂缺失;二级伤残。

5.2.2.11)双膝以上缺失;二级伤残。

5.2.2.13)同侧上下肢缺失;二级伤残。

5.3.2.14)双膝以下缺失;三级伤残。

5.3.2.16）非同侧腕上、踝上缺失；三级伤残。

5.4.2.12）一侧肘上缺失；四级伤残。

5.4.2.13）一侧膝以下缺失，另一侧前足缺失；四级伤残。

5.4.2.14）一侧膝以上缺失；四级伤残。

5.5.2.12）一侧前臂缺失；五级伤残。

5.5.2.21）一侧膝以下缺失；五级伤残。

5.6.2.20）一侧踝关节以下缺失；六级伤残。

（三）《分级》

5.1.4.1）三肢缺失（上肢肘关节以上，下肢膝关节以上）；一级伤残。

5.2.5.1）双上肢肘关节以上缺失，或者一上肢肘关节以上缺失伴一下肢膝关节以上缺失；二级伤残。

5.3.6.1）二肢缺失（上肢腕关节以上，下肢膝关节以上）；三级伤残。

5.4.6.1）一上肢腕关节以上缺失伴一下肢踝关节以上缺失，或者双下肢踝关节以上缺失；四级伤残。

5.5.6.1）一上肢肘关节以上缺失；五级伤残。

5.6.6.2）一肢缺失（上肢腕关节以上，下肢膝关节以上）；六级伤残。

5.7.6.2）一下肢踝关节以上缺失；七级伤残。

第二节　肢体缺失和关节功能丧失

【司法鉴定】

因四肢骨与关节损伤所导致的肢体缺失并伴有其他肢体关节功能障碍等相关条款的鉴定基准为：①肢体缺失；②关节功能丧失。关于肢体缺失的影像资料所见影像征象与鉴定条款基准对影像征象的判定要求同第一节所述；有关关节功能丧失的认定与鉴定条款基准要求的判定也与关节功能丧失的关节数量、功能丧失的程度有关。关于所伴的其他肢体关节功能丧失（或功能障碍）的鉴定原则和要求同本章第三节的鉴定原则和要求相同。在对关节功能丧失的程度进行检验时应特别注意关节功能丧失的损伤基础，若无明确的关节功能丧失的损伤基础，在认定关节功能丧失或丧失程度时应慎重，应注意与既往伤、退变、疾病、先天发育异常相鉴别。

【相关鉴定条款】

（一）《工标》

5.3.2.13）双髋、双膝关节中，有一个关节缺失或功能完全丧失及另一关节重度功能障碍；三级伤残。

5.4.2.15）一侧踝以下缺失，另一足畸形行走困难；四级伤残。

（二）《分级》

5.1.4.2）二肢缺失（上肢肘关节以上，下肢膝关节以上），第三肢各大关节功能丧失均达75%；一级伤残。

5.1.4.3）二肢缺失（上肢肘关节以上，下肢膝关节以上），第三肢任二大关节均强直固定或者功能丧失均达90%；一级伤残。

5.2.5.2）一肢缺失（上肢肘关节以上，下肢膝关节以上），其余任二肢体各有二大关节功能丧失均达 75%；二级伤残。

5.3.6.2）一肢缺失（上肢腕关节以上，下肢膝关节以上），另一肢各大关节均强直固定或者功能丧失均达 90%；三级伤残。

5.5.6.2）一肢缺失（上肢腕关节以上，下肢膝关节以上），另一肢各大关节功能丧失均达 50% 或者其余肢体任两大关节功能丧失均达 75%；五级伤残。

第三节　关节功能丧失（或障碍）

【定义】

（一）《工标》

1. 关节功能完全丧失　非功能位关节僵直、固定或关节周围其他原因导致关节连枷状或严重不稳，以致无法完成其功能活动。

2. 关节功能重度障碍　关节僵直于功能位，或残留关节活动范围约占正常的 1/3，较难完成原有劳动并对日常生活有明显影响。

3. 关节功能中度障碍　残留关节活动范围约占正常的 2/3，能基本完成原有劳动，对日常生活有一定影响。

4. 关节功能轻度障碍　残留关节活动范围约占正常的 2/3 以上，对日常生活无明显影响。有关节内骨折史的骨性关节炎或创伤后关节骨坏死，按该关节功能损害程度，列入相应评残等级处理。

5. 创伤性滑膜炎　滑膜切除术后留有关节功能损害或人工关节术后残留有功能不全者，按关节功能损害程度，列入相应等级处理。

（二）《分级》

《分级》中的肢体功能障碍是指损伤导致肢体不能发挥正常的生理功能，如上肢不能正常持物，下肢不能正常负重、行走，具体包括肢体功能降低、功能丧失，也包括功能紊乱。各种致伤因素引起的四肢损伤，均可能后遗肢体功能障碍；功能障碍可以发生于解剖结构尚完整的肢体，也可合并发生于解剖结构异常的肢体。《分级》功能障碍内容如下。

1. 肢体大关节强直固定　因骨与关节损伤累及肢体大关节面，致使关节面软骨破坏、纤维组织以及骨赘增生、关节间隙狭窄，最终纤维化、关节融合或接近融合，从而丧失肢体大关节活动功能，或者损伤后因治疗需要所实施的关节融合手术致使关节活动功能丧失，均属本标准所称的肢体大关节强直固定。肢体大关节强直固定大致分为两种情形：①肢体大关节虽处于功能位范围，但运动活动度完全丧失（即该关节不能向任何活动方向进行有效活动）；②肢体大关节虽遗留部分活动功能，但运动活动度范围小于正常参考值（或者健侧对照值）的 10% 且在某活动轴向不能达到功能位范围，关节基本不能实现任何生理功能。

关节强直固定的认定应通过体格检查与医学影像学检查相结合予以认定。

2. 前臂旋转功能障碍　认定前臂旋转功能障碍时，同样须有明确的损伤基础。

损伤基础可包括骨关节损伤，例如桡尺近侧关节损伤和（或）桡尺远侧关节损伤，尺-桡骨间骨桥形成，或者尺-桡骨间骨间膜等组织损伤，也可包括骨关节周围的软组织损伤，例如严重的前臂软组织损伤遗留广泛的皮肤瘢痕挛缩牵位、严重的肌肉损伤等。

【检验方法】

（一）肢体大关节功能丧失（或障碍）程度评定

以肢体关节骨性损伤为主的，不适用附录 C.7 查表方法评定关节功能，而应按照《法医临床检验规范》（SF/T 0111—2021）的规定评定关节功能丧失程度：①对于骨性损伤所致引起的关节功能障碍，应测量关节的被动活动度；②对于肌腱、韧带和周围神经损伤所引起的关节功能障碍，应测量关节的主动运动活动度，并同时注意与关节的被动运动活动度进行比较，注意鉴别有无夸大或者伪装功能障碍的情形；③当应用兼顾关节肌群肌力和关节运动活动度的"查表法"进行关节功能的评定时，应以关节被动运动度测量为准；④应测量四肢各大关节在各个运动方向的运动活动度。

（二）前臂旋转功能丧失程度评定

前臂旋转功能通过前臂旋前、旋后活动范围来评价，旋前的正常参考值范围为 80°～90°，旋后的正常参考值范围为 80°～90°。前臂旋转功能丧失程度的计算需分别计算旋前、旋后功能的丧失程度，两者相加后除以 2 即为整个前臂旋转功能的丧失程度。实际鉴定中应注意健侧对照。

【鉴定要点】

在实施关节功能丧失（或障碍）程度鉴定的实践中存在着被鉴定人是否配合、鉴定人活体检验熟练程度以及是否严格掌握标准，有、无确证肢体大关节功能障碍的损伤基础等，鉴定人需认真判断并准确理解和掌握标准，严格按照鉴定要点的要求，一丝不苟地进行法医临床活体检验及影像学资料检验。

（一）确证肢体大关节功能障碍的损伤基础

不同损伤类型引起肢体大关节功能障碍的损伤基础不尽相同，多种损伤类型合并存在可能加重关节功能障碍的严重程度，在鉴定时应全面分析，综合评定。

对于因关节骨性损伤为主遗留肢体大关节功能障碍者进行致残程度等级鉴定时，应满足以下条件之一：①肢体大关节组成骨的骨折累及关节面，或者形成关节内骨折；②肢体大关节组成骨的骨折虽未直接累及关节面，但骨折线邻近该关节且骨折伤情严重（如系粉碎性骨折或者骨折端明显移位）和（或）伴随的软组织损伤累及并跨越该关节；③肢体大关节组成骨的骨折虽未直接累及关节面，但骨折伤情严重（如系粉碎性骨折或者骨折端明显移位）或者骨折愈合不良（如延迟愈合），临床因治疗所需须长期制动肢体，与该骨折相邻的大关节僵硬继而丧失部分活动功能。上述前两种情形的鉴定应在骨折愈合且经适当的功能锻炼以后可进行（须达骨折后 6 个月以上，且去除外固定物后进行适当的功能锻炼至少 2 个月）。上述第三种情形的鉴定，应在骨折愈合后进行适当的功能锻炼（一般应达至少 3 个月）方可进行，因未能提供足够随访影像资料而难以确定骨折愈合时间的，可在外伤后至少 8 个月且骨折确已愈合后进行鉴定。

（二）关节附属器损伤鉴定注意事项

对于因关节附属结构损伤为主遗留有关肢体大关节功能障碍者进行致残程度等级鉴定时，应注意：

（1）损伤当时病历明确记载存在关节附属结构（如关节囊、韧带、半月板等）损伤（如撕裂、断裂、破裂等）伴创伤性积液和（或）关节腔积血，虽经手术治疗（如吻合术、修复术、切除术等），仍无法彻底改善症状与体征，终遗留相应肢体大关节运动活动度降低。

（2）损伤当时病历虽未明确记载发现上述损伤，但症状持续存在，经行医学影像学检验得以证实，且根据损伤部位、类型、性质、成伤机制综合分析，具有引起该损伤的基础，虽经手术治疗（如吻合术、修复术、切除术等），仍无法彻底改善症状与体征，终遗留相应肢体大关节运动活动度降低。

（3）满足上述两条条件之一，且可以证明关节附属结构损伤达到一定的严重程度（如关节囊破裂或者严重挫裂伤、重要的关节韧带撕裂甚至断裂、半月板撕裂甚至破裂等),具有引起肢体大关节功能障碍的病理基础,并可以排除关节自身病变等因素的影响。判断为关节附属结构损伤致肢体大关节功能障碍的,原则上均应在外伤后 6 个月以上方可进行致残程度等级鉴定;若实施针对性手术治疗的,则宜在术后继续观察 2~3 个月以上,待功能确实难以恢复时方可进行鉴定。

【《损标》对关节功能丧失程度评定】

人体损伤程度鉴定标准对关节功能丧失程度的评定是根据关节运动活动度受限及肌力减退情况进行综合评定的。该评价方法适用于四肢大关节功能评定。

(一)各关节功能丧失程度的检验方法及标准

各关节功能丧失程度等于相应关节所有轴位(如腕关节有两个轴位)和所有方位(如腕关节有 4 个方位)功能丧失值的之和再除以相应关节活动的方位数之和。例如:腕关节掌屈 40°,背屈 30°,桡屈 15°,尺屈 20°。查表得相应功能丧失值分别为 30%、40%、60% 和 60%,求得腕关节功能丧失程度为 47.5%。如果掌屈伴肌力下降(肌力 3 级),查表得相应功能丧失值分别为 65%、40%、60% 和 60%。求得腕关节功能丧失程度为 56.25%。

(二)计算方法

当关节活动受限于某一方位时,其同一轴位的另一方位功能丧失值以 100% 计。如腕关节掌屈和背屈轴位上的活动限制在掌屈 10°~40°之间,则背屈功能丧失值以 100% 计,而掌屈以 40° 计,查表得功能丧失值为 30%,背屈功能以 100% 计,则腕关节功能丧失程度为 65%。

(三)伤病关系

对疑有关节病变(如退行性变)并影响关节功能时,伤侧关节功能丧失值应与对侧进行比较,即同时用查表法分别求出伤侧和对侧关节功能丧失值,并用伤侧关节功能丧失值减去对侧关节功能丧失值即为伤侧关节功能实际丧失值。

(四)关节活动度测量

由于本标准对于关节功能的评定已经考虑到肌力减退对于关节功能的影响,故在测量关节运动活动度时,应以关节被动活动度为准。以上肢体关节功能丧失程度评价使用说明应结合《损标》表 C_2~C_7 的规定进行务实操作。

【相关鉴定条款】

(一)《人体损伤程度鉴定标准》

5.9.1.b)二肢六大关节功能完全丧失;重伤一级。

5.9.2.a)四肢任一大关节强直畸形或者功能丧失 50% 以上;重伤二级。

(二)《工标》

5.1.2.6)双肘关节以上功能完全丧失;一级伤残。

5.2.2.12)双膝、双踝关节功能完全丧失;二级伤残。

5.2.22.13)同侧上下肢功能完全丧失;二级伤残。

5.2.2.14)四肢大关节(肩、髋、膝、肘)中 4 个及以上关节功完全丧失;二级伤残。

5.3.2.14)双膝以下缺失或功能完全丧失;三级伤残。

5.3.2.15)一侧髋、膝关节畸形,功能完全丧失;三级伤残。

5.5.2.14)肩、肘关节之一功能完全丧失;五级伤残。

5.5.2.19)一髋(或一膝)功能完全丧失;五级伤残。

5.6.2.20)一侧踝关节畸形,功能完全丧失;六级伤残。

5.6.2.25) 一髋或一膝关节功能重度障碍;六级伤残。

5.7.2.18) 肩、肘关节之一损伤后遗留关节重度功能障碍;七级伤残。

5.7.2.19) 一腕关节功能完全丧失;七级伤残。

5.7.2.22) 四肢大关节之一人工关节术后,基本能生活自理;七级伤残。

5.7.2.23) 四肢大关节之一关节内骨折导致创伤性关节炎,遗留中重度功能障碍;七级伤残。

5.7.2.25) 膝关节韧带损伤术后关节不稳定,伸屈功能正常者;七级伤残。

5.8.2.24) 四肢大关节之一关节内骨折导致创伤性关节炎,遗留轻度功能障碍;八级伤残。

（三）《分级》

5.2.5.3) 双上肢各大关节均强直固定或者功能丧失均达 90%;二级伤残。

5.3.6.3) 双上肢各大关节功能丧失均达 90%;双下肢各大关节均强直固定或者功能丧失均达 90%;一上肢与一下肢各大关节均强直固定或者功能丧失均达 90%;三级伤残。

5.4.6.2) 双下肢各大关节功能丧失均达 75%,一上肢与下肢各大关节功能丧失,均达 75%;四级伤残。

5.7.6.3) 四肢任一大关节（踝关节除外）强直固定于非功能位;七级伤残。

5.7.6.4) 四肢任两大关节（踝关节除外）功能丧失均达 75%;七级伤残。

5.8.6.8) 四肢任一大关节（踝关节除外）功能丧失 75% 以上;八级伤残。

5.8.6.9) 一踝关节强直固定于非功能位;八级伤残。

5.8.6.10) 一肢体各大关节功能丧失均达 50%;八级伤残。

5.9.6.6) 双上肢前臂旋转功能丧失均达 75%;九级伤残。

5.9.6.9) 四肢任一大关节（踝关节除外）功能丧失 50% 以上;九级伤残。

5.9.6.10) 一踝关节功能丧失 75% 以上;九级伤残。

5.9.6.11) 一肢体各大关节功能丧失均达 25%;九级伤残。

5.10.6.6) 一侧膝关节交叉韧带、半月板伴侧副韧带撕裂伤经手术治疗后,影响功能;十级伤残。

5.10.6.11) 一上肢前臂旋转功能丧失 75% 以上;十级伤残。

5.10.6.11) 四肢任一大关节（踝关节除外）功能丧失 25% 以上;十级伤残。

5.10.6.12) 一踝关节功能丧失 50% 以上;十级伤残。

案例:

男,29 岁,从 4 m 高处坠落。正位 X 射线片显示踝关节脱位明显,胫骨远端粉碎性骨折,断端错位重叠、踝关节周围软组织肿胀明显,其间有散在碎骨片。此胫骨远端严重的粉碎性骨折伴骨折端错位明显且伴有软组织明显肿胀,是导致关节功能障碍的损伤基础。

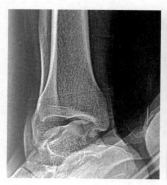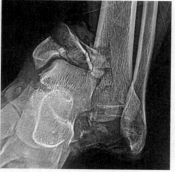

图 4-2-1　影像学检查

第四节　四肢骨与关节损伤后即可进行鉴定的条款

依据《损标》中的鉴定原则:对于以原发性损伤及其并发症作为鉴定依据的,鉴定时应以损伤当时伤情为主,损伤的后果为辅,综合鉴定的原则要求,其鉴定时机:以原发性损伤为主要鉴定依据的,伤后即可鉴定的规定,本节以此为据,从本标准中选出与四肢骨与关节损伤相关的司法鉴定标准共计10项条款予以叙述如下。

【相关鉴定条款】

5.9.3.c)膝关节韧带断裂伴半月板破裂;轻伤一级。

5.9.3.e)四肢长骨粉碎性骨折或者两处以上骨折;轻伤一级。

5.9.3.f)四肢长骨骨折累及关节面;轻伤一级。

5.9.3.h)髌板断裂;轻伤一级。

5.9.4.e)肢体大关节韧带断裂,半月板破裂;轻伤二级,

5.9.4.f)四肢长骨骨折;髌骨骨折;轻伤二级。

5.9.4.g)骨骺分离;轻伤二级。

5.9.4.h)损伤致肢体大关节脱位;轻伤二级。

5.9.5.b)肢体关节、肌腱或者韧带损伤;轻微伤。

5.9.5.c)骨挫伤;轻微伤。

【鉴定原则】

(一)鉴定原则

本节相关条款符合对于以原发性损伤作为鉴定依据,鉴定时应以损伤当时伤情为主的原则。

(二)鉴定时机

以原发性损伤为主要鉴定依据的,伤后即可进行鉴定。

(三)判定依据

(1)确认的外伤史。

(2)病历记载的临床症状和体征。

(3)影像学检查资料。

【损伤征象图解简介】

图像简介见图4-2-2~图4-2-10。

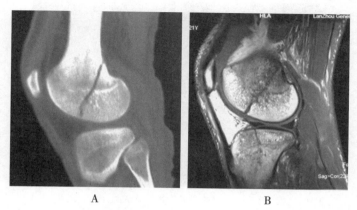

A.膝关节 CT 片显示股骨髁骨折,骨折线直达关节面;B.膝关节 MRI 片示股骨髁、胫骨上端可见骨折线,局部关节面软骨受伤。A、B 符合四肢长骨骨折,累及关节面,适用《损标》5.9.3.f)四肢长骨骨折累及关节面;轻伤一级。本例为膝关节关节内骨折,待医疗终结期满后可根据膝关节功能丧失程度做出相应的伤残等级。

图 4-2-2　膝关节关节内骨折

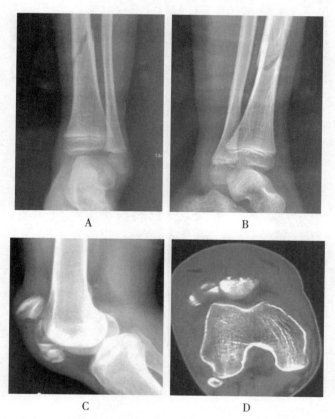

A、B.女,5 岁。因外伤导致胫骨中下段交界处斜形骨折,断端无明显错位及成角畸形,软组织无明显损伤。依据《损标》5.9.4.f)四肢长骨骨折,髌骨骨折;评定为轻伤二级。C、D.男,41 岁,因外伤致髌骨粉碎性骨折,依据《损标》5.9.4.f)四肢长骨骨折(见 A、B)、髌骨骨折(见图 C、D),评定为轻伤二级。

图 4-2-3

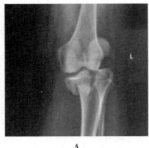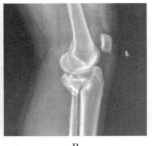

A   B

A.胫骨平台上端粉碎性骨折,骨折线累及关节面,近胫骨平台外侧有脱位。图 B 为膝关节侧位片,显示平台后伤向下塌陷。依据《损标》适用 5.9.3.f)四肢长骨骨折累及关节面,评定为轻伤一级,5.9.3.e)四肢长骨粉碎性骨折或者两处以上骨折,评定为轻伤一级。

图 4-2-4 胫骨平台粉碎性塌陷性骨折(关节内骨折)

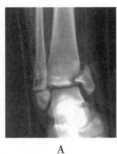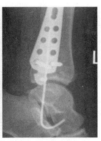

A   B   C

女,13 岁。A.胫骨远端骨骺内侧骨折,连带胫骨下段骨皮质骨折;腓骨远端骨骺分离;B、C.胫骨远端骨骺骨折钢板内固定术后腓骨远端骨骺分离克氏针内固定术后。依据《人体损伤程度鉴定标准》5.9.3.h)骺板断裂,评定为轻伤一级。

图 4-2-5 骨骺损伤

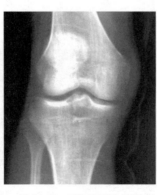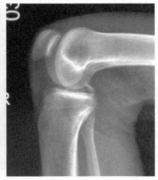

男,24 岁。正位片显示,胫骨平台髁间嵴有撕脱骨折,侧位片显示胫骨平台后侧有翘起的骨折块。依据《人体损伤程度鉴定标准》5.9.3.f)四肢长骨骨折累及关节面,评定为轻伤一级。(注:本例为膝关节内撕脱性骨折,通常为构成关节的韧带因外力作用导致其附着点的骨质撕脱,通常同时合并韧带的损伤而导致关节功能障碍,比如可致前交叉韧带损伤,关节软骨损伤是形成关节功能障碍的损伤基础。此与附则6.7骨皮质的砍(刺)痕或者轻微撕脱骨折(无功能障碍)的,不构成本标准所指的轻伤的要求是有区别的)。

图 4-2-6 关节内骨折,骨折累及关节面

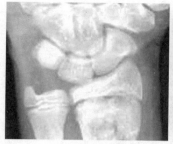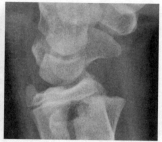

依据《损标》5.9.3.e)四肢长骨粉碎性骨折或者两处以上骨折评定为轻伤一级。

图 4-2-7　男,16 岁,桡骨远端骨骺分离并于骺端粉碎性骨折

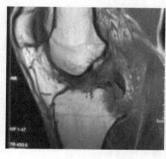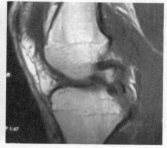

依据《损标》5.9.4.e)肢体大关节韧带断裂,半月板破裂,评定为轻伤二级。

图 4-2-8　前交叉韧带、后交叉韧带损伤

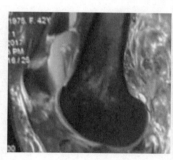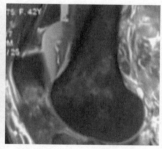

符合骨挫伤。依据《损标》5.9.5.c)骨挫伤,评定为轻微伤。

图 4-2-9　股骨下段及股骨髁 STIR 可见斑片状高信号影,
软组织内有点状或条状高信号

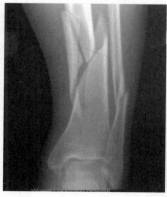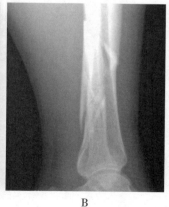

A　　　　　　　　　　　　　B

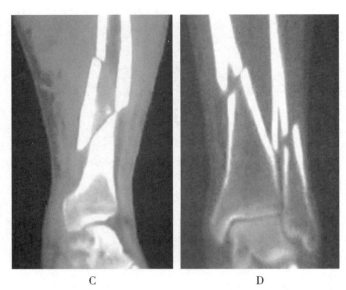

C   D

A、B.胫腓骨下段正侧位线片显示胫骨下段粉碎性骨折,断端略显错位,腓骨下段斜形骨折,有错位;C、D. CT 2D 片显示工作更为清楚且软组织损伤明显。依据《损标》5.9.3.e) 四肢长骨粉碎性骨折或者两处以上骨折,评定为轻伤一级。

图4-2-10 胫腓骨下段骨折

第三章　四肢骨与关节损伤后遗病变司法鉴定

骨折愈合是一个连续的过程,骨愈合后不留瘢痕,通过组织重建可基本恢复其原有结构和力学性能,严格的说是骨再生过程。骨折能否愈合,以及愈合的快慢和质量受各种因素的影响,在不利条件下可发生延迟连接或不连接。若为关节内骨折或开放性骨折,可形成创伤性关节炎或形成缺血性坏死,或慢性化脓化性骨髓炎。

第一节　四肢骨与关节损伤后遗病变相关鉴定条款

【《损标》】

5.9.2.g)股骨干骨折缩短5.0 cm以上、成角畸形30°以上或者严重旋转畸形;重伤二级。

5.9.2.h)胫腓骨骨折缩短5.0 cm以上、成角畸形30°以上或者严重旋转畸形;重伤二级。

5.9.2.j)一侧膝关节交叉韧带完全断裂遗留旋转不稳;重伤二级。

5.9.2.k)股骨颈骨折或者髋关节脱位,致股骨头坏死;重伤二级。

5.9.2.l)四肢长骨骨折不愈合或者假关节形成,四肢长骨骨折并发慢性骨髓炎;重伤二级。

5.9.3.d)四肢长骨骨折畸形愈合;轻伤一级。

5.9.3.g)股骨颈骨折未见股骨头坏死,已行假体置换;轻伤一级。

【《工标》】

5.6.2.21)下肢骨折成角畸形>15°,并有肢体缩短4 cm以上;六级伤残。

5.7.2.22)四肢大关节之一人工关节术后,基本能生活自理;七级伤残。

5.7.2.23)四肢大关节之一关节内骨折导致创伤性关节炎,遗留中重度功能障碍;七级伤残。

5.7.2.24)下肢伤后短缩>2 cm,但≤4 cm者;七级伤残。

5.7.2.25)膝关节韧带损伤术后关节不稳定,伸屈功能正常者;七级伤残。

5.8.2.23)因开放骨折感染形成慢性骨髓炎,反复发作者;八级伤残。

5.8.2.24)四肢大关节之一关节内骨折导致创伤性关节炎,遗留轻度功能障碍;八级伤残。

5.9.2.22)外伤后膝关节半月板切除、髌骨切除、膝关节交叉韧带修补术后;九级伤残。

【《分级》】

5.7.6.1)双下肢长度相差8.0 cm以上;七级伤残。

5.8.6.4)股骨头缺血性坏死难以行关节假体置换;八级伤残。

5.8.6.5)四肢长骨开放性骨折并发慢性骨髓炎、大块死骨形成,长期不愈(1年以上);八级伤残。

5.8.6.6)双上肢长度相差8.0 cm以上;八级伤残。

5.8.6.7)双下肢长度相差6.0 cm以上;八级伤残。

5.9.6.4）青少年四肢长骨骨骺粉碎性或者压缩性骨折；九级伤残。

5.9.6.5）四肢任一大关节行关节假体置换术后；九级伤残。

5.9.6.7）双上肢长度相差 6.0 cm 以上；九级伤残。

5.9.6.8）双下肢长度相差 4.0 cm 以上；九级伤残。

5.10.6.9）双上肢长度相差 4.0 cm 以上；十级伤残。

5.10.6.10）双下肢长度相差 2.0 cm 以上；十级伤残。

5.10.6.13）下肢任一大关节骨折后遗创伤性关节炎；十级伤残。

第二节　创伤性关节炎

创伤性关节炎是由于各种致伤因素导致的关节退行性病变。它的特征是：都具有骨和关节外伤史，骨折线累及关节面、骨骺或骺板损伤致骨端发育畸形、严重的关节扭伤或脱臼后，均可因关节软骨受损，而产生继发的关节退行性变乃构成此病，创伤性关节炎可发生于任何关节，但是以膝、踝、肘、肩和髋等大关节为多见。临床因关节活动时出现疼痛等主诉，常伴有相应关节活动受限，且疼痛不适或症状明显加重等症状或体征。

【辅助检查】

（一）关节镜检查

关节镜检查是目前诊断关节炎特异性和灵敏性最高的技术。可见滑膜绒毛明显增生、发红、肿胀，多呈羽毛状。关节软骨光泽度减退、变色、发黄、粗糙、软化、溃烂及纤维化；可有骨质裸露；骨赘形成；半月板光泽度减退、变色、发黄或断裂。

（二）X 射线诊断

可见关节面不平整，局部硬化，关节间隙变窄，关节边缘骨赘形成，关节内可能有游离体产生；还可因骨端生长发育障碍或因骨关节损伤而遗留肢体畸形；关节面的邻近骨端骨松质内可有多数小囊腔，有时合并关节周围软组织内钙化或骨化。晚期关节发生退行性变，直接造成功能障碍。

（三）CT 诊断

其表现类似于 X 射线，上述 X 射线所见征象显示更为清晰，并可在横断面上观察关节表面的情况。

（四）MRI 检查与诊断

MRI 是唯一可清楚显示关节软骨、软骨下骨、韧带以及关节周围软组织改变的检查技术，对于显示关节附属结构尤其有效，比如韧带的损伤等。

【鉴定条款】

（一）《工标》

5.7.2.23）四肢大关节之一关节内骨折，导致创伤性关节炎，遗留中重度功能障碍；七级伤残。

5.8.2.24）四肢大关节之一关节内骨折，导致创伤性关节炎遗留轻度功能障碍；八级伤残。

（二）《分级》

5.10.6.13）下肢任一大关节骨折后遗创伤性关节炎；十级伤残。

【检验方法】

（一）《工标》

1.必须有关节内骨折,此关节内骨折所指为四肢六大关节,关节内骨折线累及关节面,并且需有影像学证实。

2.有影像学资料证明创伤性关节炎是由本次因工负伤所致,非其他先天畸形,或随年龄增长出现的退行性骨性关节炎等所形成。

3.标准条款中"遗留轻、中、重度功能障碍",即在已有创伤性关节炎的基础上,依据本标准规定的关节功能障碍评定基准,选择适用标准评定伤残等级。

（1）关节功能完全丧失:非功能位关节僵直、固定或关节周围其他原因导致关节连枷状或严重不对称,以致无法完成其功能活动。

（2）关节功能重度障碍:关节僵直于功能位,或残留关节活动范围约占正常的1/3,较难完成原有劳动并对日常生活有明显影响。

（3）关节功能中度障碍:残留关节活动范围约占正常的2/3,能基本完成原有劳动,对日常生活有一定影响。

（4）关节功能轻度障碍:残留关节活动范围约占正常的2/3以上,对日常生活无明显影响。

（二）《分级》

创伤性关节炎是指由关节内骨折引起关节面破坏,骨愈合后关节面不平整,且长期磨损致使关节活动时出现疼痛等主诉,常伴有相应关节活动受限,且活动时疼痛不适症状也会有明显加重。经X射线或CT等医学影像学检查可见关节面不平整,局部硬化,关节间隙变窄,关节边缘骨赘形成,关节内可能有游离体产生。

本标准5.10.6.13)"下肢任一大关节骨折后遗创伤性关节炎",是指骨折线累及关节面经影像学检查证实一侧髋、膝或者踝关节遗留创伤性关节炎的临床表现的影像学征象。

【诊断要求】

（1）凡波及关节的骨折或脱位均可出现;膝关节韧带严重损伤等亦可能发生。

（2）疼痛及功能障碍是创伤性关节炎的主要症状。承重时或过度活动时症状加重,活动时可有粗糙的摩擦音,关节内可有中等量的渗液,后期可导致关节畸形,晚期肌无力,关节周围组织挛缩。

（3）根据临床表现结合影像学检查、关节镜检查等以明确诊断。

【鉴定要求】

（1）有明确的外伤史。

（2）有影像学证实有因关节内骨折形成的创伤性关节炎的影像学征象。

（3）有创伤性关节炎的临床表现。

（4）确证本次关节内骨折之前无骨性关节炎的临床表现和影像学征象。

案例1:

女,41岁。因不慎摔倒肘关节着地,致左肘关节受伤,影像学检查见图4-3-1、图4-3-2。

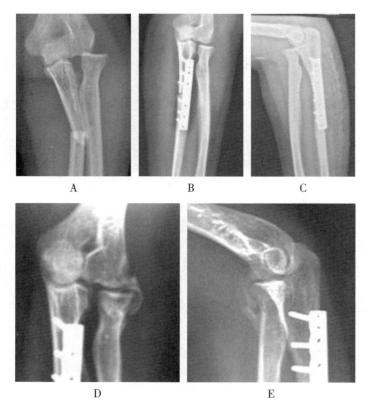

A. 显示左肘关节之尺桡上关节,桡肱关节脱位,尺骨上段骨折,断端错位、重叠、成角;B、C. 手术后复查片显示尺骨断端接骨板内固定术后对位对线尚好,肱桡关节脱位;D、E. 3 个月后复查片,显示桡骨头关节面硬化,肱骨头关节面硬化且不光整,并可见肘关节外侧韧带骨化。符合创伤性关节炎。依据《工标》5.8.2.24)四肢大关节之一关节内骨折,导致创伤性关节炎遗留轻度功能障碍,评定为八级伤残。

图 4-3-1　案例 1 影像学检查(1)

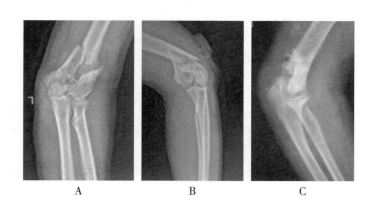

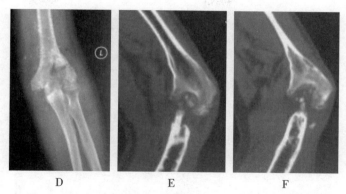

类似案例1的另一例肘关节损伤者 A、B. 受伤当日肘关节正侧位片显示左侧肱骨远端粉碎性骨折,肱骨滑车纵分为两半,断端嵌插、重叠、分离、成角,肘关节背侧软组织破损,肿胀,尺骨鹰嘴骨折,形态失常,半月切迹变形;C、D. 伤后10个月复查片显示肱骨远端骨质结构不完整,肘关节结构紊乱;E、F. 肘关节 CT 片显示半月切迹变形,关节面硬化、增生,肱骨滑车部碎裂,肘前软组织形态失常。符合左肘关节畸形愈合并伴有明显创伤性关节炎;检测肘关节功能,丧失程度达70%以上。依据《工标》5.7.2.23)四肢大关节之一关节内骨折导致创伤性关节炎,遗留中重度功能障碍,评定为七级伤残。

图4-3-2　案例1影像学检查(2)

案例2:

女,32 岁。2017 年 10 月 16 日因交通事故致伤。影像学检查见图4-3-3。

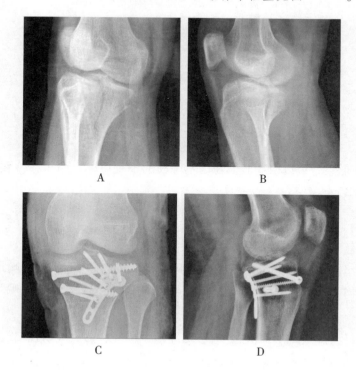

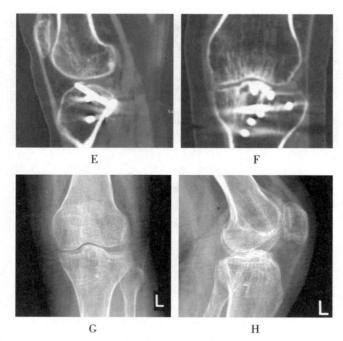

A、B. 受伤当天膝关节 DR 片,显示右膝关节胫骨平台纵形骨折,胫骨髁间嵴骨折并不光整,关节周围软组织肿胀;C、D. 术后片显示内固定螺钉将胫骨髁间嵴向上顶起未起到髁间嵴的固定作用;E、F.1 年后的 CT 片显示螺钉穿出胫骨关节面;G、H. 为 3 年 10 个月复查片显示:胫骨髁间嵴增大、变形硬化,关节面下有囊状变,关节腔内有关节游离体,关节间隙变窄。符合创伤性关节炎。

图 4-3-3　案例 2 影像学检查

第三节　肢体长度异常的司法鉴定

四肢长骨骨折畸形愈合可以引起肢体长度不等长的不良后果。缩短移位在成人下肢骨折不超过 1 cm,儿童不超过 2 cm。

【标准条款】

(一)《损标》

5.9.2.g)股骨干骨折缩短 5.0 cm 以上、成角畸形 30°以上或者严重旋转畸形;重伤二级。

5.9.2.h)胫腓骨骨折缩短 5.0 cm 以上、成角畸形 30°以上或者严重旋转畸形;重伤二级。

(二)《工标》

5.6.2.21)下肢骨折成角畸形>15°,并有肢体缩短 4 cm 以上;六级伤残。

5.7.2.24)下肢伤后短缩>2 cm,但≤4 cm 者;七级伤残。

(三)《分级》

5.7.6.1)双下肢长度相差 8.0 cm 以上;七级伤残。

5.8.6.6）双上肢长度相差 8.0 cm 以上；八级伤残。

5.8.6.7）双下肢长度相差 6.0 cm 以上；八级伤残。

5.9.6.7）双上肢长度相差 6.0 cm 以上；九级伤残。

5.9.6.8）双下肢长度相差 4.0 cm 以上；九级伤残。

5.10.6.9）双上肢长度相差 4.0 cm 以上；十级伤残。

5.10.6.10）双下肢长度相差 2.0 cm 以上；十级伤残。

【检验方法】

依照《法医临床检验规范》（SF/Z 0111—2021）的要求，应遵循实事求是的原则，对人体原发性损伤及由损伤引起的并发症或者后遗症进行规范的检验，关注阳性及关键的阴性症状和体征。

依据规范对肢体长度测量的要求，可选择测量肢体的骨性长度、体表长度、相对长度或者肢体的局部长度，也可采用放射影像学技术进行测量。

上肢长度：自肩峰端经肘横纹桡侧缘至桡骨茎突的距离。

下肢全长：下肢全长包括骨性长度测量和体表长度测量。骨性长度为自髂前上棘经髌骨中点至内踝尖间的距离；或者自股骨大转子经腓骨小头至外踝间的距离。体表长度为自脐经髌骨中点至内踝尖间的距离。

【鉴定要点】

认定双侧肢体不等长时须具有明确的损伤基础，即四肢长骨骨折畸形愈合是最主要的致残原因，骨折经治疗后因骨质缺损致肢体短缩，或者因骨折处骨痂大量生长致使肢体延长，也可属于上述损伤基础范围。

对由于四肢长骨骨关节损伤同时引起肢体不等长与肢体关节功能障碍等残情，应根据"就高"的原则鉴定致残程度等级，但不宜按照相应条款鉴定两处致残程度等级（图 4-3-4）。

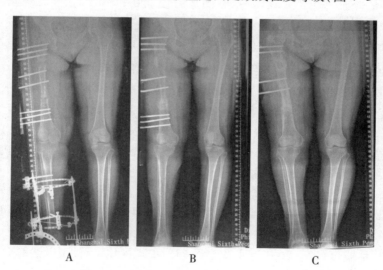

A　　　　　B　　　　　C

A、B、C. 依次为 2016 年 1 月 26 日、5 月 24 日、2017 年 1 月 10 日双下肢肢体全长 X 射线摄片。通过 X 射线片上的骨性标志，测量下肢肢体全长的长度，依据标尺所显示的长度，推算两侧肢体长度的差。

图 4-3-4　双下肢肢体全长 X 射线片

第四节　股骨头缺血性坏死

【概述】

（一）定义与病因

股骨头缺血性坏死是一种由于骨内血液循环障碍、骨细胞死亡,继而导致股骨头结构发生变化,引起股骨头塌陷、髋关节疼痛和功能障碍的病理改变过程;本节鉴定条款所指的股骨头缺血性坏死是指确证因外伤原因所致的股骨头缺血性坏死。股骨颈骨折或髋关节脱位等外伤是常见的致病因素,某些内科疾患、激素类药物应用、长期酒精滥用等非创伤性因素也可造成,需行必要的鉴定。

（二）股骨头的血供

（1）股骨头圆韧带动脉:细小,仅分布于邻近股骨头凹的狭小区域,提供股骨头凹部的血液循环。

（2）股骨干滋养动脉升支,沿股骨颈进入股骨头。

（3）旋股内、外侧动脉的分支,沿股骨颈进入股骨头;是股骨头、颈的重要营养动脉。旋股内侧动脉发自股深动脉,在股骨颈基底部关节囊滑膜折返处分为骺外侧动脉,干骺端上侧动脉和干骺端下侧动脉进入股骨头。股外侧动脉供应股骨头 2/3 ~ 4/5 区域的血液循环,是股骨头最主要的供血来源。旋股内侧动脉损伤是导致股骨头缺血坏死的主要原因。旋股外侧动脉也发自股深动脉,其分支供应股骨头小部分血循环。旋股内、外侧动脉的分支互相吻合,在股骨颈基底部形成动脉环,并发出分支营养股骨颈。

（三）股骨头坏死分期（国际骨循环协会推荐的 ARCO 分期）

0 期:骨活检结果与缺血性坏死一致,但其他所有检查都正常。

Ⅰ期:同位素骨扫描阳性或 MRI 阳性或均呈阳性,依据股骨头受累位置,再分为内侧、中央及外侧。Ⅰ A:股骨头受累<15%;Ⅰ B:股骨头受累 15% ~ 30%;Ⅰ C:股骨头受累>30%。

Ⅱ期:X 射线异常（股骨头斑点状表现,骨硬化,囊腔形成及骨质稀疏）,在 X 射线片及 CT 上无股骨头塌陷,骨扫描及 MRI 呈阳性,髋臼无改变,依据股骨头受累位置,再分为内侧、中央及外侧。Ⅱ A:股骨头受累<15%;Ⅱ B:股骨头受累 15% ~ 30%;Ⅱ C:股骨头受累>30%。

Ⅲ期:新月征,依据股骨头受累位置,再分为内侧、中央及外侧。Ⅲ A:新月征<15% 或股骨头塌陷为 2 mm;Ⅲ B:新月征为 15% ~ 30% 或股骨头塌陷为 2 ~ 4 mm;Ⅲ C:新月征>30% 或股骨头塌陷>4 mm。

Ⅳ期:X 射线片示股骨头变扁,关节间隙变窄,髋臼出现硬化、囊性变及边缘骨赘形成。

【股骨头坏死影像学认定标准】

1. X 射线认定标准　早期股骨头坏死无特异征象。修复期新生骨在死骨表面沉积引起骨小梁增粗,X 射线平片表现为骨质硬化;死骨部分吸收后被纤维肉芽组织替代,X 射线表现为囊状透光区;进展后出现"新月征",提示软骨下骨折,塌陷;进一步加重则出现股骨头变扁,关节间隙狭窄及继发性髋关节骨关节炎。

2. CT 认定标准　正常股骨头承重骨小梁呈星状放射即"星状征"。骨关节早期股骨头坏死可出现"星状征"族集和局灶硬化,多数只显示较晚期骨结构改变。CT 对早期股骨头坏死的诊断敏感性低于 MRI 和核素扫描;而对较晚期股骨头坏死可显示轻度软骨下骨塌陷,利于评估骨质内囊状透光区大小、部位及范围。

3. MRI 认定标准　股骨头坏死典型 MRI 表现是股骨头前上区(即股骨头载荷区)软骨下的局限性低信号改变,边界清楚,呈楔形、节段型、带状或环状。一般认为"双线征"是股骨头坏死较特异的征象,即 T2WI 上可见包绕骨坏死灶的低信号带内侧出现高信号带。

【鉴定条款】

5.9.2.k)股骨颈骨折或者髋关节脱位,致股骨头坏死;重伤二级。

5.9.3.g)股骨颈骨折未见股骨头坏死,已行假体置换;轻伤一级。

5.8.6.4)股骨头缺血性坏死,难以行关节假体置换术;八级伤残。

【检验方法】

股骨头缺血性坏死的 X 射线表现可分为 4 期。Ⅰ期(软骨下溶解期):股骨头外形完整,关节间隙正常,股骨头负重区关节软骨下骨质中可见 1~2 cm 宽的弧形透光带,构成"新月征",此为坏死松质骨塌陷并与关节软骨分离的表现;Ⅱ期(股骨头修复期):股骨头外形完整,关节间隙正常,股骨头负重区关节下骨质密度增高,周围可见点状及斑片状密度减低区及囊性改变,病变周围常见一密度增高的硬化带包绕着上述病变区;Ⅲ期(股骨头塌陷期):股骨头负重区的软骨下骨呈不同程度的变平和塌陷,股骨头失去了圆而光滑的外形,软骨下骨的骨密度增高,关节间隙仍可保持正常宽度;Ⅳ期(股骨头脱位期):股骨头负重区严重塌陷,股骨头变扁平,股骨头外上方因未承受压力而成为一较高的残存突起,关节间隙可以变窄。

【鉴定要点】

(1)《损标》中 5.9.2.k 股骨颈骨折或髋关节脱位致股骨头坏死的鉴定要点,按上述影像学检验方法,只要确证影像学有股骨颈骨折,骨折后出现股骨头坏死,结合明确的外伤史,有临床症状和体征,排除其他因素所致的股骨头坏死后,即可鉴定为重伤二级。

(2)《分级》中 5.8.6.4"股骨头缺血性坏死,难以行关节假体置换术"是指股骨头缺血性坏死诊断明确,X 射线图像上呈现Ⅲ期以上的表现,或 CT、MRI 图像上已可见股骨头变形,表面塌陷等改变,具有行髋关节假体置换的手术适应证,但因存在全身状况差等手术禁忌证或者因其他各种客观原因而无法或者难以进行手术。包括髋关节在内的肢体大关节,若在损伤后早期即行关节假体置换术,或者在损伤后晚期发生诸如股骨头缺血性坏死等并发症的情况下再行关节假体置换术,均可符合本标准 5.9.6.5)之规定(图 4-3-5、图 4-3-6)。

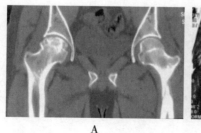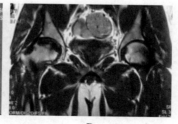

A.骨盆冠状位 CT 片显示股骨头变形,外上方硬化,表面不光滑,头面有缺损;B.骨盆部冠状位 MRI T1MI 成像,显示股骨头上方呈低信号。符合股骨头无菌坏死。

图 4-3-5　股骨头无菌坏死

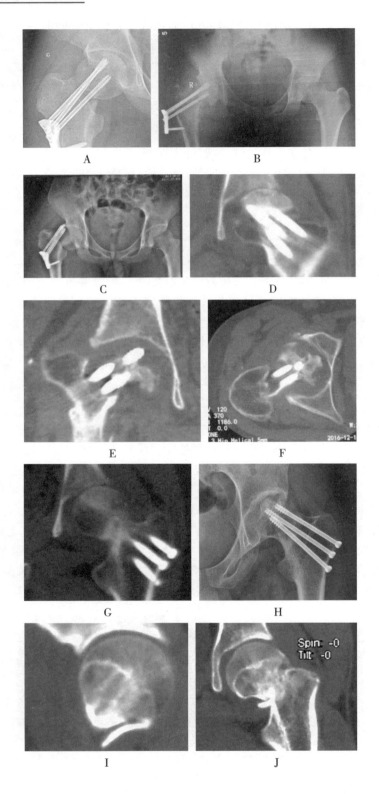

A

B

C

D

E

F

G

H

I

J

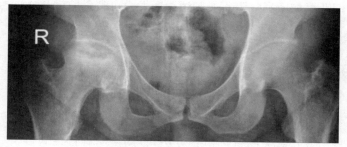

K

　　A、B.股骨颈骨折后经加压螺钉内固定术后显示股骨颈缩短变形；
B.显示连接板与股骨贴服不紧，固定螺钉漂浮；C.显示加压固定螺钉
未完全进入股骨头；D、E、F.股骨头缺血坏死后轴位 CT 片显示：关节间
隙变窄，关节面硬化、不平且有缺损；D.显示股骨头大部分坏死呈低密
度，皮质不连续，有塌陷；E、F.显示股骨头大部分坏死，仅有少许残留，
内固定螺钉尚在位。A、B、C 影像表现为股骨头缺血坏死的形成影像
学基础；D、E、F 为股骨头缺血坏死已达Ⅳ期。G.股骨头缺血坏死已达
Ⅱ期（股骨头修复期）：股骨头外形完整，关节间隙正常，股骨头负重区
关节下骨质密度增高，周围可见点状及斑片状密度减低区及囊性改变；
H.晚期股骨头缺血坏死之左髋关节正位 X 射线片，髋臼边缘硬化、变
形明显，股骨头也已变形、缺损，间隙变窄；I、J.股骨头形态尚完整，其
间有囊状低密度区及硬化带；K.骨盆正位片显示：右侧股骨头变扁，负
重区骨质碎裂关节间隙变窄，属晚期 X 射线表现。

图 4-3-6　股骨头无菌坏死（双侧）

第五节　开放性骨折后的慢性化脓性骨髓炎

【概述】

（一）定义

　　慢性骨髓炎多指慢性化脓性骨髓炎，常由急性化脓性骨髓炎演变由来，多为创伤（如开放性骨折）后继发急性骨髓炎未能彻底控制迁延不愈而致。创伤后骨髓炎的最常见原因是开放性骨折术后感染；其次为骨折切开复位或其他骨关节手术后出现感染；另一种为骨折附近的皮肤肌肉坏死感染，使失去血供的骨折段暴露于空气中干燥坏死。病程转入慢性往往还伴有感染性骨不连或骨缺损。死骨存留及感染性骨腔，是造成慢性化脓性骨髓炎的常见原因。如骨内病灶处于相对稳定状态，则全身症状轻微，但是，一旦身体抵抗力低下，炎症化脓仍可发展，再次引起急性发作。临床上，局部肿痛或发生窦道、脓腔流脓，时好时坏，久治不愈。

（二）慢性骨髓炎分型

　　慢性骨髓炎常采用 Cierny-Nader 分类法分为：①Ⅰ型，骨髓型骨髓炎，感染源位于骨膜下；②Ⅱ型，表浅型骨髓炎，有原发软组织病变，受累骨组织表现暴露；③Ⅲ型，局限型骨髓炎，边缘有明确的皮质死骨形成，同时常兼有Ⅰ、Ⅱ型特点；④Ⅳ型，弥漫性骨髓炎，累及整个骨结构。慢性骨髓炎的临床表现特点：全身症状一般不明显，急性发作时可有全身中毒症状，局部红、肿、疼痛；可形成窦道在窦道口有脓且有异味，偶有小死骨流出，窦道处皮肤长期不愈，伴有肢体增粗及变形，组织变厚、

周围肌萎缩等。发育期儿童如因炎症阻碍或刺激骨骺发育可致患肢增长或缩短。

【标准条款】

5.9.2.1)四肢长骨骨折并发慢性骨髓炎;重伤二级。

5.8.2.23)因开放性骨折感染形成慢性骨髓炎,反复发作者;八级伤残。

5.8.6.5)四肢长骨开放性骨折并发慢性骨髓炎,大块死骨形成,长期不愈(1年以上);八级伤残。

【检验方法】

影像学检查是检验慢性骨髓炎的首选检查方法,目的是明确慢性骨髓炎的影像学征象和寻找慢性骨髓炎的残留活动病灶。高电压 X 射线摄片对慢性骨髓炎具有很高的诊断价值;CT 显示骨皮质破坏及气体方面优于 MRI,MRI 比 CT 扫描对活动性病灶的显示更佳。

(一)X 射线表现

急性期皮下脂肪层出现网状结构;慢性期以软组织增生修复为主;在骨膜破坏严重部位,骨膜下脓肿吸收机化后,形成边缘比较清楚的局限性软组织肿块。慢性化脓性骨髓炎的骨质改变:脓液对骨的溶解破坏,显示为骨质边缘模糊,为活动性病变;肉芽组织对死骨的吸收,呈虫蚀样破坏,为修复性改变;死骨呈大片和长条状,密度增高,骨结构不清,周围可见透亮区;慢性骨髓炎急性发作时,因废用而发生骨质疏松;均匀,无小梁结构的骨质硬化,表明骨硬化中心必有活动性病灶;有骨小梁结构的骨硬化表明炎症已经吸收,新生骨在改建中;骨膜下新生骨不断形成,可将死骨包裹起来,在死骨外面形成骨包壳,骨包壳可被脓液侵蚀,形成瘘孔,表现为边界清楚的类圆形透亮区,并可显示延伸至软组织内的透亮瘘道影。

(二)CT 表现

脓腔表现为类圆形低密度区,周围有密度增高的硬化边;死骨表现为孤立的斑块状高密度影,周围可见低密度的透亮区。

(三)MRI 表现

慢性化脓性骨髓炎中,正常骨髓、软组织与病变累及区的界限相当清楚,纤维组织水肿、炎性病变,肉芽组织和脓液 T1WI 均为低信号,T2WI 上呈高信号,增厚的骨皮质在 T1WI 和 T2WI 均呈低信号,有时可见显示从髓腔向软组织内延伸的呈线状或弧线状的窦道,在 T2WI 表现为高信号。

【鉴定要求】

1. 首先是有明确的开放性骨折的病史及慢性骨髓炎的临床表现。

2. 影像学检验确证有慢性骨髓炎的征象。

3.《分级》5.8.6.5"四肢长骨开放性骨折并发慢性骨髓炎,大块死骨形成,长期不愈(1 年以上)",是指四肢长管状骨骨折处伴有皮肤软组织开放性损伤致骨折断端或者深部骨性组织与外界相通,因骨与软组织愈合环境差,并发慢性骨髓炎(符合上述各型慢性骨髓炎分型),经影像学检查显示有肉眼可辨的大块死骨形成,且病程迁延不愈超过 1 年的情形。

案例:

慢性骨髓炎,迁延近 26 个月仍未完全治愈。影像学检查见图 4-3-7。

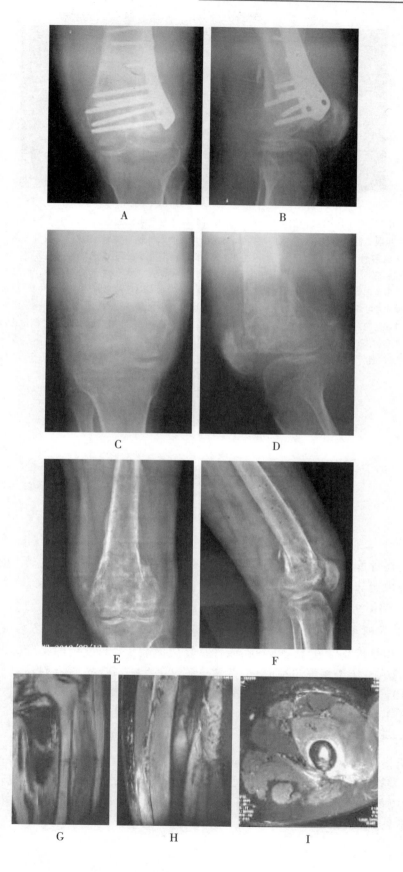

A

B

C

D

E

F

G

H

I

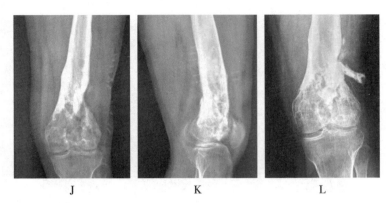

A、B. 2013 年 6 月 16 日股骨下段开放性骨折内固定术后 1 个月。现因骨折部位肿胀、疼痛,局部皮温增高就医。片示股骨髁上粉碎性骨折内固定术后,膝关节以上软组织肿胀明显,侧位片见股骨背侧有条状致密骨影。C、D. 入院后 54 d 复查片显示局部软组织肿胀,股骨远端有条状、砂粒样密度增高影,符合死骨形成。E、F. 软组织肿胀明显好转,软组织及其间隔模糊且不均匀,股骨骨皮质毛糙,有骨膜反应,骨髓腔密度不均,股骨下段骨组织内有条状、砂粒样死骨。G、H、I. 左股骨 MRI 片显示:G 可见骨髓内有斑片状低或等信号影,软组织内有大片状等或低信号影;H、I 为 STIR 图像,显示骨髓内有稍高及高信号影,周围软组织内有大片状高、稍高信号影,符合慢性骨髓炎磁共振影像特征。J、K. 2014 年 10 月 21 日股骨 X 射线正侧位片显示股骨下段骨皮质增厚,骨质内有条状及砂粒样高密度影。L. 2015 年 8 月 6 左股骨中下段正位片示股骨下段窦腔内有造影剂残留,股骨外侧骨质缺损,股骨外侧有窦道形成。符合慢性骨髓炎征象,迁延近 26 个月仍未完全治愈。

图 4-3-7 慢性化脓性骨髓炎

第六节 四肢骨与关节畸形愈合

【概述】

畸形愈合是指骨折在非解剖位置上发生愈合。畸形主要表现为成角、旋转、短缩及移位。从伤情程度和致残等级司法鉴定条款中的内容分析所见,四肢骨与关节畸形包含:①长骨缩短畸形;②长骨成角畸形;③长骨旋转畸形。

（一）四肢长骨畸形愈合

畸形愈合是指骨折复位愈合未达到临床骨折复位标准。骨折复位的参考标准为:①无旋转畸形和分离移位;②在成人缩短不超过 1 cm,儿童不超过 1.5~2.0 cm;③在对位良好的情况下,成人成角不能超过 10°,儿童不能超过 15°;④在对线良好的情况下,骨干部位对位应至少达 1/3,干骺端对位不能小于 3/4。

（二）股骨干骨折旋转畸形

股骨干骨折指股骨小转子以下 2~5 cm 至股骨髁上 2~5 cm 以上的股骨骨折。多见于小儿和青壮年,多由强大的直接和间接外力造成,由于骨干坚实,非猛烈外力不足以造成骨折,因此多数股骨干骨折错位、成角、缩短和旋转明显,并可累及周围肌肉、血管损伤和出血。骨折发生部位以股骨干中 1/3 处为常见。

（三）前臂旋转功能丧失

前臂旋转功能与人类手的功能正常发挥有直接关系,倘若前臂的旋转功能发生障碍,会给生活和工作带来诸多不便。造成前臂旋转功能障碍的原因:①骨性阻挡;②骨间膜紧张和瘢痕牵缩;③上、下尺、桡关节功能紊乱;④上、下尺、桡关节囊及其加强韧带的挛缩;⑤旋转肌的变性挛缩。导致前臂旋转功能丧失的常见疾病有:尺桡骨骨折交叉愈合、尺桡骨骨折成角畸形愈合和(或)旋转畸形愈合、缺血性挛缩和(或)骨筋膜间隔综合征、长久的固定或长期的失运动造成肌肉、关节粘连挛缩、前臂深度烧伤等。

前臂旋转功能通过前臂旋前、旋后活动范围来评价,旋前的正常参考值范围80°~90°,旋后的正常参考值范围80°~90°。前臂旋转功能丧失程度的计算需分别计算旋前、旋后功能的丧失程度,两者相加后除以2,即为整个前臂旋转功能的丧失程度,实际鉴定中应注意健侧对照。

【司法鉴定条款】

（一）《损标》

5.9.2.g)股骨干骨折缩短5.0 cm以上、成角畸形30°以上或者严重旋转畸形;重伤二级。

5.9.2.h)胫腓骨骨折缩短5.0 cm以上、成角畸形30°以上或者严重旋转畸形;重伤二级。

5.9.3.d)四肢长骨骨折畸形愈合;轻伤一级。

（二）《工标》

5.6.2.21)下肢骨折成角畸形>15°,并有肢体缩短4 cm以上;六级伤残。

（三）《分级》

5.10.6.8)一上肢前臂旋转功能丧失75%以上;十级伤残。

【影像学检查】

四肢骨与关节畸形以及畸形程度的测量,需要影像学检查予以证实并在影像学资料片上进行测量。最常用的检查方法X射线摄片,比如肢体缩短的检查,需要摄取肢体全长的影像片,肢体畸形需要摄取目标骨的正侧位X射线片,上肢前臂旋转功能障碍,需要摄取上肢全长正侧位片以及腕关节、肘关节正侧位片。

X射线摄片是影像学最常用的检查方法,需将受检者置于X射线球管与胶片之间,并贴近胶片,固定不动,适用于人体的任何部位。目前多采用数字X射线摄影,其主要结构由X射线摄影设备和全数字平板探测器组成。

（一）尺桡骨正侧位片摄片方法

1.正位片位置摆法　前臂伸直,手掌向上,上端包括肘关节,下端包括腕关节,中心线对准前臂中点,与肢体垂直,此位置显示尺骨和桡骨的前后位影像。

2.侧位片位置摆法　肘部弯曲,约成直角,前臂摆成侧位,肩关节放低,尽量与腕和肘关节相平,上缘肘关节,下缘腕关节,应包括在片内,中心线对准前臂中点,与平板探测器垂直,此位置显示尺骨和桡骨的侧位影像,尺骨和桡骨下1/3互相重叠,桡骨头与尺骨喙突也有重叠现象。为显示尺桡上关节和尺桡下关节是否脱位,可摄肘关节正侧位和腕关节正侧位。

（二）股骨前后位和股骨侧位摄片方法

1.股骨前后位位置摆法　取仰卧位,下肢伸直,足稍内转,使两足拇趾内侧互相接触,大腿长轴与暗盒中心平行上缘包括髋关节,下缘包括膝关节,中心线对准大腿中点与肢体垂直。此位置显示股骨、髋关节和膝关节的前后位影像。

2.股骨仰卧侧位位置摆法　患者仰卧于摄影台上,对侧下肢伸直,髋部或膝部用沙袋垫高支撑,被检测髋部和膝部弯曲成直角,然后将大腿外转放成侧位,大腿长轴与平板探测器中线平行,上缘包括髋关节,下缘包括膝关节,中心线对准大腿中点与肢体垂直,此位置显示全部股骨和膝关节的侧位影像。

【鉴定要求】

(1)确证四肢骨与关节畸形愈合的损伤基础,比如认定前臂旋转功能障碍时需有明确的损伤基础。损伤基础可包括骨关节损伤,例如桡尺近侧关节损伤和(或)桡尺远侧关节损伤,尺-桡骨间骨间桥形成,或者尺-桡骨间骨间膜等组织损伤;也可能包括骨关节周围的软组织损伤,例如严重的前臂软组织损伤遗留广泛的皮肤瘢痕挛缩牵拉、严重的肌肉损伤等。

(2)严格按标准的影像摄片检查方法获取标准的影像学资料。可避免因体位不正造成以下征象认定的错误(图4-3-8)。

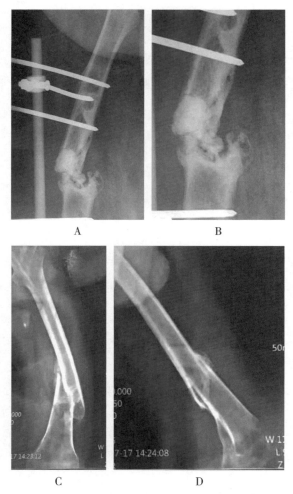

A、B. 股骨中段骨折后10个月,断端骨质硬化明显,断端部分骨髓腔硬化,骨折线尚清。股骨干断端夹角: C. 为23°,D 为16°。根据影像学表现已无自行愈合的可能性。

图4-3-8 股骨骨折断端硬化成角

第七节　骨骺损伤

【骨骺的解剖与功能】

四肢长骨呈长管状,分为一体两端,体又叫骨干,其外周部骨质致密,中央为容纳骨髓的骨髓腔,两端较膨大,称为骺。骨骺和骺板皆为儿童未成熟骨骼的生长结构。每个骨骺与其骺板共同组成骨骺复合体,生长发育与血液供应均相互依存,其中任一结构损伤都可能产生互为因果的影响。

四肢长骨的纵向生长是盘状骺板增殖发育的结果,此类骺板固有生长潜力大,一旦功能受损害将严重影响骨骼发育,导致肢体短缩或关节部位成角畸形。长骨两端的骺软骨多在出生后数月至数年内相继骨化,称为二级骨化中心。股骨远端骨骺骨化时间最早,一般出生时就显现,是胎儿发育成熟的标志。二级骨化中心初现时呈卵圆形,又称为化骨核。当化骨核发育到一定程度,形态已接近外表轮廓,其面向干骺端的软骨层逐渐由球壳形变成平直致密的骨板,又称骨终板。骨板出现表示该区软骨增殖与成骨活动终止,骨骺与干骺端间只存在单一方向的软骨增殖与成骨活动,真正的骺板形成。

生长进入青春期后,所有骺板相继开始生理性融合过程。最初表现为软骨生长区增殖活动由减慢到停止,骺板变薄,软骨化骨继续进行,直到整个骺板完全骨化,干骺端形成一致密骨板,与骨骺的骨终板靠近,最后两层骨板融合为一体,X射线片表现为纤细致密硬化线,此时骨的纵向生长停止。成年后此硬化线逐渐消失,偶见此硬化线长期保留而未消失,导致临床上被误诊为骨折(图4-3-9)。

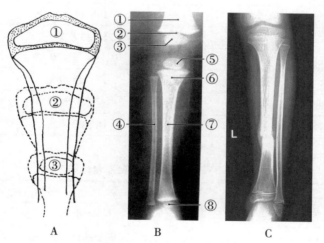

A　　　　　　B　　　　　　C

A(线条图).为胫骨不同年龄的生长和外形,显示骨干部从宽阔的骨骺板进行着逐渐的向心性成形(线条图中①为8岁,②为5岁,③为3岁)。B.为1岁儿童下肢骨骺X射线解剖图,前后位X射线片:①股骨干骺端;②生长区(骺板);③股骨远端骨骺;④腓骨干;⑤胫骨近端骨骺;⑥胫骨干骺端;⑦胫骨干;⑧胫骨远端骨骺。C.为8岁儿童,左侧胫腓骨X射线片与B片对比显示构成骨骺各部形态结构的变化。胫骨(骨骺变化同①为8岁)中下段交界处所见骨折已50d,骨折线已模糊,断端略显错位,有骨痂生长。

图4-3-9　骨骺生长示意及儿童骨骺解剖

【骨骺的出现与闭合年龄】

骨骺的出现与闭合年龄见表 4-3-1、表 4-3-2。

表 4-3-1　肱骨近端、肘部、尺桡骨远端

部位	项目	骨骺出现和闭合年龄	
		男	女
肱骨近端	肱骨头出现	出生至 1 岁	出生至 1 岁
	大结节出现	7 个月至 2 岁	7 个月至 2 岁
	小结节出现	2～3 岁	2～4 岁
	大小结节闭合	3～5 岁	3～5 岁
	结节与头闭合	5～8 岁	4～7 岁
	近端骨骺闭合	17～20 岁	16～17 岁
肘部	肱骨小头及外 1/2 滑车出现	7 个月至 1 岁	7 个月至 1 岁
	内上髁出现	6～13 岁	6～9 岁
	内 1/2 滑车出现	9～14 岁	10～11 岁
	外上髁出现	9～17 岁	10～13 岁
	肱骨小头滑车及外上髁闭合	14～17 岁	14 岁
	全部肱骨远端骨骺闭合	16～18 岁	14 岁
	桡骨头出现	5～9 岁	5～8 岁
	桡骨头闭合	15～18 岁	13～14 岁
	尺骨鹰嘴出现	10～14 岁	9～12 岁
	尺骨鹰嘴闭合	15～19 岁	13～14 岁
尺桡骨远端	桡骨远端骨骺出现	7 个月至 8 岁	7 个月至 3 岁
	桡骨远端骨骺闭合	17～20 岁	17～20 岁
	尺骨远端骨骺出现	6～11 岁	7～8 岁
	尺骨远端骨骺闭合	18～20 岁	16～20 岁

表 4-3-2　髋骨、膝部、胫腓骨远端

部位	项目	骨骺出现和闭合年龄	
		男	女
髋部	股骨头出现	7 个月至 1 岁	6 个月至 1 岁
	股骨头闭合	17～19 岁	15～17 岁
	大粗隆出现	2～6 岁	2～4 岁
	大粗隆闭合	17～19 岁	15～17 岁
	小粗隆出现	9～15 岁	9～12 岁
	小粗隆闭合	17～19 岁	15～17 岁

续表4-3-2

部位	项目	骨骺出现和闭合年龄	
		男	女
膝部	股骨远端骨骺出现	出生	出生
	股骨远端骨骺闭合	17～22岁	16岁
	胫骨近端骨骺出现	出生	出生
	胫骨近端骨骺闭合	17～22岁	16岁
	腓骨近端骨骺出现	4～10岁	3～7岁
	腓骨近端骨骺闭合	17～22岁	16～17岁
	髌骨出现	4～7岁	3～4岁
胫腓骨远端	胫骨近端骨骺出现	7个月～	出生至1岁
	胫骨近端骨骺闭合	16～20岁	15～18岁
	胫骨远端骨骺出现	1～2岁	1～2岁
	胫骨远端骨骺闭合	16～20岁	15～18岁

【骨骺损伤的诊断】

（一）骨骺损伤概况

儿童骺板损伤颇为常见，从新生儿至骨发育成熟前皆可发生。据文献统计约占儿童长骨骨折的6%～15%，近年来国外有作者报道此类损伤可占儿童骨折的15%～30%。学龄前儿童发病率较低，损伤程度也轻，11～15岁是骺损伤发病高峰，伤情也较重。诊断时应紧密结合受伤史。

骺板损伤有时诊断比较困难，临床易误诊或漏诊。对于儿童关节部位损伤首先应考虑到骺板损伤，因儿童期骺软骨板的强度远不及关节囊和韧带，肌腱和韧带的强度是骺板强度的2～5倍，当作用于关节部位的暴力尚不足以引起韧带及关节囊损伤之前，已经超过了骺板所能承受的程度，因而容易发生骨骺分离而不是关节脱位。因此，儿童期关节部位的损伤首先要考虑骨骺损伤的可能性。

（二）骨骺损伤的分型（Salter-Harris分型）

Ⅰ型：骨折线通过骺板软骨成熟区的细胞退化层，此层软骨强度最低。新生儿肱骨远端全骺分离、感染或维生素D缺乏病继发的病理性骺分离多属于此型损伤。

Ⅱ型：与Ⅰ型损伤近似，骨折线主要通过骺板软骨细胞退化层，到达对侧骺板边缘前折向干骺端，分离的骨骺侧带有小块干骺端骨片，骨片则为软组织铰链所在，肱骨近端骺分离多属于此型。

Ⅲ型：为关节内骨折，骨折线从关节面开始通过骨骺进入骺板软骨生长区与成熟区，然后90°转弯沿骺板软骨细胞退化层直达骺板边缘。此型损伤较少见，好发于胫骨两端骨骺。

Ⅳ型：亦属于关节内骨折，骨折线开始于关节面，经骨骺（或骺软骨）、骺板全层和干骺端三部分，肱骨外髁骨折和内踝骨折多属于此型损伤。此型骨折不稳定，复位不良容易产生并发生症。

Ⅴ型：为垂直挤压暴力引起的骺板软骨压缩性骨折，好发生于膝部和踝部骨骺，X射线片检查常无阳性发现，早期诊断困难，若与健侧对比可能发现骺板厚度减少。由于软骨生长层细胞严重破坏和来自骨骺营养血管的广泛损伤，常导致骺板生长功能丧失，提前闭合。临床上则可能产生较严重的肢体短缩或成角畸形。

Ⅵ型：此型为骺板软骨膜环的损伤，是Rang首先发现并愿意加入Salter-Harris骺板分类中，故又称为 RangⅥ型损伤,常见于踝部割草机伤或股骨髁侧副韧带撕脱伤,此损伤除骺板软骨膜环损伤外,还常涉及邻近骨骺和干骺端。处理不当容易形成骨折,继发成角畸形。

（三）骺板损伤的并发症

骺板损伤常见的并发症是骺板早闭与骨桥形成,二者带来的损害均为骺板生长停滞。骺板早闭一般累及整个骺板,最终引起肢体短缩畸形。骺板骨桥多累及部分骺板,引起邻近关节成角畸形。

骺板生长停滞的早期诊断:骺板生长停滞的早期诊断比较困难,多在肢体畸形出现后才被注意,而肢体形态改变一般半年以后才有表现,骺板骨桥形成3个月后才能在X射线片上得到辨认,这就是早期诊断困难的原因。

【影像诊断】

（一）X射线诊断

损伤后早期主要根据骨骺移位、骺板增宽、骨骺与干骺端间隙变化及骨折线累及骺板等间接征象作为判断骺板骨折的依据。骨折线延伸至长骨干骺端端面,可以判定骨折线累及骺板。后期主要以骺板早闭、骨桥形成作为诊断依据（图4-3-10A、B）。

（二）CT诊断

CT可清晰显示骨骺部位骨折线的走行,特别是利用薄层容积扫描后进行冠状面、矢状面图像重组,可以精确地显示骨折的位置和范围,如骨折线累及骺板即可认为骺板骨折（图4-3-10C、D）。

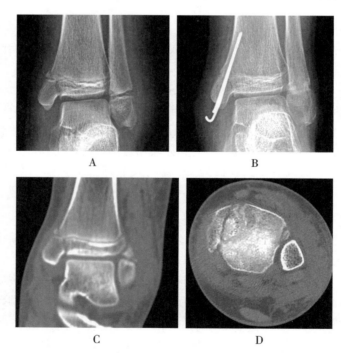

A   B

C   D

  女,11岁。A.受伤后当日踝关节正位片,胫骨骨骺内侧纵行骨折,骨折线穿越骨骺板延伸至胫骨干骺端,自干骺端骨皮质撕裂骨折,腓骨下端骺板间有细薄骨折片,骺板间隙外侧略增宽;B.骨折内固定后半年复查片显示,胫骨内侧骨骺及骺板骨折已愈合,致胫骨远端骨骺板内侧闭合,腓骨远端骺板闭合,如腓骨远端骨骺损伤,半年后平片显示有骨桥形成或骺板早闭;C.踝关节CT冠状位片,显示胫骨远端骨骺内侧骨折,骨折线向上延续穿过骺板致胫骨干骺端内侧骨皮质骨折,腓骨骺板间有碎小骨片,且局部软组织肿胀明显;D.胫骨远端骨骺轴位CT片,显示骨骺内侧有多个骨折块,骨骺外侧有细小骨折块。符合胫骨远端内侧骨骺粉碎性骨折。本例骨骺损伤同时累及骨骺、骺板以及干骺端。

图4-3-10　胫骨远端内侧骨骺粉碎性骨折

（三）MRI 诊断

骺板在 MRI 的 T1WI 图像呈均匀中等偏低信号，T2WI 图像呈均匀高信号，抑脂序列图像（STIR）去除了脂肪信号的影响，图像比 T2WI 更为清楚。急性期的骺板损伤在 MRI 的 T2WI 上为软骨均匀高信号背景下的低信号影，骨桥形成后可在有细线状或条片状低信号连接骺板两端（图 4-3-11、图 4-3-12）。

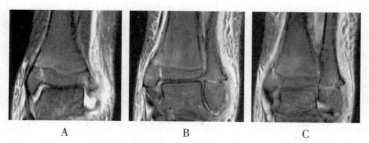

A　　　　　　　　B　　　　　　　　C

A、B、C 为骨折后 2 d 踝关节 MRI-STIR 片显示胫骨远端骨骺内侧、外侧边缘部、胫骨干骺端内侧及腓骨远端骺板、关节腔及部分滑囊、软组织呈高信号。

图 4-3-11　胫腓骨远端骨骺损伤

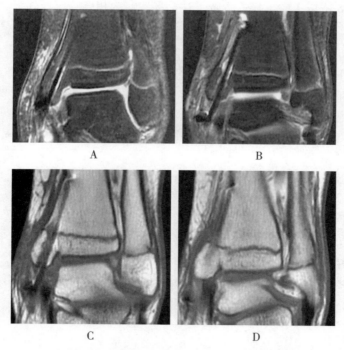

A　　　　　　　　　　　B

C　　　　　　　　　　　D

A、B. 右侧踝关节骨骺骨折内固定术后半年行内固定器取出术后踝关节 MRI-STIR 片 MRI 片显示内固定部位呈低信号，为局部骨骺早闭；C、D. 踝关节 T1 图片，显示骨骺内侧内固定部位为短或等信号，为局部骨骺早闭。

图 4-3-12　胫骨远端骨骺骨折骨桥形成

【骺板损伤的司法鉴定】

（一）四肢长管状骨骨骺损伤司法鉴定条款

1.《损标》

5.9.3 h）骺板断裂；轻伤一级。

5.9.4 g）骨骺分离；轻伤二级。

2.《分级》

5.9.6.4）青少年四肢长骨骨骺粉碎性或者压缩性骨折；九级伤残。

5.10.6.7）青少年四肢长骨骨折累及骨骺；十级伤残。

（二）注意事项

值得注意的是，对于骨骺损伤的司法鉴定出现错鉴、误鉴、漏鉴的情况较常见，应予以重视。主要原因为：①临床首诊医生对于儿童骨骺损伤的状况缺乏一定的认识；②对于青少年四肢长骨干骺端的骨折，有部分患者已经累及骨骺，但是在报告中提及累及骨骺的诊断意见比较少见；③司法鉴定人或法医因不是影像学医生，因此能够识别出骨骺损伤的较少；④有部分司法鉴定人对骨骺的解剖结构缺乏了解，出现将四肢长骨骨干的骨折，按一骺板以上的条款鉴定为相应的损伤程度或伤残等级，比如将骨干骨折按骨骺条款鉴定为十级伤残，将骨干粉碎性骨折按骨骺粉碎性骨折鉴定为九级伤残，有的甚至将28岁以上的成年人也按上述标准鉴定为相应的伤残等级。

【鉴定要点】

（1）骨骺损伤司法鉴定条款只适用于儿童或骨骺尚未闭合的青少年。

（2）骨骺损伤的分型是 Salter-Harris 分型。分型对判断骨骺损伤的预后有帮助。

（3）5.10.6.7"四肢长骨骨折累及骨骺"是指 Salter-Harris 分型中任何一型骨骺损伤，也包括四肢长骨骨折线到达骺板。

（4）另外，四肢长骨骨折线虽未到达骨骺，但因治疗需要，手术使用的内固定物经过骺板，可视为四肢长骨骨折累及骨骺。

（5）小儿骨骺（骨化中心）尚未出现时四肢长骨骨折线累及骨骺始发部位，也可视为四肢长骨骨折累及骨骺。

（6）5.9.6.4"四肢长骨骨骺粉碎性骨折"是指四肢长骨骨骺可见两条以上骨折线，碎裂成3块以上；或者四肢长骨两条以上骨折线累及骺板。

（7）5.9.6.4"四肢长骨骨骺压缩性骨折"是指 Salter-Harris 分型中的 V 型。

（8）骨骺损伤致残程度等级的评定，需摄两侧同部位的 X 射线、CT 或 MRI 片，以对比是否存在发育差异。

案例：

[案情简介]男，8岁。2019年8月14日因交通事故致左踝关节受伤，伤后踝部局部肿胀、疼痛，伴左下肢活动受限不能站立。经门诊拍片诊断为左下肢胫腓骨骨折。体格检查：左小腿下段肿胀明显，皮肤完整，局部压痛，踝关节屈曲活动正常，左足足背动脉搏动可，左下肢感觉及血运未见明显异常。入院后积极完善相关检查，于2019年8月20日，在全身麻醉下行左胫腓骨骨折闭合复位管型石膏外固定术。术后给予消肿、促进骨折愈合等对症治疗18 d后，患儿一般情况可，病情平稳，家属要求出院。于2019年12月14日，经某司法鉴定机构以《损标》5.9.4.f）规定，属轻伤二级；比照《分级》5.10.6.7）规定，鉴定为十级伤残。

[影像资料检验]图4-3-13中A、B为受伤当日的X射线片显示，胫骨远段近干骺端部呈粉碎性骨折，干骺端外侧骨块略向上移，致胫骨远端骨骺板间距略显增宽，其间有小片状骨折片，正位

片显示腓骨远段骨折呈铅管样骨折,骨骺板外侧间隙略增宽,其间可见小骨折块;侧位片显示断端略向前成角畸形,后踝部骨骺、骺板、干骺端均有损伤且局部软组织肿胀。C、D为受伤后54 d X射线正侧位片显示,胫腓骨远端骨折已趋于愈合中;胫骨骺板间可见一横条状骨折片,骨骺近骺板端可见一较小的骨质缺损区。E、F.骨折后近170 d X射线正侧位片显示,骨折端已愈合,骺板间有骨折片,胫骨干骺端近骺板处骨质密度普遍增高。

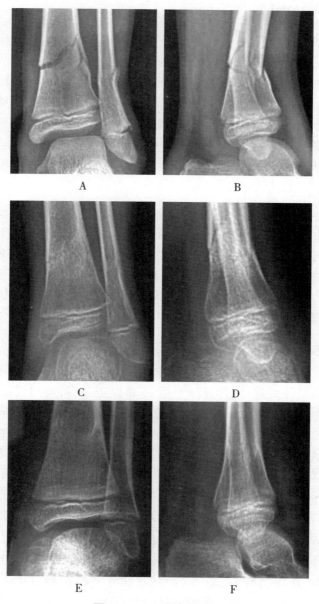

图4-3-13　影像学检查

[检验结果]①胫骨远端粉碎性骨折,骨折累及胫骨远端骺板,致骨骺近骺板端有撕脱骨折,并骺板外侧间隙增宽;②腓骨远段骨折,致腓骨远端骺板间隙增宽且有碎骨折块。

[鉴定意见]被鉴定人受伤史明确,经影像学检验认定胫腓骨远端骨折均累及骺板。依照《损标》5.9.3.e)四肢长骨粉碎性骨折或者两处以上骨折,轻伤一级的规定,构成轻伤一级。比照《分级》5.10.6.7)青少年四肢长骨骨折累及骨骺之规定,符合十级伤残。

第八节　肩关节损伤

【肩关节解剖结构与功能】

（一）肩关节解剖结构与功能

肩关节有广义和狭义之分。广义的肩关节主要包括盂肱关节、肩锁关节、胸锁关节、肩峰下关节（或称肩峰肱骨关节）和肩胛胸壁关节（或称肩胛胸廓关节）5个部分，前3种被称为解剖学关节，后两种不是真正的关节，但其生理作用类似于关节。狭义的肩关节是指盂肱关节。肩关节的活动是由盂肱关节、肩锁关节、胸锁关节以及锁骨和肩胛骨联合运动的结果。肩胛带与躯干之间大部分都是由肌肉连接，通过锁骨与胸骨构成的胸锁关节韧带结构强韧，是唯一的连接关节。肩关节运动范围大，肩胛盂表浅，骨性稳定性较差，因此肩关节的稳定性依赖于骨性结构的完整，关节囊盂唇韧带的完整，也需要肩关节周围肌肉的强力平衡。

（二）肩袖解剖结构

肩袖由关节囊表面的韧带和肌腱所组成，包括冈上肌、冈下肌、肩胛下肌、小圆肌。小圆肌从上向下止于肱骨大结节，肩胛下肌从前方绕过止于肱骨小结节。冈上肌位于斜方肌深面，起自肩胛骨的冈上窝，肌束向外经肩峰和喙肩韧带的下方，跨越肩关节，止于肱骨大结节的上部。肩袖的共同功能是在任何运动或静止状态维持肱骨头在肩胛盂关节面上的旋转轴心的稳定。

【影像学检查方法与诊断】

（一）X射线摄片与诊断

1. 检查方法　为肩关节损伤的首选检查方法，常用正位片和穿胸位片，其中正位片中又分为以下几种位置。①功能位：身体直立，前臂自然下垂，手掌贴近身旁，对向大腿外侧。②外旋位：肩关节于功能位时，屈肘90°，前臂沿肱骨长轴向外旋转（可达90°）。③内旋位：肩关节于功能位时，屈肘90°，前臂沿肱骨长轴向内旋转（可达60°）。④外展位：肩关节于功能位时，肱骨向外展开（可达70°~80°）。根据实际情况选择最佳体位。X射线片对骨折类型、脱位情况的显示效果较直观。

2. 平片诊断　X射线平片检查对病损诊断无特异性。在1.5 m距离水平投照时，肩峰与肱骨头顶部间距应不小于12 mm，如小于6 mm一般提示存在大型肩袖撕裂，在三角肌牵引下，可促使肱骨头上移。X射线平片显示出肩峰下间隙狭窄。部分病例大结节部皮质骨硬化，表现不规则或骨疣形成，松质骨呈现骨质萎缩和疏松。此外存在肩峰位置过低，钩状肩峰，肩峰下关节面硬化、不规则等X射线表现，则提供了存在撞击因素的依据。患臂上举运动的动态观察，可以观察大结节与肩峰相对关系及是否存在肩峰下撞击现象。X射线平片检查还有助于鉴别和排除肩关节骨折、脱位及其他骨、关节疾患。

（二）CT平扫与诊断

在诊断骨折方面较平片有明显的优势，可充分显示肩胛骨、锁骨近端及胸锁关节等X射线片不易观察处的骨折情况。

单独使用CT扫描对肩袖病变的诊断意义不大。CT扫描与关节造影合并使用，对肩胛下肌及冈下肌的破裂以及发现并存的病理变化有一定意义。在肩袖广泛性撕裂伴有盂肱关节不稳定时，CT扫描有助于发现肩盂与肱骨头解剖关系的异常及不稳定表现。

（三）MRI 检查与诊断

1. MRI 检查技术 主要应用于软组织损伤及肱骨头坏死的诊断,尤其是对肩袖损伤的诊断有价值。肩关节 MRI 查时应使用肩关节专用线圈。成像平面的选择有横断面、斜冠状面、斜矢状面。

2. MRI 成像诊断 对肩袖损伤的诊断是一种重要的方法。MRI 成像能依据损伤肌腱在水肿、充血、断裂以及钙盐沉积等方面的不同信号显示肌腱组织的病理变化。MRI 成像的优点是非侵入性检查方法,具有可重复性,而且对软组织损伤的反应灵敏,有很高的敏感性(达 95% 以上)。部分撕裂表现为肌腱信号增高,肌腱连续性部分中断,肩袖变薄,形态不规则,分为关节囊面的部分撕裂。完全撕裂表现为肌腱连续性完全中断,撕裂断端毛糙,退缩或不退缩。部分撕裂和完全撕裂可见患侧肩峰三角肌下滑囊、关节腔内有 T1WI 低信号,T2WI 高信号等液体信号影。

【肩袖损伤的司法鉴定】

在实施肩关节功能丧失或功能障碍鉴定的过程中经常遇到肩袖损伤而致肩关节功能丧失或障碍的案例需要做出相应的鉴定。

（一）肩袖损伤简述

肩袖损伤是各种原因引起的肩袖水肿,部分撕裂或完全撕裂,其中肩关节的撞击综合征是肩关节结构反复撞击形成,属于慢性肩袖损伤。肩袖损伤多见于冈上肌肌腱,其余肌腱单独损伤少见,由于冈上肌肌腱穿过肩峰下和肱骨头上的狭小间隙,所以很容易受到挤压、摩擦而损伤,产生无菌性炎症或肌腱断裂,其余的冈下肌、肩胛下肌及小圆肌也可同时受到损伤,但以冈上肌肌腱的症状比较突出。这些肌腱的损伤及无菌性炎症或冈上肌腱的断裂即为肩袖损伤。

肩袖损伤与多种原因有关,年轻人多在肩关节不稳、内撞击综合征或外伤的基础上发生,而老年人多在退变、缺血以及长期肩峰下撞击综合征的基础上发生。鉴定时需注意区别由于退行性变造成的肩袖损伤。

综上所述,肩袖损伤的内在因素是肩袖肌腱随增龄而出现的组织退化,以及其解剖结构上存在乏血管区的固有弱点。而创伤与撞击加速了肩袖退化和促成了断裂的发生。上述 4 种因素在不同程度上造成了肩袖退变过程,没有一种因素能单独导致肩袖损伤,其中的关键性因素应依据具体情况分析得出。

（二）外伤性肩袖损伤的影像学认定原则

在实施鉴定的过程中遇到肩袖损伤而致肩关节功能丧失或障碍的案例的鉴定时,需要注意遵循《法医临床影像学检验实施规范》中关于外伤性肩袖损伤的影像学认定原则进行鉴定。同时符合下列条件者,方可认定为外伤性肩袖损伤。①必须有肩关节外伤史(如跌倒时手外展着地);②有相应影像学检查证据,MRI 检查存在肩关节周围软组织挫伤或肱骨头骨挫伤有助于支持认定;③无明显肩关节退行性改变(存在明显退变的肩关节在遭遇外伤后更易发生肩袖损伤,外伤很可能是肩袖损伤的诱发因素)。

第五篇
手、足损伤的医学影像学与司法鉴定

第一章 手损伤

手部损伤以手部骨折常见,占全身骨折的10%,上肢骨折的41%。手损伤后,对手功能将会造成严重影响。上肢最终的主要生理功能是持物,必须通过手部的动作才能得以实现。手部损伤千变万化、包罗万象、各种致伤因素均可导致手部损伤,手不同部位的损伤对手功能的影响也千差万别。经对《损标》《分级》《工标》中的手损伤进行了粗略的分类。①以手部结构缺失为主的损伤:此处的结构缺失既包括因损伤导致的,也包括诊疗过程因治疗需要而导致的。②手部结构虽然完整,但以后遗功能障碍为主要表现的,此处的功能障碍既包括原发性损伤或者损伤的并发症直接导致的,也包括断指再造或再植成活后的功能障碍。同时,考虑到手功能的复杂性,在实施手部离断或缺失、手部功能丧失的司法鉴定时,可依据各适用标准的具体要求施行。比如,《分级》标准以一手为单位,在评价双手结构缺失或者功能障碍时采用加权相加、综合计算的方法。

第一节 手结构缺失

【手结构缺失及相关条款】

手结构缺失系指因外伤伤情严重或者临床治疗需要所导致的手部分或者全部解剖结构的永久缺失,且难以再植(再造)成活的情形。主要有以下条款。

(一)《工标》相关条款

5.3.2.10)一手缺失,另一手拇指缺失;三级伤残。

5.3.2.11)双手拇、示指缺失或功能完全丧失;三级伤残。

5.5.2.15)一手拇指缺失,另一手除拇指外三指缺失;五级伤残。

5.6.2.16)一手一拇指完全缺失,连同另一手非拇指二指缺失;六级伤残。

5.6.2.18)一手三指(含拇指)缺失;六级伤残。

5.7.2.16)一手除拇指外,其他2~3指(含示指)近侧指间关节离断;七级伤残。

5.8.2.15)一手除拇、示指外,有两指近侧指间关节离断;八级伤残。

5.8.2.17)一拇指指间关节离断;八级伤残。

5.9.2.15)一拇指末节部分1/2缺失;九级伤残。

5.9.2.16)一手示指2~3节缺失;九级伤残。

5.9.2.18)除拇指外,余3~4指末节缺失;九级伤残。

5.10.2.5)一手指除拇指外,任何一指远侧指间关节离断或功能丧失;十级伤残。

(二)《分级》相关条款

5.7.6.5)一手除拇指外,余四指完全缺失;七级伤残。

5.8.6.11)一手拇指缺失达近节指骨1/2以上并相应掌指关节强直固定;八级伤残

5.10.6.15）一手小指完全缺失并第 5 掌骨部分缺损；十级伤残。

（三）《损标》相关条款

5.10.1.a）双手离断、缺失；重伤一级。

5.10.2.d）一手拇指离断或者缺失超过指间关节；重伤二级。

5.10.2.e）一手示指和中指全部离断或者缺失；重伤二级。

5.10.2.f）一手除拇指外的任何三指离断或者缺失均超过近侧指间关节；重伤二级。

5.10.3.b）一手拇指离断或者缺失未超过指间关节；轻伤一级。

5.10.3.c）一手除拇指外的示指和中指离断或者缺失均超过远侧指间关节；轻伤一级。

5.10.3.d）一手除拇指外的环指和小指离断或者缺失均超过近侧指间关节；轻伤一级。

5.10.4.b）除拇指外的一个指节离断或者缺失；轻伤二级。

【检验方法与鉴定要求】

手结构缺失，系指因外伤伤情严重或者临床治疗需要所导致的手部分或者全部解剖结构的永久缺失且难以再植（再造）成活的情形。

在目前适用的《损标》《分级》和《工标》3 个司法鉴定标准中，有关手结构缺失的损伤程度和伤残等级的认定，可以直接依据标准中相应的司法鉴定条款中鉴定基准的要求，再根据经法医临床检验后确认的外伤史，临床病历记载的并经法医临床检验后认定的损伤的事实，以及经法医临床影像学检验后认定的手结构缺失的影像征象，直接按相应的损伤程度或伤残等级标准的要求进行鉴定。

实际检验时，若遇有手指缺失平面难以确认的，建议行 X 射线摄片，须以骨质缺损为准，单纯指端软组织缺损的，不宜作为评定依据（图 5-1-1）。

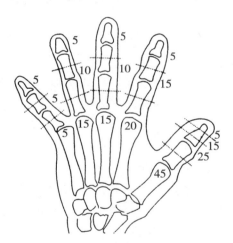

图 5-1-1　手功能缺损评估参考图

（图中数字示手指缺失平面相当于手功能丧失的分值）

手结构缺失可采用上图所示的方法进行分值评定。按图示中的缺失平面自远至近分 4 处。第一处是拇指远节指骨远端 1/3 水平，第二处是拇指远节指骨近端 1/3 与示、中、环、小指中节指骨 1/2 水平，第三处是拇指与示、中、环、小指近节指骨 1/2 水平，第四处是第 1~5 掌指关节。

一手多个手指损伤造成缺失的，可按照上述图示方法分别评定各指缺失的分值，再简单相加。

双手多个手指损伤造成缺失的评分方法：应首先分别按评定各手缺失分值，再按双手分值加权累计定级，不得简单相加。方法：设一手功能为 100 分，双手总分为 200 分。设分值较高一手分值为 A，分值较低一手分值为 B，最终双手计分公式为：

$$A+B\times(200-A)/200$$

实际检验时,若遇有手指缺失平面难以确认的,建议行 X 射线摄片,须以骨质缺损为准,单纯指端软组织缺损的不易作为评分依据。例如,X 射线摄片证实一手拇指远节指骨远端有少许骨质缺损但未达远节指骨远端 1/3 水平时的,按上图评定为 5 分。

【鉴定要点】

（一）标准条款适用

本标准在分级系列中规定了手结构缺失或者功能障碍的部分专门条款,应优先使用此类专门条款。只有在难以适用专门条款的情况下,才能使用手功能丧失分值计算方法进行致残程度等级鉴定。在实施鉴定时须有明确的手部外伤史,相应的病历资料及治疗经过,须有影像学资料作为手部骨与关节损伤或缺失的影像学表现。

（二）评定方法

应用手功能丧失分值计算方法时,对一手单个或者多个手指损伤既造成缺失又造成功能障碍的,首先应分别依据上述手功能缺失或者手功能障碍的评分方法,分别评定分值,再行简单相加以获得该手的功能丧失分值。双手兼有多个手指缺失及功能障碍的,按上述方法首先分别评定各手的功能丧失分值,再按照双手部分缺失及功能障碍定级说明。双手功能损伤按双手分值加权累计定级方法:设一手功能为 100 分,双手总分为 200 分。设分值较高一手分值为 A,分值较低一手分值为 B,最终双手计分为:

$$A+B\times(200-A)/200。$$

C.10 中注 2 的方法进行加权累计计算,不得简单相加。

第二节　《工标》手功能丧失的评定

【手功能丧失条款】

5.3.2.11）双手拇、示指缺失或功能完全丧失;三级伤残。

5.3.2.12）一手功能完全丧失,另一手拇指功能完全丧失;三级伤残。

5.4.2.10）双拇指完全缺失或功能完全丧失;四级伤残。

5.4.2.11）一侧手功能完全丧失,另一手部分功能丧失;四级伤残。

5.5.2.13）一手功能完全丧失;五级伤残。

5.5.2.16）一手拇指功能完全丧失,另一手除拇指外三指功能完全丧失;五级伤残。

5.6.2.17）一拇指功能完全丧失,另一手除拇指外有二指功能完全丧失;六级伤残。

5.6.2.18）一手三指（含拇指）缺失;六级伤残。

5.6.2.19）除拇指外其余四指缺失或功能完全丧失;六级伤残。

5.7.2.17）一手除拇指外,其他 2~3 指（含示指）近侧指间关节功能完全丧失;七级伤残。

5.8.2.16）一手除拇、示指外,有两指近侧指间关节的功能完全丧失;八级伤残。

5.8.2.18）一拇指指间关节畸形、功能完全丧失;八级伤残。

5.9.2.17）一拇指指间关节僵直于功能位；九级伤残。

5.10.2.5）一手指除拇指外，任何一指远侧指间关节离断或功能丧失；十级伤残。

【手功能丧失（或障碍）评估方法】

（1）考虑到手、足外伤复杂多样性，在现标准没有可对应条款情况下可参照图5-1-1、表5-1-1定级。

表5-1-1　手、足功能缺损分值定级区间参考表（仅用于单肢体）

级别	分值
一级	—
二级	—
三级	—
四级	—
五级	81～100分
六级	51～80分
七级	31～50分
八级	21～30分
九级	11～20分
十级	≤10分

（2）手、腕部功能障碍程度与分值定级的依据是：①受累部位僵直于非功能位；②受累部位僵直于功能位或关节活动度<1/2；③受累部位轻度功能障碍或关节活动度>1/2。见本标准表5-1-2。

表5-1-2　手、腕部功能障碍程度与分值定级的依据

受累部位及情形		僵直于非功能位	僵直于功能位或≤1/2关节活动度	轻度功能障碍或>1/2关节活动度
拇指	第一掌腕/掌指/指间关节均受累	40	25	15
	掌指、间关节均受累	30	20	10
	掌指、指间单一关节受累	20	15	5
示指	掌指、间关节均受累	20	15	5
	掌指或近侧指间关节受累	15	10	0
	远侧指间关节受累	5	5	0
中指	掌指、间关节均受累	15	5	5
	掌指或近侧指间关节受累	10	5	0
	远侧指间关节受累	5	0	0

续表5-1-2

受累部位及情形		功能障碍程度及手功能丧失分值		
		僵直于非功能位	僵直于功能位或≤1/2关节活动度	轻度功能障碍或>1/2关节活动度
环指	掌指、指间关节均受累	10	5	5
	掌指或近侧指间关节受累	5	5	0
	远侧指间关节受累	5	0	0
小指	掌指、指间关节均受累	5	5	0
	掌指或近侧指间关节受累	5	5	0
	远侧指间关节受累	0	0	0
腕关节	手功能大部分丧失时腕关节受累	10	5	0
	单纯腕关节受累	40	30	20

【检验方法与评定要点】

（一）关节功能障碍的检验

按照《法医临床检验规范》的要求,对掌指、各指间关节损伤所致的关节功能障碍,测量关节的被动活动度;对于肌腱、周围神经损伤所致的关节功能障碍,测量关节的主动活动度。

（二）外伤史与病历资料

详细了解受伤机制、损伤部位、损伤程度及其损害后果。

（三）影像学资料

通过影像学资料,明确损伤部位,了解损伤程度,判断损害后果,为伤残等级的评定提供客观证据。

第三节　《损标》手功能丧失程度评定

【手功能丧失条款】

5.10.1.a)双手离断、缺失或者功能完全丧失;重伤一级。

5.10.2.a)手功能丧失累计达一手功能36%;重伤二级。

5.10.2.b)一手拇指挛缩畸形不能对指和握物;重伤二级。

5,10.2.c)一手除拇指之外,其余任何三指挛缩畸形,不能对指和握物;重伤二级。

5.10.3.a)手功能丧失,累计达一手功能16%;轻伤一级。

5.10.4.a)手功能丧失,累计达一手功能4%;轻伤二级。

【手缺失和丧失功能的计算】

手部损伤后导致完整指节缺失(在关节处),其功能的确定依据各指节所占一手功能的比例进行确定即可,同时依据缺失的指节比照相应的条款鉴定其损伤程度。但某一指节部分缺失时,首先要确定指节缺失的长度,在比照健侧同名手指的长度,算出该部分指节缺失丧失的功能。

指节部分缺失功能的计算:该指节缺失长度/健侧同名指节正常长度×该指节所占一手功能的比例。

指节缺失的长度及健侧同名指节的长度,可依据 X 射线片进行测量。拍片时应注意双手拍摄条件要一致。

各指节所占一手功能的比例:一手拇指占一手功能的 36%,其中末节和近节各占 18%;示指、中指各占一手功能的 18%,中节指节占 7%,近节指节占 3%;无名指和小指各占一手功能的 9%,其中末节指节占 4%,中节指节占 3%,近节指节占 2%;一手掌占一手功能的 10%,其中第一掌骨占 4%,第二、第三掌骨各占 2%,第四、第五掌骨各占 1% 本标准中双手缺失和丧失功能的程度是按前面的方法累加计算的结果。

第四节　手损伤其他相关司法鉴定

5.10.4. c)两节指骨线形骨折或者一节粉碎性骨折(不含第 2~5 指末节);轻伤二级。

5.10.4. d)舟骨骨折、月骨脱位或者掌骨完全性骨折;轻伤二级。

5.10.5. d)腕骨、掌骨或者指骨骨折;轻微伤。

本节鉴定条款涉及指骨、掌骨和腕骨。鉴定过程中涉及有无骨折、骨折的程度和掌骨是否属完全性骨折的认定。主要依据 X 射线摄片检查即可以达到影像诊断和影像征象认定的要求,但是有时需要 CT 检查才能确定。

第二章 足损伤

第一节 足损伤简介

足是由26块骨骼(跗骨7块、跖骨5块及趾骨14块)及肌肉、韧带、神经和血管构成的一个统一体。为满足各种不同的生理要求,足结构有时表现得非常坚硬,有时又很柔软,用以满足各种各样的活动。因为人类赖以活动的地面情况千变万化而造就了足部关节结构的特殊性。从足的生长过程观察得知,在儿童期足的生长总比肢体发育快,12个月的男孩及18个月的女孩足的长度已达到成年足的一半,此种发育以维持儿童站立时的稳定,代偿了儿童期的肌力不足及协调能力差的缺陷。

足部自踝关节以下等功能约占整个下肢功能的62%,其功能活动主要是站立、行走等诸多功能。因此,足的损伤在法医学鉴定实践中也不少见,并且影像学检查与法医临床影像学检验对足损伤影像征象的认定、司法鉴定条款中影像征象基准的判定起着重要的证据作用。在司法鉴定中足损伤大致分为结构缺失与功能障碍两种情况;在《损标》的司法鉴定中对损伤程度的鉴定内容还涉及骨折的部位、骨折的数量、骨折的程度、跗跖关节脱位等。

足弓是由足骨的跗骨、跖骨及其连接的韧带构成,形成凸向上方的类似于弹簧结构的弓,是人体直立、行走及负重时的装置,能够使足底重力分布均匀,其弹性能缓冲地面对身体所产生的震荡,同时还有保护足底血管神经免受压迫的作用。足弓结构可分为纵弓和横弓,纵弓又可分为内侧纵弓和外侧纵弓。内侧纵弓:较高,由跟骨、距骨、足舟骨、第1~3楔骨和第1~3跖骨及其间的连接共同构成。主要由距骨后肌腱、拇长屈肌腱、趾长屈肌腱、足底方肌、足底腱膜及跟舟足底韧带结构所维持。外侧纵弓:较低,由跟骨、骰骨、第4、5跖骨及其间的连接共同构成。主要由腓骨长肌腱、足底长韧带及跟骨足底韧带等结构所维持。横弓:由骰骨、第1~3楔骨、第1~5跖骨基底部及其间的连接共同构成,主要由腓骨长肌腱、胫骨前肌腱及拇收肌横头等结构所维持。

第二节 足缺失

【鉴定条款】

(一)《工标》

5.4.2.15)一侧踝以下缺失,另一足畸形行走困难;四级伤残。

5.6.2.20)一侧踝以下缺失或踝关节畸形,功能完全丧失;六级伤残。

5.6.2.22）一前足缺失,另一足仅残留拇趾;六级伤残。

5.6.2.23）一前足缺失,另一足除拇趾外,2～5趾畸形,功能完全丧失;六级伤残。

5.7.2.20）一足1～5趾缺失;七级伤残。

5.7.2.21）一前足缺失;七级伤残。

5.8.2.19）一足拇趾缺失,另一足非拇趾一趾缺失;八级伤残。

5.8.2.21）一足除拇趾外,其他三趾缺失;八级伤残。

5.9.2.19）一足拇趾末节缺失;九级伤残。

5.9.2.20）除拇趾外其他二趾缺失或瘢痕畸形,功能不全;九级伤残。

（二）《分级》

5.6.6.3）双足跖跗关节以上缺失;六级伤残。

（三）《损标》

5.9.2.m）一足离断或者缺失50%以上;足跟离断或者缺失50%以上;重伤二级。

5.9.2.n）一足的第一趾和其余任何二趾离断或者缺失;一足除第一趾外,离断或缺失4趾;重伤二级。

5.9.2.o）两足5个以上足趾离断或者缺失;重伤二级

5.9.2.p）一足第一趾及其相连的跖骨离断或者缺失;重伤二级。

5.9.2.q）一足除第一趾外,任何三趾及其相连的跖骨离断或者缺失;重伤二级。

5.9.3.i）一足离断或者缺失10%以上;足跟离断或者缺失20%以上;轻伤一级。

5.9.3.j）一足的第一趾离断或者缺失,一足除第一趾外的任何二趾离断或者缺失;轻伤一级。

5.9.3.k）3个以上足趾离断或者缺失;轻伤一级。

5.9.3.l）除第一趾外任何一趾及其相连的跖骨离断或者缺失;轻伤一级。

5.9.4.i）第一趾缺失超过趾间关节,除第一趾外,任何二趾缺失超过趾间关节,一趾缺失;轻伤二级。

【检验方法】

三个司法鉴定标准文本中,有关足缺失的条款共21条,其中可明确量化缺失程度的,比如趾的缺失,可按X射线摄片所明确的骨缺损情况,结合活体检验所见趾缺失的水平,能够符合并满足鉴定条款基准的要求即可。对于足离断或者缺失的百分比计算,可采用足投影方法直接计算残足足底面积,并且以健侧足底面积为基数,计算足底离断或缺失面积的百分比。用同样的方法可以计算出足跟离断或者缺失的面积比。然后对照具体鉴定条款的标准进行鉴定即可。

第三节　足功能丧失

【鉴定条款】

（一）《工标》

5.5.2.17）双前足缺失或双前足瘢痕畸形,功能完全丧失;五级伤残。

5.6.2.20）一侧踝以下缺失;或踝关节畸形,功能完全丧失;六级伤残。

5.6.2.23）一前足缺失,另一足除拇趾外,2～5趾畸形,功能完全丧失;六级伤残。

5.6.2.24）一足功能完全丧失,另一足部分功能丧失;六级伤残。

5.8.2.20)一足拇趾畸形,功能完全丧失,另一足非拇趾一趾畸形;八级伤残。

5.8.2.22)一足除拇趾外,其他四趾瘢痕畸形,功能完全丧失;八级伤残。

5.9.2.20)除拇趾外其他二趾缺失或瘢痕畸形,功能不全;九级伤残。

（二）《分级》

5.6.6.4)手或者足功能丧失分值≥90分;六级伤残。

5.7.6.7)手或者足功能丧失分值≥60分;七级伤残。

5.8.6.13)手或者足功能丧失分值≥40分;八级伤残。

5.9.6.12)双足拇趾功能丧失均达75%,一足5趾功能均完全丧失;九级伤残。

5.9.6.15)手或者足功能丧失分值≥25分;九级伤残。

5.10.6.19)手或者足功能丧失分值≥10分;十级伤残。

【司法鉴定检验方法】

按图5-2-1中的缺失平面自远至近分5处,第一处是拇趾远节趾骨1/2水平,第二处是第1～5近节趾骨1/2水平,第3处是第1～5跖趾关节水平,第4处是第1～5跖骨近1/3水平,第5处是跗跖关节水平。

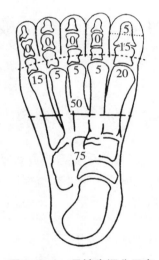

图5-2-1　足缺失评分示意

（一）足趾功能丧失程度评价

《分级》标准中足趾功能丧失程度(百分比值)的条款是指足趾关节活动功能丧失的程度,原则上不包括足趾缺失的评定。足趾关节活动功能仅考虑拇趾的趾间关节屈曲,跖趾关节的背伸以及其余第2～5趾的跖趾关节的背伸,即拇趾功能包括趾间关节屈曲和跖趾关节背伸,其余各趾功能主要是指各趾的跖趾关节背伸。拇趾的趾间关节的屈曲占一拇趾功能40%,拇趾的跖趾关节背伸占一拇指功能60%。在测量拇趾趾间关节屈曲、跖趾关节背伸及其余各跖趾关节背伸时需以对侧(健侧)为参照,若双侧均存在功能障碍时则以正常值为参照。拇趾趾间关节屈曲的正常范围为0°～20°,拇趾跖趾关节背伸的正常值范围为0°～30°,其余各趾跖趾关节背伸的正常范围为0°～10°。

例如,经测量伤侧拇趾趾间关节的屈曲0°～5°,跖趾关节背伸0°～10°;而测量对侧(健侧)拇趾趾间关节屈曲为0°～30°,跖趾关节背伸0°～40°。则伤侧拇趾功能丧失百分比的计算为:[(30-5)/30]×40%+[(40-10)/40]×60%=78.3%。参照(分级)标准第5.10.6.16)条,应评定为十级伤残。

（二）法医临床影像学检验及鉴定要点

法医临床影像学检验,在实施司法鉴定时对于委托方或委托人提供的影像学资料进行审阅,包括影像学检查方法、影像学图像质量、影像学诊断报告等均应符合损伤的实际情况及能够满足司法鉴定的要求。

【鉴定要求】

关于《工标》中足功能缺损分值有专用定级区间参考图表。考虑到足外伤复杂多样性,在现标准中没有可对应条款情况下,可参照图 B.2 和表 B.1 定级。

应用《分级》进行足损伤的伤残程度等级法医学鉴定时,需区分足结构缺失与功能障碍的情形,原则上两者应引用不同条款分别评定致残程度等级。若遇有特殊情况,按上述原则分别鉴定确实不能反映实际残情时,可根据附则 6.1 的规定,比照相应条款按"就高不就低"的原则进行鉴定,但需特别慎重。例如一足拇趾缺失达近侧趾节 1/2 处伴相应跖趾关节功能丧失,同时合并,第 2～5 足趾跖趾关节背伸不能,此时可以依照 5.9.6.12)"一足 5 趾功能均完全丧失"的规定,鉴定为 9 级伤残。

第四节　足弓结构破坏

【足弓结构简介】

足弓由足骨的跗骨、跖骨及其连结的韧带,形成凸向上方的弓。足弓有纵弓和横弓。

（一）内侧纵弓

由跟骨、距骨、舟骨、3 个楔骨、第 1～3 跖骨及趾骨以及各骨间的关节所组成。内侧纵弓的后端在跟骨结节,前端在第 1～3 跖骨头处,弓顶位于距骨头和舟骨下面,于直立姿势时,有前后 2 个支点（负重点）,前支点为第 1～3 跖骨头;后支点位于跟结节的下面。内侧纵弓主要由胫骨后肌、趾长屈肌、拇长屈肌、足底的小肌、跖腱膜及跟舟足底韧带等结构维持。由于此弓的曲度较大,而且弹性较强,故有缓冲震荡的作用。内侧纵弓的高径:男性为 47.2 mm;女性为 40.8 mm。

（二）外侧纵弓

由跟骨、骰骨和第 4～5 跖骨及其间的关节构成。外侧纵弓较低,其最高点为距跟关节及跟骰关节。维持外侧纵弓的结构主要有腓骨长肌、小趾的肌群、足底长韧带及跟骰足底韧带等。此弓曲度较小,弹性较弱,主要与维持身体的直立姿势有关。外侧纵弓的高径:男性为 22.7 mm;女性为 21.0 mm。

（三）横弓

由各跖骨的后部和跗骨的前部构成,由于各骨的背面宽,跖面窄,连结在一起后,跖侧面形成深凹,内侧缘高,外侧缘低,当两足并拢后,即合成一完整的拱形横弓。其宽度为男性 6.6～9.8 cm;女性为 6.3～8.8 cm。横弓主要由腓骨长肌腱和拇收肌的横头等结构维持。

足弓具有弹性作用,可缓冲行走时对身体所产生的震荡,同时还有保护足底的血管和神经避免受压迫等作用,如维持足弓的组织过度劳损、先天性软组织发育不良或骨折损伤等,均可导致足弓塌陷,形成扁平足。

【鉴定条款】

（一）《工标》

5.9.2.21）跖骨或跗骨骨折影响足弓者；九级伤残。

（二）《分级》

5.7.6.6）双足足弓结构完全破坏；七级伤残。

5.8.6.12）一足足弓结构完全破坏，另一足足弓结构部分破坏；八级伤残。

5.9.6.13）双足跟骨粉碎性骨折畸形愈合；九级伤残。

5.9.6.14）双足足弓结构部分破坏，一足足弓结构完全破坏；九级伤残。

5.10.6.17）一足跟骨粉碎性骨折畸形愈合；十级伤残。

5.10.6.18）一足足弓结构部分破坏；十级伤残。

【法医临床检验】

足弓 X 射线摄片方法：站立位，双侧足部 X 射线水平侧位片，中心线对准外弓顶点，焦片距 90～180 cm（改良横仓氏法）（图 5-2-1）。

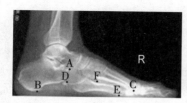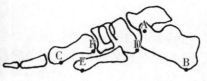

A. 距骨头最低点；B. 跟骨最低点；C. 第 1 跖骨头最低；D. 跟骰关节最低点；E. 第 5 跖骨头最低点；F. 第一跖跗关节最低点。注：所选各点均为水平面接触最低点。

图 5-2-2　足弓测量 X 射线片及示意

内侧纵弓角：以距骨头最低点 A 为原点，分别向跟骨与水平接触点最低点 B 及第一跖骨头与水平面接触最低点 C 各作一直线，测量两直线相交形成的夹角。内侧纵弓角正常参考值为 113°～130°。

外侧纵弓角：以跟骰关节最低点 D 为原点，分别向跟骨与水平面接触最低点 B 及第 5 跖骨头与水平面接触最低点 E 各作一直线，测量两直线相交形成的夹角。外侧纵弓角正常参考值为 130°～150°。

前弓角：以第一跖骨头与水平面接触最低点 C 为原点，分别向第一跖跗关节最低点 F 及跟骨与水平面接触最低点各 B 作一直线，测量两直线相交形成的夹角。前弓角正常参考值为 13°以下。

后弓角：以跟骨与水平面接触最低点 B 为原点，分别向跟骰关节最低点 D 及第 5 跖骨头与水平面接触最低点 E 各做一直线，测量两直线相交形成的夹角。后弓角正常参考值为 16°以上。

【认定原则】

通过半负重位足侧位 X 射线摄片可测量内侧纵弓角、外侧纵弓角、前弓角和后弓角。内侧纵弓角、外侧纵弓和前弓角中任一角不在相应临床医学正常参考值范围内，均视为足弓相应结构部分破坏。

内侧纵弓角、外侧纵弓角均不在各自正常参考值范围内，则视为足弓结构完全破坏。

足弓测量及足弓破坏的认定应行双侧足弓对照摄片。当一侧足部损伤时，与健侧比对结合正常参考值，判定伤侧足弓破坏程度；当双足损伤时，比较正常参考值，判定足弓破坏程度。

第五节　跟骨损伤

【跟骨的解剖结构】

跟骨形态不规则,是足部最大的一块跗骨,近似长方形,位于距骨的下方。跟骨后部肥大的部分,称为跟骨体,体的后端突出,称为跟骨结节,跟骨有6个面,可分为上、下、前、后、内和外面。上面的中部有卵圆形凸隆的关节面,称为后距关节面,与距骨体的跟骨后关节面相关节。根骨上面的内侧,有一扁平的突起,称为载距突,其上面有凹陷的关节面,称为中距关界面,与距骨体的中跟关节面相关节。跟骨上面的前侧,有一小关节面,称为前距关节面与距骨体的前跟关节面相关节。跟骨前面呈方形有一鞍状关节面称为骰骨关节面,与骰骨相关节。其上方有前距、中距、后距3个关节面,分别与距骨的前跟、中跟、后跟关节面相关节组成距下关节。其功能为负重功能和运动功能。跟骨大部分由骨松质组成,仅在后关节面前下方及跟骨结节后下方骨皮质稍厚,其他部位骨皮质极薄。跟骨全长:男性73.4 mm,女性66.5 mm。

【跟骨骨折】

跟骨骨折是常见的损伤,占全身所有骨折的2%。跟骨骨折多见于高坠伤,也见于摔伤或扭伤,骨折线多累及跟骨的内侧;足猛烈内翻位可能引起载距突骨骨折;前足强烈内收并跖屈可能引起跟骨前突骨折。跟骨骨折包括:跟骨结节横形或纵形骨折,体部关节外骨折或关节面塌陷骨折,跟骨外侧缘骨皮质嵌压或呈壳状骨折,甚至粉碎性骨折。跟骨骨折复位困难,预后较差。移位及复位的判断标准以侧位片上的跟骨结节关节角和跟骨轴位片的跟骨宽度、跟骨内骨小梁的走行方向和分布规律是判断有无骨破坏的重要依据。跟骨粉碎性骨折是完全性骨折的一种特殊形式,指骨质破裂成3块以上;骨折畸形愈合一般指存在成角、旋转或者重叠畸形的骨质愈合情形。跟骨骨折若未波及距下关节者为关节外骨折,波及距下关节的为关节内骨折。关节外骨折分为跟骨前端骨折(仅波及跟骰关节)、跟骨结节垂直骨折、载距突骨折、跟骨结节的鸟嘴状骨折。按照跟骨距下关节后关节面骨折线和骨折块数的不同,关节内骨折可根据Sanders分类法分为4型:Ⅰ型,无论几条骨折线,但无明显移位(≤2 mm);Ⅱ型,有一条骨折线2个骨折块,骨折明显移位(≥2 mm);Ⅲ型,有2条骨折线3个骨块;Ⅳ型,有3条骨折线和4个骨折块及以上的粉碎骨折。

【跟骨骨折鉴定条款(含足骨骨折)】

(一)《损标》

5.9.4.j)两节趾骨骨折,一节趾骨骨折合并一跖骨骨折;轻伤二级。

5.9.4.k)两跖骨骨折或者一跖骨完全骨折,距骨、跟骨、骰骨、楔骨或者足舟骨骨折,跖跗关节脱位;轻伤二级。

(二)《分级》

5.9.6.13)双足跟骨粉碎性骨折畸形愈合;九级伤残。

5.10.6.17)一足跟骨粉碎性骨折畸形愈合;十级伤残。

(三)《工标》

5.9.2.24)跟骨、距骨骨折内固定术后;九级伤残。

【检验方法及鉴定要求】

跟骨损伤主要依靠X射线侧位片、跟骨轴位片及CT三维重建片得以诊断。

　　跟骨粉碎性骨折主要指 Sanders 分类中的Ⅲ型、Ⅳ型，尤其波及距下关节的关节内骨折。除本标准规定的跟骨粉碎性骨折之外其他类型的跟骨骨折，若确实破坏足弓结构的，可参照足弓破坏相应条款进行致残程度等级鉴定。

　　跟骨骨折畸形愈合的判定原则可依据 Stephens 和 Sanders 分型方法以及 Zwipp 和 Rammeelt 的分型方法，若发生跟骨外侧壁外膨、距下关节不平整或距骨相对踝关节发生倾斜等，均可视为跟骨骨折畸形愈合。

【图解影像学表现与司法鉴定】

　　跟骨粉碎性骨折见图 5-2-3。

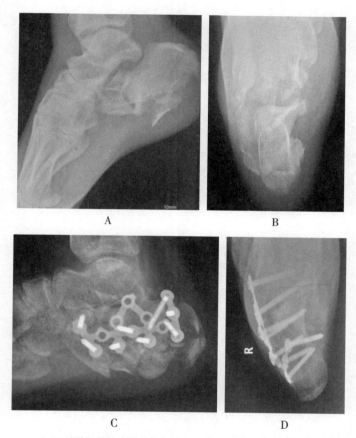

　　A、B. 显示跟骨粉碎性骨折，跟距关节脱位，跟距关节间有小碎骨块，跟骰关节脱位，骨折累及跟骰关节面；跟骨轴位片显示碎骨快向外侧、内侧均有分离。C、D. 为钢链内固定术后示：跟骨明显变形，跟距关节、跟骰关节失去正常关节关系。

图 5-2-3　跟骨粉碎性骨折

第六篇
视器损伤致视力下降的医学影像学与司法鉴定

第一章 视觉基本知识

视觉系统包括视器、视神经和视觉中枢。视器即眼,包括眼球和眼副器。

（一）眼球

眼球分眼球壁和眼球内容物两个部分。

1.眼球壁 由外向内依次为纤维膜、血管膜和视网膜所构成。有维持眼球形态和保护球内容物的作用。视网膜位于眼球壁的内层,视网膜后底部有一直径约 2 mm 的浅漏斗小凹区,称为黄斑,其中央有一小凹,称为黄斑中心凹,是视网膜视觉最敏锐的部位。眼底镜检查见中心凹一反光点,称为中心凹反射。鼻侧距黄斑约 3 mm 处有一直径约 1.5 mm 边界清楚的淡红色圆盘状的结构,称为视盘。

2.眼球内容物

（1）内腔:①前房;②前房角;③小梁网;④后房。

（2）眼内容物:①房水;②晶状体。晶状体富有弹性,形似双凸透镜的透明体,中心层厚 4 ~ 6 mm,直径 9 ~ 10 mm,借晶状体悬韧带与睫状体相连接,固定于虹膜之后、玻璃体之前。③玻璃体:玻璃体为充满眼球后 4/5 空腔内的无色透明胶质体,其前方以晶状体及其悬韧带为界,其他部分与视网膜和睫状体相贴。玻璃体是眼屈光质之一,除有屈光功能外,还对视网膜和眼球壁起支持作用。

（二）眼附属器

1.眼睑 眼睑的肌肉层为:①眼轮匝肌为骨骼肌,由面神经支配,起眼睑闭合作用;②上提睑肌为骨骼肌,由动眼神经支配,起上睑提起作用;③Muller 肌为平滑肌,受交感神经支配,使睑裂开大。

2.泪器 分为泪液的分泌部和排出部。膜性泪道主要包括泪点、泪小管、泪囊与鼻泪管 4 个部分。骨性泪道包括泪囊窝和鼻泪管两部分。骨性鼻泪管的差异较大,平均长度为 10 ~ 12 mm,最长 15 mm,最短 2.5 mm,横径平均 4.6 mm,前后径稍大。

3.结膜 略。

4.眼外肌 共 6 条,包括内直肌、外直肌、上直肌、下直肌、上斜肌和下斜肌。除下斜肌外,其余眼外肌均起始于眶间神经孔周围总腱环,向前附着于眼球赤道部前方的巩膜上。上直肌、内直肌、下直肌和下斜肌由动眼神经支配,外直肌由展神经支配,上斜肌由滑车神经支配。

5.眼眶 是由额骨、蝶骨、筛骨、腭骨、泪骨、上颌骨和颧骨 7 块颅面骨构成。呈稍向内、向上倾斜,四边锥形的骨窝,其口向前、尖朝后,有上、下、内、外四壁。成人眼眶缘近似方形,宽约 40 mm,高约 35 mm,眶深 45 ~ 50 mm。眼眶容量约 35 mL,眼眶外侧壁骨质较坚硬,其他三壁骨质菲薄。

（三）视路

视路是视觉信息从视网膜光感受器开始,到大脑枕叶视中枢的传导路径。临床上通常指从视神经开始,经视交叉、视束、外侧膝状体、视放射到枕叶视中枢的神经传导通路。

1.视神经 是中枢神经的一部分。从视盘起,至视交叉前脚,这段称视神经,全长约 40 mm。眼内段—称为视乳盘,从视盘开始,长约 1 mm;眶内段长 25 ~ 30 mm;管内段指视神经管的部分,长约

6~10 mm;颅内段,约10 mm,直径4~7 mm。

视交叉:是两侧视神经交汇处,呈长方形,横径约12 mm,前后径8 mm,厚4 mm。视交叉前上方为大脑前动脉及前交通动脉,两侧为颈内动脉,下方为脑垂体,后上方为第三脑室。

2.视觉中枢

(1)视束:为视神经纤维经视交叉后,位置重新排列的一段神经束,离开视交叉后,分为两束绕大脑脚至外侧膝状体。

(2)外侧膝状体:位于大脑脚外侧。在外侧膝状体中,灰质和白质交替排列。

(3)视放射:是联系外侧膝状体和枕叶皮质的神经纤维结构。换元后的神经纤维,通过内囊和豆状核的后下方呈扇形散开,绕侧脑室颞侧角,形成 Meyer 袢,到达枕叶。

(4)视皮质:位于大脑枕叶皮质相当于 Brodmann 分区的17、18、19区,是大脑皮质中最薄的区域。每侧与双眼同侧一半的视野网膜相关联,如左侧视皮质与左眼颞侧和右眼鼻侧视网膜相关。视网膜上部的神经纤维终止于距状裂上唇,下部的纤维终止于下唇,黄斑部纤维终止于枕叶纹状区后极部。检出视野缺损的特征性改变,对中枢神经系统病变的定位诊断具有重要意义。

第二章　眼损伤

眼外伤是中青年常见的致盲性眼病,也是单眼盲目的最主要的原因。外伤造成的盲目约占眼外伤的10%,其中黄斑部及视神经的累及是视力预后差的主要原因。在司法鉴定的实践中发现,影像学检查可为眼外伤所致的视力下降的司法鉴定提供眼外伤的部位、程度、损害后果的损伤基础等客观证据,还可为视力下降与眼外伤是否有关联性提供相关的损伤基础的证据,再结合其他辅助检查结果,进行综合分析、判断,最后得出合理的鉴定意见。比如,可为视器损伤提供证据,为视力障碍提供损伤依据,如脉络膜上腔出血、眼异物伤、眶骨骨折、眼球破裂伤、眼内出血、视神经损伤、眶内血肿、眼球内异物和眼眶内异物及其邻近软组织的关系、眶内软组织改变、玻璃体混浊等。根据司法鉴定实践的需要,现将与眼损伤相关的基础知识做一简介,期望在司法鉴定的操作过程中有所帮助。

第一节　眼球损伤

一、晶体损伤

晶状体脱位:眼球受到钝性暴力打击,能使眼球变形,眼球赤道部迅速膨胀,外力去除后,由于反弹力,晶状体前后震荡,晶体悬韧带被扯断,使晶状体脱离原来的正常位置。依据晶状体悬韧带断裂的范围和部位不同,晶状体脱位的方向也不相同,晶状体脱位可分为半脱位和全脱位(图6-2-1)。

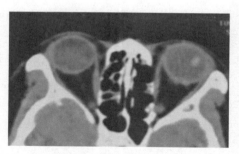

图6-2-1　晶状体脱位,左侧晶状体向外、后方脱位

二、玻璃体损伤

眼球受到钝性暴力作用时,视网膜、睫状体或脉络膜的血管破裂引起玻璃体积血。玻璃体积血后可致变性、液化、玻璃体混浊,影响屈光介质的透光能力,造成视力障碍,如外伤性玻璃体积血。

由于眼球穿孔伤或挫伤所致视网膜、葡萄膜或巩膜血管破裂,血液流入玻璃体内导致玻璃体积血。临床表现如下。

(1)视网膜出血,穿破玻璃体后界层,进入玻璃体中,有时呈均匀扩散,而致突然视力减退。

(2)玻璃体微量积血,常有飞蚊症而不影响视力。

(3)眼底检查:大量积血时,常看不到眼底;少量积血时,则可见到玻璃体内有尘块状漂浮不定的混浊。

(4)玻璃体积血发生机化可致牵引性视网膜脱离。

(5)玻璃体积血可发生玻璃体混浊,有不同程度的视力下降(图6-2-2)。

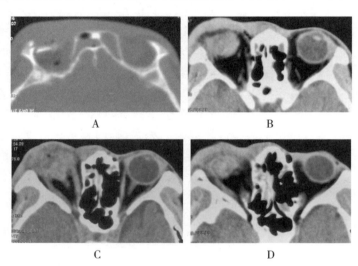

A.右眼眶顶部骨折,骨折块进入框内,框内有少许积气,右额颜面部软组织肿胀;B.可见鼻根部及右睑眼睑部明显肿胀,增厚,右侧眼球破裂,眼环增厚且不完整,眼环内玻璃体密度增高。晶状体向外、后脱位;C、D.所见同图B。

图6-2-2 玻璃体损伤

三、视网膜脉络膜损伤

眼球外伤可致视网膜震荡和视网膜脱离,玻璃体积血机化牵引也可造成视网膜脱离。损伤后可发生感光障碍,造成不同程度的视力下降。脉络膜外伤破裂累及黄斑,可造成视力障碍。脉络膜破裂常发生于眼球挫伤后,常见的并发症有急性视网膜下出血、黄斑损伤、迟发性脉络膜视网膜血管吻合、视网膜新生血管形成及视神经萎缩等。

四、眼内异物

眼内异物伤较常见,常严重威胁视力。眼内异物的位置多位于后部眼球内者较多,其余有位于前房、后房、睫状体、晶状体和前玻璃体。X射线摄片、CT和MRI等影像学检查法,可显示异物(图6-2-3)。

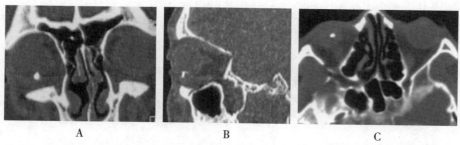

A. 为眼眶部冠状位 CT 片显示眼环内下份有一致密影；B. 为右眼眶部矢状位 CT 片，显示异物位于眼环下部；C. 为眶部轴位片片显示异物位于眼环内。

图 6-2-3　为砂石击伤右眼部

第二节　眼附属器外伤

一、泪道损伤

1. 骨性泪道断裂（图 6-2-4）　鼻泪管的断裂常常是内眦部损伤以及周围骨折（鼻骨与上颌骨骨折）所致。CT 扫描可见骨性鼻泪管断裂。

2. 膜性泪道损伤　膜性泪道损伤常由钝性暴力造成眼睑挫裂伤和锐器切割眼睑所致。损伤后形成瘢痕，牵引扭曲泪小管，使其阻塞，影响导流泪液的作用。膜性泪道断裂未修复，遗留溢泪症状。

3. 泪道损伤　可行泪道造影检查或泪道 MRI 水成像，显示膜性泪道通畅状态。

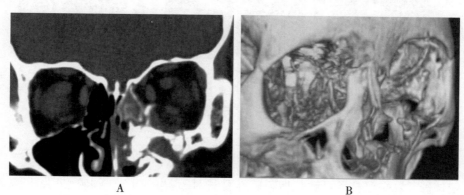

A. 为眼眶骨冠状位 CT 片，左侧眼眶内侧骨折，显示左筛窦、左鼻腔密度增高，符合积液征象，左侧上颌窦多发性骨折；B. 为眶部三维重建片，显示左侧上颌骨额突、鼻骨，左侧上颌窦，多发性骨折。本案例有明确的外伤史，临床有左眼溢泪症状，经鼻泪管探查，左侧鼻泪管不通。

图 6-2-4　泪道损伤

二、眼眶骨折

眼眶位于颅面中部，且向前突起，容易遭受暴力作用而发生骨折。单纯性眶骨骨折，一般不引起残疾。但眶骨严重骨折,常伴有眶内眼球损伤和眶周围的软组织挫伤,造成视功能障碍和颜面容貌毁损的损害后果,临床表现为眼眶骨折时相应的眶前部软组织常有肿胀及皮下及眼睑出血(图6-2-5)。

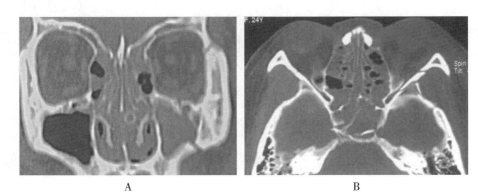

A. 为眼眶部CT冠状位片,显示左侧眼眶外侧壁、顶壁内侧、内侧壁、下壁及上颌窦外侧壁骨折,筛窦,左侧上颌窦积血。B. 为眼眶轴位CT片显示,左侧眼眶外侧壁,左眶上裂外侧壁骨折,蝶窦两侧壁及后壁骨折,骨折片进入蝶窦腔内,蝶窦、筛窦积液。

图6-2-5　眼眶骨折

1. 眶顶骨折　出现球结膜下大量紫红色淤血。
2. 眶尖骨折　可有脑脊液漏、视神经损伤。
3. 眶内壁骨折　出现眼球后缩综合征(图6-2-6)。

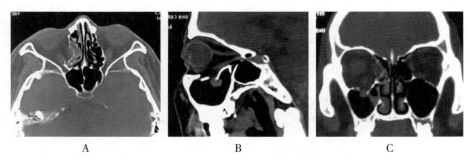

A. 内侧壁骨折,软组织嵌入筛窦内;B. 眼眶底壁骨折,骨折块下陷并呈悬滴状软组织影突入上颌窦内;C. 眶部冠状位CT片示右眼眶底壁粉碎性骨折,可见悬滴状软组织影与上颌窦内壁软组织影相连,并眼眶内壁骨折。

图6-2-6　壁骨折

4. 眶外壁骨折　发生颧骨弓及颧骨体粉碎性骨折时,可出现眼睑、结膜、巩膜出血、眼球下陷。外直肌因渗血、水肿而运动受限,出现复视。

5. 眶底骨折　临床特征为眶内压升高,眶内软组织嵌顿于骨折处。因下直肌、下斜肌或筋膜随眶内脂肪嵌顿于骨折处而发生复视,多为垂直性。也可因眶内出血、水肿,引起运动障碍而出现复视、水肿及出血吸收后复视可恢复。因眶底下沉,致眼球内陷。X射线检查和CT扫描可见骨折线。

第三章　眼损伤的检查

第一节　眼损伤的一般检查

【外伤史】

对于眼外伤患者要先问外伤史。受伤的时间、地点、原因及外伤后视力改变、感觉异常等。有无伤后昏迷、近事遗忘史,尤其是车祸事故后。

【常规检查】

常规检查包括视力表、手电筒、裂隙灯、眼底镜检查等。眼外伤的瞳孔对光反应的检查对于判断视觉传导通路如视神经的损伤很重要。如 Marcus Gunn(MG)征阳性患者表明光感传递通路受损,见于严重的视网膜脱离或视神经挫伤等;直接对光反射消失,间接对光反射存在表明该侧的视神经受损;直接和间接对光反射均消失表明该侧的动眼神经受损。

第二节　眼损伤的特殊检查

眼外伤中最常应用的特殊检查项目为 B 超和 CT,眼前段外伤还需酌情行超声生物显微镜检查(UBM)和前节黄斑部光学相干断层扫描检查,累及黄斑部的损伤行黄斑 OCT 的检查。此外还有视野、核磁共振、眼底荧光素造影、眼电生理等辅助检查。

【B 超】

B 超是协助诊断眼外伤,如眼内出血、睫状体脉络膜脱离、视网膜脱离、眼内异物、外伤性玻璃体、脉络膜和视网膜病变(特别在眼的屈光间质混浊而无法看清眼底时)的有效手段。动态观察及必要的复查有助于判断眼部病变的发展和转归。

【超声生物显微镜检查】

在眼外伤中主要用于异物伤、钝挫伤或闭合性眼外伤引起的房角改变,如房角异物、房角后退,以及睫状体裂离、睫状体异物、晶状体脱位等。

【前节光学相干断层扫描】

可广泛应用于各种开放性眼外伤及各类眼科术后患者眼前节检查。

【黄斑部光学相干断层扫描】

OCT 在眼外伤中主要用于黄斑部增殖膜形成、黄斑裂孔和黄斑出血等,闭合性眼外伤或钝挫伤引起的视盘病变也可通过视盘 OCT 显示。

【眼底血管造影检查】

眼外伤引起了视网膜、脉络膜挫伤,或视力下降,外眼和内眼检查未见明显异常,即不明原因的视力下降,可申请以发现由于外伤引起的眼底血管改变,以及视网膜脉络膜的渗漏和出血灶等。正常视网膜循环时间为 10 ~ 15 s,荧光造影分为动脉前期、动脉期、动静脉期、静脉期 4 期。

【眼电生理检查】

眼外伤累及视网膜和视神经,会引起眼电生理改变。

1. 视网膜电流图　主要检查视网膜神经上皮的功能,如视杆细胞、视锥细胞、双极细胞以及神经节细胞的功能。

2. 视觉诱发电位　主要检查神经节细胞到大脑皮质视觉通路的电活动,VEP 测定对判断视神经挫伤及鉴定伪盲等有一定的参考价值。眼外伤引起的视力下降,首先推荐 VEP 检查,如果矫正视力在 0.1 以上,建议 P-VEP 检查,而视力在 0.1 以下,行 F-VEP 检查;而判断外伤引起的视网膜功能改变,需要行 ERG 检查;如果要评价视网膜到视神经的整个功能或定位,则需要结合 VEP 和 ERG 检查。

第三节　眼损伤的影像学检查与表现

【影像学检查】

(一)X 射线检查

对于怀疑眼内异物尤其是眼内多个异物的患者,可行眼眶的 X 射线正侧位照片,对于异物真实大小、数目和形状的判断,是非常必要的。

眼眶 X 射线照片常用的体位有正位片及侧位片。正位片的照片方法(柯氏位):患者俯卧于摄影台上,前额和鼻部贴于台面中间,中心线向足侧倾斜 23°,对准头顶,通过鼻根部射入。此位置主要显示眼眶的后前位正位影像,额窦和筛窦可部分显示。侧位片的照片方法:患者俯卧于检查台上,患眼靠近台面,头颅正中矢状面平行台面。X 射线管由上向下垂直投照,X 射线中心线经角膜缘平面射入胶片,焦点至胶片距离为 100 cm。此位置主要显示眼的侧面观,主要用于观察眶顶、眶底、上颌窦和蝶鞍。X 射线正侧位照片可以确定眼眶异物是否存在及大小、形状、数目等,但不能确定异物是在球内还是球外。

(二)CT 检查

CT 在眼外伤中的应用很广泛,可全面显示眼球及眼眶的损伤情况。晶状体破裂致外伤性白内障可显示,有些还可见晶状体变大或变小。眼球破裂表现为眼球变小、变形,玻璃体密度增高,甚至看不清楚眼球轮廓。例如眼异物伤、眶骨骨折、眼球破裂伤、眼内出血、脉络膜上腔出血等。尤其是异物伤,可以清晰显示异物大小及部位,判断异物是在球壁、球内还是在球外。CT 对不透光和半透光的眼内异物较敏感,可发现小到 0.06 mm 的铜、铁等金属不透光异物。

1. 扫描方法　常见的扫描位置有轴位、冠状位及矢状位。轴位扫描方法是:患者取仰卧位,头稍后仰,扫描基线为听眶下线(外耳孔到眶下缘连线),向头顶部连续扫描,直至眶顶。冠状位扫描方法是:患者仰卧位,扫描基线为听眶下线的垂直线。扫描层距 2 ~ 5 mm。对于小的眼内异物,也可要求薄层扫描,0.5 ~ 1.0 mm 的间距。

2.应用范围

（1）眼内异物

1）眼内异物的定位：CT 的眼眶轴位片可判断异物位于颞侧还是鼻侧，位于角膜缘后的距离；冠状位可以了解异物的时针方位；矢状位可以得知异物位于角膜顶点的距离以及上方还是下方；三者结合可准确判定异物是否在球内以及在眼内的位置。有时 CT 照片仅有一张轴位片，没有冠状及矢状位片，通过术前仔细阅读也可确定眼内异物的方位。

2）异物大小的估计：①可以从角巩膜伤口的大小来判断；②从 CT 片上的标尺读出；③可以从一张轴位 CT 片或冠状位 CT 片估计异物的大小。由于 CT 片上显示的金属异物有明显伪影，所以对于眼内异物通常加照骨窗位片，以减少异物的伪影。X 射线眼眶正侧位照片对于显示异物的真实大小也非常有帮助，因此怀疑眼内异物时，加照眼眶 X 射线正侧位片，X 射线眼眶照片对判断眶内多个异物有重要的意义。

（2）眶内异物　　CT 对于眶内异物可以定位、定大小，还可判定是否有邻近组织的损伤，如眶骨骨折等。对于难以判断的异物，即异物是位于球壁或球壁外的眶内，或眼内异物贯通到球外。

（3）眼内出血　　玻璃体和脉络膜上腔积血，CT 影像学会出现有意义的改变。轴位和冠状位 CT 片显示高度隆起的密度增高且境界清楚的阴影，呈球形隆起至玻璃体腔，显示玻璃体腔有不规则低密度的阴影，与脉络膜上腔积血的区别是它的边界不清楚，阴影的散布不是沿球壁，而是散在玻璃体腔。

（4）视神经损伤　　严重的钝挫伤可引起视神经撕裂伤，CT 表现视神经部位有出血、肿胀、视神经的束状光滑结构在断裂端消失。如果是视神经异物引起的视神经损伤，CT 也可清楚显示视神经部位的异物等。

（5）眶壁骨折　　CT 可以清晰显示眼眶骨折的部位、范围，邻近组织的累及情况等。眶内侧壁骨折为最常见的一种类型的眶骨骨折，因为眶内侧壁主要由菲薄的纸质筛板组成。

（6）眶内血肿　　CT 照片可清楚显示血肿的部位、大小以及邻近组织受损的情况。随访的 CT 复查可显示积血是否吸收好转，对于决定是否手术具有指导作用。CT 片显示球后有出血阴影，球结膜轻度水肿及结膜下少许出血；显示有贴于眶外侧壁的条形出血灶，显示眶内巨大的血肿，伴有眼球受压迫、变形，伴眶内侧壁骨折。

（7）眼外肌损伤　　主要包括断裂、出血、嵌顿及萎缩等。断裂表现为眼外肌的连续性中断，出血表现为轮廓增粗，密度增高。

（三）MRI 检查

MRI 检查异物时，多方位、多参数的 MRI 成像，可清楚显示眼球内、眶内非金属异物及眼眶内异物及其邻近软组织的关系。MRI 对骨折所致眶内、眶后软组织的改变优于 CT，T2WI 显示玻璃体混浊，呈低信号影。眼部正常 MRI 表现如下。

1.眼眶　　眼眶主要由骨质构成，骨皮质内氢质子密度低，T1WI、T2WI 均为低信号，眼眶髓腔内所含脂肪成分于 T1WI、T2WI 均呈高信号。眶旁鼻窦内因含气体，呈明显低信号。MRI 对于眼眶轮廓和形态的显示不如 CT 准确，尤其是对眶壁骨折的诊断，但在显示骨折所引起的间接征象方面常可弥补 CT 的不足，如视神经挫伤、眶内结构粘连等。

2.眼球　　角膜，为一层 T1WI、T2WI 均为低信号；球壁后 2/3 由视网膜，脉络膜和巩膜构成；视网膜、脉络膜 T1WI、T2WI 均为中等信号；巩膜 T1WI、T2WI 均为低信号；房水，99% 以上为自由水，故呈长 T1、长 T2 信号，因后房较小，MRI 所显示主要为前房；晶状体，晶状体外层由晶状体囊、囊上下皮层和晶状体基质组成，其内蛋白质含量较高，且以聚合状态存在，所含水分为结合水，因此在 T1WI 和 T2WI 均为较高信号；位于晶状体中央的晶状体内层，含较多纤维成分，T1WI 和 T2WI 均为较低信号;玻璃体,水约占其组成成分的99%,因此呈长T1、长T2信号。

3.眼外肌　肌腹T1WI呈中等信号,T2WI呈较低信号,肌腱则呈较低信号。

4.视神经　T1WI和T2WI呈中等信号。由于球内段视神经周围的巩膜在T1WI和T2WI均为低信号,眶内段周围有球后脂肪衬托,视神经管内段和颅内段没有骨伪影的干扰,横轴位几乎可以清晰显示视神经全长,两侧视神经在蝶鞍前上方形成视交叉,MRI可清晰显示。

5.泪器　泪腺位于眼眶前部外上象限,横轴位和冠状位上均可显示,T1WI和T2WI均为中等信号。

【影像学表现】

(一)眼眶部结构正常变异

正常骨缝因眼眶部骨缝、沟、裂较多,在平片及CT断层面图像上应注意鉴别。如因上颌窦炎所致的眶壁骨质稀疏,密度减低,眶骨缝显示增宽颧骨沟水平走行在CT横轴扫描显示在一个层面上呈线样贯穿眼眶,眶下沟切迹在冠状位扫描时易误诊为骨折。位于眶内侧壁和上壁交界处的小圆形凹陷,为上斜肌滑车软骨环的附着处,邻近部位的滑车棘、滑车软骨或韧带骨化等应注意与眶内异物鉴别。在正常眼眶CT扫描时可见眼眶内侧壁纸样板有弧形凹陷凸向筛窦,或骨壁很薄,似不连续,常合并脂肪疝及内直肌疝,患者无明显外伤史,而常被误诊为眶内壁骨折。

(二)眶壁骨折

1.直接征象　平片可见单发或多发骨质中断。眼眶若为爆裂性骨折,是因外力经眶内容物的传导间接作用所致,常发生于眶内、下壁。直接骨折指外力直接作用发生的骨折,多见于眶缘。眼眶骨折的主要临床表现为复视、眼球运动障碍、视力下降,甚至失明、眼球内陷、眼球突出、眼球固定及斜视等。CT片可见眶壁骨质结构连续性中断,粉碎性骨折可见眼眶多处断裂及骨块分离、移位或骨缝分离,或表现为眶壁曲度改变。

2.间接征象　眶内积气、眼睑积气、局部软组织肿胀增厚、鼻窦积血、眶内碎骨块、眼球内积血、球后密度不均增高、眶下壁骨折可见眶内容物疝入上颌窦腔内,如泪滴状,在冠状位扫描最为清楚。泪滴征的出现有助于眼眶爆裂性骨折的诊断。另外还可依据眼眶内侧壁弧形改变的形态,眼睑肿胀等情况判断眶内壁有无骨折,应注意颧骨复合型骨折(三脚架)的诊断。

(三)视神经管骨折

视神经管是视神经通往颅内的最狭窄部位,视神经管骨折可直接损伤视神经,导致视神经断裂或部分断裂、撕脱、血肿等,因炎症或外伤等原因所致的水肿最容易在视神经管内因范围受限而导致视神经损伤,甚至坏死,直接损害患者的视功能。骨折是外伤后视神经损伤导致视力下降的常见原因,常造成永久的视力丧失。正常人两侧视神经管形状和大小基本对称,其骨折后CT表现如下。直接征象:视经管壁骨质连续性中断。横轴位能良好地显示视神经管的内壁和外壁骨折,以及眶内段和管内段的视神经。冠状位结合斜矢状位重建可同时观察视神经从眶口至颅口的上、下、内、外四壁骨折及相邻的蝶窦与筛窦积血、积液情况。间接征象:因蝶窦,后组筛窦与视神经管为邻,当视神经管骨折时常合并蝶窦及筛窦积液;视神经增粗也是较常见的间接征象;颅内脑组织损伤,眶内、外侧壁骨折,蝶骨大、小翼骨折、颧骨骨折、前颅窝及其他颅面骨骨折也是其重要间接或合并征象,还可见因颈内动脉海绵窦瘘所致的眼球突出、眼上静脉扩张、眼外肌增粗等征象(图6-3-1)。

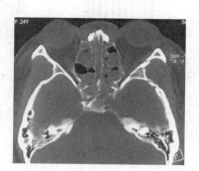

图 6-3-1　左侧视神经管外壁、内壁均有
骨折,筛窦积液

（四）眼内异物

X 射线平片可以确定有无异物及其大小,形态和大致位置。CT 能较准确地显示异物及其位置以及对眼球、眶内软组织损伤的情况。磁性金属异物属 MRI 检查的禁忌证;非金属异物在 T1WI、T2WI 和质子密度加权像上均为低信号;MRI 还可较好地显示视神经是否受损,颅内并发症。

（五）眼睑损伤

单纯眼睑损伤,临床较易诊断,疑为合并眼球及眶壁骨折时须加 CT 或 MRI 检查。

（六）眼球损伤

眼球挫伤及穿通伤常致前房积血及晶状体混浊,致检眼镜无法窥入,CT 扫描可清晰显示球内结构并做出损伤情况的诊断。

1. 眼球破裂　轻度:晶状体脱位,前房加深。中度:球内出血、积气,视网膜脱离,眼球轻度变形,增大或缩小。重度:眼球重度变形,甚至内部结构无法辨认。CT 表现为眼球环不连续,伴有局部不规则增厚,局部厚度超过 4 mm 者高度怀疑眼球破裂;眼球变形,体积增大或缩小,大于或小于对侧眼球 4 mm 者为增大或缩小;前房加深;眼前房距离加深超过 4 mm 是后部巩膜破裂的重要征象,轴位扫描破裂前房比正常侧前方加深超过 2 mm 时提示后部巩膜破裂;晶状体缺如或脱位,其缺如是眼球破裂的重要依据。

2. 晶状体破裂或脱位　影像学表现:晶状体全脱位,晶状体完全脱离瞳孔区,可表现为瞳孔嵌顿,可进入玻璃体腔,浮在玻璃体上或沉入玻璃体内,前房正常形态消失。眼球穿通伤时,晶状体脱出眼球而缺失。正常两侧晶状体 CT 值相差 0～7 HU,患侧晶状体低于健侧 10 HU 以上提示外伤性白内障。晶状体破裂后 3 h 内其 CT 值可在正常范围内。MRI 检查晶状体在 T1WI、T2WI 均为较低信号,晶状体脱位显示较好,MRI 亦可示外伤性白内障晶状体信号不同程度地向玻璃体及前房信号转变。

3. 视网膜脱离　视网膜神经上皮层与色素上皮层之间的分离谓之视网膜脱离。液体漏入两层之间的潜在腔隙形成视网膜下积液。视网膜脱离根据脱落的范围和程度分为完全性脱离和部分性脱离,有裂孔者为孔源性视网膜脱离。

影像学表现:CT 表现为新月形或弧形高密度影,密度尚均匀,典型视网膜脱离呈"V"字形,其尖在视盘,末端指向睫状体。MRI 表现:外伤性视网膜完全脱离时,MRI 横轴位呈典型"V"字形,部分性脱离,指未超过锯齿缘,脱离形态多呈"V"字形和新月形,少数呈不规则弧形;视网膜下积液在T1WI 表现为与玻璃体等或略高信号,T2WI 多表现为高信号。视网膜下出血随血液成分的变化而信号不同,在早期为 T1WI 等信号,T2WI 高信号;随后为 T1WI 高信号,T2WI 低信号;最后随着血液成分的吸收,T1WI 呈稍高或等信号,T2WI 呈高信号影。因此,MRI 不仅可以明确视网膜脱离,判断视网膜下积血性质及分期,而且可明确眼球、视神经及眼外肌锥损伤情况。

4.玻璃体积气与出血 积气常见于眼球穿通伤,积血是眼外伤的常见并发症。CT 显示眼玻璃体积血有一个从高密度至等密度的变化过程,CT 对眼内急性出血有一定诊断价值,对亚急性及慢性期出血诊断困难。MRI 可反映出血后红细胞完整与否以及由氧合血红蛋白到脱氧血红蛋白,高铁血红蛋白和含铁血黄素形成的全过程,因此,MRI 对亚急性期和慢性期出血的显示优于 CT。

（七）视神经损伤

视神经损伤是颅脑损伤中常见的并发症之一,90% 以上的视神经损伤是视神经管段的间接性损伤,常见于眼眶外侧,眉弓颞上部受到撞击,外力通过颅骨传递至视神经管,引起视神经管变形或骨折,造成视神经损伤而引起视力、视野障碍。影像学表现:视神经损伤主要发生在视神经管的管内段和颅内段,其 CT 表现为视神经管骨折、视神经撕脱、断裂或肿胀增粗,CT 能较好地显示眶壁骨及眶内视神经的形态,MRI 可任意断面成像及对软组织挫伤、水肿等情况,MRI T2WI 脂肪抑制像可直接显示伤侧视神经较对侧增粗,信号增高,间接显示视神经蛛网膜下腔高信号受压、消失或眶脂体高信号。MRI 还可显示视神经鞘膜下腔出血及视神经继发受损、萎缩等。

（八）眼外肌损伤

眼外肌断裂表现为肌肉连续性中断,断端结构紊乱;眼外肌挫伤表现为眼外肌肿胀,其内可见边界不清的低密度灶,眼球爆裂伤合并筛骨纸板骨折时可见内直肌锥脂肪疝入筛窦。MRI 表现可见:肌肉变形,出现高信号,T1WI 呈低或稍低信号,T2WI 呈高信号,完全撕裂的肌腱边缘不规则且彼此分离,肌肉可挛缩形成肿块,该肿块与正常肌肉信号相同,断端被血液和水肿液填充,多条肌肉同时断裂,可出现眼球移位。

（九）泪器损伤

因眼眶外上壁骨折、眼球损伤、眼睑损伤等可引起泪腺损伤。

影像学表现:CT 图像上可见泪腺体积增大,边缘模糊,泪腺密度增高,泪腺向前、下方向移位,泪腺内碎骨片或异物滞留。MROCMR 泪道造影,可见泪囊显示正常,下段鼻泪管不显示,为鼻泪管因损伤断裂所致,当瘢痕形成梗阻时,可见泪囊扩张,下段鼻泪管不显示,有时可见泪囊瘘。造影检查,显示更为清晰明确。

第四章　眼损伤的司法鉴定

第一节　眼损伤致残程度评定

视觉功能是眼的主要功能,其作用是识别外物、确定外物以及自身与外界的方位关系。视力的好坏是衡量眼功能是否正常的尺度,也是分析伤情程度、伤残等级的重要依据。

【视力障碍】

视力是法医学鉴定中常用的评估视觉功能的指标。视力障碍是指因损伤所致的双眼视力低下,而难以从事正常工作、学习或其他活动。凡损伤眼裸眼或加用镜片(包括接触镜、针孔镜等)远视力达到正常范围(0.8 以上)或者接近正常视力范围(0.4~0.8)的都不作视力障碍论。

眼外伤致视力障碍,多因机械性暴力造成眼球或其附属器官发生各种病理性改变而损害其正常功能。透明的屈光间质、感光的视网膜和视神经受到轻微的损伤,都可发生严重的视力减退。眼外伤后复原过程中,那些代表病变痊愈的纤维增殖变化,可造成视力障碍。眼损伤不但使眼球组织结构破坏,而且还易于发生感染,加重了眼损伤程度。许多眼损伤的后遗症造成视力障碍。

当眼附属器遭受严重外伤时,眼球由于失去附属器官的保护而危及正常视功能,甚至导致眼球的破坏。一眼受伤后,不仅对眼本身造成严重破坏,而且还可能发生交感性眼炎,威胁另一眼安全,甚至双目失明。

本标准借鉴 WHO 于 2003 年推出的"盲及视力损害分级标准"。该标准提出了日常生活远视力的概念,但考虑到法医学鉴定的特殊性与可操作性,目前鉴定实践中仍以最佳矫正远视力作为评定指标(表6-4-1)。

表6-4-1　视力损害与盲目采用 WHO 分级标准(2003,WHO)

分类	远视力低于	远视力等于或优于
轻度或无视力损害		0.3
中度视力损害(视力损害1级)	0.3	0.1
重度视力损害(视力损害2级)	0.1	0.05
盲(盲目3级)	0.05	0.02
盲(盲目4级)	0.02	光感
盲(盲目5级)	无光感	

视力正常的判断标准:远视力的正常值与人眼的发育有关。3 岁时的远视力正常值≥0.6;4 岁

时≥0.8;5 岁时≥1.0。

5 岁以上时一眼视力≤0.8 时,即为视力轻度降低(接近正常);若一眼视力≤0.5 时,则属视力降低。

一般认为,成人矫正视力在 0.8 以上为基本正常视力,因此可以认为,矫正视力低于 0.8 属于中心视力降低的范畴。

【视力障碍的评定】

视器损伤的司法鉴定内容只涉及视力障碍的条款,其他条款此处不涉及。

(一)视力障碍的评定条款

有关视力障碍的司法鉴定条款共计 50 条,分别分布在《损标》中占 7 条,《工标》中占 27 条,《分级》中占 16 条。具体条款及其详细内容参阅相关标准。

(二)视力障碍鉴定的基本原则、步骤与时机

1. 鉴定原则及评定要点　视觉功能障碍的法医学鉴定应运用临床眼科学、视觉科学和法医学理论和技术,结合司法鉴定实践,在客观检验的基础上,全面分析,综合判定。

(1)有明确的能够引起视力障碍的外伤史:如眼球穿透伤或眼球钝挫伤伤,以及角膜、晶状体、玻璃体、虹膜、睫状体、视网膜、脉络膜、视神经等眼球结构的损伤。

(2)有病历记载的眼损伤引起视力障碍的诊疗过程。比如眼损伤的部位及程度,视力损伤的程度及治疗前后的变化。

(3)有辅助检查佐证眼部与视力有关的解剖结构受伤的客观证据(如眼部 B 超、UBM、AS-OCT、OCT、FFA、EOG、ERG、VEP)或影像学检查所见的眼部结构损伤可导致眼部损害后果或视力障碍的损伤基础。

(4)以矫正视力为标准评定伤残等级。如果角膜严重不规则散光,晶状体缺失,玻璃体切割术后无法通过配戴普通眼镜和角膜接触镜提高视力的,则应以裸眼视力评定伤残等级,而非依特殊的矫正视力评残。

(5)对于损伤程度较轻,又缺乏眼部结构损伤的佐证材料或能够证明有视力损伤的影像学证据者,应作伪盲试验。

(6)对于被鉴定人自述伤后出现视觉功能障碍,鉴定人应根据眼器官结构的检查结果,分析其损伤性病理基础。①对于无法用损伤性质、部位、程度等解释的视觉功能障碍,应排除损伤与视觉功能障碍的因果关系。②对于自身疾病(或病理基础)以及认知功能障碍有关的视觉功能障碍,应分析伤病关系或以伤病关系处理原则,适度降低损伤程度等级。

2. 鉴定时机　若根据视觉功能障碍进行损伤程度鉴定的,原则上应在损伤或因损伤所导致的并发症、后遗症医疗终结后方可进行。所谓医疗终结系指经临床医学一般原则所承认的医疗措施实施后达到临床效果稳定,即眼部损伤症状消失或稳定,眼部体征及视觉功能情况趋于相对固定。

一般而言,较轻的或不遗留明显视觉功能障碍的眼部损伤,鉴定时机可适当提前;若存在视觉功能障碍或将以视觉功能作为依据评定损伤程度时,推荐鉴定时机为损伤 3~6 个月以后。

3. 检验步骤及方法

(1)审核鉴定材料:鉴定材料主要包括案情材料、病历资料、医学影像学资料;①受伤时间、致伤物和致伤方式;②受伤后的主要症状和体征;③受伤后主要的诊疗经过;④了解伤前眼科病史(包括视觉功能情况),必要时应询问家族性疾病史、全身疾病史及用药史。

(2)视力检查:视力是眼外伤法医学鉴定中评价视敏度常用的指标,鉴定中经常需要检验。但此类方法相当依赖被检查者的配合。司法鉴定三个适用文本所用视力标准均系借鉴 WHO 2003 年推出的"盲及视力损害分级标准"。

(3)眼部结构检查:应按《视觉功能障碍法医学鉴定规范》(SF/Z JD 0103004—2016)所规定之

"3. 鉴定原则"和"4. 鉴定方法的要求",依次对视力,眼部结构等进行检验。必要时按"4.5 眼科特殊检查"和"4.6 视觉电生理检查的要求"选择相应的方法进行必要的检验。

（4）眼部放射学检查：鉴于眼部影像学检查及影像学表现在司法鉴定中的重要证据作用,且为了使其能够发挥证据的作用,有必要对眼部影像学检查资料按《法医临床影像学检验实验规范》影像学检验的基本要求、基本原则和眶壁骨折的检验方法进行影像学检验,以便提高眼部影像学检查与诊断证据力的公信度。

第二节　案例介绍

《损标》5.2.3.g）一侧眶壁骨折致眼球内陷0.2 cm以上。轻伤一级（图6-4-1）。

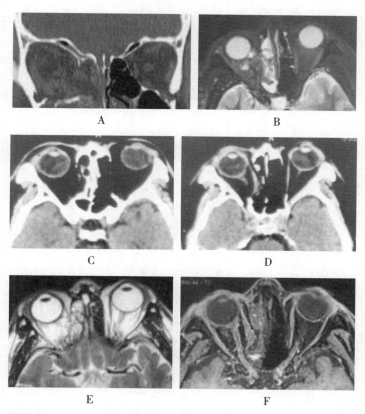

A. 眼球后部层面 CT 冠状位,显示右侧眼眶内壁、眶顶壁内上角及眶下壁骨折,右侧筛窦被眶内容物填充,眶内正常组织结构模糊、紊乱,分辨不清;B. 眶部 MRI 抑脂片显示右侧球后组织结构紊乱,分辨不清,直至视神经管部、球后及筛窦信号不均右侧筛窦及球后有高信号及等信号影;C、D. 眶部 CT 轴位片,显示右侧眶内壁骨折,内直肌增粗,肌腹筛窦侧毛糙,右侧眼球前壁积气;E. T2WI 片,球后脂肪影中信号不均,筛窦内信号混杂,以高信号为主;F. 可见右侧视神经近视神经管处略显扭曲,球后壁眼环增厚,内直肌增粗毛糙且后段不连续、信号不均。结果:眼眶壁多发性骨折内直肌增粗、毛糙,不连续,右侧筛窦损伤;眶内组织广泛损伤,右侧眼环后壁挫伤增厚,右侧视神经挫伤。

图6-4-1　右侧多发眶壁骨折,致眶内容物挫伤,遗留右侧眼球内陷,视力障碍

第七篇
听器损伤致听力障碍的医学
影像学与司法鉴定

在司法鉴定中听器损伤致听功能障碍(听力下降)是比较常见的司法鉴定内容,而在听力障碍的司法鉴定中经常遇到诈聋、伪聋和夸大听力障碍的案例(尤其是单耳聋)是司法鉴定中的难点。本章意在通过影像学所见听觉器官结构破坏的形态学改变和影像学密度变化规律,再结合临床症状和体征以及其他辅助检查所见,以科学的方法、实事求是的原则、客观公正的态度,达到揭示每一例听力障碍的事实真相。

第一章　听觉器官的解剖与生理

耳是听觉器官,由外耳、中耳与内耳3部分组成。

一、外耳

外耳包括耳郭、外耳道、鼓膜3部分。

1. 耳郭　有收集声波的作用。

2. 外耳道　外耳道是外耳门与鼓膜间的弯曲管道,成人长2.0~2.5 cm,略呈"S"形弯曲。

3. 鼓膜　为分隔外耳道与中耳鼓室的椭圆形并透明的薄膜,鼓膜中心向内凹陷称鼓膜脐,其内侧面有锤骨柄末端附着。鼓膜分为前上1/4的松弛部(活体呈淡红色)和后下3/4的紧张部(活体呈灰白色)。鼓膜脐前下部可见三角形反光区,称光锥。当鼓膜异常时,光锥可变形或消失。

二、中耳

主要位于颞骨岩部内,介于外耳道与内耳之间,包括鼓室、咽鼓管、乳突及乳突小房。各部内均衬有黏膜且相互连续,病变时可相互蔓延。

(一)鼓室

鼓室是颞骨岩部内形状不规则的含气小腔,位于鼓膜与内耳外侧壁之间,容积1~2 mL;在额状断面上近似双凹透镜状;向前借咽鼓管与鼻咽部相通,向后以鼓窦入口与鼓窦及乳突气房相通。鼓室约似一竖立的小火柴盒,有外、内、前、后、顶、底6个壁。外壁,又称鼓膜壁,由耳部及膜部构成。耳部较小,即鼓膜以上的上鼓室外侧壁;膜部较大,即鼓膜。内壁,即内耳的外壁,亦称迷路壁。前壁,亦称颈动脉壁,前壁下部以极薄的骨板与颈内动脉相隔;上部有二口;上为鼓膜张肌半管的开口,下为咽鼓管半管的鼓室口。后壁,又称乳突壁,上宽下窄,面神经垂直段通过此壁之内侧。上壁,又称鼓室盖,由颞骨岩部前面构成,后连鼓窦盖,前与鼓膜张肌半管之顶相连续;鼓室借此壁与颅中窝的大脑颞叶分隔。下壁,又称颈静脉壁,为一较上壁狭小的薄骨板,将鼓室与颈静脉球分隔,其前方即为颈动脉管的后壁。鼓室内有听骨、肌肉及韧带等。

听骨为人体中最小的一组小骨,由锤骨、砧骨和镫骨连接而成听骨链。当声波冲击鼓膜时,听骨链相继运动,使镫骨底在前庭窗做向内或向外的运动,将声波的振动转换成机械能传入内耳。听骨的韧带有锤上韧带、锤前韧带、锤外侧韧带、砧骨上韧带、砧骨后韧带和镫骨环韧带等,分别将相应听骨固定于鼓室内。鼓室肌肉有鼓膜张肌和镫骨肌。

(二)咽鼓管

有2个开口,系沟通鼓室与鼻咽的管道,成人全长约3.5~4 cm,其作用是使鼓室的气压与外界的大气压相等,以保持鼓膜内、外两面的压力平衡。

(三)鼓窦

鼓窦为鼓室后上方的含气腔,是鼓室和乳突气房相互交通的枢纽,出生时即存在。

（四）乳突及乳突小房

乳突位于鼓室上隐窝的后方,向前开口于鼓室后壁上部,向后、下与乳突小房相通连,为鼓室和乳突小房之间的交通要道。乳突小房为颞骨乳突部内的许多含气小腔隙,大小不等,形态不一,互相连通。

三、内耳

内耳又称迷路,位于鼓室与内耳道底之间,在颞骨岩部的骨质内,由构造较为复杂的管道组成,分为骨迷路和膜迷路两部分。

（一）骨迷路

由致密的骨质构成,包括前内侧的耳蜗、后外侧的骨半规管以及两者之间的前庭3部分。

1. 前庭　是骨迷路的中间部分,为一不规则、近似椭圆形的腔隙,前部较窄,有一孔通耳蜗;后部较宽有5个小孔与3个半规管相通。大体上可分为前、后、内、外四壁。

2. 骨半规管　位于前庭的后上方,为3个弓状弯曲的骨管,互相成直角;依其所在位置,分别称为外、前、后半规管。每个骨半规管皆有两个骨脚连于前庭。

3. 耳蜗　位于前庭的前面,形似蜗牛壳,主要由中央的蜗轴和周围的骨窝管组成。

（二）膜迷路

由膜性管和膜性囊组成,借纤维束固定于骨迷路内,可分为椭圆囊、球囊、膜半规管及膜蜗管,各部相互连通形成一连续的、含有空腔的密闭的膜质结构,其内充满着内淋巴液。椭圆囊和球囊位于骨迷路的前庭内,膜半规管位于骨半规管内,蜗管位于耳蜗的蜗形螺旋管内。

四、声波的传导

声波传入内耳的感受器有两个途径,一是空气传导,二是骨传导。正常情况下以空气传导为主。

（一）空气传导

耳郭将收集的声波经外耳道传至鼓膜,引起鼓膜振动,中耳内3个听小骨构成的听骨链随之运动,把声波转换成机械能并加以放大,经镫骨底板传致前庭窗,引起前庭阶内的外淋巴流动。在正常情况下,外淋巴的波动可通过前庭膜使内淋巴波动,也可以直接使基底膜振动,刺激螺旋器并产生神经冲动,经蜗神经传入中枢,产生听觉。

（二）骨传导

骨传导是指声波经颅骨（骨迷路）传入内耳的过程。声波的冲击和鼓膜的振动可经颅骨和骨迷路传入,使内耳的淋巴流动,亦可使基底膜上的螺旋器产生神经兴奋。

第二章　医学影像检查与诊断

第一节　医学影像检查技术

耳部包括外耳、中耳、内耳,大部分位于颞骨内,具有良好的对比,影像检查很容易观察耳部骨性解剖结构。观察的重点是骨性外耳道和中、内耳结构;相关结构也应同时进行观察,包括面神经管、颈动脉管、颈静脉窝和乙状窦沟及中颅窝底(鼓室盖)等,这些结构的影像学表现与耳部病变及并发症相关,并直接影响病变的诊断、治疗和预后。

【影像学检查】

1. X 射线检查　X 射线平片主要用于人工耳蜗植入术后观察电极的形态和位置。

2. CT 检查　CT 是耳部病变的主要影像检查技术,常规行容积扫描,多方位高分辨力重组,也可行其他多种后处理。包括三维表面遮盖显示、迷路成像和听骨链成像等。近年来随软件的快速发展,CT 仿真内镜技术日臻成熟,可观察鼓室、乳突窦、迷路及内耳道结构。对于耳镜检查无异常的搏动性耳鸣,行颞骨高分辨力双期增强检查并联合采用 CTA 与仿真内镜观察,是首选检查方案。

3. MRI 检查　MRI 常作为 CT 的重要补充检查技术。其应用价值在于:采用恰当的检查方法,可以直接显示听神经、面神经、膜迷路病变;MRI 水成像技术可清楚显示膜迷路的三维结构;高分辨力三维采集的源图像可观察桥小脑角区的脑神经与血管的关系;增强检查则常用于肿瘤性病变及炎性病变的诊断与鉴别诊断。

【听器正常影像表现】

(一)高分辨力 CT

可以清楚地显示颞骨的结构,还可观察颞骨气化情况。颞骨由鳞部、鼓部、乳突部、岩部、茎突5 个部分组成。

1. 外耳　外耳道长 2.5~3.0 cm,外 1/3 为软骨部,内 2/3 为骨部。

2. 中耳　由鼓室、鼓窦(又称乳突窦)、咽鼓管、颞骨气房组成;鼓室为不规则含气腔,分为上鼓室、中鼓室、下鼓室;鼓室内有听小骨,包括锤、砧、镫骨。

3. 内耳　位于岩部内,又称迷路,包括前庭、前庭窗、前庭水管、半规管、耳蜗、耳蜗水管等;面神经走行于颞骨内,总长平均 30 mm,有两个弯曲即膝状神经节(第一膝)和锥曲(第二膝)处,分 3 段即迷路段、鼓室段(水平段)、垂直段;内耳道走行于迷路内侧。颞骨内或周边还有乙状窦、颈静脉窝、颈动脉管等结构。

具有重要临床意义的解剖变异,包括乙状窦沟前位、颈静脉窝高位及憩室、颈动脉管异位、中颅窝底低位,面神经管鼓室段低位、垂直段前位等。CT 检查时,对这些解剖变异的详细观察很重要,其有助于避免耳部或颅底手术中伤及这些结构。

（二）MRI

T1WI 和 T2WI 影像图上颞骨骨质及所含气体均为低信号。T2WI 影像图上,可见迷路淋巴液及内耳道内脑脊液呈高信号,听神经、面神经呈线条状等信号;T1WI 图像上,迷路淋巴液及内耳道内脑脊液呈低信号,神经呈等信号。

第二节　与影像学检查相关的损伤

听器损伤包括外耳道损伤、鼓膜损伤、中耳损伤、内耳损伤、听神经损伤与颅脑损伤。与影像学关系密切的有中耳损伤、内耳损伤、听神经损伤与颅脑损伤。目前 CT 是诊断颞骨外伤的首选方法,现简述如下。

【外耳道损伤】

在交通事故中,单独发生外耳道损伤较少见。外耳道损伤多由乳突和下颌骨骨折引起,烧伤也可致外耳道损伤。外耳道烧伤或损伤感染后可发生外耳道狭窄或闭锁,影响听力,临床表现为:自觉疼痛和听力减退;外耳道有少量出血,继发感染时可以有耳漏;外耳道可见血迹、血痂、肿胀、糜烂、皮肤撕裂;烧伤时可有创面,伴有耳郭烧伤;感染时外耳道内有肉芽组织增生;损伤愈合后遗留瘢痕,外耳道可狭窄或闭锁。

【鼓膜损伤】

在交通事故中,鼓膜损伤多由颞骨纵形骨折所致,此外异物刺伤和外耳道压力急剧变化也可造成鼓膜损伤。鼓膜小穿孔一般能够自行愈合。鼓膜穿孔和缺损均可影响耳的传音功能。临床表现为:有剧烈耳痛、耳鸣、耳内堵塞感和听力减退;有时伴有恶心和眩晕;耳镜检查发现外耳道可有少量鲜血,鼓膜穿孔多呈不规则裂孔,周边或耳道有新鲜血迹或血痂。听力学检查:如伤前听力正常,鼓膜外伤后纯音测听多为轻度传导性聋,听力损失在 45 dB 以内,如骨气导听阈差大于 50 dB,则应怀疑听骨链损伤。中耳分析检查:鼓室呈典型鼓膜穿孔图像。

【中耳损伤】

听骨链损伤:颅脑损伤常引起听骨链损伤,以砧镫关节脱位和镫骨弓骨折为多见。颅底颞骨骨折(尤其是纵形骨折)也可累及听骨链。听骨链损伤常与外耳道或鼓膜损伤并发。听骨链损伤可分为伴鼓膜急性创伤和鼓膜无创伤两类型,但都并有严重的传导性耳聋。临床表现如下。

（1）纯音测听为传导性耳聋,但程度较单纯鼓膜穿孔为重,骨气导听阈差大于 50 dB。

（2）鼓膜完整者,声阻抗检查表现为声顺值增大,呈 AD 型曲线,即鼓室功能曲线峰幅异常增高。镫骨肌发声消失,咽鼓管通畅。

（3）听骨链 CT 三维立体图像对听骨链损伤的术前和术后评价非常有价值。

（4）耳内镜检查:用 00、300、700、900 耳内镜对听骨链进行观察,明确病变部位。

【内耳损伤】

多因头部碰撞引起迷路各部位轻重不等的出血等改变,导致迷路震荡。内耳损伤的表现也是听力障碍,是由于内耳感音器或蜗后听径路病变引起的听力障碍称为感音性耳聋,如化脓性中耳炎并发迷路炎等。

（一）内耳气压性损伤

内耳气压性损伤是由外界气压急剧变化所致,可分为内耳气压伤和内耳减压病。内耳气压伤是由外界气压引起中耳压力的突然增高,压迫圆窗膜向鼓阶方向破裂,或使镫骨底板骨折向前庭阶方向破裂,引起感音神经性耳聋。内耳减压病是因外界或中耳减压速度过快,使原先在高压下溶于内耳的稀有气体未能及时排出而以气泡形式逸出,在内、外淋巴液及血管内形成气栓所致。临床表现如下。

(1)气压伤时常常伴有中耳损伤的表现,可出现耳痛、耳闭塞感、听力下降等,检查时可见鼓膜内陷或充血、鼓室积液或积血,严重者可发生鼓膜破裂。

(2)内耳损伤表现为耳痛、耳鸣、耳闭塞感、听力减退、剧烈的眩晕伴恶心、呕吐。

(3)听力学检查:纯音测听、声导抗测试、耳蜗电图、听觉诱发电位测听、耳声发射等均表现为混合性或感音性耳聋。

(4)前庭功能检查:自发性眼震、冷热试验也表现出异常。

(二)外伤性外淋巴瘘

外伤性外淋巴瘘是由暴力引起外淋巴和中耳之间形成异常通道而致外淋巴逸出,以前庭窗膜即环状韧带的破裂最为常见。常见病因有颞骨骨折、气压的剧烈变化所致的压力伤等。临床表现如下。

(1)多为一侧突发性感音神经性耳聋、耳鸣,少数为双侧;听力下降的程度不等。

(2)受伤当时即可出现眩晕、恶心、呕吐、面色苍白、出冷汗等前庭损伤所致的自主神经症状,经过一段时间形成中枢代偿后,上述症状会逐步减轻。

(3)耳镜检查:鼓膜大多正常,可有鼓膜破裂及外耳道皮肤损伤。

(4)纯音测听:为程度不等的感音神经性聋。

(5)声阻抗检查:鼓膜未穿孔者因外漏的淋巴液一般较少,鼓室压力图通常为 A 型。

(6)耳蜗电图:SP/AP 比值可出现增高。

(三)迷路骨折

横行骨折20%发生在岩部,骨折线常常横穿岩部,并且累及耳蜗、前庭、半规管等骨迷路,内耳道亦可受累,临床表现为感音神经性耳聋。

第三节　听器损伤的影像学表现

【颞骨损伤】

听觉器官的中耳与内耳结构位居颞骨岩部之中,颞骨岩部损伤常累及中耳、内耳,可导致不同程度的听力障碍,因此听力障碍是颞骨岩部影像学检查的重要内容之一。

根据颞骨骨折线与岩锥长轴的关系可分为纵行骨折、横行骨折、混合型骨折。横行骨折与纵行骨折发生率为 5∶1。

纵行骨折线累及乳突从中颅窝底及鼓室盖向下走行,常累及外耳道上壁,前壁及颞下窝。外耳道后壁的骨折向内累及面神经管膝段或其远侧部分,导致面瘫;骨折线累及上鼓室导致听骨链错位;鼓室盖骨折常伴有脑脊液耳漏,骨折线经过迷路,向前延伸,累及面神经膝段,甚至达颈动脉管,损伤颈内动脉。

横行骨折位于中耳腔的内侧,可累及内耳结构,骨折线向前达中颅窝底,向后累及枕骨。弓状隆起外侧走行的骨折线常累及岬部、前庭、水平半规管、后半规管,偶尔累及面神经鼓室段,弓状隆起内侧骨折线常累及前庭、螺旋器、内耳道底及总骨脚。

颞骨骨折间接征象:乳突气房积液,颞下颌关节积气。

颞骨骨折可被分为耳囊受累型和耳囊未累及型。受累型者易并发感音神经性耳聋、脑脊液耳漏、面神经受侵概率大于未累型,同时颅内损伤也较耳囊未累及型多见,如硬膜下血肿。

【听骨链损伤】

听骨链损伤包括听骨链脱位和听小骨骨折,听骨脱位最常见,听骨链损伤常伴有颞骨骨折。听骨链脱位常见有锤砧关节脱位、砧骨游离、锤砧骨移位及镫骨底板脱位。其中锤砧关节及砧镫关节脱位最常见,镫骨脚、砧骨长脚及锤骨颈骨折最常见。HRCT 横断面能很好地显示听骨链的连续性及锤砧关节、砧镫关节;冠状位对显示砧骨长脚、锤骨及砧镫关节有帮助。

【面神经管及内耳损伤】

横行或纵行骨折都可累及面神经,受累部位主要是内听道段、迷路段或鼓室段。面神经管损伤有以下几种情况:①面神经管错位;②面神经管被骨折线断开(无明显移位);③面神经管壁离断,骨折碎片压迫面神经;④砧骨脱位、砧骨短突直接压迫面神经第二转弯的远侧段。

MRI 对于区分周围伴有出血的面神经挫伤及部分或完全性面神经断裂有一定的价值,如果前庭震荡但没有颞骨骨折,MRI 可进一步明确诊断,比如当脱氧血红蛋白变成高铁血红蛋白时,T1WI、T2WI 都表现为高信号。

当耳部外伤后出现传导性、混合性及感音性神经耳聋、面神经麻痹性症状时,应选择薄层高分辨率 CT 扫描结合多平面重建图像;当存在骨折时应仔细描述骨折累及的结构;若无骨折但鼓室腔内积血、积液并伴传导性耳聋,应高度怀疑听骨链脱位;颞骨骨折常可合并颅内硬膜外出血、脑挫裂伤、脑对冲伤、脑脊液耳漏、鼻漏、颈内动脉瘤、乙状窦血栓形成等。

第四节　听力障碍的司法鉴定

在我国司法鉴定中,听力减退的鉴定案件见于各类刑事、民事案件,特别是在头、面部外伤后较为常见。鉴定中可存在被鉴定人伪装和夸大听力减退情况,也可在伤前已存在听力减退,但是,鉴定人对于被鉴定人伤前的听力资料无法得到,这无疑给伤后听力减退的法医学鉴定带来一定的困难。

【听器损伤致听力障碍的司法鉴定】

听器损伤司法鉴定条款判定的基准是听力障碍的程度,而听力障碍仅是听觉器官损伤和(或)疾病导致听力下降的一种相同的临床表现。在《听力障碍法医学鉴定规范》(SF/Z JD103001—2010)中的"6"听力障碍鉴定方法、"6.5"确定听力障碍部位的检查、"6.5.3"对于上述听力测试结果显示异常的应常规摄颞骨 CT,必要时摄内耳和听神经 MRI,了解中耳、内耳有无损伤、疾病或者畸形。从而将听力障碍以司法鉴定技术规范的形式做出了明确规定,要求凡通过各种听力学检查方法确定听力障碍测试结果显示异常的,应常规摄颞骨 CT,必要时摄内耳或听神经 MRI,了解中耳、内耳有无损伤、疾病或畸形。根据损伤部位、听力学特征以及影像学检查结果,综合分析确定听力障碍的部位和与损伤的因果关系。作者根据听力障碍司法鉴定的实践及《听力障碍法医学鉴定规范》的具体要求认为,被鉴定人的外伤史、临床症状和体征及各种听力障碍检查方法所测试的异常结果,仅能证明被鉴定人有外伤史,有听力下降,但不能确切证明听觉器官是否受伤了、听觉器官什么部位受伤了、什么时间受伤了、伤到什么程度、是否与本次伤有关联性等,因此在《听力障碍法医鉴定规范》中设置了对听力障碍测试结果显示异常的,要求行颞骨 CT,必要时摄内耳、听神经的 MRI

检查的规定。从证据学的观点认为影像学检查资料是客观证据,影像资料所见异常影像学表现,经临床影像学专家法医学专家或者影像学专家和法医学专家共同阅片后,所形成的影像学诊断报告,其报告所认定的听觉器官损伤的影像征象,是导致听力障碍司法鉴定意见的客观证据,也是经过科学的方法即影像检查技术的成像原理对人体组织器官进行的真实情况的复制,是将人体正常结构或病损后的解剖变化、病理变化如实地复制成人们眼睛可视的图片,对临床医生来说是诊疗疾病的依据,对司法鉴定人,它是伤情程度鉴定、伤残等级鉴定的客观证据。有了影像学检查显示出的中耳和(或)内耳损伤的客观证据作为基础,再结合外伤史和(或)病史、相应的临床症状和体征,以及听力学检测结果,进行综合分析后所得到的司法鉴定意见,才能真正体现司法鉴定意见的科学性、客观性和公正性(图7-2-1)。

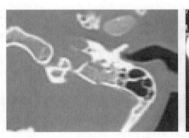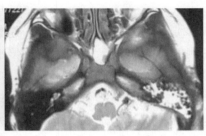

A　　　　　　　　　　　　B

A.颞骨岩部骨折 CT 片,颞骨岩部内侧横行骨折,骨折部气房内密度增高;

B.小脑平面 MRI 片示左侧鼓室 T2 高信号。

图7-2-1　颞骨岩部骨折 CT、MRI 所见

【听力障碍评定标准条款】

本章节听器损伤的司法鉴定内容中只涉及听力损伤(障碍)的条款,其他内容在此不叙。

(一)《损标》

5.3.1.a)双耳听力障碍(≥91 dB HL);重伤一级。

5.3.2.a)一耳听力障碍(≥91 dB HL);重伤二级。

5.3.2.b)一耳听力障碍(≥81 dB HL),另一耳听力障碍(≥41 dB HL);重伤二级。

5.3.2.c)一耳听力障碍(≥81 dB HL),伴同侧前庭平衡功能障碍;重伤二级。

5.3.2.d)双耳听力障碍(≥61 dB HL);重伤二级。

5.3.2.e)双侧前庭平衡功能丧失,睁眼行走困难,不能并足站立;重伤二级。

5.3.3.a)双耳听力障碍(≥41 dB HL);轻伤一级。

5.3.4.e)一耳听力障碍(≥41 dB HL);轻伤二级。

5.3.4.d)一侧前庭平衡功能障碍,伴同侧听力减退;轻伤二级。

5.3.5.c)外伤后听力减退;轻微伤。

(二)《工标》

5.4.2.19)双耳听力损失≥91 dB;四级伤残。

5.5.2.28)双耳听力损失≥81 dB;五级伤残。

5.6.2.33)双耳听力损失≥71 dB;六级伤残。

5.7.2.32)双耳听力损失≥56 dB;七级伤残。

5.8.2.34)双耳听力损失≥41 dB 或一耳损失≥91 dB;八级伤残。

5.9.2.30)双耳听力损失≥31 dB 或一耳损失≥71 dB;九级伤残。

5.10.2.27)双耳听力损失≥26 dB 或一耳损失≥56 dB;十级伤残。

（三）《分级》

5.4.2.6)双耳听力障碍≥91 dB HL;四级伤残。

5.5.2.6)双耳听力障碍≥81 dB HL;五级伤残。

5.7.2.9)一耳听力障碍≥81 dB HL,另一耳听力障碍≥61 dB HL;七级伤残。

5.8.2.11)一耳听力障碍≥91 dB HL;八级伤残。

5.8.2.12)双耳听力障碍≥61 dB HL;八级伤残。

5.9.2.18)一耳听力障碍≥81 dB HL;九级伤残。

5.9.2.19)一耳听力障碍≥61 dB HL,另一耳听力障碍≥41 dB HL;九级伤残。

5.10.2.18)一耳听力障碍≥61 dB HL;十级伤残。

5.10.2.19)双耳听力障碍≥41 dB HL;十级伤残。

5.10.2.20)一侧前庭平衡功能丧失,伴听力减退;十级伤残。

【听力障碍评定应遵循的原则】

听力障碍的法医学评定,应严格遵守《听力障碍法医鉴定规范》(SF/Z JD0103001—2010)的要求,运用临床听力学和法医学的理论和技术,以被评定人听觉系统原发性损伤,以及与原发性损伤有直接联系的并发症或后遗症为基础,结合听力障碍程度全面分析,综合评定;对因疾病引起的听力障碍评定,应以听觉系统疾病为基础,结合听力障碍程度,全面分析,综合评定;对听觉系统损伤与疾病(或既往损伤)并存的,应分析损伤或疾病(或既往损伤)对听力障碍后果原因力的大小,并判定损伤与听力障碍的因果关系及参与程度。听力障碍程度的确定应使用现有的听力学检测技术和方法,尽可能采用多种测试项目组合,多种测试指标互相印证综合评定。听力障碍的评定应在损伤 3~6 个月后进行或选择医疗终结后听力障碍程度相对稳定时进行。

【听器损伤致听力障碍判定标准】

（一）中耳损伤性听力障碍判定标准

(1)确证的头部或耳部外伤史。

(2)有头部或耳部损伤的临床表现。

(3)颞骨 CT 检查提示中耳出血,或者颞骨骨折累及中耳,或者听小骨位置改变。

(4)听力学表现:①纯音听力测试伤耳呈传导性听力损失,听骨链损伤的表现为不同程度的气骨导差,最大可达 60 dB HL;②单纯听骨链中断的声导抗测试提示鼓室图为 Ad 型(峰值异常高);③听性脑干反应可以出现各波潜伏期顺序延长,Ⅰ~Ⅴ波间期在正常范围;④听觉诱发电位测试存在轻度或中度听力障碍。

（二）内耳损伤性听力障碍判定标准

(1)确证的头部或耳部外伤史。

(2)有头部或耳部损伤的临床表现。

(3)颞骨 CT 检查提示有或无颅底骨折征象。

(4)听力学表现:①纯音听力测试伤耳听力障碍多呈感音神经性,合并中耳损伤者呈混合性。②耳声发射异常。③听性脑干反应有听力障碍。单纯蜗性损伤者,轻度听力障碍表现为各波潜伏期及Ⅰ~Ⅴ波间期在正常范围;合并传音障碍者表现为各波潜伏期顺序延长,Ⅰ~Ⅴ波间期在正常范围;听力障碍严重者波形可以消失。④耳蜗电图表现为伤耳 GAP 波增宽,出现不对称的锯齿波或双波,阈值提高或波形消失。

(5)内耳损伤者常伴发前庭功能紊乱症状,包括眼震电图、眼震视图等在内的前庭功能检查提示前庭功能异常。

（6）排除蜗性疾病所致的听力障碍。

（三）蜗后损伤性听力障碍判定标准

（1）确证的颅脑损伤史。

（2）有颅脑损伤相关的临床表现。

（3）听力学表现：①纯音听力测试伤耳呈感音神经性听力障碍，合并中耳损伤的呈混合性听力障碍；②单纯蜗后损伤时，耳声发射可正常引出；③听性脑干反应提示伤耳 V 波潜伏期延长，两耳 V 波潜伏期差>0.4 ms，Ⅰ～Ⅴ波间期延长超过 5 ms，或者与对侧耳相差>0.45 ms，或者波形消失；④主客观听力测试存在听力障碍。

（4）颅脑 CT、内耳 MRI 检查可以提示颅脑或听神经损伤的阳性征象。

（5）排除蜗后疾病所致的听力障碍。

（四）外伤继发感染后听力障碍判定标准

（1）耳部外伤后继发感染史。

（2）有中耳或内耳感染的临床表现。

（3）听力学检查提示传导性或混合性听力障碍。

（4）感染累及鼓室或乳突时颞骨 CT 检查有阳性发现。

（5）排除其他原因引起的感染性听力障碍。

【听力障碍评定方法】

（一）了解案情

在送检资料中确证有引起听力障碍的损伤或疾病等原因，询问听力障碍的临床症状和诊疗过程，详细全面地进行耳科检查及体格检查，并尽可能获取伤前病史和损伤早期的听力资料。

（二）听力测试项目选择与组合

（1）听力测试项目包括纯音气导和骨导听阈、声导抗、听觉诱发电位及耳声发射或耳蜗电图测试。

（2）听阈级测试项目组合：纯音听阈测试是目前能够比较真实地反映人听敏度的方法，但在有伪聋或夸大聋情况时，其真实听阈主要依赖客观听力测试方法进行评估。选择纯音听阈，听性脑干反应以及 1～2 项有频率特性的听觉诱发电位（如 40 Hz 听觉相关电位、短纯音或短音听性脑干反应、听性稳态反应、听觉皮质诱发电位）作为主、客观听阈测试的基本项目。

（3）了解听力障碍部位的测试项目组合，至少应包括纯音听阈、声导抗、听性脑干反应、耳声发射或耳蜗电图测试。

（4）严格遵守听阈级测试步骤和听阈级计算的要求进行检测。

（5）确定听力障碍部位的检查。①了解耳蜗功能，应进行耳声发射和（或）耳蜗电图测试。②了解是否存在蜗后损伤或病变，应进行声导抗声衰试验，听性脑干反应、耳蜗电图、眼震电图/眼震视图测试。③对于上述听力测试结果显示异常的，应常规摄颞骨 CT，必要时摄内耳或听神经 MRI，了解中耳、内耳有无损伤，疾病或者畸形。

（6）分析听力障碍与损伤或疾病或既往损伤的因果关系。

根据损伤部位、听力学特征以及影像学检查结果，综合分析确定听力障碍的部位以及损伤与听力障碍的因果关系。

【听力障碍因果关系判断】

在损伤与疾病的因果关系判断中，由于听力障碍司法鉴定的复杂性和困难性，又要充分体现听力障碍司法鉴定的科学性和公正性,要求鉴定人应熟悉听觉生理、听力减退的原因和机制、听力检查方法,以及损伤与疾病的因果关系判断方法,能够进行外伤与既往疾病,或者外伤与既往损伤的因果关系判断。

(1)听力测试结果发现存在听力障碍,同时发现存在影响听力的既往疾病或损伤时,应分析损伤对听力障碍后果原因力的大小,判断损伤与听力障碍的因果关系。

(2)损伤致听力障碍的作用分为完全作用、主要作用、相等作用、次要作用、轻微作用和没有作用。

(3)若损伤与听力障碍存在直接因果关系,为完全作用或主要作用,则根据听力障碍程度进行损伤程度或伤残等级评定。

(4)若损伤与听力障碍存在相当因果关系(相等作用)或者间接因果关系(次要作用、轻微作用),则应判断损伤与听力障碍的参与程度,一般不宜根据听力障碍程度直接评定损伤程度或伤残等级。

(5)若损伤与听力障碍不存在因果关系,则只说明因果关系,不评定损伤程度或伤残等级。

案例1:因交通事故致左耳听力障碍,左耳听力为 91 dB,临床诊断感音神经性耳聋。依据《分级》5.8.2.11)一耳听力障碍≥91 dB HL,评定为八级伤残。已鉴定3次。本案例在1年内曾行3次颞骨轴位、冠状位 CT 薄层扫描。后来经庭审被鉴定人自动撤诉。

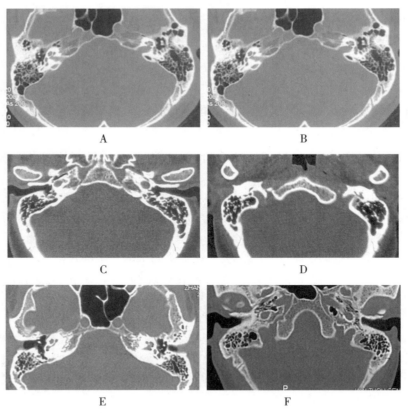

图 A、B 清晰显示鼓室、鼓窦乳突部结构正常,气房清晰,鼓室内密度正常,听小骨均清晰显示,其关系正常、无脱位;所见各部颅骨无骨折。图 C、D、E、F 为图 A、B 的相邻层面的补充,所示各部形态、结构、密度均正常。

图7-2-2　颞骨岩部薄层 CT 扫描

案例2：男性,42 岁。因交通事故致颅脑损伤。头颅 CT 检查右颞部有脑挫裂伤及蛛网膜下腔出血。经治疗后脑挫裂伤吸收,蛛网膜下腔出血消失。经司法鉴定时按《分级》标准,不具备鉴定伤残等级的条件。对送检影像资料检验时发现颞骨岩部有多条纵行骨折线,气房密度增高,建议行听力学检查,经法医临床检验后认定其右耳听力为 63 dB HL。依据《分级》标准 5.10.2.18)—耳听力障碍≥61 dB HL 之规定,评定为十级伤残。

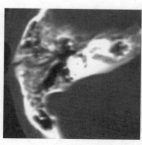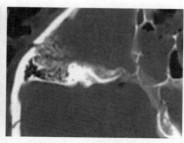

图 7-2-3　右侧颞骨岩部纵行骨折,蝶窦右侧壁骨折,致蝶
　　　　　窦积液。鼓窦气房密度增高。颞骨岩部的骨折
　　　　　形成了听力障碍的基础

第八篇
胸、腹部损伤的医学影像学与司法鉴定

第一章　胸部损伤的司法鉴定

颈部和腹部之间由胸壁和胸腔脏器组成。胸壁以胸廓为支架，外面敷以皮肤、筋膜和肌肉，内面衬贴胸内筋膜。胸壁和膈围成胸腔，有胸膜腔、心、肺和大血管等重要器官。胸壁包括胸骨、肋骨、肋软骨、锁骨、肩胛骨、软组织（肌肉、神经、血管）。壁层胸膜与脏层胸膜之间为封闭的胸膜腔。正常情况下，胸膜腔内只有少量淋巴液起润滑作用。两侧胸腔由纵隔分开，纵隔内由气管、食管、心脏和大血管。膈肌分隔胸腔和胸腹腔。胸廓骨由胸椎、胸骨、12 对肋骨参与组成。正常情况下胸廓内保持着一定的容积和压力，保护着心、肺、大血管等重要器官。胸廓维护着正常的呼吸生理功能（生物体与外界环境的气体交换）。胸腔是一个密闭的空腔，肺是一个悬挂在胸腔的弹性囊。在膈肌和肋间肌的作用下，维护着人体的呼吸运动。正常情况下，胸腔内为负压，低于大气压。正常胸腔内只有少量液体，如有空气存在即为气胸。液体增多为胸腔积液，胸腔内出血为血胸。

胸部损伤在创伤中很常见。最常见原因是车祸，其次为高速坠落遭受打击，体育活动、挤压、爆炸等也是创伤致死的重要原因。胸部外伤，无论是钝性损伤还是锐器伤，首先肋骨骨折都最为常见，其中血胸是胸部创伤严重并发症之一，常与气胸合并，是创伤早期死亡的一个重要原因；胸部创伤累及胸膜、肺或气管，空气经创口进入胸膜腔，导致气胸；严重的挤压撞击变速运动等胸部钝伤，以及困难的气管内插管，均可导致气管、主支气管损伤。严重的胸部创伤，还可导致胸腔内的食管、胸内大血管、胸导管以及心包、心脏的损伤。

因胸部创伤引起的损伤以及损害后果是人体损害司法鉴定的重要内容之一。依据目前适用的《损标》《分级》《工标》三个司法鉴定标准文本中需要影像学检查及影像检查所得影像资料中被认定的影像征象作为司法鉴定依据的条款，常见的有以下内容：肋骨骨折与胸廓损伤，气管支气管与肺损伤及呼吸困难，胸腔大血管损伤，肺、气管、支气管损伤，肺损伤手术后，胸廓损伤手术后，纵隔损伤，尘肺，放射性肺炎等诸多内容，将在以下章节中分别叙述。

第一节　肋骨骨折

【概述】

肋骨骨折多为外力直接打击胸部或间接挤压胸廓所致，有时也可因剧烈咳嗽、胸部肌肉强烈收缩而发生自发性骨折。肋骨骨折是胸部创伤最常见的表现形式，其中 4~9 肋最常见，且容易损伤肺、胸膜、支气管、心脏等重要器官，高位肋骨(1~3 肋)骨折可能伴有大血管损伤的严重创伤，低位肋骨(11~12 肋)可能伴有腹腔脏器损伤。

关于肋骨骨折的司法鉴定包括有无骨折、新旧骨折、骨折数量、多处骨折、肋骨畸形愈合、肋骨骨折时间的判断等 6 个方面的问题。这些都是法医临床影像学检验经常遇到的难点。在胸部平片上因影像重叠和摄片质量的影响，以致对肋骨骨折 6 个方面的问题均难以把握；胸部横断面 CT 骨窗位上对肋骨骨折的定位,定量方面难以准确把握,CT 三维重建图像有时受各种因素影响也可出现假象等因素,以致对肋骨骨折的认定即费时,又难以准确把握;尤其是当遇到因多次外伤而需要准确判断影像资料所示肋骨骨折与何次外伤有关联性则更为困难。

【相关条款】

(一)《损标》

5.6.3.c)肋骨骨折 6 处以上;轻伤一级。

5.6.4.b)肋骨骨折 2 处以上;轻伤二级。

5.6.4.c)胸骨骨折,锁骨骨折,肩胛骨骨折;轻伤二级。

5.6.4.d)胸锁关节脱位,肩锁关节脱位;轻伤二级。

5.6.5.a)肋骨骨折,肋软骨骨折;轻微伤。

(二)《分级》

5.8.3.6)肋骨骨折 12 根以上并后遗 6 处畸形愈合;八级伤残。

5.9.3.11)肋骨骨折 12 根以上,或者肋骨部分缺失 4 根以上,肋骨骨折 8 根以上,合并后遗 4 处畸形愈合;九级伤残。

5.10.3.7)肋骨骨折 6 根以上,或者肋骨部分缺失 2 根以上;肋骨骨折 4 根以上并后遗 2 处畸形愈合;十级伤残。

(三)《工标》

5.8.2.45)双侧大于或等于 3 根肋骨骨折致胸廓畸形;八级伤残。

5.10.2.12)身体各部位骨折愈合后无功能障碍或轻度功能障碍;十级伤残。

注:《分级》标准条款适用如下。

(1)本标准所称肋骨骨折包括肋骨完全性骨折与不全性骨折。按照条款规定,肋骨骨折的计量单位为根数,即同一肋骨多处骨折计为一根肋骨骨折。

(2)本标准所称肋骨骨折畸形愈合,系指肋骨完全性骨折愈合后造成的骨质畸形。按照条款规定肋骨骨折畸形愈合的计量单位为骨质畸形部位的数量,即同一肋骨两处骨折且均符合畸形愈合者,计为两处。

(3)本标准所称的肋骨缺失,包括因外伤或者手术治疗等造成的一根肋骨全部或者部分骨性结构缺如。按照条款规定,肋骨缺失的计量单位为肋骨根数。应避免将肋骨骨折后断端不愈合误认为肋骨缺失。

(4)本标准"肋骨骨折 4 根以上后遗 2 处畸形愈合"是指肋骨骨折(完全性或者不完全性骨折)的数量须达 4 根,且其中至少有 2 处骨折(可以是一根肋骨的两处骨折)最终畸形愈合。其余类似条款可据此参照执行。

【法医学检验方法及鉴定要求】

(一)肋骨骨折的影像学检查方法

1.常规 X 射线摄片(包括目前常用的 CR、DR 摄片) X 射线摄片包括胸部正位(常采用后前位)、左前斜和(或)右前斜位摄片及胸部透视下的局部点片。

2.CT 扫描及 CT 图像后处理技术 肋骨 CT 选择轴位扫描,必要时可选择多平面重组(MPR)、最大密度投影(MIP)、表面遮盖法(SSD)、容积再现(VR)及曲面重组(CPR)等图像重组技术。

(二)影像学检验注意事项

肋骨骨折是人体损伤后需要司法鉴定的常见内容,看似一个简单的肋骨骨折的鉴定问题,但是,在实施鉴定的过程中,对于有无骨折的认定、骨折数量的认定、新旧骨折的认定、肋骨畸形愈合的认定等时常难以准确把握,因此在实施肋骨骨折的司法鉴定中应注意以下问题。

(1)须有明确的胸部外伤史。

(2)为避免影像学资料错取或顶替,应进行影像资料同一性认定,并要确认所见骨折征象与本次外伤相关联。

(3)多种影像检验技术互相补充,并对相关影像学资料进行综合分析。

(4)约有20%的肋骨骨折可能被X射线摄片技术所漏诊,尤其是一些隐匿的、不全性的或者骨折端未出现明显错位的肋骨骨折。因此,必要的随访结果,尽可能多地随访影像学资料对骨折的认定是十分必要的。

(5)CT扫描是诊断肋骨骨折重要检查手段,其诊断符合率可高达95%,是目前诊断肋骨骨折较为可靠的检查方法。若能恰当运用窗口技术,尤其是骨窗图像能更好地显示骨皮质及骨髓腔,有助于检出不完全性骨折。但是,随着CT图像后处理技术在肋骨骨折法医学鉴定中日益广泛应用,人们已经认识到它同样可以形成影像伪影而带来误诊。

(6)应注意新伤、旧伤,伤病关系的鉴别。

(三)肋骨骨折畸形愈合的法医学检验

肋骨骨折,尤其是能够导致肋骨畸形愈合的肋骨骨折,局部疼痛比单纯肋骨骨折要明显;鉴定条款中所称的肋骨骨折畸形愈合,主要指肋骨完全性骨折后因断端明显移位(包括断端错位、成角移位或分离移位等)。经骨痂生长、骨折愈合等过程后形成分离、成角、旋转或者重叠畸形,以断端重叠畸形、断端分离较常见。判断是否属于肋骨骨折畸形愈合,必须同时满足以下两个条件:①有损伤当时影像资料证明其符合完全性骨折,且断端存在明显移位,包括断端错位、成角移位与分离移位;②骨折愈合后显得失去正常的顺应性或者连续性,存在前述畸形愈合的影像学表现(图8-2-1～图8-2-6)。

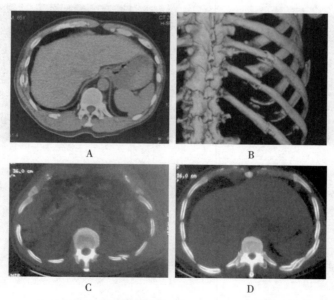

A.轴位片显示右侧胸壁软组织肿胀,可见两处肋骨骨折并可见骨折块分离;B.2D片显示9、10、11、12肋骨骨折,其中第9肋显示错位、分离,重叠,第10肋显示呈粉碎性骨折;C.显示双侧肋骨多发骨折,骨折错位、分离;D.显示左侧多发骨折。以上各图所见肋骨骨折,骨折线锐利,其中A、C、D均可见骨折部软组织肿胀。

图8-2-1　肋骨新鲜骨折

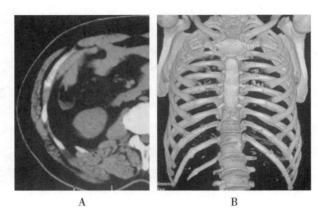

A、B 片均为受伤当日 CT 检查图片。A 显示右侧 10、11、12 肋呈致密征象,且略增大之肋骨骨折愈合后征象;B 为肋骨 3D 片显示右侧 10、11、12 肋陈旧性骨折,左侧 2、3、4 肋肋骨为新的肋骨骨折。在同一被鉴定人的 3D 肋骨重建片上同时显示出了新、旧两类肋骨折征象。

图 8-2-2　肋骨陈旧性骨折

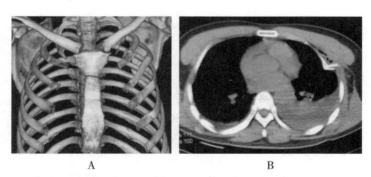

图 A 为胸廓骨重建片,显示左侧 2、3、4、5、6 肋骨折,第 2 前肋分离、错位明显;图 B 为胸部 CT 轴位片,见近前例胸部处肋骨成角畸形显著,周围软组织肿胀积气,胸腔积液。

图 8-2-3　左侧多发性肋骨骨折并畸形

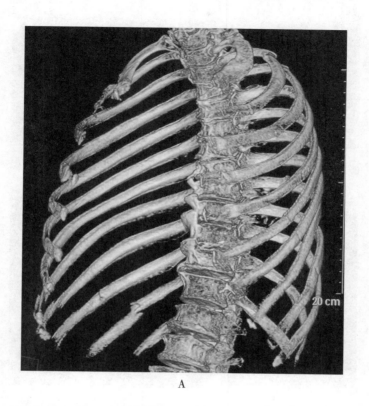

A

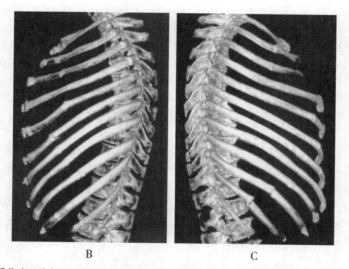

B　　　　　　　　　　　　C

　　A. 受伤当日胸部 CT 重组片显示,双侧肋骨多发性骨折,多处有错位、分离征象,右侧 1～
12 肋,左侧 2、3、5、6、7,右侧 8、9、10 等肋骨为多处肋骨骨折;B、C. 伤后 29 d 肋骨 2D 片,所见
骨折肋骨正在愈合中,已有骨痂形成,双侧有多根、多处骨折呈畸形愈合的趋势。

图 8-2-4　双侧多发性肋骨骨折并多处畸形愈合

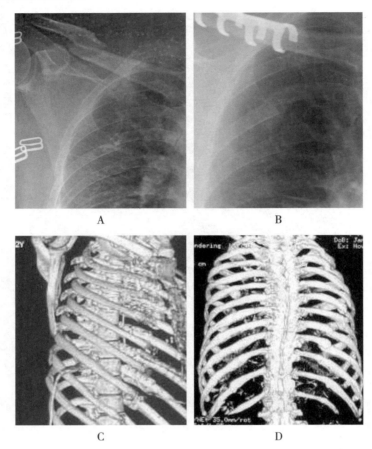

A、B 为胸部 X 射线平片。A. 受伤当日胸部平片显示，右侧 5、6 肋骨骨折(2-10)，略显错位、重叠；右侧锁骨外段骨折错位；B. 受伤后 34 d 拍片显示右侧 5、6 肋骨骨折正在愈合中，仍显错位，肋骨顺应性失常。锁骨骨折内固定术后。C. 受伤当时的肋骨重组片，显示右侧多发性肋骨骨折(2～10)，错位、重叠、分离明显。D. 受伤 6 个月后的胸部 CT 片，显示肋骨多处明显畸形愈合(2、3、6、7、8、9)。

图 8-2-5　右侧多发性肋骨骨折并畸形愈合

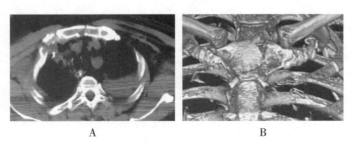

A. 胸部轴位片显示为胸骨柄骨折，左侧胸壁软组织内大量积气，可见胸腔积液；B. 胸骨冠状位成像，显示胸骨柄纵形骨折且分离，另可见第 2 前肋，第 4、5 后肋骨折。

图 8-2-6　胸骨骨折

第二节　胸壁软组织损伤与纵隔血肿或气肿

一、胸壁软组织损伤

【概述】

胸壁损伤的司法鉴定见于《损标》。胸部闭合性损伤和开放性损伤,常伴有皮下气肿。形成机制:①气胸、肋骨骨折同时伴有壁层胸膜受损时,胸腔内空气即可通过受损部位进入胸壁皮下组织;②气管、支气管或者食管破裂时,空气可直接从破裂口进入纵隔,再经胸骨上凹扩散至颈、面和胸部皮下组织;③空气直接通过胸壁体表伤口进入皮下组织。

一般情况下皮下气肿不需要特别处理,在1周内均可自行吸收,持续1周不能吸收的可评定为轻伤二级。

单纯胸壁穿透伤而未造成气胸、血胸或者胸腔脏器损伤的,经非手术治疗痊愈的评定为轻伤二级。

【司法鉴定条款】

5.6.4.e)胸部损伤致皮下气肿,1周不能自行吸收;轻伤二级。

5.6.4.g)胸壁穿透创;轻伤二级。

二、纵隔血肿或者气肿

【概述】

纵隔位于两侧胸膜腔之间,胸骨之后,胸椎之前,胸廓出口以下及膈肌以上。纵隔内含有心包、心脏、大血管、气管、支气管、食管、胸导管、胸腺、神经(迷走神经、膈神经和交感神经链)、淋巴结、淋巴管、脂肪和结缔组织等。为临床诊断定位方便起见,通常将胸骨柄下缘与第4胸椎体下缘连线以上称为上纵隔,其下为下纵隔。上纵隔又以气管为界划为前、后纵隔。下纵隔较上纵隔宽阔,心包、心脏和气管分叉所处部位称为中纵隔,其前方为前纵隔,后方为后纵隔。胸部钝器伤或锐器伤均可造成纵隔损伤。气管、食管破裂后,气体可经破口进入纵隔,颈部外伤后气体由于胸腔负压的抽吸作用可进入纵隔形成纵隔气肿。纵隔血管破裂,血液积聚于纵隔内,形成纵隔血肿。张力性纵隔气肿或者血肿不断增大,压迫纵隔器官,引起呼吸循环衰竭,须手术减压。后前位胸片检查,可显示纵隔胸膜向两侧移位。纵隔器官之间有细条状气体阴影。胸部CT检查可显示纵隔内有气体影或者高密度之血肿征象(图8-2-7)。

【司法鉴定条款】

纵隔内组织或器官均可因外伤而导致损伤。此节损伤条款仅包含纵隔血肿、纵隔气肿。

5.6.2.d)纵隔血肿或者气肿,需手术治疗;重伤二级。

5.6.3.d)纵隔血肿,纵隔气肿;轻伤一级。

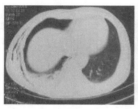 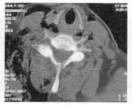 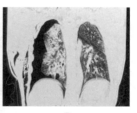

A   B   C

A.胸部轴位 CT 片,显示右侧胸壁软组织内积气,右侧胸腔积液,右侧胸廓变窄;
B.颈部轴位 CT 片显示,颈 7 平面气管两旁软组织内积气,右侧颈根部软组织内大量
积气,棘突右侧软组织内积气,右侧椎板近棘突部骨折;C.为胸部冠状位 CT 重组片
显示右侧气胸,肺组织明显压缩,胸侧壁软组织内积气。

图 8-2-7　胸壁软组织内积气

第三节　血胸、气胸

【概述】

胸膜腔内积气称为气胸。多由肺组织及支气管破裂,或者胸壁伤口导致胸膜腔与外界相通空气进入胸膜腔所致。少量气胸,肺萎陷在 30% 以下者,影响呼吸和循环功能较小,多无明显症状。中等量以上者,是指肺萎陷在 30% ~50% 左右,50% 以上者为大量气胸,可出现限制性通气障碍。胸膜腔内积血称为血胸,可与气胸同时存在。胸腔积血主要来源于心脏、胸内大血管及其分支,胸壁、肺、膈肌、胸椎等。胸腔内积血小于 500 mL 为少量血胸,立位 X 射线检查时可见肋膈角消失,下肺野欠清晰;积血 500 ~1 000 mL 为中量血胸,X 射线检查可见积液达肩胛角平面或肺门平面;积血在 1 000 mL 以上者为大量血胸,X 射线检查可见双侧胸膜腔内有大片积液阴影,纵隔向健侧移位。

在实施气胸司法鉴定时,应注意外伤性气胸与自发性气胸的鉴别。外伤性气胸往往有:①确切的胸部外伤史;②肋骨骨折或锐器砍、刺致胸膜腔破裂等损伤基础。在血胸、气胸的司法鉴定中,其损伤程度是以肺萎陷的百分比鉴定损伤程度的,因此对肺萎陷量的测量显得十分重要,尤其是接近临界值的测量更应准确。临床上所用的肺萎陷量的值是为临床治疗服务的,在决定是否手术时,仅作为参考值,是否手术还需要根据临床症状和体征等因素。而在血胸、气胸伤情程度的鉴定中的重要参数就是肺萎陷程度达 70%、50%、30%、20% 来决定伤情程度等级的,因此对肺萎陷值,尤其是临界的萎陷值的测量应十分准确(图 8-2-8)。

气胸压迫肺致其萎陷,其体积测量方法有目测法、面积与体积法、平均胸膜间距离法、三线法或 CT 测量法。作者认为目测法、平均胸膜间距法、三线法是为临床诊疗服务的,其准确度有限。其面积与体积法,CT 测量法适合伤情程度鉴定的应用。其局限性是前者操作烦琐,后者需要相应的软件。但该两项检测方法,仍需人工操作。

【司法鉴定条款】

5.6.2.g)血胸、气胸或者血气胸,伴有侧肺萎陷 70% 以上,或者双侧肺萎陷均在 50% 以上;重伤二级。

5.6.3.e)血胸、气胸或者血气胸,伴一侧肺萎陷 30% 以上,或者双侧肺萎陷均在 20% 以上;轻伤一级。(图 8-2-8 ~ 图 8-2-10)

5.6.4.f)胸腔积血,胸腔积气;轻伤二级。

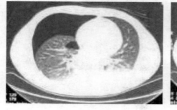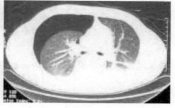

A   B

图 A、B 为胸部轴位 CT 片,图片清晰显示出肺压缩的影像征象且可见纵隔向左侧。

图 8-2-8 右侧气胸,肺组织压缩明显

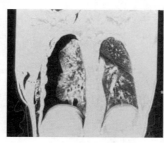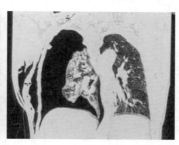

A   B

图 A、B 为胸部冠状位 CT 图片,图片显示右侧胸腔扩大,肺组织压缩明显,右侧胸壁软组织内积气明显,双侧肩部及颈部软组织内已有积气征象。

图 8-2-9 右侧气胸并胸侧壁软组织内积气

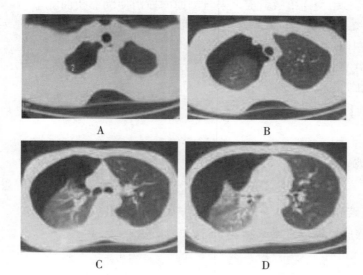

A   B

C   D

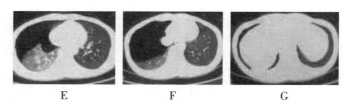

E   F   G

图 A ~ G 选自一个 26 岁男性气胸胸部轴位 CT 片共 41 幅图片中的一行 7 幅图片,然后分别将每一幅图片的胸腔面积(或体积)进行计算,将每幅图计算结果相加求平均值,其值即可代表一侧肺萎陷程度(在行肺萎陷体积测量时,不能仅选少数几个层面的面积测量的平均值作为肺萎陷值。如为血气胸,可将血、气所占据体积或面积一并计算,其值即为实际肺萎陷值)。注:肺压缩面积的测量方法可参照《法医临床影像学检验实施规范》中的多田公式血肿容积测量法进行测量和计算。

图 8-2-10　右侧气胸

第四节　膈肌破裂

【概述】

膈肌由胸腔底部的肌肉和筋膜组成,呈向上膨隆的穹隆形,位于胸腹腔之间,成为胸腔的底和腹腔的顶,为主要的呼吸肌。膈肌损伤不是很少见。约占腹部创伤患者的 3% ,胸部穿透伤的 10%。钝性伤致膈肌破裂大多由交通事故造成。来自侧面的撞击使胸廓扭曲变形,容易撕裂膈肌,正面撞击使腹压骤增,因为在胚胎发育的薄弱处——膈肌后外侧造成 5 ~ 15 cm 长的放射状裂孔。膈肌损伤 80% ~ 90% 位于左侧。无论是穿透伤还是钝性伤,隔离破裂多与其他胸腔、腹腔脏器伤并存。钝性伤引起的 40% 合并有骨盆骨折。单纯膈肌损伤也可发生,但少见。膈肌损伤伴有腹腔脏器(主要是胃、脾、结肠)疝入胸腔。膈肌破裂可以引起膈疝。

【司法鉴定条款】

(一)《损标》

5.6.2.k)膈肌破裂;重伤二级。

(二)《工标》

5.8.2.46)膈肌破裂修补术后,伴膈神经麻痹;八级伤残。

5.9.2.42)胸、腹腔脏器探查术或修补术后;九级伤残。

(三)《分级》

5.9.4.10)膈肌修补术后遗留功能障碍(如膈肌麻痹或者膈疝);九级伤残。

5.10.4.4)膈肌修补术后;十级伤残。

【司法鉴定】

膈肌破裂的司法鉴定需要:①确证为创伤性膈肌破裂,行手术治疗或者创伤性膈疝行手术修复的,应待术后病情稳定方可进行鉴定。②注意排除与自身解剖性、病理性因素的关联性。③少数伤者可于伤后数月甚至数年发现存在膈疝,应注意鉴别与外伤的关系。④确因外伤引起膈肌破裂或者膈疝形成,具有手术适应证,因存在手术禁忌证难以实施手术治疗的,或者虽经手术修补但未取得治愈效果或者术后仍遗留功能障碍者,可参照上述条款进行鉴定。

膈肌麻痹:部分膈肌破裂同时伤及膈神经,或膈肌修补手术时伤及膈神经,进而造成一侧或两侧膈肌上升。膈神经损伤所致膈肌麻痹也可以是完全性或不完全性的。影像学动态观察可发现膈肌的矛盾运动,因此胸部 X 射线透视是检查膈肌功能最准确、简单的方法,可以发现膈肌的矛盾运动、纵隔摆动的征象。

膈疝:胸腹部损伤可造成正常膈肌裂伤,亦可在膈肌损伤的基础上致膈肌裂孔扩大。由于胸、腹腔之间存在压力差,随呼吸周期膈肌持续舒缩,终使腹腔组织器官通过其薄弱处缓慢或骤然疝入胸腔而形成膈疝。常见疝入胸腔的腹腔内器官依次为胃、脾、结肠、小肠和肝。当疝入胸腔的腹内器官发生嵌顿或狭窄,可出现腹痛、呕吐、腹胀及腹膜刺激征等消化道梗阻或腹膜炎表现。膈疝症状和体征受膈疝的大小、疝入器官种类及是否梗阻、缺血等影响。胸部 X 射线可见胸腔内含气或液平面的软组织块影,CT 扫描表现为膈肌的连续性中断,胸腔内出现腹腔的器官或组织。

案例:

[案情简介]男,30 岁。2019 年 10 月 14 日不慎从约 15 m 高处坠落。急送医院经检查诊断为:左股骨转子下骨折,左股骨干骨折,左侧髋臼骨折,左侧耻骨骨折,第 6 肋骨骨折,腰 1 左侧横突骨折,左侧骶骨骨折,左侧创伤性膈肌破裂,双侧胸腔积液,右侧腰大肌挫伤。遂于当日行膈肌修补术,术中探查可见左侧膈肌破裂,见胸腔内疝入胃、大网膜、左侧肝叶、脾。探查疝入腹腔脏器出血、坏死,决定行左侧膈肌修补术。以 7 号线间断缝合膈肌。

[影像资料检验]图 8-2-11 中 A 为 CT 定位图片显示,右肺有斑片状阴影,左肺大块实变影,其间可见气体,纵隔及气管向右侧移位;B 为肺窗 CT 轴位片显示,两肺挫伤明显,左肺野靠外侧呈实变影,其间可见气液平面,纵隔向右侧移位;C、D、E、F 为胸部轴位 CT 片显示,纵隔向右移位,左侧胸腔自主动脉弓下平面至心底平面显示胃、脾、结肠及网膜位于左侧胸腔内,两侧胸腔内有少量胸腔积液。

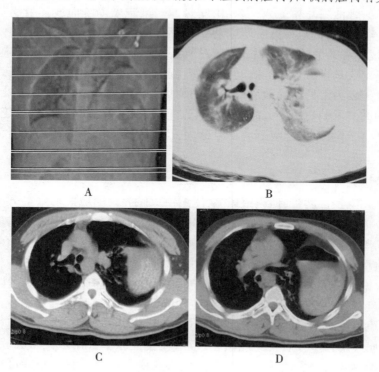

A   B

C   D

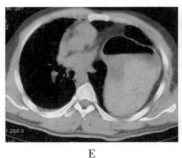 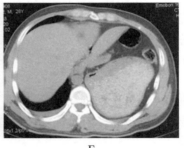

| E | F |

图 8-2-11　影像学检查

[检验结果]左侧胸腔内可见胃、脾、结肠及网膜位于胸腔内,符合左侧膈肌破裂,腹腔脏器内容物疝入胸腔。

[鉴定意见]依照《损标》5.6.2.k)膈肌破裂;评定为重伤二级。依照《工标》5.9.2.42)胸、腹腔脏器探查术或修补术后;评定为九级伤残。依照《分级》5.9.4.10)膈肌修补术后;评定为十级伤残。

第五节　胸廓成形术

【胸廓概述】

胸廓是胸腔壁的骨性基础和支架,主要由肋骨、胸骨、胸椎围绕而成。引起胸廓畸形最常见的外伤原因为多发性肋骨骨折,尤其见于同一肋骨多处骨折者。胸廓遭受严重创伤可使胸壁的完整性受到破坏,在造成胸廓畸形的同时,常伴有肺挫伤、胸腔或腹腔器官的损伤及血气胸。《分级》标准所称的胸廓畸形主要是指愈合后的胸廓畸形而言。肋骨是胸廓的主要组成部分,故外伤后肋骨缺失或者畸形愈合是较为常见的导致胸廓畸形的原因。其他胸廓组成骨如胸椎、胸骨骨折亦可引起胸廓畸形。因胸廓严重创伤而行大面积胸壁骨架组织和软组织切除后,需重建胸廓,以恢复其坚硬度,防止因胸壁软化产生反常呼吸运动。但是,也因胸廓成形术后所导致的损害后果而需要行司法鉴定。

【胸廓成形术】

胸廓成形术是切除患部肋骨,使胸壁塌陷,压缩消灭脓腔。胸廓成形术可分为胸膜外胸廓成形术和胸膜内胸廓成形术。手术中只是在骨膜下切除部分肋骨,保留壁层胸膜完整者称胸膜外胸廓成形术。手术时切除壁层胸膜纤维板进入胸腔,并切除部分肋骨称胸膜内胸廓成形术。胸廓成形术的目的是去除胸壁局部的坚硬组织,使胸壁内陷,以消灭两层胸膜间的无效腔,这种手术不仅要切除覆盖在脓腔上的肋骨,而且也要切除增厚的壁胸膜纤维板,但需保留肋间神经血管、肋间肌和肋间骨膜。这些保留的胸壁软组织可制成带蒂的移植瓣用来充填脓腔和堵塞支气管胸膜漏。手术适应证:①胸腔引流后脓腔仍难以清除;②不能有效地施行纤维板剥离,只能施行胸廓成形术消灭残腔;③不能施行肌瓣转移术或肌瓣不能填充残腔;④慢性脓胸或结核性脓胸、肺内有活动性结核病灶、支气管胸膜瘘、痰结核杆菌阴性者;⑤范围较小或病程较短的脓胸患者可选用胸膜外胸廓成形术;⑥纤维空洞型肺结核,空洞壁厚 0.3 cm 以内;⑦不宜实行全肺切除的患者。

【鉴定条款】

（一）《分级》

5.6.3.2）一侧胸廓成形术后，切除 6 根以上肋骨；六级伤残。

5.7.3.7）胸廓畸形，胸式呼吸受限；七级伤残。

（二）《工标》

5.2.2.19）一侧全肺切除并胸廓成形术，呼吸困难三级；二级伤残。

5.3.2.26）一侧全肺切除并胸廓成形术；三级伤残。

5.3.2.27）一侧胸廓成形术，肋骨切除 6 根以上；三级伤残。

5.7.2.38）限局性脓胸行部分胸廓成形术；七级伤残。

【检验方法】

（一）影像学检查方法

胸廓畸形的影像学检查方法，主要是胸部正位片、侧位片，尤其是 CT 平扫，对于胸廓骨损伤以及胸廓畸形的判断，尤为重要。

（二）胸廓畸形鉴定要点

（1）在运用本标准胸廓畸形相关条款进行鉴定时，除了重视胸廓的影像学形态改变以外，还应结合胸式呼吸活动有无受限综合判定。

（2）胸式呼吸受限的判定：应重点观察胸廓两侧随呼吸活动的活动度是否对称，有无反常呼吸。凡出现胸廓两侧呼吸动度不对称，损伤一侧或者损伤较重一侧胸式呼吸明显受限，甚至出现反常呼吸征象者，均属于胸式呼吸受限的范畴。在应用本标准胸廓成形术后相关条款进行鉴定时，应密切关注呼吸功能有无受累，影响呼吸功能的判定。可参照本标准附录 B.25 呼吸功能分度。凡符合轻度呼吸困难者，均属于影响呼吸功能的范畴。

（3）胸廓畸形、呼吸功能影响的判定，需排除自身疾病所致的情形。

（4）胸廓成形术后条款的应用，亦应判定确系损伤所致。若与自身疾病（如肺结核）混杂，应分析损伤因素所起的作用，评价伤病关系。

（5）因各种胸部损伤或并发症，具有行胸廓成形术适应证，术中切除 6 根以上肋骨者（包括切除骨折损伤的肋骨以及因治疗需要切除未见明显损伤的肋骨），均符合六级伤残。因各种胸部损伤和并发症，具有行胸廓成形术的手术适应证，术后遗留轻度呼吸困难者，均符合八级伤残。组成胸廓的肋骨、胸骨、胸椎发生多发性骨折，愈合后遗留胸廓畸形，并致胸式呼吸受限者，均符合七级伤残。

第二章　腹部损伤的司法鉴定

腹部损伤包括机械性损伤(创伤)、化学性损伤和放射性损伤。创伤是腹部损伤的主体,在战时和平时均较常见。机械性损伤的危险主要来自腹腔实质脏器和大血管损伤引起的大出血以及空腔脏器破裂造成的腹腔感染。腹部损伤在法医学鉴定实践中较为常见,主要包括开放性损伤与闭合性损伤。在损伤程度的鉴定中,腹腔内有实质性脏器、空腔性脏器、腹腔大血管损伤,以及腹腔实质性脏器、大血管损伤引起的腹腔积血或者腹膜后血肿,腹腔损伤引起的弥漫性腹膜炎或感染性休克等相关的司法鉴定条款。在伤残等级的司法鉴定中,有腹腔脏器损伤导致的(或因手术治疗需要而对脏器实施手术切除术)的缺失及腹腔脏器的修补术,因腹腔脏器损伤所导致的腹腔脏器功能障碍等相关的司法鉴定条款。

本篇所包括的腹腔脏器损伤和损害后果需要鉴定的内容,是与需要影像学征象认定和适用条款判定的影像学征象密切相关的部分。

第一节　肝损伤

【概述】

肝呈不规则楔形,有前、后、左、右4个缘和脏、膈两面。肝借助于其周围的韧带固定于右上腹。肝与上腹部脏器关系密切。右侧毗邻右肾上腺、右肾、结肠肝曲、十二指肠、幽门等。左侧毗邻胃小弯、贲门部、脾脏等。在小网膜囊内,肝尾状叶与胃小弯后壁、胰腺上缘相邻。肝由肝实质和错综复杂的管道系统组成,共同完成肝功能。肝的管道系统包括一个是格利森系统(Glisson system),该系统包括门静脉系统、肝动脉系统和肝胆管系统,三者被包于同一结缔组织鞘内,称 Glisson 鞘。另一个是肝静脉系统。按照 Glisson 系统在肝内的分支和分布情况,将肝分为左右两半肝、5 叶、8 段。Glisson 系统位于肝叶或肝段内,肝静脉的各级属支走行于肝段之间,而且主干即肝左、中、右静脉在第 2 肝门处注入下腔静脉。临床上可根据叶、段的区分对肝病进行定位诊断和施行肝段、肝叶或半肝的切除。

肝是人体最大的实质性脏器,虽有肋骨和脊柱的保护,但因肝实质脆弱、结构复杂、血运丰富、移动受限,因此容易受暴力作用而损伤。又因其血运丰富,结构和功能复杂,伤情往往较重,易发生失血性休克和胆汁性腹膜炎。肝具有分泌胆汁、代谢、凝血、解毒、免疫等功能,并参与蛋白质、脂类、糖类和维生素等物质的合成,以及激素、药物等生物转化作用。因此肝损伤可导致肝功能障碍。临床常见为钝器损伤,系指各种暴力作用于腹部而发生的闭合性损伤。钝性创伤可产生爆裂效应,造成肝被膜破裂及肝实质不规则裂伤,裂伤深度可能仅为 1~2 cm,但可深及肝中央,跨度可为几个肝段或者两个肝叶,甚至伴有静脉、动脉或者二者兼有的活动性出血及胆汁外渗。常见的损伤病理改变包括肝实质撕裂伤、包膜下血肿和实质内血肿,以及血管、胆管创伤,继发胆汁瘤形成,合并感染及肝坏死等表现。

【影像学检查与诊断】

（一）X 射线

立位腹部平片、侧卧位腹平片，显示肝轮廓大小和密度的改变，以及肺组织和膈肌与肝的关系。可以显示膈肌位置和形态异常以及游离气体、重要脏器移位等症。腹部闭合性外伤合并右侧低位肋骨骨折的情况要考虑潜在肝损伤的可能。

（二）CT

增强 CT 扫描是判断肝脏外伤的范围和程度最为准确的检查方法，可作为指导治疗的依据。肝外伤的 CT 表现如下。

1. 包膜下血肿　好发于肝右叶前外侧缘，表现为肝包膜下凸透镜形软组织密度影，平扫密度较肝实质低，邻近的肝组织受压变形。增强扫描血肿的壁可见强化，其内部呈低密度，如果不再次出血，血肿内部密度逐渐减低，在 6～8 周内吸收。

2. 肝实质血肿　急性期血肿表现为边缘不整的高密度影，其内部为凝血块，周边为可见低密度影晕环，系未凝的血液或胆汁。血肿密度随着时间逐渐减低，最终变成低密度的包裹积液，范围可轻度增大。肝内局限性的高密度影，CT 值在 80～350 HU 之间，提示急性血肿或动脉瘤形成。同时可见肝门周围限局或广泛的低密度影，一般认为是门静脉周围渗血所致，也可见于胆汁渗漏、水肿或中心静脉压升高导致的肝门周围淋巴管扩张等情况。

3. 门静脉周围袖口征　门静脉周围伴行的低密度影称为袖口征。文献报道，肝外伤患者出现此征时，提示肝损伤严重，病情变化大，死亡率升高。

4. 肝挫裂伤　肝实质撕裂在 CT 上表现为肝实质内分枝状低密度影，没有明显强化，通常位于肝脏周边区域。急性裂伤边缘呈锐利的锯齿状，随时间变化，边缘逐渐模糊。多发平行的撕裂伤见于钝力挤压。肝撕裂伤可与血管或胆管相通，导致其他的副损伤。

5. 肝血管损伤　钝击伤引起肝静脉主干或肝后下腔静脉损伤比较少见。

6. 急性出血　测量 CT 值有助于鉴别急性出血和血肿形成。

7. 胆囊损伤　表现为胆囊变形，肿胀，向中线移位，压迫十二指肠；或囊壁不规则、增厚甚至断裂，腔内出血、黏膜、撕脱，胆囊窝积液等。重者可造成胆汁外泄，引起严重的腹膜炎、腹腔积液。

8. 胆汁瘤和腹膜炎　形成胆汁瘤是个慢性的过程，常需要几周，表现为肝内和肝周的囊性低密度影，其内可见分隔和碎屑。

（三）MRI

MRI 在急性肝外伤时应用价值有限，但在治疗过程中可作为复查的手段或用于孕妇、幼儿，以避免 CT 的辐射损伤。包膜下血肿表现为包膜下边界清晰，新月形或双凸透镜形的病灶。肝撕裂伤表现为肝内不规则形或者星芒状的裂隙，可延伸到肝的周边区域。肝内血肿表现为肝内圆形、卵圆形或不规则形病灶，增强扫描无强化或仅轻微的边缘强化。病灶可与门静脉分支相通。肝包膜下或肝内血肿的信号随着外伤的时间而改变。外伤所致的肝内血肿早期，血肿在 T1WI 呈低信号，T2WI 呈高信号。随细胞内去氧血红蛋白和正铁血红蛋白的形成，在 T2WI 血肿的信号逐渐降低。随后正铁血红蛋白发生再分布，从溶解的红细胞内释放出来，进入细胞外间隙，T1WI 上血肿的周边信号显著升高，T2WI 信号轻度升高。这种变化始于血肿的周边，随着时间逐渐向中心扩展。几周以后巨噬细胞进入血肿，吞噬血红蛋白代谢产物，以铁蛋白和含铁血黄素的形式存在。在 T2WI 上形成典型的周边信号降低，T1WI 也可见较轻的信号改变。因此，在 T1WI 和 T2WI 上均可见到典型的双环信号，内侧为明亮的高信号，外侧为低信号。胆汁瘤（胆汁性假性囊肿）新月形和椭圆形囊肿与外伤点和穿刺点紧邻,呈长 T1 长 T2 信号,其内出现分隔或胆泥,陈旧出血时信号混杂。

【司法鉴定条款】

(一)《损标》

5.7.2.c)肝、脾、胰或者肾破裂,须手术治疗;重伤二级。

5.7.3.b)肝包膜破裂,肝实质内血肿直径 2.0 cm 以上;轻伤一级。

5.7.3.b)肝包膜下或者实质内出血;轻伤二级。

(二)《分级》

5.4.4.1)肝切除 2/3 以上;四级伤残。

5.6.4.1)肝切除 1/2 以上;六级伤残。

5.7.4.1)肝切除 1/3 以上;七级伤残。

5.9.4.1)肝部分切除术后;九级伤残。

(三)《工标》

5.3.2.31)肝切除 2/3,并肝功能中度损害;三级伤残。

5.4.2.40)肝切除 2/3;四级伤残。

5.4.2.41)肝切除 1/2,肝功能轻度损害;四级伤残。

5.5.2.44)肝切除 1/2;五级伤残。

5.6.2.50)肝切除 1/3,六级伤残。

5.7.2.45)肝切除 1/4;七级伤残。

5.8.2.54)肝部分切除;八级伤残。

5.9.2.42)胸、腹腔脏器探查术或修补术后;九级伤残。

【司法鉴定相关内容】

(一)《损标》相关内容

关于肝损伤,伤情程度鉴定相关条款有 3 条,涉及肝破裂,须手术治疗;肝包膜破裂;肝包膜下出血;肝实质内出血的司法鉴定内容。

肝损伤按其程度与部位可以分为:①肝包膜下破裂。出血在肝包膜下可形成血肿,达到一定量时或压迫肝组织造成局部坏死,或继发感染形成肝脓肿,或肝包膜破裂转为真性破裂。②中央型破裂。一般易形成巨大血肿而压迫肝组织造成广泛肝坏死,也易继发感染形成肝脓肿。③真性破裂。是指肝实质或被膜均发生破裂,此时视破裂的程度和部位,多易致腹腔积血和(或)因胆汁渗漏致胆汁性腹膜炎,引起急腹症。

关于肝破裂,须手术治疗的鉴定要点,须严格把握手术适应证,结合手术方式全面分析,并强调要达到上述程度须同时符合:①肝真性破裂,或者肝包膜下破裂血肿张力大随时可发生真性破裂,或者肝中央型破裂血肿量大,不处理会形成继发性肝脓肿;②确需实施手术,若不采取手术治疗,可危及生命或出现危及生命的并发症。

肝包膜破裂有时可伴有浅层肝实质裂伤。若剖腹手术中发现肝包膜破裂范围小,仅予压迫或用明胶海绵等物即可止血,无须采取上述肝破裂手术方式的,符合本标准规定的轻伤一级程度。

本标准所称的肝实质内血肿直径 2.0 cm 以上须符合以下条件:①肝实质内出血并致血肿形成,血肿位于肝实质内;②超声探查测量血肿直径 2.0 cm 以上,或者 CT 显示血肿最大层面直径在 2.0 cm以上。若血肿形状欠规则,可测量血肿面积最大层面所显示的血肿面积并换算成血肿直径,也可采用其他影像学方法证实。

若肝包膜下出血积聚已形成小血肿,或肝实质内血肿直径未达 2.0 cm,经非手术治疗即可逐渐吸收的符合本标准规定的轻伤二级程度。经影像学检验和手术只是证实为肝挫伤的,可依据相应条款鉴定为轻伤二级。若仅为临床疑诊"肝挫伤",但缺乏相关客观证据支持的,则不宜鉴定为轻伤,可根据具体情况,参照标准相应条款及损伤程度等级划分原则,鉴定为轻微伤。

根据案情及病史、材料损伤情况、治疗依据和方式一时难以确定的鉴定损伤程度时"宜轻不宜重"。

（二）肝损伤致残等级鉴定

在《分级》《工标》伤残等级司法鉴定的两个标准中与鉴定条款有关的内容中含肝切除术、肝切除加肝功能损害程度、肝修补术 3 种情况。

1. 肝修补术　是治疗肝破裂最常用的方法,边缘整齐的裂伤可做间接缝合或褥式缝合。手术适应证:①血流动力学指标不稳定;②清创术中发现裂口不深,出血不多,创缘比较整齐的肝组织裂伤。肝修补术后,符合《分级》5.10.4.3)的规定,评定为十级伤残。符合《工标》5.9.2.42)胸、腹腔脏器探查术或修补术后;九级伤残。

2. 肝损伤行切除术　严重的肝裂伤缝合加引流或动脉结扎效果都不满意,死亡率和并发症发生率很高,而应去除所有失活肝组织以减少术后再出血、胆漏、肝脓肿等形成,可能使相当一部分伤员获救。适应证:①肝组织严重碎裂;②伤及肝内主要血管和(或)胆管;③创伤造成大片失活肝组织;④无法控制的出血。在《分级》《工标》两个标准中与肝切除有关的条款共 10 条,而适用条款的判定基准是肝切除的量,包含有 2/3、1/2、1/3、1/4 及部分切除等 5 个切除量的具体规定。在实施伤残等级鉴定时,根据外伤史临床表现及检查和后续诊疗记录,肝损伤一般较易诊断。同时依据手术记录中手术治疗方案是缝合修补术还是切除术等可较准确的判断肝裂创的手术方式和后切除范围。但是,在司法鉴定实践中对肝切除范围存在争议。目前多数学者认为 CT 尤其是螺旋 CT 在活体测量肝体积上具有扫描快速、无创伤性、准确性高、测量方法可靠等特点。因此在活体肝体积的测量上,CT 扫描不失为一种有效的测量方法。

（三）肝损伤的司法鉴定要点

1. 损伤确认:要有原始外伤诊疗记录,特别是手术记录。

2. 肝损伤伤残程度 5 级以下依据手术方法确定,伤残程度 4 级以上,除了依据手术方法之外,还要结合肝功能损害程度和严重并发症病残,肝切除的比例不能精确计算,仅仅能大体估计。成人肝重量为 1 500 g 左右,可以根据切除肝的重量判断切除比例。

3. 肝切除比例存在争议的,通过影像学检查可以查明残存肝的大小如 CT、B 超等推断肝切除比例。

（1）肝、脾、胰等挫裂伤有明显外伤史,并有影像学诊断依据。

（2）任何并发症的诊断都要有影像学和实验室检查的依据、主诉和体征供参考。

（3）普外科开腹探查术后或任何开腹手术后发生粘连性肠梗阻,且反复发作,应明确影像学诊断依据,应在原级别基础上升一级。

（4）肝切除量的影像学测量:关于肝体积以及肝切除后体积的测量,也可采用多田氏血肿容积测量法。将公式中的血肿换成所测量的脏器名称即可。

1）多田氏公式容积计算公式为:$V=(kabc\pi)/6$。式中:

V 为血肿（肝）容积（mL）;a 为上腹部 CT 轴位扫描最大层面的肝最大长径,单位为厘米（cm）;b 为上腹部 CT 轴位扫描最大层面的肝最大宽径,单位为厘米（cm）;c 为扫描层厚,单位为厘米（cm）;k 为可见肝的层数。

2）应用螺旋 CT 对全腹部进行 CT 扫描,应有 CT 轴位、冠状位、矢状位 3 种 CT 成像图片。

3）应有手术前上腹部 CT 检查资料及肝切除后的上腹部 CT 检查资料。

4）应用测量面积或体积的测量方法,分别计测算出手术前、手术后肝的面积或体积,即可计算出手术后肝减少的数量,以经计算后认定的肝减少体积的百分数,即可选定相应的条款评定出相应的伤残等级。但是由于肝切除后。肝细胞有再生功能,肝的体积可以增大,因此当需要进行肝切除比例测量时,不宜在手术后过长时间进行肝螺旋 CT 检查,以免因肝组织再生,术后肝体积增大,导致测量数据不准。

5）在《工标》条款判定基准中,除肝切除的数量以外,有的条款还附加有肝功能损害的基准,因此,应结合肝功能实际损害的情况,选用相应的条款。

第二节　脾损伤

【概述】

脾位于左下侧胸廓内季肋部的深处,胃底与左膈顶之间。脾为人体最大的周围淋巴器官,脾的形状变化较大。成年人脾通常长 12 cm,宽 7 cm,厚 3～4 cm;平均重量 150 g。其血运丰富,组织脆弱,容易遭受外伤,尤其在腹部闭合损伤中,脾破裂居于首位,主要危险在于大出血。脾损伤按原因可分为创伤性、医源性和自发性破裂 3 种。创伤性破裂占绝大多数。常见的损伤病理改变包括脾包膜下破裂、中央性破裂和真性破裂。包膜下破裂表现为包膜下血肿,并无腹腔内出血。中央性破裂发生在脾实质内可以自限,也可以逐渐发展到包膜下,甚至穿破包膜。真性破裂是脾实质与包膜同时破裂,最为常见。裂伤多成横行,深浅不等,若不累及脾实质的中间区和脾门区,出血相对不多,并有可能自行停止,纵行裂伤往往出血较多,碎裂性和累及脾门血管的脾破裂出血量大,可迅速导致休克。脾包膜下破裂形成的血肿和少数脾真性破裂后被网膜等周围组织包裹形成的局限性血肿,可在 36～48 h 后(或更长时间)冲破包膜或者血液凝块而出现典型的出血和腹膜刺激症状,称为延迟性脾破裂。

【辅助检查】

(一)影像学检查与诊断

1.普通 X 射线摄影　由于脾周围脂肪组织的存在,可在腹部平片上显示脾的大小、形态、位置及邻近器官状态等情况。

2.CT 扫描　CT 能对脾的形态、大小、先天异常等清楚地显示其变化。动态增强扫描还能在某种程度上反映病变的血流动力学特点,是脾影像诊断不可缺少的方法。脾被膜下血肿,表现为脾周为新月状阴影,即"哨兵血块症",脾边缘受压成锯齿状;脾中央型破裂表现为稍高密度或等密度影,呈圆形或不规则形;脾真性破裂表现为脾边缘裂隙,外形不完整或模糊。

3.MRI 检查　T1WI 利于观察解剖结构,T2WI 对显示病变敏感性高。Gd-DTPA 增强扫描,可提高诊断效果。

4.影像学检查的评价与选择　脾病变的影像学检查中,B 超最为简单方便,又无创伤,可作为发现病变的首选方法;CT,尤其螺旋 CT 检查对脾病变诊断有重要价值。动态增强扫描可了解病变的血流动力学特点。多层螺旋 CT 血管成像能清晰地显示脾的血运情况;MRI 检出病变较敏感,Gd-DTPA 增强扫描有利于显示病变的血供情况,有助于定性诊断,对 CT 增强碘剂过敏者有重要意义。MRA 也能清晰地显示脾血管。

(二)其他辅助检查

1.血常规　红细胞计数、血红蛋白、血细胞比容进行性下降。

2. B超检查　被膜下破裂出血表现为脾被膜完整呈连续的环光带包膜,内为暗回声区,有散在光点;中央型脾破裂出血表现为脾包膜完整,脾实质深部呈散在不均匀性低回声或无回声;真性脾破裂出血表现为脾体积增大,轮廓不规则,脾包膜连续性中断,局部回声模糊,脾实质内有不均匀性回声增强或减弱,间隔无回声区。

【司法鉴定条款】

(一)《损标》

5.7.2.c)肝、脾、胰或者肾破裂,需手术治疗;重伤二级。

5.7.3.c)脾包膜破裂,脾实质内血肿直径2.0 cm以上;轻伤一级。

5.7.3.c)脾包膜下或者实质内出血;轻伤二级。

(二)《分级》

5.7.4.4)未成年人脾切除术后;七级伤残。

5.8.4.2)成年人脾切除术后;八级伤残。

5.9.4.2)脾部分切除术后;九级伤残。

5.10.4.2)肝、脾或者胰腺修补术后;十级伤残。

(三)《工标》

5.7.2.47)脾切除;七级伤残。

5.8.2.56)脾部分切除;八级伤残。

5.10.2.38)腹腔脏器挫裂伤保守治疗后;十级伤残。

以上关于脾损伤的司法鉴定条款共10条,每条都需要影像学资料予以认定脾破裂以及脾破裂的程度。

【司法鉴定相关内容】

1. 脾损伤的诊断　①明确的外伤史;②有内出血的临床表现;③腹腔诊断性穿刺,穿刺出不凝血;④行CT、B超检查;⑤诊断性剖腹探查。

2. 延迟性脾破裂与外伤因果关系的判定　延迟性脾破裂是指由中央性破裂和包膜下破裂发展成真性破裂,临床上称为继发性脾破裂,即指腹部闭合伤后2~3 d至数月才表现有内出血征象的破裂,其潜伏期多为两周。对外伤性延迟性脾破裂的法医学鉴定时,首先明确外伤史、伤后症状和体征变化以及伤后体力活动情况,其次动态B超和CT检查符合中央型和被膜下破裂发展成真性破裂的规律,如短期复查见脾体积增大或外形明显改变等;手术摘除脾病理学检查可见外伤后脾出血和血肿吸收过程中肉芽组织形成和炎症细胞反应等表现;还需与病理性脾大相鉴别。总之,在判断外伤和延迟性脾破裂的因果关系时,需根据外伤史临床表现辅助检查和病理组织学观察进行综合判断。

3. 脾切除与年龄　脾是人体最大的免疫器官,含有多种免疫活性细胞和免疫因子,成人脾的部分功能可被其他免疫器官补偿代替,但儿童或少年脾以外的其他免疫器官尚未发育成熟,脾切除后,功能长期处于免疫低下状态,是机体易感性增加;同时,感染发生后机体难以及时有效地清除入侵的病原菌,有时普通感染更易发生为凶险性感染的潜在性危险,尤其是4岁以下的儿童病死率较高。因此,在《分级》标准中将未成年人脾切除后标定为七级伤残,成年人脾切除后标定为八级伤残。

4. 病理性脾大外伤后破裂切除的伤病关系判定　因病理性脾大时,肿大的脾向下突出,肋缘部分脾失去肋骨的保护,在轻微外力作用下容易发生破裂出血。在脾大和外力同时存在时常需要进行伤病关系判定。首先从病理组织学上,将外伤后脾被膜下破裂及中央型破裂引起的充血性脾大与病理性脾大相鉴别;其次要明确脾大的程度,了解脾大的原因,另外要了解作用于机体的外力的大小。

第三节　胰腺损伤

【概述】

胰是位于腹后壁的一个狭长腺体,质地柔软,呈粉红色长 17.2 cm,宽 3 ~ 5 cm,厚 1.5 ~ 2.5 cm,重 82 ~ 117 g。胰腺损伤是指外界暴力使胰腺发生器质性或功能性的改变。胰腺位于上腹部腹膜后深处,受伤机会较少。胰腺同肝、脾尽管同样是实质性器官,但是其质地柔软,腹部钝器性挫伤一般不易造成胰腺的损伤,由于胰腺的背侧邻第 1 腰椎,剧烈的撞击可以使胰腺直接压向椎体,导致胰腺出血、挫裂伤甚至断裂。胰腺损伤主要为交通事故撞击所致或倾跌于突起物体等钝性暴力,刀刺伤、枪弹伤等锐器伤及医源性损伤所致。胰腺损伤与外伤着力点有关,瞬间暴力将胰腺挤压于坚硬的脊柱上,造成不同程度的损伤。暴力偏向脊柱右侧时,多伤及胰头及邻近的十二指肠、肝外胆管和肝;暴力正对脊柱时多造成胰体或胰体和十二指肠裂伤或断裂;暴力偏向左侧时,可引起胰尾和脾破裂。胰腺损伤多合并其他脏器损伤。医源性损伤主要见于胃大部切除术、脾切除术和十二指肠憩室手术容易造成胰漏。

胰腺损伤后的治疗通常需要确定是否伴有胰管损伤,若影像学检查未提示胰管损伤,则通常可考虑选择非手术治疗,否则常需外科手术治疗。手术治疗的原则为彻底清创止血,充分引流,制止胰液外漏,具体术式选择则根据胰腺损伤的部位、病理损伤程度、是否有主胰管破裂、是否合并有十二指肠及其他胸腹部内器官损伤和患者的全身状况等因素综合确定。具体可包括以下术式。

1. 胰腺修补术　胰腺挫伤、包膜破裂但不伴有主胰管损伤时,可用浅层褥式缝合后再引流。

2. 胰腺切除　适用于胰腺断裂者。胰尾部断裂伤可行胰腺远端切除;近侧胰腺残端清创、止血后胰腺上下缘间断褥式缝合。部分胰腺切除术通常是胰体、胰尾(切除胰腺的 40% ~ 80%)附加或不附加脾切除,适用于不很严重的胰腺外伤。胰腺次全切除术是指切除胰腺 80% ~ 90% 及脾,仅保留附贴于十二指肠曲的条状胰腺组织,适用于重度胰腺外伤。胰头十二指肠切除适用于其他术式不能处理的严重胰十二指肠损伤,其指征为:①胰头严重损伤不能修补或与肠吻合者;②胰头损伤伴有十二指肠血运障碍或坏死者;③十二指肠严重广泛挫伤累及乏特氏壶腹者;④胰管自十二指肠撕脱;⑤胰头挫伤出血难以控制者。

胰腺损伤经手术治疗,若不彻底清除其残留并已失去生机的胰腺组织,术后将继续出现坏死、继发感染、胰周脓肿、胰漏等并发症。胰腺损伤手术后并发症的发生率较高,主要并发症有:腹腔内出血;腹腔内感染;胰漏;创伤性胰腺炎;胰腺假性囊肿及胰腺脓肿形成;胰腺功能不全。

胰腺切除可能会引起不同程度的胰腺内、外分泌功能的减退或缺失,不但可造成胰腺各种内分泌激素和胰酶量的减少,同时出现激素和(或)胰酶活性的降低,出现不同的临床症候群。因此将胰腺手术后出现的胰腺内、外分泌功能减退症候群分为胰腺内分泌功能不全症候群和胰腺外分泌功能不全症候群。前者最典型的临床表现即胰岛素分泌减少所造成的糖尿病,属胰岛素依赖型,可用外源胰岛素治疗;后者则以腹胀、食欲缺乏、消化不良、脂肪痢为特征,可用胰酶治疗因消化不良引起的营养障碍。胰腺损伤术后发生的胰腺功能不全并不多见,是由于胰腺组织损伤、坏死或切除的范围过大所致(超过 80%)。通常认为超过 85% 的胰腺组织切除,会遗留明显胰腺功能障碍。胰腺因创伤造成出血、渗出并包裹形成囊肿,胰腺假性囊肿形成往往是由于手术探查时未能发现主胰管的损伤,胰液渗入受损的胰腺实质组织中,也可由于胰液聚集于胰腺裂伤缝合后胰腺组织间的潜在腔隙中而形成。可在超声内镜引导下经胃行支架植入治疗创伤性胰腺假性囊肿。

【影像学检查与诊断】

CT 特别是螺旋 CT,已成为腹部钝性挫伤患者最重要的影像检查手段,其薄层和快速扫描可以使患者在不屏气的状况下完成检查。CT 除了可以很好地显示胰腺和胰周的改变,还可以同时发现肾、脾和肝的损伤。胰腺的 CT 诊断取决于损伤的程度和检查时间,一般在伤后 24 h 才出现肯定的阳性 CT 表现。因此损伤程度轻微或检查时间过早时诊断困难。对胰腺损伤的早期 CT 诊断,应注意以下间接征象:①胰腺内不均匀小斑点状、形态可不规则,边缘欠清的高密度影;②胰腺增大,形态不规则,边缘模糊,周边可见少量液体包绕之影像征象;③24 h 后胰腺周围小网膜囊见液体潴留;④肾前筋膜大部分早期正常,24 h 以后大部分病例肾前筋膜水肿增厚,肾前筋膜大于 2 mm,以挫伤侧明显,提示周围有炎症存在;⑤部分病例挫伤,4 周后可出现单发或多发的假性低密度囊性影;⑥24 h 复查胰腺肿胀程度,胰周渗出情况,胰实质密度的变化;⑦如患者病情允许,可以行胰腺增强扫描,可见胰腺不均匀增强,其内见挫伤及出血。

【司法鉴定条款】

(一)《损标》

5.7.2.c)肝、脾、胰或肾破裂,需手术治疗;重伤二级。

5.7.3.d)胰腺包膜破裂;轻伤一级。

5.7.3.d)胰腺挫伤;轻伤二级。

(二)《分级》

5.3.4.1)全胰缺失;三级伤残。

5.6.4.3)胰腺部分切除术后伴功能障碍,需药物治疗;六级伤残。

5.8.4.3)胰腺部分切除术后;八级伤残。

5.9.4.3)外伤性胰腺假性囊肿术后;九级伤残。

(三)《工标》

5.5.2.45)胰切除 2/3;五级伤残。

5.6.2.53)胰切除 1/2;六级伤残。

5.7.2.48)胰切除 1/3;七级伤残。

5.8.2.57)胰部分切除;八级伤残。

5.9.2.42)胸腹腔脏器探查术或修补术后;九级伤害。

5.10.2.38)腹腔脏器挫裂伤保守治疗后;十级伤残。

【司法鉴定相关内容】

1.《分级》标准致残程度评定的条款,主要依据临床诊断与所选择的手术方式,以及损伤和(或)手术所出现的并发症类型,结合是否存在药物依赖或其他各种后遗症等情形。致残程度等级鉴定时,胰腺切除范围以剖腹探查术中所见为主要依据,结合胰腺的损伤类型、范围、程度,有异议的可参照术前及术后腹部 CT 片或 MRI 片胰腺长度的影像学改变,对胰腺切除范围进行评估。胰腺缺失85% 以上,且经检查证实胰腺内、外分泌功能均已丧失,提示残留胰腺组织无生理功能,可符合《分级》标准所称的全胰缺失。胰腺缺失超过 50%,出现胰岛素分泌不足的临床表现,须依赖外源性胰岛素补充的情形,符合本标准所称的胰腺大部分切除,胰岛素依赖。确证胰腺损伤后假性囊肿形成,经行外科手术治疗或者超声内镜指引下经胃支架植入术治疗的,均可符合本标准所称外伤性胰腺假性囊肿术后。

在《分级》标准九级伤残所称"外伤性胰腺假性囊肿术后"手术适应证如下：①出现出血、感染、破裂、压迫等并发症；②囊肿直径>6 cm；③非手术治疗时囊肿无缩小反而有增大趋势；④多发性囊肿；⑤囊肿壁厚；⑥合并慢性胰腺炎及胰管狭窄。具体手术方式包括：①内引流术，使囊肿与空肠或胃吻合；②外引流术，适用于明显感染、囊肿形成时间短及囊壁薄弱者；③胰尾部囊肿且难以完全排除肿瘤可能者。

2.《损标》标准重伤二级所称的"胰破裂，须手术治疗"，应具备如下条件：①术前或术中明确胰腺损伤，具有手术适应证，经缝合修补或切除-吻合等手术（一般不包括单纯局部引流术等治疗的）；②胰腺损伤后假性囊肿形成、胰腺脓肿或胰瘘，具有手术适应证；③不及时采取手术治疗可危及生命或发生危及生命的并发症。

本标准轻伤一级所称的"胰腺包膜破裂"是指可考虑采取非手术治疗或探查中发现、仅需行局部引流术而无须进一步手术的情形，包括：①胰腺包膜破裂，不伴有胰腺实质损伤；②胰腺包膜破裂，相应部位存在轻微的浅层胰腺实质损伤，但不患有胰管损伤及组织缺损。

本标准轻伤二级所称的"胰挫伤"是指经医学影像学检查发现的胰腺挫伤灶，不伴有胰腺外分泌症状和体征，不具备手术适应证，经积极的非手术治疗可逐渐吸收的情形。

第四节　腹部其他损伤

腹膜是一层浆膜，被覆于腹壁内面及腹盆腔脏器的表面，前者称壁腹膜（壁层），后者称脏腹膜（脏层），两者相互延续成一个封闭的盲囊（临床上称腹膜腔）。腹膜腔可分为大、小腹膜腔两部分。小腹膜腔即网膜囊，网膜囊以外的腹膜腔称大腹膜腔。壁腹膜贴附与大腹膜腔和网膜囊内，脏腹膜被覆于腹内脏器表面。脏腹膜实际上是壁腹膜从腹壁向腹内脏器延伸而包绕被覆于脏器表面的腹膜结构。因此横膈以下，盆底以上，腹膜包绕范围内，由腹膜反褶所形成的韧带、系膜、网膜以及由它们所分隔形成的间隙、隐窝、窝、陷凹等即所谓的腹膜腔。腹腔和腹膜腔是两个不同的概念。腹腔是指盆膈以上由腹壁和膈围成的腔；而腹膜腔是脏、壁腹膜间的潜在性腔隙，其中仅含少量液体。腹腔内的器官实际上均位于腹膜腔之外。由于腹膜腔反褶是具有连续性的腹膜，腔内的间隙与盆腔也是相互交通的，因此从放射解剖学的观点看，腹腔与盆腔应该是一个整体。腹膜腔（含盆腔）以横结肠及其系膜、盆缘为界，可粗略划分为上腹腔、下腹腔及盆腔。腹膜腔总体上分为大腹膜腔和网膜囊。网膜囊如房中之房，仅靠网膜孔与大腹膜腔相交通。由于网络孔实为一裂隙，因此大腹膜腔与网络囊之间并非想象中的那样通畅。即网膜孔也是比较容易封闭的，这也说明为什么有时大腹膜腔内有大量积液而网膜囊未受累。

【司法鉴定条款】

本节仅《损标》中有腹腔积血、腹膜后血肿的相关条款；在《分级》《工标》中无相关条款。因此本节仅就《损标》中涉及的条款加以叙述。

5.7.2.k）腹腔积血或者腹膜后血肿，需手术治疗；重伤二级。

5.7.3.h）腹腔积血或者腹膜后血肿；轻伤二级。

【司法鉴定相关内容】

（一）腹腔积血

腹部损伤至腹腔内器官或者血管损伤、出血，血液积聚于腹腔，因出血量较大需行手术清除时符合本标准规定的重伤二级。腹腔内虽有积血，但无须手术治疗，经非手术治疗即可治愈的，符合本标准规定的轻伤二级。

（1）在闭合性腹部损伤引起的腹腔积血者，当怀疑存在腹腔组织器官有活动性出血时，临床多采用剖腹探查手术的方式予以探查，探查结果可能是腹腔组织器官并无活动性出血，腹腔积血的量也不是很多，此时，能否鉴定为重伤在司法鉴定实践中有争议。为此，建议对腹部损伤疑有腹腔积血且已具备下述（2）手术适应证，已经行剖腹探查术的被鉴定人，均可依据本标准相应条款的规定鉴定为重伤二级。

（2）出现明显腹膜刺激征（包括腹痛等症状及腹部压痛、反跳痛、腹肌紧张等体征）的临床表现，且符合如下情形之一者，可认为其具有腹腔积血的手术适应证：①出现内失血的症状和体征，达到休克（轻度）的程度；②医学影像学检查（如 CT、MRI、B 超等）有腹腔积液征象；③腹腔穿刺抽出不凝血液；④腹壁创口深及腹腔，创口有血液流出；⑤或者出现其他相应急需手术的情形。此外，腹腔积血究竟达到多少量才属手术适应证，目前并无明确、统一的规定，一般认为腹腔积血达到 500 mL 以上时，易继发感染及粘连等并发症，应具有清除积血的手术适应证。

（3）腹腔积血等损伤鉴定为重伤二级需符合以下条件之一：①腹腔积血，有手术适应证，且行剖腹探查及积血清除术；②剖腹手术探查证实腹腔存在活动性出血，须行止血操作，否则可能危及生命；③手术探查证实腹腔积血量达 500 mL 以上。

（4）虽有腹腔积血，但术前病历未见确切的内失血的临床表现，病例中虽见出现腹膜刺激征的记载，但未行医学影像学检查或未行腹腔穿刺（或者穿刺结果阴性），手术适应证不明确，或者术中证实腹腔出血量较少（未达 500 mL），且出血已完全停止，术中无实际止血操作的，临床即使以腹腔积血行剖腹探查，也不宜鉴定为重伤二级，而应依据本标准相应条款之规定鉴定为轻伤二级。

（二）腹膜后血肿

腹膜壁层与后腹壁之间的间隙称为腹膜后间隙。血管破裂，血液流入腹膜后间隙称为腹膜后出血，出血积聚可形成腹膜后血肿。外伤可伤及腹膜外血管和腹膜后器官，如肾、胰损伤，以及骨盆、脊柱骨折均可导致腹膜后血肿。

（1）临床上对积血达到多少量才能称为腹膜后血肿，以及腹膜后血肿在何种情况下需手术治疗尚缺乏统一、明确的规定。建议在确证腹膜后血肿，并符合如下条件之一时，且已行手术治疗的，可鉴定为重伤二级：①疑有腹腔器官损伤，或者疑有腹膜后血肿穿破致积血流入腹腔，腹腔穿刺抽出不凝血液，经手术探查证实为腹膜后血肿为主要损伤；②出现明显腹痛或腰背部疼痛症状，并因血肿压迫导致神经压迫引发神经性疼痛，或者出现胃肠道功能异常（如肠麻痹症）、泌尿系统功能紊乱表现，或者盆腔腹膜后血肿时出现直肠刺激症状，直肠指检可触及波动感；③出现内失血的症状和体征，达到休克（轻度）的程度。

（2）确证损伤后出现腹膜后血肿，具备上述手术适应证，且已经实施手术治疗的，依据本标准相应条款的规定鉴定为重伤二级。

（3）确证损伤后出现腹膜后血肿，经非手术治疗后自行局限吸收，或者腹膜后血肿虽经手术治疗，但尚不符合上述任意一项条件的，依据本标准相应条款鉴定为轻伤二级。

第五节　肾损伤

【概述】

肾是成对的实质性器官，形似蚕豆，新鲜时呈红褐色，质地柔软，表面光滑，成年男性单侧肾平均长 10 cm,宽 6 cm,厚 4 cm,重 130～150 g,男性略大于女性。肾位于脊柱两侧,腹膜后隙内,属于腹膜外器官。左肾位于第 11 胸椎椎体下缘至第 2～3 腰椎间盘间,右肾则在第 12 胸椎椎体上缘至第 3 腰椎椎体下缘间。其表面有 3 层被膜,由内向外依次为纤维囊、脂肪囊和肾筋膜。

肾撕裂和肾破裂:肾创伤包括肾钝伤和破裂伤,肾钝伤多由交通事故、剧烈体育运动、高处坠下等引起,50% 的患者合并有骨折,20% ～30% 的患者合并其他脏器损伤。肾损伤中,左肾损伤发生率较高;肾有潜在性病变者,对创伤敏感,发生损伤的概率或损伤的严重程度均较正常值为高;儿童肾损伤的概率或严重程度均高于成年人,且儿童肾中潜在性病变较多。

【影像学检查方法】

影像学检查的目的:确定有无损伤或损伤的部位、范围、程度和肾功能情况;检查身上有无潜在性病变;显示对侧肾的解剖结构和功能;了解腹部有无其他器官损伤。

(一)X 射线检查

包括腹部平片、静脉尿路造影、逆行尿路造影、腹主动脉造影或选择性肾动脉造影等。腹部平片检查应用价值有限;静脉肾盂造影,主要用于观察肾盏、肾盂和输尿管,还可以了解肾分泌功能;逆行尿路造影是借助膀胱镜将导管插入输尿管并注入对比剂,以使膀胱、输尿管、肾盂和肾盏显影,主要用于观察肾盏、肾盂和输尿管的形态;尿道造影包括逆行性膀胱、尿道造影和静脉性膀胱、尿道造影,可用于尿道狭窄等尿道疾患的诊断。

(二)超声检查

广泛应用于泌尿系统检查,适合于任何年龄、性别,是泌尿系统最常用的检查方法之一。对泌尿系先天性异常、结石、肿瘤、感染、创伤、肾血管病等均有很高的诊断价值。

(三)CT 检查

CT 检查是最主要的泌尿系统影像学检查方法,已是最常用的方法之一,对多数泌尿系统病变,CT 检查有很高的价值,不但能做出准确诊断,且能指明病变的范围和类型。CT 检查方法包括平扫、增强扫描、肾动脉 CT 血管造影(CTA)和 CT 尿道造影。

(四)MRI 检查

MRI 检查对肾及肾周围组织、输尿管、膀胱以及男女其他盆腔器官疾患的诊断都起着重要作用。它能行三维空间任意方向的断层成像,适合于显示分布在腹膜后、盆腔内较大空间内的泌尿系统,能清楚地显示泌尿系统各脏器的形态及结构,并能可靠地显示病变来源及与周围组织的关系;MRI 的组织分辨率高,可分辨多种组织和器官发现病变及对病变定性诊断力强等诸多功能和优点。MRI 的检查技术包括平扫、增强扫描、肾血管 MRA、MRI 尿路造影(MRU)。

【正常肾的影像学表现】

(一)正常 CT 表现

1.平扫　横断面上肾位于脊柱两侧。在肾周低密度脂肪的对比下,肾脏表现为圆形或椭圆形软组织密度影,边缘光滑锐利。肾门内凹,指向前内。肾动脉和肾静脉呈带状软组织密度影,自肾门向腹主动脉和下腔静脉走行,其中肾动脉的位置较肾静脉偏后。肾窦脂肪组织呈脂肪性低密度或肾盂为水样密度外,肾实质密度均一,不能分辨皮、髓质。于肾周脂肪外侧可见肾筋膜(即 Gerota 筋膜),表现为纤细的致密线影。

2.常规增强检查　根据肾的组织和生理特点,其强化表现分为 3 个期相。

(1)皮质期:注药后 30～90 s 肾血管或肾皮质明显强化,强化的肾皮质还向肾实质内深入形成所谓的肾柱,而髓质仍维持较低的密度,因而可清楚分辨出肾的皮、髓质。

（2）实质期：注药后约 90～120 s，髓质亦显著强化，程度类似或略高于皮质，皮、髓质分界不再清晰。

（3）排泄期：住院后 5～10 min，肾实质强化程度下降，而肾盏和肾盂发生明显强化。

3.肾血管 CTA　随着多层螺旋 CT 增强检查的广泛应用，肾血管 CTA 的图像质量得到了很大改善，其正常表现类似于肾血管造影并可旋转图像，从不同方位和角度进行观察。

（二）正常 MRI 表现

1.平扫　增强前 SE 和 GRE 序列 T1WI 上，由于肾皮、髓质的含水量不同，致皮质信号强度略高于髓质，可分辨出皮质和髓质；在预饱和脂肪抑制 T1WI 序列上，肾皮、髓质的信号强度差异更加明显。FSE T2WI 上，肾皮、髓质常呈较高信号且信号强度相似而难以分辨，有时髓质信号略高于皮质，因此得以分辨。肾窦脂肪组织在 T1WI 和 T2WI 上分别呈高信号和中高信号，正常肾盏难以显示，然而肾盂多可识别，尤其是在较饱满时，呈类似于游离水的长 T1，低信号和长 T2 高信号表现，位于肾门区。肾动脉和肾静脉由于流空效应，常表现为无信号或低信号影。

2.常规增强检查　Gd-DTPA 增强检查，肾实质的强化形式取决于检查时间，各期相的表现类似 CT 增强检查。

3.肾血管 MRA　在肾动脉和肾静脉 MRA 检查中，对比增强 MRA 由于伪影少，信噪比高，目前应用广泛，其正常表现类似于数字减影血管造影，但是图像的清晰度、空间分辨率仍低于 DSA 检查。

【肾损伤影像学表现】

CT 和超声为首选检查方法。肾挫裂伤表现为肾脏呈局灶性或弥漫性肿胀，肾实质密度不均，增强扫描肾实质灌注减少，实质内斑片状或条纹状无强化区，与肾盂肾脏表现相似。有时在肾间质内可见少量对比即漏出。肾实质破裂在平扫上表现为肾体积增大，肾轮廓连续性中断，肾实质内不规则低密度区。增强扫描表现为实质内不规则线样无强化区。创伤性肾实质内和肾周围血肿几乎出现于所有肾损伤的患者，出血量与损伤的严重程度有关。

对于肾损伤的评估 MRI 准确性与 CT 相似，肾挫伤表现为肾体积增大，呈弥漫性长 T1 长 T2 信号，皮、髓质界限不清，肾破裂表现为肾实质连续性中断，并肾内和肾周血肿，血肿信号与出血时间长短有关。急性期肾内和肾周血肿在 T1 上与肾皮质等信号或呈混杂信号，T2 呈低信号或等信号。亚急性期，血肿在 T1 和 T2 均呈高信号。慢性期，与液体信号类似，呈长 T1 长 T2 信号。

【肾损伤程度的分型】

多数肾损伤是由于钝性暴力作用所致，开放性肾损伤多合并腹部其他器官损伤。病变肾积水或肿瘤易招致损伤。肾损伤的分类方法：其一是按程度分为轻度损伤（包括性挫伤，1 cm 以下的肾裂伤）与严重损伤（包括 1 cm 以上的肾裂伤、贯通收集系统的损伤、粉碎性损伤及血管性损伤）；其二是按损伤程度Ⅱ分为 5 级，即挫伤为Ⅰ级，无肾实质裂伤的局限性包膜下血肿或局限性肾周围血肿为Ⅱ级，肾皮质裂伤深度<1 cm 无尿外渗的为Ⅲ级，肾皮质裂伤>1 cm 而无收集系统裂伤或尿外渗以及贯通肾皮质、髓质收集系统的裂伤为Ⅳ级，肾动、静脉主干损伤出血，肾粉碎性损伤或者肾蒂断裂为Ⅴ级。

【司法鉴定条款】

（一）《损标》

5.7.2. c）肾破裂，须手术治疗；重伤二级。

5.7.2. g）肾周血肿或者肾包膜下血肿，须手术治疗；重伤二级。

5.7.4. e）肾包膜下或者实质内出血；轻伤二级。

（二）《分级》

5.5.4.2）一侧肾切除术后，另一侧肾功能中度下降；五级伤残。

5.5.4.3）肾移植术后，另一侧肾功能中度下降；五级伤残。

5.6.4.4）肾功能中度下降；六级伤残。

5.7.4.2）一侧肾切除术后；七级伤残。

5.8.4.7）肾损伤致肾性高血压；八级伤残。

5.8.4.8）肾功能轻度下降；八级伤残。

5.9.4.4）一侧肾部分切除术后；九级伤残。

（三）《工标》

5.3.2.33）一侧肾切除，对侧肾功能不全失代偿期；三级伤残。

5.4.2.44）肾修补术后，肾功能不全失代偿期；四级伤残。

5.5.2.47）一侧肾切除，对侧肾功能不全代偿期；五级伤残。

5.6.2.56）肾损伤性高血压；六级伤残。

5.7.2.50）一侧肾切除；七级伤残。

5.10.2.38）腹腔脏器挫裂伤保守治疗后；十级伤残。

【司法鉴定相关内容】

（一）5.7.2.c）肾破裂，须手术治疗；重伤二级

本项条款的鉴定需要认定两个问题：肾破裂的认定；须手术治疗的认定。肾脏破裂：主要病理改变为肾实质裂伤，损伤累及集合系统，常合并肾内或肾周血肿、肾盂内出血、尿液外渗等，约占肾损伤的15%。肾实质破裂较深，呈放射状指向肾门破裂处形成血肿，使得肾实质分离（肾碎裂），并推移纤维囊形成包膜下血肿。若纤维囊破裂，血液可进入腹膜后间隙，形成肾旁血肿，若破裂累及肾盂，血液将进入肾盂内。另外，严重肾损伤，包括1 cm以上的肾裂伤，贯通收集系统的损伤，粉碎性损伤及血管性损伤，若纤维囊破裂，血液可进入腹膜后间隙，形成肾旁血肿，若破裂累及肾盂，血液将进入肾盂内。还有更为严重的肾毁损性损伤或粉碎性损伤：主要病理改变为肾多发性碎裂，损伤累及肾门，约占肾损伤的5%。肾血管壁破裂将导致外膜血肿、假性动脉瘤，最终出现静脉漏。血管内膜撕裂伤常引起肾动脉血栓形成，血管闭塞导致肾梗死。血管蒂断裂常引起急性腹膜后大血肿，只有极少数患者能够存活。肾盂破裂或肾盂输尿管交叉部撕裂：尿液可漏至腹膜后间隙形成尿瘤。

肾损伤手术治疗的适应证：①开放性肾损伤；②闭合性肾损伤，一旦确定为完全性肾断裂，肾碎裂及肾蒂损伤；③非手术治疗期间观察生命体征仍未见改善，提示有活动性内出血；④血尿逐渐加重，血红蛋白和血红细胞比容持续降低；⑤腰腹部肿胀有明显持续加重趋势。

手术方式包括：①引流术；②肾切除术；③肾部分切除术；④（选择性）肾动脉栓塞术。

（二）5.7.2.g）肾周血肿或者肾包膜下血肿，须手术治疗；重伤二级

本条重伤二级的伤情程度鉴定原则，应注意同时满足以下条件：①肾存在闭合性和开放性损伤的损伤基础；②经医学影像学检查或手术探查证实存在肾周血肿或者肾包膜下血肿；③具有行手术治疗的适应证，且已经行上述手术术式之一种。

（三）5.7.4.e）肾包膜下或者实质内出血；轻伤二级

鉴定原则：①具有引起肾挫伤的损伤基础；②经医学影像学检查或手术探查，证实存在肾挫伤灶，必要时影像学随访提示肾挫伤灶存在逐渐吸收的动态变化；③手术治疗适应证不充分，经非手术治疗即可自愈。

上述肾损伤分级中的轻度肾损伤与一级、二级肾损伤属于本标准所规定的轻伤二级。原有病变(如肾积水、肾囊肿、肾肿瘤、肾结核等)的肾脏在受到轻微震动时,也可导致肾损伤鉴定时,应考虑外界暴力程度与肾损伤之间的因果关系,再做出损伤程度鉴定。

第九篇
人体损伤因果关系及医疗损害的司法鉴定

第一章　法医影像学在外伤与损害后果因果关系的鉴定

第一节　概述

在司法鉴定实践中经常遇到委托方要求因果关系鉴定的案例。比如有的当时损伤部位和损伤程度均不至于导致严重损害后果，但是在损伤后治疗或康复过程中却出现了严重的意外后果，因此就需要进行损伤与被鉴定人的损害后果之间的因果关系鉴定；当损伤与原有伤、病共存时，就出现了被鉴定人的损害后果与其自身疾病有无关联性；被鉴定人的损害后果与其既往伤有无关联性等鉴定事项。对于因果关系的鉴定，应遵循实事求是的原则，从客观事实出发，研究并确定人身损害和疾病是否客观存在；明确损伤与疾病发生、发展和转归的过程，探索其时间间隔的延续性和病理变化的规律性。尽可能详细了解损伤和疾病等信息，全面收集反应损害后临床诊治过程的病历资料（包括医学影像诊断资料和实验室检验资料），全面了解损害后出现的临床表现和治疗转归信息。宜了解并收集伤者既往病历资料，如有无高血压病、冠心病、糖尿病和骨关节病等。按照法医临床检验规范的规定实施体格检查，对于损害与疾病部位相关的组织、器官和系统宜重点全面和细致的检查。针对损害后病历资料反映的损伤与病症，有针对性地选择实验室检验和辅助性检查。根据案情、病历资料、辅助检查和法医检验结果，必要时宜咨询临床医学专家，对原发性损伤、继发性改变和后遗症做出诊断。在医疗损害鉴定中，首先判定医疗过错与损害后果之间是否存在因果关系；若判定医疗过错与损害后果间存在因果关系，宜说明因果关系类型，必要时按照人身损害在疾病后果中的原因力大小，判定因果关系的类型，即完全因果关系、主要因果关系、同等因果关系、次要因果关系、轻微因果关系、没有因果关系共6个类型。因果关系的认定比较复杂，在事故、损伤、残疾之间往往介入多种因素。事故是否造成损伤往往比较好认定，但也有少数损伤表现为迟发性的或损伤和疾病混杂在一起，这时就难以认定事故与外伤的关系。

依据《人身损害与疾病因果关系判定指南》（SF/T 0095—2021）总则4.2规定：当人身损害与既往伤、病共存时，宜运用医学和法医学理论、技术和方法，全面审查病历资料并进行必要的法医学检验，全面分析并综合评定人身损害在现存后果中的原因力大小。确定损伤与损害后果之间存在因果关系的前提是，必须有足够的证据证明两者之间存在医学上的内在联系，且这种联系有一定的必然性。

在因果关系的鉴定中必须坚持以损伤后果与结局为鉴定依据的原则、客观评价与科学分析的原则、实事求是的原则。

在实施因果关系司法鉴定的过程中，无论有或无因果关系，都必须要有确切的证据。本章节主要从影像学角度，通过对委托方提供的一系列影像学资料的检验后，认定损伤事实和损害后果的影像学征象，然后判定有无因果关系。

因果关系原则是指事故、损伤、残疾三者之间存在因果关系，事故直接造成人体组织器官的损伤,损伤直接导致残疾,三者之间每个环节紧紧相连,不存在其他的外界因素。如果事故造成人体轻微的损伤,但是由于在治疗过程中发生医疗事故,由医疗事故导致残疾,这种残疾与事故没有直接因果关系,不能评定伤残等级。损伤或者疾病与残疾之间关系比较复杂,通常严重的损伤导致严重的残疾,但相同的损伤不一定出现同一等级的残疾。损伤与残疾之间介入许许多多因素,如伤者的体质、是否配合治疗、有无疾病因素存在、治疗是否及时、当地医疗技术水平高低、主治医师的医疗技术好坏、医疗措施是否得当、是否有医疗事故的存在,这些因素都可以不同程度地影响损伤后是否导致残疾的后果。

第二节 案例分析

案例1:主动脉夹层破裂死亡与交通事故的因果关系

[案情简介]男,76岁。2018年8月1日14:00时骑自行车行走时不慎被后方驶来的小轿车刮倒在地,致全身多处受伤,伤后回家休息。于8月2日14:00时因感头晕、恶心、左腕部肿胀伴活动受限到某医院门诊求治,经拍腕部X射线片,提示左腕舟骨可疑骨折收住。住院后经相关检查后于8月4日诊断为:左腕三角骨撕脱性骨折;多处软组织损伤;冠心病;HIV携带者;肾功能不全。患者于2018年8月6日14时10分在家属陪同下离开医院就餐,行走到离院200 m左右,突然猝倒;家属来院求救,急诊科医师行院外就地抢救,经心肺复苏成功后,随即转入胸心外科ICU重症监护病房继续救治。虽经医院近1个月的救治,但终因病情复杂并危重,患者于2018年9月5日13:35分死亡。死亡原因:心肺复苏术后,多脏器功能衰竭。死亡诊断:心肺复苏术后;心搏骤停;心律失常;心房纤颤;完全性右束支传导阻滞;多脏器功能障碍综合征;左侧多发性肋骨骨折;主动脉夹层;缺血缺氧性脑病;植物人状态;多脏器功能衰竭。

[委托要求]患者死亡后,家属提出民事赔偿的诉讼请求。受某人民法院委托:对被鉴定人死亡和交通事故有/无因果关系进行司法鉴定。

[影像资料检验]按《法医临床影像学检验实施规范》(SF/T 0112—2021)要求对委托方提供的影像学资料进行检验(图9-1-1)。

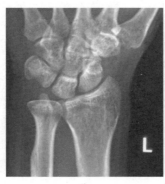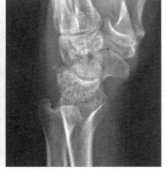

A   B

A、B为伤后第2天左腕关节正侧位片:左侧月状骨骨折伴第一掌腕关节脱位;腕部软组织略显肿胀。

图9-1-1 左腕部影像学检验

　　因被鉴定人的死亡是因主动脉夹层及其并发症所造成的损害后果所致,因此应对其胸部 CT 资料进行检验(图 9-1-2)。

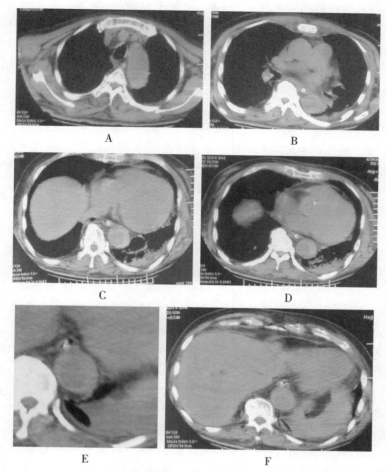

A、B、C、D、E、F.心肺复苏术后的胸部 CT 平扫显示:从主动脉弓开始至 T_{12} 段胸主动脉血管形成两个腔,其近脊柱侧可见较小、密度较低的真腔,其外周围有偏心环形密度稍高的假腔,符合主动脉夹层形成。主动脉真腔面积约占主动脉截面积的 25%(见图 C、D)。左侧胸腔积液伴肋骨骨折(行人工心肺复苏胸廓按压所致)。

图 9-1-2　胸部 CT 平扫检验

　　[分析说明]被鉴定人于外伤后 24 h 因感头晕、恶心、左腕部肿胀伴活动受限而就医的。入院后体格检查:体温、脉搏、呼吸、血压均正常,神志清楚,精神尚可,步入病房,查体合作,语言正常,对答切题。四肢各大关节活动自如,生理反射存在,病理反射未引出。左腕关节正侧位片报告:左腕三角骨骨折。以上诊疗记录,证明被鉴定人仅有左腕部腕骨骨折,无胸部及其他部位损伤的事实。患者于 2018 年 8 月 6 日 14:10 在家属陪同下离院就餐,行走至离院 200 m 左右突然出现心脏猝死。患者于入院当日胸部平片检查显示:主动脉结及降主动脉扩张明显,说明胸主动脉病变于入院时已存在。2018 年 8 月 5 日头颅 CT 显示脑组织脱髓鞘样改变脑萎缩。2018 年 8 月 10 日胸部 CT 平扫显示为胸主动脉夹层动脉瘤。

　　主动脉夹层是指主动脉腔内的血液从主动脉内膜撕裂口进入主动脉中膜,并沿主动的长轴方向扩展,造成主动脉真假两腔分离的一种病理改变。因通常呈继发瘤样改变,故将其称为主动脉夹层动脉瘤。临床特点为急剧起病,突发剧烈疼痛,休克和血肿压迫相应的主动脉分支如冠状动脉、头臂干动脉或内脏动脉等血管时出现的脏器缺血症状。

主动脉夹层是心血管疾病的灾难性危重急症,如不及时救治,48 h内死亡率可高达50%。主要致死原因为主动脉夹层动脉瘤破裂致胸、腹腔或者心包腔,进行性纵隔、腹膜后出血以及急性心力衰竭或者肾衰竭等。

本病的基本病理变化是遗传或代谢性异常导致主动脉中层囊样退行性变,部分患者为伴有结缔组织异常的遗传性先天性心血管病,但大多数患者基本病因并不清楚。综上所述,结合外伤史、现病史、既往患冠心病10年的病史,证明被鉴定人既往患有多种自身基础性疾病,经法医临床检验后认定的本次外伤所造成的损伤仅为左腕部腕骨骨折,第一掌腕关节脱位,没有导致主动脉夹层动脉瘤形成的损伤基础。并且是在伤后120 h后在家人陪同下就餐路途中突发卒死,在120 h内无明确发病前兆,其发病符合主动脉夹层动脉瘤突发规律。最后认定被鉴定人的死亡是因突发主动脉夹层及其并发症所造成的损害后果所致,与本次交通事故无因果关系。

案例2:前交通动脉瘤破裂死亡引起的医疗纠纷

[案情简介]男,50岁。2018年1月15日01时病历记载:半小时前在家洗衣服时,突然出现头痛,伴有颈部及胸背部疼痛不适,伴轻微咳嗽,急诊到某市人民医院就医,经头颅、胸部CT扫,报告为:①颅脑未见异常CT征象;②右上肺肺大疱。门诊以右侧肺大疱收住心内科。体格检查:体温36.5 ℃,脉搏87次/min,呼吸20次/min,血压146/102 mmHg,心肺检查无异常;其余各项检查均正常。当日10:15经骨科会诊诊断:颈椎退行性变,颈椎椎间盘突出,肺大疱,高血压二期。12:37请呼吸科会诊,诊断:高血压病,神经性头疼,冠状动脉粥样硬化,颈椎间盘突出;入院后第3天查房,神志清,精神可,自诉无头痛、头晕等明显不适,颅脑多普勒示椎基底动脉血流速度快,近几日病情平稳。于2018年1月20日2:30分,突发意识障碍,呼之不应,全身大汗,烦躁不安,P 62次/min,R 21次/min,BP 203/109 mmHg,急查头颅CT示蛛网膜下腔出血,即刻转入神经外科,随之病情继续加重,再次复查头颅CT提示:出血量较前明显增加,双侧侧脑室、第三脑室及第四脑室充满血性液体;考虑脑动脉瘤再出血,导致脑疝,于6:10行微创椎颅脑室外引流术,引流出陈旧性血性脑积液约30 mL;经行头颅CTA检查,左侧前交通动脉可见11 mm×7 mm瘤样突起。于当日13:10心搏骤停,14:15心电图呈直线,宣布临床死亡。死亡原因:自发性蛛网膜下腔出血,前交通动脉瘤破裂,脑疝形成,呼吸循环衰竭死亡。遂后患方家属以患者死亡与医院的医疗行为有关,向人民法院提出诉讼请求。

[委托要求]某人民法院委托:①某人民医院的医疗行为是否存在过错;②若存在医疗过错,对其医疗过错与患者死亡之间的因果关系进行鉴定。

[本案焦点]本案例已明确被鉴定人是以脑动脉瘤破裂导致的死亡。院方究竟有无医疗过错:其入院时首次头颅CT检查是判定院方有无过错、过错责任大小的关键所在。以下就患者本次从入院到死亡的影像学资料按照《法医临床影像学检验实施规范》的要求进行检验:所提供影像学资料能够满足法医临床检验鉴定的实际需求,所提供的影像学资料均系经医患双方认可无误的被鉴定人的影像学资料。

[影像资料检验]图9-1-3中A为被鉴定入院时首次头颅CT片显示鞍上池前方可见增大不规则约7 mm大小密度增高影,脚间池可见密度增高影,B为局部放大片显示血管瘤渗血、脚间池少许积血征象更为清楚。C、D、E、F为2018年1月20日2:30(入院5 d后)头颅CT片显示:与5 d前鞍上池前方约7 mm大小密度增高影为同一部位,形态相似,现有增大,周围有渗血,桥池有少许积血与脚间池积血影相连,E、F可见出血已进入三脑室。G、H、I为本次出血后4 h的头颅CT复查片显示:桥池呈高密度积血影,蛛网膜下腔出血,环池闭塞,小脑幕有积血,三脑室、侧脑室充满血液,脑组织肿胀明显。J、K、L为1 h后头颅CTA显示:前交通动脉可见一血管瘤,其部位、形态、大小与图

A、B 片所见影像征象相同。

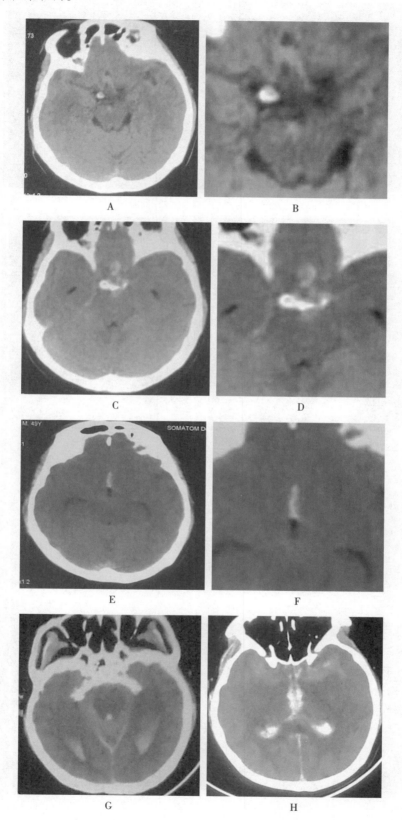

A

B

C

D

E

F

G

H

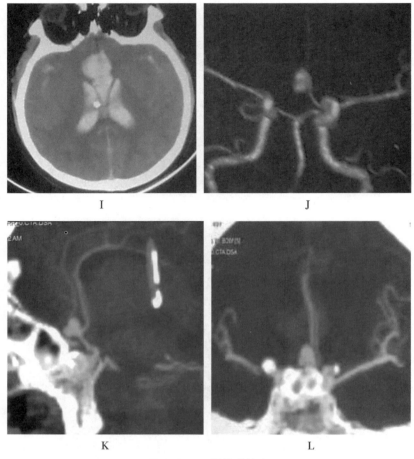

图 9-1-3 影像学检查

[检验结果] ①大脑前交通动脉瘤。②首次头颅 CT 片已显示动脉瘤破裂并向外渗血。③动脉瘤破裂。4 h 复查头颅 CT 片显示出血量大且迅速。④首次动脉瘤破裂与 5 d 后所见动脉瘤破裂系同一动脉瘤。

[分析与提示] 本案由法院委托首次鉴定。被鉴定人在入院时所做头颅 CT 检查结果被院方诊断为正常，于住院的 5 d 时间内无典型的颅内动脉瘤破裂的症状和体征，在住院第 6 天刚开始时突发性脑内动脉瘤破裂，11 h 后不治身亡。对判定院方医疗行为是否存在过错的关键点是第 1 次头颅 CT 片有无动脉瘤破裂的征象。经阅入院当时的头颅 CT 片可见在鞍上池前交通动脉区有密度稍高、约 7 mm 大小的结节影，于脚间池可见边界不清的密度增高区。该影像学表现系前交通动脉瘤不完全性破裂并向外渗血的影像学征象。依据此征象入院后应对患者做进一步检查，比如头颅 MRI 检查、头颅 CTA 检查等，尽快明确有/无脑动脉瘤，以及脑动脉瘤是否破裂。但是，院方在被鉴定人入院后的当天未请相关的神经内科或神经外科会诊，仅请了骨科和呼吸科进行了会诊，而对于被鉴定人的突发性头痛伴有颈部、胸背部疼痛的临床症状未予重视；对于提示有颅内动脉瘤不完全破裂的影像学征象被影像科漏诊，以至于在住院的 5 d 内未进行相关的检查以及相应的治疗措施，导致 5 d 后在前交通动脉不完全破裂的基础上突发性完全破裂，大量的血液进入脑室系统，于 6:10 行微创椎颅脑室外引流术，引流出陈旧性血性脑积液约 30 mL，证实了被鉴定人入院时的头颅 CT 片上的影像学表现是前交通动脉瘤不完全性破裂的事实。上述院方的医疗行为是未尽到院方应尽的诊疗

义务的过失行为,被鉴定人的死亡与院方的医疗行为之间存在因果关系,院方应承担相应的责任。笔者于 2019 年 4 月出庭接受法庭质证和咨询,在法庭上医患双方对笔者的鉴定意见表示理解和认可,最后使本案得到了满意的结果。

[点评]本例医疗损害纠纷案的鉴定对影像学资料的依赖非常明显,尤其是入院时的头颅 CT 影像资料是判定院方有无医疗过错的关键所在。在其后的一系列医学影像学资料,印证了被鉴定人入院时已经发生了脑动脉瘤破裂事实。首诊时若能对脑动脉瘤破裂做出明确的诊断或者提示性诊断,无疑对患者及时、正确、有效治疗,尤其是对患者生命的救治将起到十分重要的作用。通过此案例的司法鉴定实践,充分证明了影像学资料在司法鉴定实践中的重要作用。

案例 3:气性坏疽与医疗行为的因果关系

[案情简介]男,63 岁。主因摔伤致左侧膝关节疼痛肿胀,伴活动受限 14 h,于 2016 年 11 月 8 日 12:14 收住,入院诊断:左侧胫骨平台粉碎性骨折(闭合性),于 11 月 11 日行左侧胫骨平台骨折切开复位钢板内固定术,术后当天左小腿以下皮温低,足背动脉可触及,12 日下午体温升高至 38 ℃,16 日晚上 10 点,体温升至 39 ℃,心率 153 次/min,左膝以下小腿缺血性坏死显著,于 11 月 17 日 16:20 膝关节以上截肢。

[诊疗过程]2016 年 11 月 7 日 12:00 不慎受伤;2016 年 11 月 8 日 2:14 住院;入院时患者神清,精神欠佳,饮食、睡眠欠佳,体温,脉搏,呼吸,血压均正常。体格检查:表情痛苦,嗜睡,左膝关节肿胀明显,局部皮肤颜色正常,皮温稍高,末梢循环良好。术前分别于 11 月 8 日行左膝关节 X 射线片及 CT 检查,11 月 10 日行左膝关节的 MRI 检查。于 2016 年 11 月 11 日 13:10 开始行左胫骨平台骨折切开复位内固定术,术程顺利,术中仔细触诊足背动脉可扪及。2016 年 11 月 12 日 10:00 查房记录:体温 37.3 ℃,脉搏 95 次/min,呼吸 23 次/min,血压 115/72 mmHg,患者前 1 d 最高体温 38.1 ℃。2016 年 11 月 13 日 10:40 查房记录,精神欠佳,自述手术切口处疼痛剧烈,左侧小腿皮肤青紫肿胀明显,触及左侧小腿及足部皮温低,足背动脉未触及,左侧小腿及足部可触及踏雪感,前 1 d 出现高热,达 39 ℃,急行双下肢血管 CTA 检查示:左侧下肢皮下大量积气,左侧腘动脉以下血管闭塞,高度怀疑患者患有坏死性筋膜炎、气性坏疽。遂于 2016 年 10 月 13 日 22:30 行左侧下肢切开减压清创术,术中见左膝关节上方 10 cm 处可见股内侧肌坏死,左侧比目鱼肌及部分腓肠肌恶臭坏死,左侧膝关节以下肌肉内、血管内可见大量血栓形成,术中探查未见脓性分泌物。术后左下肢血供未见好转,左侧膝关节以下皮肤及皮下组织颜色青紫发黑;于 2016 年 11 月 17 日 18:00 行左大腿下段截肢术加清创缝合术。细菌培养为产气荚膜梭菌。

[委托要求]患者认为因骨折住院治疗期间被感染气性坏疽而导致左下肢膝关节以上截肢的损害后果是由于医院治疗过程中感染所致,与医院进行交涉。院方向人民法院申请:被鉴定人因骨折住院治疗期间发现被感染气性坏疽而导致左下肢膝关节以上截肢的损害后果,院方的医疗行为是否存在过错;若存在过错,过错医疗行为与损害后果之间是否存在因果关系进行鉴定。

院方是否存在医疗过错有两个焦点问题要理清楚:①气性坏疽是什么时间发生的?②院方的医疗过错是什么?这两个问题弄清楚了,院方的医疗过错也就清楚了。

[影像资料检验]图 9-1-4 中 A、B 为 2016 年 11 月 7 日受伤后当日左膝关节正侧位 X 射线片示显示:左胫骨平台外后侧粉碎性塌陷性骨折,腓骨头骨折,腘窝部软组织肿胀明显,呈块状,股骨髁以上骨干前侧、内侧、背侧软组织肿胀、密度减低且密度不均。C、D 为 2016 年 11 月 8 日入院后左膝关节正侧位 X 射线片显示:软组织肿胀及密度改变较 11 月 7 日明显。E、F 为 11 月 8 日左膝部 CT 检查显示:大部分筋膜间隙模糊,腘窝部软组织肿胀明显,界面模糊不清,髌上囊可见脂液平面,胫骨平台外侧骨折,该处软组织界面完全消失。G、H、I 为 2016 年 11 月 10 日左下肢 MRI 检查显示:软组织内有积气,髌前软组织内有大量蜂窝状气体影,浅筋膜、深筋膜间隙模糊、部分消失,软组织肿胀明显,组织间隙模糊不清甚至消失。符合坏死性筋膜炎气性坏疽影像学改变。并且已出现

腘动脉血管壁增厚、模糊，部分壁不光滑，模糊，管腔变窄，管腔内信号不等征象。

[影像资料检验] 图9-1-5A、B 为2016年11月13日左膝关节正侧位 X 射线片及 C、D、E、F、G、H、I CTA 片显示，左胫骨平台骨折内固定术后，坏死性筋膜炎及气性坏疽较11月10日 MRI 所见进展明显，软组织内积气从腹股沟延续至足趾，尤以腘窝以下小腿背侧筋膜室腔内组织结构消失，密度不等，小腿呈圆筒状改变，较右侧下肢明显增粗。腘动脉从腘窝部消失，膝以下小腿动脉未见显影。从股骨髁以下已有大量软组织坏死。

[检验结果] 11月8日影像检查所见，已有坏死性筋膜炎征象，结合11月10日 MRI 检查所见，符合气性坏疽。

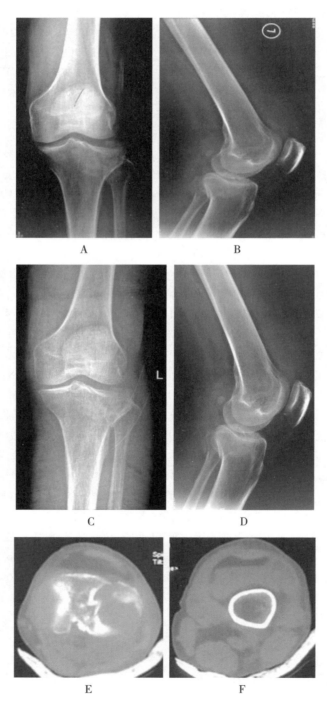

A   B

C   D

E   F

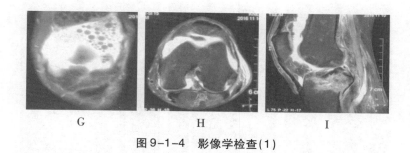

图 9-1-4　影像学检查(1)

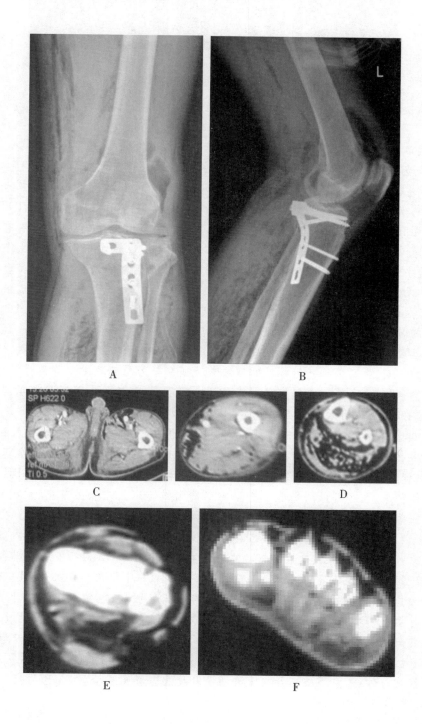

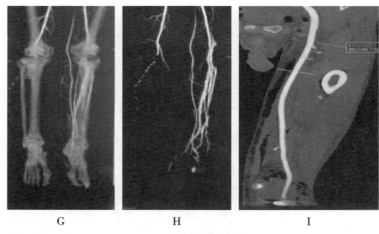

G   H   I

图 9-1-5 影像学检查(2)

[检验结果]影像征象符合坏死性筋膜炎,气性坏疽,膝以下已有大量软组织坏死,并动脉栓塞形成。

[分析与提示]

1. 根据病历资料、手术所见、影像学所见及致病菌培养,证明被鉴定人是因气性坏疽导致左下肢血管内血栓形成,肌肉坏死而截肢。因此被鉴定人左下肢气性坏疽是怎么感染的,是术前、术中或术后感染的成为鉴定的焦点。此段时间界定为 2019 年 11 月 7 日受伤,11 月 8 日入院,11 月 11 日手术,11 月 13 日左下肢切开减压清创术止。手术前的病历记载中,无明确患有气性坏疽的临床症状和体征;手术后病历记载中虽有气性坏疽的临床表现,但是无特征性,不能作为认定急性坏疽的依据,即便手术后的临床症状及体征以及左下肢切开减压清创术后能够明确诊断左下肢气性坏疽,但是依然无法明确气性坏疽是入院前、手术前或手术后感染的。临床严重扩散性肌肉坏死型气性坏疽,外伤后最早发病时间为伤后 8~10 h,最晚为 5~6 d。本例认定院方对气性坏疽诊疗行为有无医疗过错的时间节点也在这个时间段内。

2. 根据被鉴定人气性坏疽发展迅速,外伤后 6 d(术后 2 d)病情急剧恶化,膝关节周围及小腿有大量肌肉坏死的事实,则可依据气性坏疽的病理学特征主要为局部软组织弥漫性肿胀,肌肉及肌肉间隙脂肪线模糊消失,皮下脂肪与肌肉之间的界限模糊不清,尤其是皮下以及组织间积气的病理学特征,可从手术前、受伤后当天所拍左膝关节 X 射线片,11 月 8 日的 X 射线片、CT 片,11 月 10 日左膝关节 MRI 片的影像学资料中寻找能够证明气性坏疽的影像学征象。11 月 8 日入院后 3 h 的影像资料的影像征象有:①膝关节及下肢软组织肿胀进行性加重,范围也逐渐扩大,组织间隙从模糊不清到消失,膑上囊出现脂液平面,可以考虑有坏死性筋膜炎,直至 11 月 10 日的 MRI 片显示膝关节周围有大量气体征象,已经可以从影像学资料中识别出被鉴定人左膝关节上下范围内有气性坏疽影像学表现。因为气性坏疽的影像学特征是软组织内积气(排除开放性外伤和手术治疗后形成的气体)。以上影像所见可以判定左下肢气性坏疽的形成时间在 11 月 10 日之前且入院后 3 h 的影像资料的异常征象可以推测感染发生在入院之前。②在 11 月 11 日 13 时行左胫骨平台骨折切开复位内固定术后,被鉴定人气性坏疽病情明显加重,11 月 13 日 17 时行双下肢血管 CTA 检查显示:左侧下肢出现皮下大量的积气,气体上自腹股沟、下至脚趾积气明显;左侧腘动脉以下出现血管闭塞,11 月 13 日 20 时 40 分行左下肢切开减压清创术时,见左侧膝关节上 10 cm 处可见股内侧肌坏死,左侧比目鱼肌及部分腓长肌恶臭、坏死,左侧膝关节以下肌肉内血管里可见大量血栓形成。此段时间临床症状及体征、影像学征象、下肢切开减压清创所见肌肉坏死等结果已明确为左下肢气性坏疽。

3. 经临床症状与体征,左下肢切开减压清创术以及法医影像学检验后,已明确认定被鉴定人患有急性气性坏疽,并且从 11 月 10 日之前的影像学资料上认定气性坏疽是在手术前 1 d 已经存在,并可从影像学资料上明确诊断。以上事项认定后,对于院方的医疗行为有以下 3 点认识:①被鉴定人的气性坏疽的发生与院方无关联性,但是院方在气性坏疽的诊疗方面存在过错。②在手术前影像学资料可以明确气性坏疽诊断的情况下,院方未能明确诊断的漏诊行为,直接导致了治疗的失误,加重了气性坏疽恶化。③在手术后气性坏疽迅速恶化的临床症状和体征,院方未及时发现,反而给予了错误的解释,以致再次延误病情,直至导致了膝关节以上截肢的损害后果。比如手术后 11 月 12 日出现体温 38.1 ℃的情况。被院方考虑"由于手术后吸收热所致";11 月 13 日出现高热 39 ℃,脉搏 112 次/min,呼吸 26 次/min,急诊复查脉搏心率最高达 190 次/min,急诊请心内科会诊,会诊意见:"考虑患者由于未饮食及发热引起。"以上连续的对被鉴定人病情的误判、误治的医疗行为给被鉴定人造成了截肢的损害后果。

4. 气性坏疽的诊断一经成立,治疗措施需立即开始,越早越好,不但可以挽救患者生命,而且可以减少组织坏死或降低截肢率。比如及时切开、减张、充分引流、切去肯定的坏死组织,加上抗生素治疗等预后较好。由于院方:①未尽到应尽的诊疗义务,使患者失去了对气性坏疽及时施行正确治疗的机会;②在气性坏疽急剧进展的情况下,院方对被鉴定人施行了左胫骨平台骨折内固定术,手术后气性坏疽的病情急剧进展,导致了左下肢膝关节以上截肢的损害后果,使被认定人丧失了康复机会的医疗过失行为。认为院方的医疗行为与被鉴定人的左下肢膝关节以上截肢存在因果关系。

案例 4:腰椎骨折与外伤的因果关系司法鉴定

[案情简介]2019 年 9 月 8 日,被鉴定人李某因琐事与他人发生撕打时受伤。分别于 2019 年 10 月 14 日,2020 年 3 月 18 日先后两次由两家司法鉴定中心鉴定为轻伤一级。

[委托要求]受某人民法院委托对被鉴定人李某委托如下鉴定项目:①脊柱骨折与本次外伤的因果关系司法鉴定;②损伤程度重新鉴定。

[病历摘要]

1. 2019 年 9 月 9 日。某县人民医院骨科住院病历记载:主诉被人推倒致伤腰部,疼痛活动受限 1 d。现病史:患者于入院前 1 d 被人推倒致伤腰部。当时感伤处疼痛,逐渐肿胀,活动受限,在家休息症状无明显缓解,经门诊摄腰椎 X 射线片提示腰 3 椎体压缩性骨折,胸 8、10、11 压缩性骨折。腰 1 椎体压缩性骨折术后。门诊医师检查后,以腰椎多发骨折收住我科。体格检查:神志清楚,步入病室,精神尚可,查体合作,问答合理。专科情况,脊柱生理曲度存在,无明显后凸、侧弯畸形,胸 10、11、腰 3 椎体及椎旁有压痛和叩击痛,胸、腰椎活动受限,四肢无畸形,无压痛及叩击痛,双上肢活动自如,双下肢感觉正常,肌力 5 级,双侧膝腱反射、跟腱反射正常引出,骨盆分离及挤压试验阴性。辅助检查:2019 年 9 月 9 日腰椎正侧位 X 射线摄片诊断意见:腰 3 椎体压缩性骨折,胸 8、10、11 椎体压缩性骨折,腰 1 椎体压缩性骨折术后。9 月 12 日腰椎 CT 片诊断意见:胸 8、10 椎体压缩性骨折,胸 10 椎体对应椎管变形,腰 1、3 椎体压缩性骨折。9 月 11 日腰椎 MRI 检查影像诊断:胸 10、11,腰 3 椎体不同程度压缩性骨折并骨髓水肿。治疗经过:入院后积极完善相关检查,于 2020 年 9 月 16 日在局麻下行腰 3 椎体骨折椎体成形术,术后给予预防感染,消肿治疗于 2020 年 9 月 22 日出院,共住院 14 d,出院诊断:腰 3 椎体压缩性骨折;胸 10、11 椎体压缩性骨折;胸 8、腰 1 椎体陈旧性、压缩性骨折,腰 1 椎体压缩性骨折术后。

2. 原鉴定意见:①2019 年 10 月 14 日某县公安司法鉴定中心,依照《人体损伤程度鉴定标准》5.9.3.b)规定,评定为轻伤一级。②2020 年 3 月 18 日某市公安司法鉴定中心,依据上述标准条款鉴定为:被鉴定人第 10、11 胸椎、第 3 腰椎椎体骨折经鉴定为轻伤一级。被告认为原鉴定意见依据不足,分析说明模糊,应当重新鉴定。检察院以证据不足,退回重审,被告被取保候审。

3. 2011 年 8 月 2 日某医院骨科病历记载:外伤致腰痛,活动受限 20 余天。现病史:患者于入院前 1 个月前骑自行车摔倒致伤腰部,在当地医院就诊进行 CT 检查,显示腰 1 椎体压缩性粉碎性骨折,同层面椎管继发 1~2 度狭窄。于 2011 年 8 月 4 日在全麻下行腰椎后路切开复位内固定术。

[影像资料检验]图 9-1-6 中 A、B、C、D、E、F、G、H、I 为 2019 年 9 月 11 日腰椎 MRI 片显示:T_{10}、T_{11}、L_1、L_3 椎体形态及信号改变符合陈旧性骨折,未见新鲜骨折影像学征象;抑脂片所见 T_{10}、L_3 椎体高信号征象,符合终板炎并有骨髓肿(骨挫伤)。图 9-1-7 中 A、B、C、D、E、F、G、H、I 为 2019 年 9 月 12 日腰椎 CT 片显示:A、B、C 为 T_{10} 椎体轴位片,图 D、E、F 为 T_{11} 椎体轴位片,图 G、H、I 为 L_3 椎体轴位片:就片所见,仅表现为陈旧性骨折和退行性变影像学征象,L_3 椎体可见陈旧性椎管狭窄;未见明确椎体及其附件新的骨折的影像学征象。J 为 T_4、L_5 椎体矢状位重组片,K、L 为 $T_7 \sim T_{12}$、$L_1 \sim T_4$ 椎体局部放大片显示:T_8、$T_{10} \sim T_{11}$、L_1、L_3 椎体陈旧性骨折,并且椎体变形明显,T_{10}、L_3 椎体后缘有陈旧性骨块突入椎管,致局部椎管狭窄,$T_8 \sim T_{10}$ 及 L_1、L_3 椎体前缘骨质增生,陈旧性骨折椎体前后径增大。图 9-1-7 所见 T_8、T_{10}、T_{11} 及 L_1、L_3 椎体均系陈旧性骨折,无新鲜骨折征象。

[检验结果]图 9-1-6 所示 T_{10}、L_3 椎体陈旧性骨折,终板炎及骨挫伤,无新鲜骨折征象。

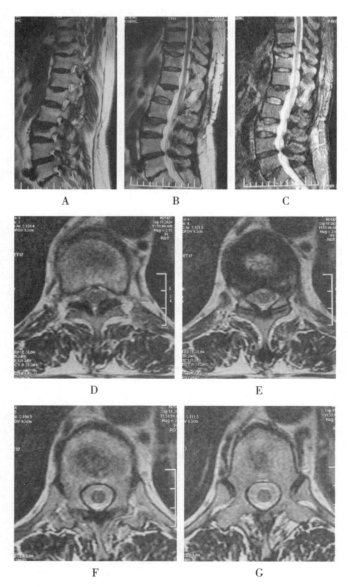

A　　　　　　　　B　　　　　　　　C

D　　　　　　　　　　　　　E

F　　　　　　　　　　　　　G

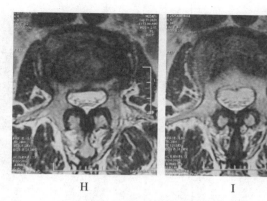

H　　　　　　　　I

图9-1-6　影像学检查

［鉴定意见］①依照《损标》5.9.5.c）骨挫伤的规定，构成轻微伤。②骨挫伤与本次外伤有关联。

［分析与讨论］

1. 经阅全部病历资料及案发当时的视频，鉴定人认为：被鉴定人身体未遭受明显外力作用，仅见双方互相推搡，被告将被鉴定人推倒在路旁绿化带的树丛上，没有能够导致椎体多发性骨折的外力基础，比如推倒臀部着地、暴力击打或撞击腰部。

2. 本案例为第3次鉴定案例，前两次为公安部门委托，均被鉴定为轻伤一级，本次为县人民法院委托。本案例若依据病历资料进行鉴定，则难以做出准确的鉴定意见。在病历中的影像学诊断报告为腰3椎体压缩性骨折；胸10、11椎体压缩性骨折；临床诊断同影像诊断并且还为腰3椎体做了成形手术。依据人体损伤程度司法鉴定基准已经具备了2条（外伤史、有病历记载的临床诊疗过程），第3条为委托方提供的影像学资料，是鉴定基准中的重要客观证据，对于委托方提供的影像学资料，须按照《法医临床影像学检验实施规范》的要求进行检验，经检验后认定的损伤或损害后果的影像学征象是形成司法鉴定意见的客观证据。经笔者鉴定的重新鉴定的案例中。发生错鉴的原因86%是因为对人体损伤或者损害后果的影像学征象认定错误所导致的。

3. 本案例经法医临床检验已被认定为陈旧性骨折。但是在病历中影像学诊断意见及临床诊断意见以及前两次司法鉴定认定的脊柱损伤的情况与病历中的诊断意见相同，均为腰3椎体压缩性骨折；胸10、11椎体压缩性骨折。从本案例中将陈旧性脊柱多发性骨折被诊断为并被司法鉴定认定为新鲜骨折的现象并不少见。也是重新鉴定常见的错鉴案例之一。此案例提示我们。在脊柱骨损伤的案例中应注意：①新旧骨折的影像学征象的认定。②应严格按照《法医临床影像学检验实施规范》的要求对委托方提供的影像学资料进行检验，不可盲目引用病历资料中的影像学诊断意见；③鉴定人认为临床影像学诊断意见不明确和或存在争议时，可邀请有专门知识的专家辅助人提供专业意见，最终综合形成认定意见。

4. 本案例最后认定为 T_{10}、L_3 椎体骨挫伤，依照《损标》5.9.5.c）骨挫伤的规定，构成轻微伤。被告曾提出新伤和旧伤的关系，即要求本次脊柱损伤与既往陈旧性骨折有无关联性的问题进行鉴定。经对腰椎CT检验明确认定 T_{10}～T_{11}、L_3 脊椎骨无骨损伤征象。T_{10}、L_3 椎体骨挫伤在 MRI 片上有表现，L_3、L_4 椎体后方软组织呈条片状，长 T_1 及长 T_2 信号影，符合椎体后方软组织水肿。关于新旧骨折的影像学认定，其中软组织损伤的有、无，损伤的范围，程度很重要，是判断新的损伤的重要依据之一。本案例若无腰背部软组织损伤的影像学征象，对于认定 T_{10}、L_3 椎体骨挫伤是否与本次外伤有关联性就存在着疑虑。

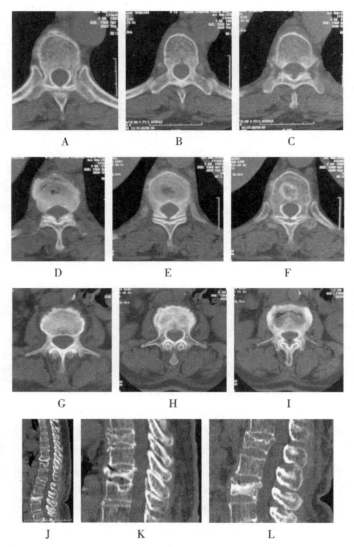

图 9-1-7　胸 10、11,腰椎体 CT 片,均为陈旧性骨折

第二章　医学影像学在医疗损害纠纷司法鉴定中的作用

第一节　医疗损害

【医疗纠纷的定义】

患者与医疗机构及其医务人员因诊疗活动引发的争议。

【医疗损害的定义】

医疗机构及其医务人员在诊疗护理过程中因过错导致患者不利的事实。自2021年1月1日开始实施《中华人民共和国民法典》起,医疗损害被准确界定为侵害民事权益中的生命权、健康权、身体权,并被社会广泛接受为统一的概念,即医疗损害责任。规定医疗损害责任"采用过错责任"原则。

依照《民法典》第一千二百一十八条规定,患者在诊疗活动中受到损害,医疗机构或者医务人员有过错的,由医疗机构承担赔偿责任。

《民法典》第一千二百一十九规定,医务人员在诊疗活动中应当向患者说明病情和医疗措施。需要实施手术、特殊检查、特殊治疗的,医务人员应当及时向患者说明医疗风险、替代医疗方案等情况,并取得其书面同意;不宜向患者说明的,应当向患者的近亲属说明,并取得其书面同意。医务人员未尽到前款义务,造成患者损害的,医疗机构应当承担赔偿责任。

《民法典》第一千二百二十一条规定,医务人员在诊疗活动中未尽到与当时的医疗水平相应的诊疗义务,造成患者损害的,医疗机构应当承担赔偿责任等。

根据上述规定条款,通常可以理解为医疗损害系指因治疗而对患者已经造成损害或者医疗行为对患者造成了不良后果。例如诊断错误、医嘱执行错误、用药失误、手术不当等引起的各种损害,其直接表现为患者死亡、残疾、组织器官的损伤及健康状况相对于诊疗前有所恶化等侵害健康权、生命权和身体的情形。医疗损害可以发生于整个医疗过程当中。由于《民法典侵权责任编》中将医疗损害责任单列一章,并规范了医疗损害侵权责任的具体内容,使《民法典侵权责任编》成为目前对医疗纠纷案件有专门规定的最高位阶的法律,也亦成为在民事赔偿中统一使用医疗损害责任这一概念。

【构成医疗纠纷的基本条件】

凡是合法的医疗机构或合法的执业医务人员在实施医疗行为中,因为不当医疗行为,过失地造成患者人身伤害都属于医疗损害。医疗损害纠纷是指患者及其家属认为医疗机构及其医务人员在诊疗护理过程中存在医疗过失,并导致不良后果的发生,要求医方承担违约赔偿责任或侵权赔偿责任而产生的纠纷。

【医疗损害侵权责任构成要件】

(1)医疗机构及其医务人员在诊疗活动中存在违法行为。

(2)必须对患者造成损害后果。

(3)医疗机构及其医务人员的违法行为与患者的损害后果之间存在因果关系。

(4)医疗机构及其医务人员主观上存在过错。

第二节　医疗损害的司法鉴定

医疗纠纷主要是医疗损害责任纠纷。按照侵权责任法的原则精神,是否存在医疗过错,是医疗单位承担侵权责任的关键。是否存在医疗损害后果,通常需要进行司法鉴定,主要由司法行政管理部门主管的司法鉴定机构提出鉴定意见,判定医疗单位在诊疗过程中是否存在过错行为,其过错行为是否与患者的损害后果存在因果关系。在实际诉讼中,有相当一部分医疗纠纷,经医疗事故技术鉴定或者医疗损害司法鉴定后,被认定存在医疗过错行为属实;但同样也有不少的医疗纠纷是因患者缺乏基本的医学知识而不理解、不接受所发生的不良后果,经鉴定最终无法认定存在医疗过错,或者虽然存在一定的医疗不足(过错),但患者的不良后果确系其自身疾病的转归、个人体质状况的特异性、患者或其家属未能遵守医嘱、受到当时医疗水平的限制或者突发难以预料的状况所致。有关医疗纠纷司法鉴定中对医疗过错、损害后果及其两者之间因果关系、过错参与程度等事项的鉴定原则,是人体损伤及损害后果鉴定过程中至关重要的关键问题。

【医疗纠纷司法鉴定的基本原则】

1. 鉴定事项应始终围绕医学专业问题　与司法鉴定相关的4个关键词。①诉讼:即司法鉴定是为诉讼服务的一种准司法活动。②鉴定人:即实施司法鉴定的主体是鉴定人。③专门性问题:是指司法鉴定需要解决的是普通人运用日常生活经验和常识不能解决的问题。④科学技术或专门知识:是指司法鉴定所需要解决的专门性问题必须采用相关的科学技术手段或者运用专业性理论知识和经验加以分析、判断。专门性问题就是依据医学原则和标准或者采用医学技术手段,判定医疗行为是否存在过错及其是否造成损害后果,过错与损害后果之间是否存在因果关系及过错对损害后果的参与程度。

2. 坚持以客观事实作为鉴定依据　病历是医疗纠纷司法鉴定的重要依据,甚至可能是唯一依据。住院病历有客观病历与主观病历之分。但是事实上客观病历中含有医生主观意见,有时甚至含有人为因素,因此司法鉴定人在鉴定活动中应尽量采用客观记录的内容,对含有医师主观意见的成分,应依据医学标准、法医学标准进行必要的分析和认定。经作者多年司法鉴定的实践认为,医学影像学资料(经按《法医临床影像学检验实施规范》同一性认定和检验后认定的损伤和损害后果的影像征象)是医疗损害鉴定的客观证据,其具有天然的客观性,其证明力高于影像学报告和一般病历资料,不应盲目地以未经检验过的病历中的影像学报告作为鉴定依据。

3. 坚持医学标准作为判断依据　司法鉴定是依据医学、法医学标准进行分析、判断的活动,临床诊断标准、诊疗技术规范、行业专家共识等医学标准是司法鉴定人进行医疗纠纷司法鉴定、提出司法鉴定意见的根本依据。在司法鉴定适用标准的实践中应遵循优先选择国家标准与行业标准的原则。暂无明确、统一标准的,可以依据业内多数专家的观点做出判断。专家观点多见于经同行评议,被广泛认可的权威学术专著与专业期刊学术论文。

4. 坚持争议材料权益归无责方　委托人在医疗纠纷案件中所提供的鉴定材料主要是病历资

料,其中经常可以发现病历资料中不同部分的记录对同一事实的描述存在一定的出入,甚至迥然不同。在鉴定实践中一般认为,住院病历记录的形成、保管责任均在医方,患方对记录中出现的问题不具有任何责任,故司法鉴定人在鉴定过程中应充分听取患方的意见,在争议相持不下时,原则上采纳对患方有利的记录,但是,鉴定机构应将医、患各方所提出或者鉴定人所发现的鉴定材料中有争议的问题告知委托人,与委托人沟通协商,由法院经调查后做出材料取舍的最终决定;也可通过其他材料印证争议的内容,应尽可能还原客观事实,避免将医方在记录中的失误,认定为评定医方过错的理由;也不可将争议材料权益归无责方的规定死搬硬套,被鉴定人的病历记录中明显的差错或者失误,鉴定人有权也有责任给予更正或者剔除。

5.鉴定意见的表述应客观、清晰　医疗纠纷司法鉴定意见的表述应符合客观、清晰、无歧义的要求。医疗过错的表述应说明医疗过程中违反标准的具体行为,损害后果应表述为具有稳定性、终局性的结果,而一般不易表述为中间损害过程;因果关系的表述应符合逻辑性;过错参与程度判定应具有合理性。因果关系的逻辑性与过错参与程度的合理性也表现在司法鉴定人应严格演绎推理的原则和方法,做出分析和判断意见。

6.专家评议　《医疗纠纷预防和处理条例》明确了科学、公正、同行评议等鉴定原则。同行评议的原则弥补了司法鉴定人在实施医疗损害司法鉴定时对所涉及的专业性问题认知范围的欠缺。而需要业内临床专家提供专业咨询意见,因此选择具有相应资格或能力的临床医学专家录入专家库,在遇到具体案件时,从专家库中抽取专家作为鉴定的助手和顾问,以保证鉴定意见的科学性、专业性、权威性。

【判定医疗过错的基本原则】

2020年5月28日第十三届全国人民代表大会第三次会议通过的《中华人民共和国民法典》第一千二百一十八条和我国《侵权责任法》第五十四条规定医疗损害责任归责原则和责任承担主体:患者在诊疗活动中受到损害,医疗机构或者其医务人员有过错的,由医疗机构承担赔偿责任。该条款实际明确了医疗侵权损害赔偿的基本要件,即医疗过程中存在医疗过错行为。患者在诊疗活动中受到损害,医疗机构及其医务人员有过错的,由医疗机构承担赔偿责任。判定医疗过错的基本原则如下。

1.是否违反现行卫生法律、法规　违反法律、行政法规、规章以及诊疗规范的规定,是医疗机构和医务人员存在过错的最直接标准。法律,主要是指国家颁布的医疗卫生管理方面的法律和行政法规以及诊疗规范。如果医疗机构或医务人员的行为明显地违反了相关的法律法规,则可以认定医疗机构及其医务人员存在过错。

2.是否尽到应尽的诊疗义务　《民法典》第一千二百二十一条规定,医务人员在诊疗活动中未尽到与当时的医疗水平相应的诊疗义务,造成患者损害的,医疗机构应当承担赔偿责任。关于诊疗义务:实际上主要指医师的注意义务,指一个人在从事某种活动时,应该给予高度的谨慎和注意,以避免给他人造成不应有的危险或损害。医疗注意义务:是医疗过程中的一种法定义务,是确保医疗行为合法性的重要依据之一。没有重视和履行医疗危险注意义务则易导致过错行为的发生。医疗危险注意任务包括一般注意义务和特殊注意义务。一般注意义务也称善意注意义务或保护义务,是指医务人员在医疗服务过程中,对患者的生命与健康利益的高度责任心,对患者的人格尊重,对医疗服务工作的敬业忠诚和技能追求上的精益求精;特殊注意义务是指在具体的医疗服务过程中,医务人员对每一环节的医疗行为可能存在的危险性加以注意的具体要求。高度危险注意义务:医务人员对于患者具有提供医疗服务的义务,并且对于患者所发生的疾病以及疾病治疗所引起的生命健康上的危险性具有预见和防止的义务。

对于一个普通医师来说,在为患者提供服务时应尽到下列注意义务:①有义务具备同一地区或相似地区并在相同条件下从业的知名医师通常所具有的学识和技术;②有义务使用同一地区或相似地区并在相同条件下从业的知名专业人员在相同的病例中通常使用的注意和技术;③有义务在实施技术或应用学识时使用合理的智慧和最佳判断;④未能尽到上述任何一种义务就是过错。

对于医院或医疗机构应承担的义务包括:①雇用有能力和合格的医务人员;②对其雇用的医务人员进行必要的培训和指导;③为医务人员提供合适的设备和仪器;④建立必要的安全和保障系统。

回答注意义务时必须立足于事件发生当时的情况,而不是目前的知识和实践。在应用注意标准分析医务人员是否存在医疗过错行为时必须注意以下几个问题,即合理性、地域性、时间性。

3.是否尽到"告知义务"并获得患者的"知情同意" 《民法典》第一千二百一十九条明确规定医务人员说明义务和患者知情同意权:医务人员在诊疗活动中应当向患者说明病情和医疗措施。需要实施手术、特殊检查、特殊治疗的,医务人员应当及时向患者说明医疗风险,替代医疗方案等情况,并取得其书面同意;不能或者不宜向患者说明的,应当向患者的近亲属说明,并取得其书面同意。医务人员未尽到前款注意义务,造成患者损害的,医疗机构应当承担赔偿责任。医务人员未能履行应尽的告知义务,剥夺了患者的知情权和选择权的诉讼,是医疗损害赔偿的诉讼过程中常见的诉讼案由。因此,如何理解告知义务、怎样才算充分履行了告知义务是法医学司法鉴定人首先应该明确的实质性问题。

根据我国目前临床医学实践,下列诊疗活动应该充分告知、争得患者或者家属的同意:①构成对肉体侵袭性伤害的治疗方法与手段;②需要患者承担痛苦的检查项目;③使用药物的毒副反应和个体素质反应差异性;④需要患者暴露隐私部位;⑤从事医学科研和教学活动的;⑥需要对患者实施行为限制的。

4.结果预见义务和结果回避义务 预见义务在于预见发生结果的可能性。损害结果是否发生本质上属于概率问题,发生的概率越高,应注意的程度越大。但是医学上的危险,即使发生的可能性极低,但仍有发生的可能,且为一般医生所知悉时,既有预见义务。医学上的危险,已被合理证实时,虽未为一般医生所明知,如施行医疗行为之医师处于能够知悉状态时,亦应认定其具有预见义务。如果医师已经尽到应尽的注意义务,但是患者仍然出现了相应的不良后果,则应当属于现代医学难以防范的内容,医务人员不应对此承担法律责任。

【判断医疗损害后果的基本原则】

(一)医疗损害的法律概念

医疗损害是指在诊疗护理过程中,医疗过错行为对患者所产生的不利事实。通常医疗损害直接表现为患者的死亡、残疾、组织器官的损伤及健康状况相对于诊疗前有所恶化等情形。如医师在事先未获得患者同意的情况下切除患者的器官,不论该器官是健康的还是病变的,则可以认为医师的行为直接侵害了患者的身体权。但是医师的医疗行为本身并未给患者带来不利后果,即未造成实质性人身损害,通常不至于被判决其需要承担赔偿责任。

健康权是指自然人所具有的,维护自己生理功能正常运行和功能正常发挥的人格权。由于健康依赖于身体而存在,所以侵害健康权往往也侵害了身体权,对健康权的侵害与对身体权的侵害存在重合性。医疗行为对患者健康权的损害表现为对自然人生理功能正常运行和功能完善的发挥的损害。主要表现是:①在当时的医疗技术条件下本可以治愈的疾病未治愈;②对患者身体正常部位的损害,而导致器质性和功能性的损害。

(二)医疗损害后果的表现形式及其判定的基本原则

1.死亡 死亡的主要原因是由于医务人员的医疗过错行为所造成的;有以下3种情况:①患者的死亡完全是由于医务人员的医疗过错行为所造成的;②患者的死亡主要是由于医务人员的医疗

过错行为所造成的,如果没有医疗过错行为的发生,患者原本应是可以康复的或者说是不会死亡的;③患者死亡的主要原因是疾病本身为重病,医务人员虽然在个别医疗环节存在医疗过错行为,但这种医疗过错行为不是造成患者死亡的主要原因。

2. 残疾或者功能障碍　残疾或者功能障碍是由于医务人员的医疗过错所造成的,有如下情况:①残疾和功能障碍完全是由于医务人员的医疗过错行为所造成的;②残疾和功能障碍,主要是由于医务人员的医疗过错行为所造成的,如果没有医疗过错行为的发生,残疾或功能障碍是可以避免的;③残疾或功能障碍的主要原因是由于患者本身病情所决定,而医疗过错行为只是加重了残疾和功能障碍的程度。

3. 丧失生存机会　相对于死亡而言,丧失生存机会属中间损害(或称"过程性损害"),并非最终损害后果。丧失生存机会是指患者自身疾病存在短期内致死的较大可能性,或者疾病严重、期望生存有限,但发生医疗损害致使死亡未能得以避免或者缩短了生存期。

4. 丧失康复机会　相对于残疾后果而言,丧失康复机会属中间损害(或称过程性损害),并非最终损害后果。丧失康复机会是指患者自身疾病具有导致残疾或功能障碍的较大可能性,但发生医疗损害致使残疾或功能障碍未能得以有效避免。

【判定医疗损害因果关系的基本原则】

在医疗纠纷的司法鉴定中,司法鉴定机构及其鉴定人员经常被要求对医疗机构或其医务人员在诊疗护理过程中是否存在过错,这种过错与患者的损害后果之间是否存在因果关系,以及如果存在因果关系,则过错的参与程度是多少等事项进行司法鉴定。从医学角度来说,这里所说的过错是指医疗机构或其医务人员在医疗活动中违反了医疗常规、注意义务和告知义务等;从法律角度来说过错是行为人承担法律责任的基本构成要件,意味着有过错的医疗机构或其医务人员有可能要为自己的过错承担相应的法律责任;前者过错的认定是司法鉴定人的责任,而后者则是司法审判人员的任务。

为了准确把握医疗过错与损害后果之间因果关系及其过错参与程度的司法鉴定的内容和方法,鉴定人员必须对下列问题有一个基本的认识:

因果关系的基本概念:刑法上的因果关系是为了解决行为人刑事责任问题的;民法上特别是侵权行为发生的因果关系,是为了确定加害人的民事责任。侵权行为发生的因果关系主要是指加害人的加害行为与受害人的损害后果之间的客观联系,引起损害事实发生的各种现象,包括加害人的加害行为、第三人的行为、受害人的行为、介入的自然因素等都是讨论的因果关系中的"原因"时所需要考虑的问题。受害人受到的人身和财产等方面的损失,这是所要讨论的因果关系中的结果。事实因果关系是从纯粹的事实角度观察加害人的行为与受害人的损害后果之间的客观联系,是在撇开法律规定的法律政策的前提下,确认加害行为是否构成损害后果发生之客观原因。其中心思想是在确认侵权事实与损害后果之间的客观联系,从事实上认定加害行为是否为损害后果发生的原因。

【因果关系及原因力大小】

1. 医疗行为与患者的损害后果之间无因果关系。

2. 医疗行为与患者的损害后果之间存在一定的因果关系,过错系轻微原因。

3. 医疗行为与患者的损害后果之间存在一定的因果关系,过错系次要原因。

4. 医疗行为与患者的损害后员之间存在一定的因果关系,过错系同等原因。

5. 医疗行为与患者的损害后员之间存在一定的因果关系,过错系主要原因。

6. 医疗行为与患者的损害后员之间存在一定的因果关系,过错系全部原因。

第三节　医学影像学在医疗损害纠纷中的证据作用

按《法医临床影像学检验实施规范》的要求对委托方提供的影像学资料实施检验后被认定的检验结果在解决医疗损害纠纷中起着十分重要的作用。在疑难案件的司法鉴定中,影像学资料常成为有/无损害事实的突破口或是认定损害事实的直接证据。在作者遇到的医疗纠纷案件中,有的反复多次鉴定,有的经历了多次法庭审理,有的拖了3～5年,有的超过了十余年,邀请过各相关专业的专家参与了案例的讨论,其结果是被致害方始终不服,致害方又感到十分的委屈和冤枉,但是经法医阅片后,真相大白,还原了事实真相,使诉讼双方均得到了满意的结果,表示接受法庭判决,法官也感到满意,使久拖不决的医疗损害纠纷案得以圆满解决。法医阅片在医疗纠纷司法鉴定中的作用有以下几点。

【医学影像学资料是医疗损害事实的客观证据】

影像学资料是院方在诊疗过程中的医疗行为的真实记录,这些影像学资料可以反映出被鉴定人病情的发生、发展、变化、归转全过程,也是院方医疗行为的真实记录。如果能够提供被鉴定人住院过程中的全部影像学资料,在医疗损害司法鉴定中可以起到如下作用:①真实地记录了患者术前的身体病损状况的影像学征象;②诊疗过程中的医疗过失行为所致的损害的影像学征象;③该医疗过失行为导致的损害后果的影像学征象的真实记录。

通过对影像学资料检验后认定的损伤的影像学征象以及医疗行为造成的其他组织损害的影像学征象,再经过与经法医临床检验后认定的病历资料中的诊疗过程中的能够证明存在医疗过错的事实的临床症状和体征,基本上可以明了相关案件中存在的医疗过错。

【法医临床影像学检验可起到让证据说话的作用】

影像学资料是不会说话的客观证据,法医临床影像学资料检验就是让证据说话的过程。

第四节　案例分析

案例1:

[案情简介]被鉴定人男,24岁。于2006年2月4日16:00因交通事故受伤入住某三甲医院。伤后4 h病历摘要:神志清楚,问答切题,双侧瞳孔等大、等圆,对光反射灵敏,无呕吐,颈软无抵抗,生理反射存在,病理反射未引出;口唇苍白并发绀,腹部饱满,全腹部压痛明显,移动性浊音可疑,肠鸣音未及。脉搏136次/min,呼吸31次/min,血压70/40 mmHg。伤后6 h B超示:于下腹部及盆腔内均可探及液性暗区,最深处约6 cm,印象:腹腔积液。入院后经抗休克,大量补液治疗2.5 h后血压不见回升,考虑腹部存在腹腔脏器损伤;请普外科会诊,经行腹腔穿刺抽出不凝血,建议CT检查。伤后6 h 47 min行头颅、胸、腹(全腹部)CT检查报告。①各层面脑组织结构清晰,未见明显异常密度影;②胸部CT示左侧少量胸腔积液;③腹部CT示未见明显异常。于受伤后11 h,行剖腹探查时,发现腹腔积血约3 000 mL,脾破裂约5～7 cm裂口,并有碎块,在手术至关腹时突然心搏骤停,经抢救15 min后心跳恢复,但是终因失血过多,心跳停止时间过长,致被鉴定人因脑严重缺血缺氧而成植物人状态(始终未醒),于伤后4年3个月亡故。

[委托要求]在被鉴定人于2010年病故后,其家属提出诉讼,在3年时间内经过4家司法鉴定机构鉴定无果后,本鉴定中心受人民法院委托对该案行:①院方对被鉴定人的医疗行为有无过错;②院方的医疗过错与被鉴定人的植物生存状态有无因果关系进行鉴定。

[本案焦点]①术前能否明确脾破裂及腹腔积血;②术前颅脑有无损伤的临床及影像学证据;③植物生存状态是颅脑损伤所致或因缺血缺氧性脑病(心搏骤停15 min心肺复苏术后)所致。上述3个问题分别解析如下。

1.术前能否明确脾破裂及腹腔积血

(1)入院时临床症状和体征及相关检查内容:①现病史及体格检查中有"腹饱满,全腹压痛明显,移动性浊音可疑,肠鸣音未闻及";脉搏136次/min,呼吸31次/min,血压70/40 mmHg,口唇苍白发绀。②2006年2月4日18:30查房记录,经过2个多小时的抗休克治疗,其休克状况不但未见好转,反而加重。③2006年2月4日18:30B超检查报告单描述:于下腹部及盆腔内均可探及液性暗区,最深处约6 cm;诊断"腹腔积液"。④2006年2月4日18:30,普外科会诊,经行腹腔穿刺抽出不凝血。

(2)2006年2月4日18:47病历中腹部CT诊断报告:肝、胆、胰、脾正常,腹腔无积液。

(3)影像学资料检验:图9-2-1中A～H为受伤后近6 h全腹部CT片。图A、B、C、D显示:双侧腹壁软组织肿胀,以上腹部腹壁两侧尤为明显。肝左叶、尾叶有斑片状高密度影,右侧肾上腺增大密度增高,符合肝、肾上腺挫伤;肝下隐窝有少量积液。脾外、后方有带状高密度液体影,脾后外侧,前内侧形态失常且不完整,符合脾破裂且周围积血,积血向下延伸至脾下隐窝。图E、F、G、H为下腹部及盆部CT片显示:右侧肾外、后侧包膜下有少许积血,肾实质背侧有出血,右侧肾上腺增大且密度增高,下腹部小肠间隙内有积液;盆腔内可见膀胱与直肠间隙内有光滑团块状密度增高影,符合膀胱直肠窝积液。

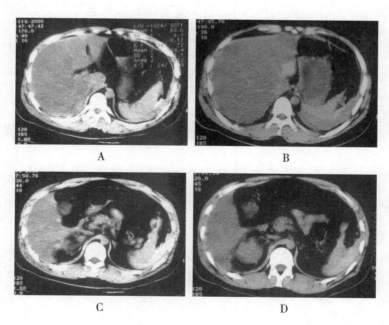

A

B

C

D

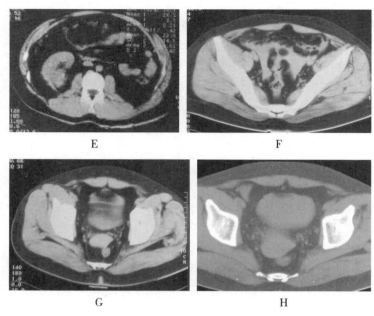

图9-2-1　案例1影像学检查(1)

（4）影像资料检验结果：①脾破裂，脾周围积血；②肝挫裂伤，肝下窝有少许积液；③右侧肾上腺挫伤出血；④右侧肾挫裂伤并包膜下少许积血；⑤下腹部小肠间隙内及盆腔膀胱直肠窝积液。

（5）法医临床及法医影像资料检验结论：①临床症状和体征，不排除腹腔脏器损伤、腹腔积液。②腹部B超检查，腹腔穿刺诊断腹腔积液（积血）。③临床有休克症状。④全腹部影像学检查检验结果：明确脾破裂，脾周围大量积血；肝、胰、肾、肾上腺多脏器挫裂伤；腹腔、盆腔大量积液。虽然临床症状与体征及其他辅助检查证明腹腔脏器破裂且有腹腔积液，尤其是脾的破裂及出血，严重威胁患者的生命安全。但由于影像学诊断的漏诊以及临床医师的因素，直至术前未能明确腹部损伤的诊断，以致失血时间长且出血量大，导致了术中心搏骤停15 min的事实。

2.术前有无颅脑损伤的临床及影像学证据

（1）术前中枢神经系统正常：伤后4 h病历摘要，神志清楚，问答切题，双侧瞳孔等大、等圆，对光反射灵敏，无呕吐，颈软、无抵抗，生理反射存在，病理反射未引出，脊柱、四肢骨与关节运动正常。

（2）病历中头颅CT影像诊断报告意见：2006年2月4日18:37头颅CT检查报告，颅脑未发现异常CT征象。

（3）影像学资料检验：图9-2-2中A、B、C、D为伤后6 h头颅CT示头皮软组织及颅骨结构正常，脑组织结构正常，脑室、脑池、脑沟无增大、增宽或变窄，颅内无损伤性征象。

（4）检验结果：①临床无中枢神经系统损伤的症状和体征；②受伤后6 h头颅CT片未发现颅脑损伤性征象。

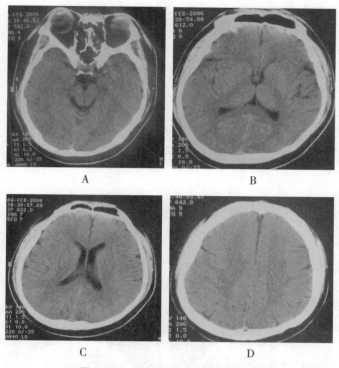

图9-2-2　案例1影像学检查(2)

3. 术后缺血缺氧性脑病形成的原因

（1）被鉴定人受伤后6 h的头颅CT影像报告意见与法医影像学检验意见以及临床症状和体征一致认定"颅脑未见损伤性改变"。被鉴定人颅脑弥漫性缺血缺氧性征象究竟是外伤引起还是因为术中心搏骤停15 min后所致的脑缺血缺氧所致，需要从剖腹探查术后第4天至数月内所做头颅CT检查的影像报告意见与法医影像学检验所认定的影像学征象给予认定。

（2）影像资料检验：图9-2-3中A、B、C、D为心搏骤停后第5天头颅CT片显示脑组织呈普遍性低密度改变，脑沟、脑裂及脑室系统普遍变窄，以右侧为明显，小脑幕裂孔边缘及右侧大脑脑沟可见积血及蛛网膜下腔出血，符合弥漫性缺血缺氧性脑病所致。

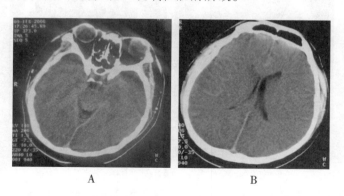

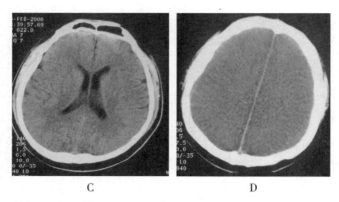

C   D

图9-2-3   案例1影像学检查(3)

图9-2-4中A、B为伤后65 d头颅CT片显示脑水肿征象明显减轻,出现脑萎缩、脑积水征象,脑萎缩以右侧较明显,侧脑室体旁出现脑软化灶,双侧侧脑室扩大,丘脑萎缩,左侧丘脑密度减低。C、D为半年后头颅CT片显示,脑组织密度减低,脑软化灶、脑室系统扩大较前片更为明显,符合慢性、普遍性脑组织缺血缺氧影像学征象。

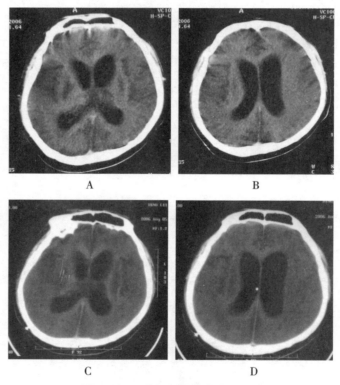

A   B

C   D

图9-2-4   案例1影像学检查(4)

注:由于在第三次司法鉴定意见中被某鉴定机构认定为缺血缺氧性脑病与脑挫裂伤相关联,因此出现了医患双方在缺血缺氧性脑病的形成原因方面出现了分歧。某鉴定机构认为以下两片头颅CT片为脑挫裂伤的影像学证据。

图9-2-5中A、B为不同窗位的头颅CT片。A脑组织结构正常,额极部类似放射状高密度影,

即有容积效应征象,亦有伪影,不可误认为脑挫裂伤。头皮软组织无肿胀,颅骨无骨折。

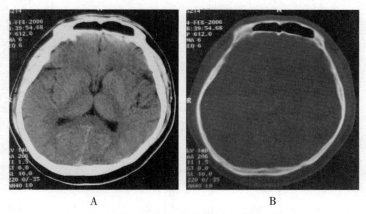

图9-2-5 案例1影像学检查(5)

(3)法医临床检验和法医临床影像学检验后认定:①被鉴定人因本次外伤导致脾破裂,腹腔积血;肝、肾、肾上腺等脏器多发性挫裂伤;②颅脑无损伤性征象;③脾切除术后突发心搏骤停15 min后5 d及以后的一系列头颅CT片所见影像学征象,符合弥漫性缺血缺氧性脑病;④因弥漫性缺血缺氧性脑病。所致的植物人生存状态与院方的医疗行为有因果关系。

[分析与提示]

1.院方存在的医疗过失行为 经阅全部病历资料,结合法医影像学资料检验所见,鉴定人认为院方的诊疗行为存在以下几个方面的过失。

(1)被鉴定人入院后经院方检查所见:口唇苍白并发绀,腹部饱满,全腹部压痛明显,移动性浊音可疑,肠鸣音未闻及。脉搏136次/min,呼吸31次/min,血压70/40 mmHg。但是院方在初步诊断中:①忽视了腹腔脏器损伤的症状和体征;②对休克症状的原因未予以深究。

(2)在伤后6 h的全腹部CT片上可见脾破裂,脾周围积血,下腹部及盆腔积血,积血量共约1 500 mL左右;另有肝、肾、肾上腺挫裂伤。但是被院方漏诊;

(3)由于上述两项过失行为,导致伤后10 h才行剖腹探查手术,以致因失血过多,导致术中心搏骤停,经心肺复苏术15 min心搏复苏成功,但是却因脑组织缺血缺氧时间过长,形成了缺血缺氧性脑病,导致了被鉴定人呈持续植物人状态。上述院方的漏诊行为及存在有明确急诊手术适应证的情况下,未及时进行急诊手术的医疗行为与被鉴定人的损害后果存在因果关系。

2.本案鉴定中存在的问题 本案经过4次司法鉴定,其争论焦点有:①术前能否明确脾破裂及腹腔积血;②术前颅脑有/无损伤的临床及影像学证据;③植物生存状态是颅脑损伤所致或因缺血缺氧(心搏骤停15 min心肺复苏术后)所致。要回答这几个问题,除受伤史、临床症状和体征以及其他辅助检查外,以上3个焦点问题,均需影像学资料给予认定。被鉴定人受伤后近6 h的头颅及全腹部CT资料,经法医临床影像学检验后对3个焦点问题从影像学征象方面给予了明确认定:①明确了脾有破裂及脾周围积血;腹腔及盆腔有积血;肝、肾、肾上腺有挫裂伤。②头颅CT影像报告意见与法医影像学资料检验意见一致,"颅脑未见损伤性征象"。③脾切除术后5 d至数月内所做头颅CT检查的影像报告意见与法医影像学资料检验意见一致,其病变范围、影像学特征"符合弥漫性缺血缺氧性脑病"。

3.医疗机构发生医疗过失行为的原因

(1)没有高度重视和严格履行医疗危险注意义务而导致了过错行为的发生。

(2)本案相关医疗机构是三级甲等医院,在诊疗过程中未尽到应尽的诊疗义务,尤其是未尽到与当时的医疗水平以及医院等级相应的诊疗义务,导致严重缺血缺氧性脑病,使被鉴定人成为为植物人状态的损害后果。

(3)本案争论的第二个焦点问题是:被鉴定人的植物生存状态是颅脑损伤所致或因缺血缺氧(心搏骤停 15 min 心肺复苏术后)所致。在被鉴定人受伤住院后的 50 d 内,无论从院方的诊疗过程(如心肺复苏术后头戴冰帽)、临床诊断意见或影像学诊断意见均认为是因心搏骤停 15 min 后导致的缺血缺氧性脑病,且从未出现过恼挫裂伤的诊断。但是在第三次司法鉴定意见中被某鉴定机构认定为"缺血缺氧性脑病与脑挫裂伤相关联",因此出现了医患双方在缺血缺氧性脑病的形成原因方面出现了分歧。为此必须认定伤后 6 h 头颅 CT 片是否有脑挫裂伤,经检验后认为某鉴定机构认定脑挫裂伤所依据的两幅头颅 CT 片的影像表现,实为容效应和伪影,手术后一系列头颅 CT 检查,院方的诊断报告与法医临床影像检验结果一致认为是缺血缺氧性脑病的影像学征象。

案例 2:

[案情简介]男,21 月龄。2007 年 9 月因为急性喉炎入住某三级乙等医院诊治。入院时血氧饱和度 82%。经保守治疗效果不佳,需行气管切开术。气管切开时,患儿呼吸功能及缺氧状态有短暂的改善,气管切开术结束后 10 min,患儿出现窒息,血氧饱和度为 40%~50%,呈吸气性呼吸困难,呼吸 40~50 次/min,心率 150 次/min。在气管切开置管后 3 h 患儿死亡。患方认为患儿的死亡是医院的诊疗行为导致的,但是所提出的院方所存在的医疗过失行为均与死亡无关联性;院方坚持认为其诊疗过程符合医疗常规,无违法违规行为,无明显医疗过失。为此在两年内经过 3 次司法鉴定,其鉴定结果均认为院方无明确医疗过错,患儿的死亡与院方的医疗行为无因果关系。

[委托要求]经某人民法院委托以下鉴定事项:①院方对被鉴定人的医疗行为有无过错;②若有过错,该过错与被鉴定人的死亡有无因果关系进行鉴定。

[鉴定经过]①经阅全部病历资料,从中未发现院方的医疗过失行为。②在有医患双方参加的听证会上,作者从患儿父亲提供的仅有的一张患儿死亡前 90 min 的胸部 X 射线片发现了患儿死亡的真正原因。经医患双方确认该胸片系患儿之胸片后,对该片进行法医临床影像学检验。

[影像资料检验]图 9-2-6 胸部正位片显示颈部、肩部、枕部、双腋下大量积气、纵隔内积气、右侧纵隔旁,可见边界清楚的块状影,右肺野有斑点状密度增高影;右肺野 2、3 前肋部可见插入肺内的气管导管。

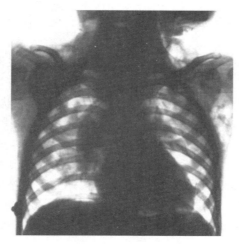

图 9-2-6　胸部正位片

[检验结果]①颈部、枕部、肩部、双侧腋窝部大量积气、上纵隔积气。②右上纵隔旁至右心缘部

血肿形成,右肺野内有片状阴影,符合肺泡内积血。③气管插管于入口处约 1 cm 处可见导管位于气管内,然后经气管右壁进入纵隔,再进入右上肺。

[经影像学征象推断院方医疗过失]①置入气管内的导管从第 1～2 胸椎平面进入气管后,穿破气管右壁进入右上纵隔,然后穿破右上纵隔胸膜进入右上肺。②因气管切开后,气管内置管未置入气道内,所置导管造成气管堵塞,加重通气障碍,影响了换气功能;又因导管穿破气管、纵隔内组织、纵隔胸膜及肺组织后,导致创道组织损伤、出血,以致形成了纵隔旁血肿及肺泡内溺血,又进一步加重了通气障碍,严重影响了换气功能。③又因气囊加压通气,致气体溢入软组织内而形成的颈部、肩部、纵隔内大量积气,又进一步加重了通气功能障碍和缺氧状态,以致在插管后半小时患儿进入昏迷状态。④插管后 1 h 所摄胸片,被影像科诊断为"未发现心肺异常 X 射线征象"而漏诊。在近 3 h 的抢救过程中,院方未能发现通气障碍及缺氧的原因,对明显的皮下及软组织内大量积气未能察觉,凸显其医疗水平和临床经验的不足,以致未能及时采取有效的改善通气障碍的救治措施,直接导致患儿的缺血缺氧状态进行性加重,重要脏器因缺氧造成的损害急剧加重,致多脏器因严重缺血缺氧、功能衰竭而死亡。

[点评]21 月龄患儿因患急性喉炎不幸死亡,院方有应吸取教训之处。但是在两次经法院委托行院方的医疗行为有无过错,若有过错,该过错与医院的医疗行为有无因果关系进行司法鉴定。两次鉴定均请了儿科、急诊科、呼吸科的专家以及资深法医专家开了听证会和会商,但是均未发现院方的医疗过错,认为患儿的死亡与院方无因果关系。①该案例单纯从病历资料的记载方面难以发现院方存在的医疗过错;②在影像资料中能够显示的气管切开术导致的导管错置以及因导管错置造成的损伤及损伤形成的颈、肩、部软组织内积气、纵隔旁血肿、肺泡内积血等影像学征象在病历资料中不会存在,在作者参与的听证会的讨论过程中,有两名儿科主任医师、一名急诊科主任医师及两名司法鉴定人,讨论过程中始终未触及院方的医疗过错是什么,也未提及影像学资料,直至笔者发现患方有一张胸片,遂请几位专家阅片,亦均未发现异常影像征象。

对于原鉴定意见:"院方无明确医疗过错,患儿的死亡与院方的医疗行为无因果关系"的鉴定结果有以下几点见解。①因为影像学资料不单是患者疾病发生、发展、诊疗计划的制订、治疗效果的观察以及疾病归转的记录,而且影像学资料也忠实地记录了院方医疗行为的过程,因此在进行医疗损害纠纷司法鉴定时应提供诊疗过程中的影像学资料。②在进行医疗损害纠纷司法鉴定听证会时应邀请影像科专家参与听证会或会商讨论会。因为笔者在医疗损害司法鉴定过程中和参加的医疗损害司法鉴定听证会或在院方救治危重、疑难的患者讨论会中发现:①在院方救治危重、疑难的患者讨论会或请院外专家会诊会的名单中很少有放射科专家或本院放射科医生参加会诊讨论会或会商。本案例就是一个明显的例证。②在医疗损害重新鉴定的案例中发现错鉴的主要原因是错在对影像学征象的认定。③在医疗损害司法鉴定中影像学专家参与人体损伤司法鉴定论证会,将对损伤以及损伤所致损害后果的影像征象的认定起着重要作用,也体现了医疗损害司法鉴定的科学性和客观性。

案例 3:脑挫裂伤漏诊导致的医疗纠纷

[案情简介]男,41 岁。2018 年 4 月 1 日因不慎摔倒受伤。伤后就诊某县人民医院,于 13:15 行头颅 CT 检查,诊断意见:头颅 CT 平扫未见明显异常。因患者当时意识未见明显异常而未予以重视,门诊急诊医生未做进一步处理,也无门诊病历记录。被鉴定人遂回家休息。于 4 月 2 日 7:30 意识呈昏迷状,家属送至当地医院查头颅 CT 提示:创伤性脑挫伤、脑出血、侧脑室受压,中线结构偏移,遂于当日 19:00 转上级医院就医;体格检查:神智昏迷,GCS 评分 6 分。双侧瞳孔等大等圆,直径 2 mm,对光反射消失。于 2018 年 4 月 3 日,在急诊下行颅内血肿清除术＋去骨瓣减压术。术中可见硬膜外少量血肿约 10 mL,剪开硬脑膜,可见硬膜下大量血肿块,脑肿胀明显,颞叶、额叶、顶叶广泛挫伤,有活动性出血。65 d 后出院,出院诊断:脑挫裂伤、创伤性脑出血、认知障碍、吞咽障碍、言语

障碍、双肾挫伤、肝挫伤等。2018 年 6 月 6 日住康复医学科，体格检查：神志清，精神欠佳，烦躁状态，气管切开状态，大小便控制欠佳，双上肢肌力 3 级，双下肢肌力 4 级，生理反射存在，病理反射未引出，独坐不能，听理解、自发语、命名、复述障碍，注意力、定位、定向、记忆力、回忆力障碍。2018 年 8 月 29 日活体检查，轮椅推入检查时，意识模糊，体位被动，左额颞顶部颅骨缺损面积为 18 cm× 15 cm，双上肢肌力 3 级、双下肢肌力 3 级，大小便失禁，不能与人沟通，提睾反射未引出。

[委托要求]2018 年 9 月 3 日，某律师事务所委托对"被鉴定人王某目前的损害后果与某人民医院诊疗行为间的因果关系进行鉴定"。

[影像资料检验]图 9-2-7 中 A、B、C、D 为 2018 年 4 月 1 日 13:15 首次头颅 CT 检查片显示：右颞部头皮软组织肿胀，左颞叶少许硬膜下血肿，双额叶脑挫裂伤，有少许出血点，符合脑挫裂伤。E、F、G、H 为伤后 24 h 头颅 CT 片显示：右颞部软组织肿胀，额部、双颞部多发性血肿。血肿周围有水肿区，脑组织弥漫性肿胀，脑室、脑池变窄，中线结构向右移位，符合创伤性脑挫裂伤。I、J、K、L 为 2018 年 7 月 18 日（伤后 78 d）头颅 CT 片显示：左颞部颅骨缺损，脑室系统轻度扩大，左额、左颞部、左基底节区，左侧丘脑脑软化。

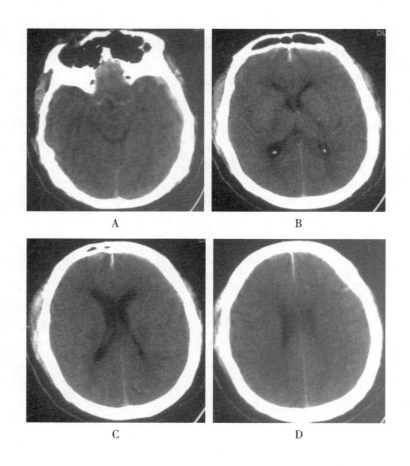

A B

C D

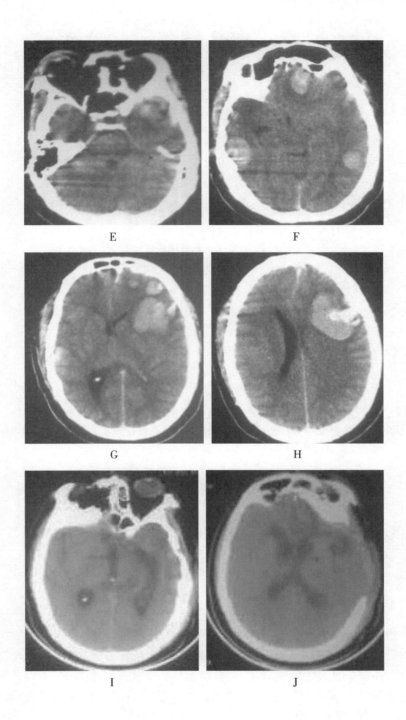

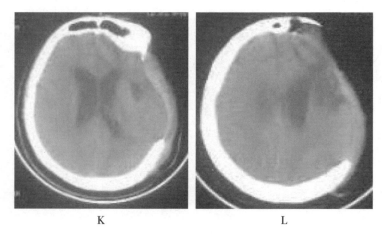

K   L

图 9-2-7　影像学检查

[法医临床影像检验结果] ①首诊医院头颅 CT:脑挫裂伤并左侧硬膜下血肿。②24 h 后头颅 CT 片显示:双侧脑组织弥漫性脑挫裂伤并多发性血肿,以左侧为明显,占位效应形成,中线向右侧移位,血肿周围有水肿区,脑组织弥漫性肿胀,脑室、脑池变窄,脑组织损伤进展较快。③2018 年 7 月 18 日头颅 CT 片显示:颅脑手术后改变,左颞顶部颅骨缺损,脑组织内有多发脑软化灶,左侧侧脑室顶部与脑组织通。

[分析与提示]

1. 本案所诉某医院的医疗行为与被鉴定人的损害后果之间有无因果关系,委托方仅提供了一页影像诊断报告和一张头颅 CT 片,而且影像诊断报告为:头颅 CT 平扫未见明显异常。鉴定人认为:

(1)依据所提供的影像诊断报告和头颅 CT 片,可以认定被鉴定人的首诊医院是该县人民医院。

(2)根据检验后认定的头皮软组织肿胀,左颞叶少许硬膜下血肿,双额叶脑挫裂伤,有少许出血点,符合挫裂伤。

此检验结果可以证明 2 点事实:①被鉴定人离开医院后没有第 2 次受伤。②证明院方对被鉴定人的脑挫裂伤存在漏诊行为。

(3)根据损伤的部位与影像学表现特征,符合颅脑对冲伤;可排除疾病因素所致,认定为系外伤形成。

(4)若仅根据影像诊断报告意见,而未经法医影像资料检验结果进行鉴定,将难以认定该医院的医疗行为存在过错,因此法医影像学检验在该案的司法鉴定中起着至关重要的作用。

2. 本案例法医影像学检验结果认定院方存在漏诊的医疗过错的事实,该漏诊医疗过错行为直接导致了被鉴定人失去了 27 h 的救治时间,导致被鉴定人发生了认知障碍、吞咽障碍、言语障碍、大小便控制欠佳、双上肢肌力 3 级、双下肢肌力 4 级的严重损害后果。该医院的漏诊医疗行为与被鉴定人的损害后果之间存在因果关系。

3. 按照《法医临床影像学检验实施规范》的要求检验过的影像资料的检验结果,是形成司法鉴定意见的客观证据,尤其是经法医学专家(司法鉴定人)或临床影像学专家观察、分析影像图像信息做出诊断后的一种专家意见,是形成司法鉴定意见的重要依据。因此在实施司法鉴定实践过程中,应充分发挥医学影像资料本身客观资料的重要作用。

参考文献

[1]朱广友.法医临床学司法鉴定实务[M].北京:法律出版社,2009.

[2]朱广友.人体损伤程度鉴定标准适用指南[M].北京:法律出版社,2013.

[3]王萌,夏文涛,王旭.视觉功能检查及客观评定的法医学原则与方法[M].北京:科学出版社,2015.

[4]司法部司法鉴定管理局.《人体损伤程度鉴定标准》适用指南[M].北京:法律出版社,2014.

[5]吴孟超,吴在德.黄家驷外科学[M].7版.北京:人民卫生出版社,2008.

[6]王亦璁.骨与关节损伤[M].4版.北京:人民卫生出版社,2007.

[7]郭启勇.实用放射学[M].3版.北京:人民卫生出版社,2017.

[8]白人驹,徐克.医学影像学[M].7版.北京:人民卫生出版社,2013.

[9]王忠诚.王忠诚神经外科学[M].2版.武汉:湖北科学技术出版社,2015.

[10]邓振华.法医影像学[M].北京:人民卫生出版社,2018.

[11]王云钊.法医影像诊断与鉴定[M].北京:人民卫生出版社,2013.

[12]郑穗生,刘斌.MRI诊断与临床[M].合肥:安徽科学技术出版社,2017.

[13]朱炎苗,吴军.医疗纠纷司法鉴定争议案例评析[M].北京:中国检察出版社,2008.

[14]陈祥民,刘增胜.颅面部损伤影像诊断与司法鉴定[M].北京:人民卫生出版社,2012.

[15]窦肇华,吴建清.人体解剖学组织胚胎学[M].6版.北京:人民卫生出版社,2009.

[16]庄洪胜.最新人体损伤致残程度分级-标准详解与适用指南[M].北京:中国法制出版社,2016.

[17]林果为,王吉耀,葛均波,等.实用内科学[M].15版.北京:人民卫生出版社,2017.

[18]黄选兆,汪吉宝,孔维佳.实用耳鼻咽喉头颈外科学[M].2版.北京:人民卫生出版社,2015.

[19]中华医学会.临床诊疗指南-创伤学分册[M].北京:人民卫生出版社,2019.

[20]中华医学会.临床诊疗指南-外科学分册[M].北京:人民卫生出版社,2010.

[21]邱光贵.骨科诊疗常规[M].北京:中国医药科技出版社,2013.

[22]闵银龙.法医学[M].北京:法律出版社,2015.

[23]肖天林,吴文灿,王勤美.眼外伤临床精粹[M].武汉:湖北科学技术出版社,2013.

[24]沈晓明,桂永浩.临床儿科学[M].2版.北京:人民卫生出版社,2013.

[25]韩德民.临床听力学[M].5版.北京:人民卫生出版社,2006.

[26]葛均波,徐永建.内科学[M].8版.北京:人民卫生出版社,2013.

[27]刘晓玲.视觉神经生理学[M].北京:人民卫生出版社,2004.

[28]夏黎明,邵剑波.MRI读片指南[M].北京:北京大学医学出版社,2009.

[29]荆二虎.磁共振图像临床应用入门[M].北京:人民卫生出版社,2009.

[30]范利华,吴军.损伤与疾病[M].上海:复旦大学出版社,2014.

[31]刘大为.实用重症医学[M].2版.北京:人民卫生出版社,2010.

[32]丁志海.临床解剖学:脊柱与四肢分册[M].2版.北京:人民卫生出版社,2014.

[33]王满宜.创伤骨科教程[M].北京:人民卫生出版社,2012.